Pflege-Report 2018

Klaus Jacobs
Adelheid Kuhlmey
Stefan Greß
Jürgen Klauber
Antje Schwinger
Hrsg.

Pflege-Report 2018

Qualität in der Pflege

Mit 24 Tabellen und 43 Abbildungen

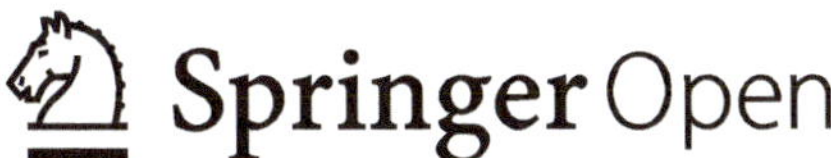

Herausgeber:
Prof. Dr. Klaus Jacobs
Wissenschaftliches Institut der AOK
Berlin, Germany

Prof. Dr. Adelheid Kuhlmey
Charité – Universitätsmedizin Berlin
Institut für Medizinische Soziologie
und Rehabilitationswissenschaft
Berlin, Germany

Prof. Dr. Stefan Greß
Hochschule Fulda
Fachbereich Pflege und Gesundheit
Fulda, Germany

Jürgen Klauber
Wissenschaftliches Institut der AOK
Berlin, Germany

Dr. Antje Schwinger
Wissenschaftliches Institut der AOK
Berlin, Germany

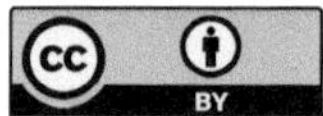

ISBN 978-3-662-56821-7   ISBN 978-3-662-56822-4 (eBook)
https://doi.org/10.1007/978-3-662-56822-4

Die Deutsche Nationalbibliothek verzeichnet diese Publikation in der Deutschen Nationalbibliografie; detaillierte
bibliografische Daten sind im Internet über http://dnb.d-nb.de abrufbar.

Springer

Umschlaggestaltung: deblik Berlin

Gedruckt auf säurefreiem und chlorfrei gebleichtem Papier

Springer ist ein Imprint der eingetragenen Gesellschaft Springer-Verlag GmbH, DE und ist Teil von
Springer Nature
Die Anschrift der Gesellschaft ist: Heidelberger Platz 3, 14197 Berlin, Germany

Vorwort

Der Pflege-Report als jährliche Publikationsreihe des Wissenschaftlichen Instituts der AOK (WIdO) erscheint mit diesem Band zum vierten Mal. Nachdem der Pflege-Report 2017 schwerpunktmäßig die Pflegebedürftigen und ihre Versorgung fokussiert hatte, stehen nun Maßnahmen mit Blick auf die Entwicklung und Sicherung der Qualität der Versorgung auf dem Programm. Hierzu werden aktuelle Entwicklungen betrachtet und kritisch gewürdigt. Unter Einbezug einschlägiger Erfahrungen aus dem Ausland analysiert der Pflege-Report aktuelle Qualitätsdefizite, diskutiert Stärken und Schwächen unterschiedlicher Lösungsansätze und zeigt Perspektiven für sinnvolle Weiterentwicklungen auf.

Mit der vierten Ausgabe des Pflege-Reports wird ein Wechsel zum Springer-Verlag vollzogen. Damit einhergehend ist ab sofort auch eine Open-Access-Version des Reports verfügbar. Die behandelten Themen werden so einer breiten Öffentlichkeit zugänglich gemacht, damit die Beschäftigung mit wesentlichen Aspekten der Pflege die Beachtung findet, die ihrer immensen Bedeutung in unserer Gesellschaft entspricht. Wie bereits seine Vorgänger will auch der Pflege-Report 2018 Brücken bauen: zwischen der Wissenschaft auf der einen sowie Praxis und Politik auf der anderen Seite. Denn die anstehenden Herausforderungen können nur dann erfolgreich gemeistert werden, wenn wissenschaftliche Erkenntnisse möglichst schnell in den Pflegealltag gelangen. Das setzt zugleich aber auch voraus, dass sich die Wissenschaft gezielt mit praxisrelevanten Fragen der Pflege, ihrer Organisation und Finanzierung befasst. In beide Richtungen will der Pflege-Report Impulse geben.

Dank aussprechen möchten wir zum einen den Mitarbeiterinnen und Mitarbeitern des WIdO, die an der Fertigstellung des Pflege-Reports tatkräftig mitgewirkt haben, ganz besonders Susanne Sollmann für die redaktionelle Betreuung der Publikation an den beiden Schnittstellen zu den Autorinnen und Autoren sowie zum Verlag. Zum anderen danken wir den Mitarbeiterinnen und Mitarbeitern des Springer-Verlags, die den Pflege-Report auf professionelle Weise verlegerisch betreut haben.

Klaus Jacobs
Adelheid Kuhlmey
Stefan Greß
Jürgen Klauber
Antje Schwinger
Berlin und Fulda, im März 2018

Inhaltsverzeichnis

II   Daten und Analysen

Einführung

Der Stellenwert von Versorgungsqualität hat im deutschen System der Gesundheits- und Pflegeversorgung in den letzten Jahren erheblich an Bedeutung gewonnen. Das gilt auch für die Leistungen im Kontext der Pflegeversicherung, denn im Hinblick auf die Qualität in der Pflege wurden in den vergangenen Jahren zahlreiche Veränderungen angestoßen. So wurden etwa die Pflegekassen verpflichtet, die Ergebnisse der Qualitätsprüfungen des Medizinischen Dienstes durch die Pflege-Transparenzberichte öffentlich zugänglich zu machen. Nicht zuletzt aufgrund erheblicher Kritik an diesen Berichten hat der Gesetzgeber darüber hinaus im Rahmen jüngerer Reformen weitere grundlegende Anpassungen der Qualitätssicherung und -berichterstattung auf den Weg gebracht. Nicht zuletzt vor diesem Hintergrund hat sich der Pflege-Report 2018 zum Ziel gesetzt, das Thema »Qualität in der Pflege« aus unterschiedlichen Perspektiven zu beleuchten sowie aktuelle Entwicklungen für eine breite Fachöffentlichkeit aufzubereiten und einer kritischen Würdigung zu unterziehen.

Zu Beginn des Bandes steht eine Einführung in das Thema Qualität und Qualitätsmessung in der pflegerischen Versorgung. Dazu gehören eine modellhafte Annäherung an den Qualitätsbegriff sowie die Eröffnung grundlegender handlungstheoretischer Zugänge (**Peter Hensen**). Der anschließende Beitrag ergänzt diese Grundlagen um eine ethische Sicht, die eine ganzheitliche, auf die Perspektive der Patientinnen und Patienten ausgerichtete Erfassung von Pflegequalität erfordert, wobei unmittelbar ethisch relevante Indikatoren der Pflegequalität allerdings schwer messbar sind (**Christiane Luderer und Gabriele Meyer**). Der dritte einführende Beitrag beschäftigt sich mit der Frage, wie ein wissenschaftlich-theoretisches Verständnis von Qualität in der Pflege entwickelt und konzipiert werden kann, das als grundlegend für die Weiterentwicklung von Qualität in der Pflege und von Instrumenten zu ihrer Messung angesehen wird (**Martina Hasseler und Renate Stemmer**).

Im Anschluss an die drei einführenden Beiträge erfolgt eine umfassende Darstellung der historischen Entwicklungen, des Status quo sowie der zurzeit in der Umsetzung befindlichen Weiterentwicklungen der gesetzlichen Regelungen zur Qualitätssicherung in der sozialen Pflegeversicherung (**Andreas Büscher, Klaus Wingenfeld und Gerhard Igl**). Dieser Blick wird ergänzt durch die Betrachtung ordnungspolitischer Ansätze zur Steuerung der Versorgungsqualität in der stationären Langzeitpflege in den USA und der Schweiz, um mögliche Wirkmechanismen zur Qualitätsentwicklung im Bereich der Langzeitpflege zu verdeutlichen (**Michael Simon und Franziska Zúñiga**).

Neben den gesetzlichen Rahmenbedingungen werden auch Verfahren, Methoden und Indikatoren der Qualitätssicherung im Pflegekontext in den Blick genommen. Dies beginnt mit dem im klinischen Bereich etablierten Verfahren des Risikomanagements, dessen Grundzüge und Instrumente auch im Hinblick auf die Übertragbarkeit auf Einrichtungen der Langzeitpflege betrachtet werden (**Frank Neugebauer**). Ein seit langem etabliertes Instrument der Qualitätsentwicklung in der Langzeitpflege sind die Expertenstandards des Deutschen Netzwerks für Qualitätsentwicklung in der Pflege (DNQP). Im Kontext ihrer Vorstellung machen insbesondere Erfahrungen aus den Praxisprojekten mit den Expertenstandards deutlich, dass nachhaltige Qualitätsentwicklung in erster Linie durch verbesserte Prozesse innerhalb der Krankenhäuser, Pflegeheime und ambulanten Pflegedienste geschieht (**Andreas Büscher und Petra Blumenberg**). Zwei weitere Beiträge setzen sich mit Möglichkeiten und Grenzen der Erfassung der Nutzerperspektive auseinander. Zum einen wird der Begriff der Lebensqualität erläutert und ein Einblick in ausgewählte Ansätze der Lebensqualität in der stationären Pflege gegeben. Dabei werden anhand von Beispielen aus anderen Ländern verschiedene Möglichkeiten der Entwicklung und Implementierung neuer Instrumente aufgezeigt sowie Chancen und Risiken der politischen Verwendung des Konzeptes betrachtet (**Manuela Weidekamp-Maicher**). Zum anderen wird empirisch der Frage nachgegangen, was Pflegequalität aus Sicht von Pflegebedürftigen und ihren Angehörigen bedeutet. Dazu werden ausgewählte Ergebnisse der Studie zur »Weiterentwicklung der Qualitätsberichterstattung in der Langzeitpflege« vorgestellt, die das Institut für Medizinische Soziologie und Rehabilitationswissenschaft der Charité mit Förderung durch den AOK-Bundesverband und das Zentrum für Qualität in der Pflege (ZQP) angefertigt hat. Konkret werden dabei Qualitätsbeurteilungen von Pflegebedürftigen und ihren Angehörigen identifiziert sowie Präferenzen in Bezug auf Qualitätsbereiche und -kriterien herausgearbeitet (**Pia-Theresa Sonntag, Nadja-Raphaela Baer, Adelheid Kuhlmey, Ralf Suhr und Liane Schenk**).

Im abschließenden Teil zum aktuellen Schwerpunktthema der Qualität in der Pflege wendet sich der diesjährige Pflege-Report den Herausforderungen bei der qualitätsorientierten Versorgungssteuerung zu. Hierzu wird zunächst die Erprobung routinedatenbasierter Qualitätskennzahlen vorgestellt. Da Versorgungsdefizite in aller Regel multikausal und sowohl sektoren- als auch berufsgruppenübergreifender Natur sind, gilt dies entsprechend auch für die vorgestellten Kennzahlen. Auch wenn es noch einigen Bedarf zur methodischen Weiterentwicklung gibt, stimmen die Ergebnisse gleichwohl optimistisch, perspektivisch träger- und berufsübergreifende Qualitätsindikatoren für die stationären Langzeitpflege auf der Grundlage von Routinedaten entwickeln zu können (**Antje Schwinger, Susann Behrendt, Chrysanthi Tsiasioti, Kai Stieglitz, Torben Breitkreuz, Thomas Grobe und Jürgen Klauber**). Ein weiterer Beitrag, der sich der ambulanten Pflege widmet, konstatiert, dass in diesem Bereich unterschiedliche Ansichten darüber bestehen, wie Pflegequalität zu definieren, zu entwickeln und zu sichern ist. Deshalb werden zentrale Merkmale sowie Rahmenbedingungen der ambulanten Pflege dargestellt und aufgezeigt, welche unterschiedlichen Formen der Pflege und Unterstützung in der häuslichen Versorgung zum Tragen kommen und wie die Diskussion um die Qualität der ambulanten Pflege durch die unterschiedlichen Perspektiven der beteiligten Akteure bestimmt wird (**Andreas Büscher und Moritz Krebs**). Schließlich werden Anforderungen an ein sektorenübergreifendes Qualitätsverständnis in der stationären Langzeitpflege zusammengefasst, wobei einerseits die

Relevanz medizinischer Versorgungsaspekte für Pflegeheimbewohner und andererseits grundlegende Problematiken der Einführung indikatorengestützter sektorenübergreifender Qualitätsmessungen auf Grundlage der Erfahrungen im SGB-V-Bereich diskutiert werden (**Björn Broge, Constance Stegbauer, Rebekka Woitzik und Gerald Willms**).

Eine weitere Herausforderung im Qualitätskontext stellt das Thema Personalausstattung und Personalbemessung in der stationären Langzeitpflege dar. Einschlägige Erfahrungen aus den USA zeigen, dass Einrichtungen ohne entsprechende Vorgaben zu gesetzlichen Mindeststandards zur Personalbemessung vor allem in die Neueinstellung von vergleichsweise gering qualifiziertem Personal investieren. Deshalb werde in Deutschland allein die Entwicklung eines Verfahrens zur Personalbemessung weder die Personalausstattung in den Einrichtungen hinreichend erhöhen noch die Pflegequalität verbessern (**Stefan Greß und Klaus Stegmüller**). Mit Blick auf die Personalausstattung betrachtet ein weiterer Beitrag die Wirkung der in Deutschland erst 2017 berufsgesetzlich verankerten Akademisierung der Pflege auf die Qualität. Die Autoren stellen nationale Evaluationsstudien vor, die einen Zugewinn an wissenschaftsorientierten Kompetenzen durch eine hochschulische Erstausbildung belegen, sowie internationale Studien, die eine Verbesserung der Patientenergebnisse durch die Einbindung von hochschulisch qualifizierten Pflegenden in die direkte Pflege feststellen, wie sie auch in Deutschland für erforderlich gehalten wird (**Ingrid Darmann-Finck und Bernd Reuschenbach**).

Der Pflege-Report schließt mit einem Datenkapitel zur Entwicklung von Pflegebedürftigkeit und Angebotsstrukturen in der gesetzlichen Pflegeversicherung in Deutschland. Die Analysen basieren auf der amtlichen Statistik der gesetzlichen Pflegeversicherung sowie auf der Pflegestatistik des Statistischen Bundesamtes. Dargestellt werden die Pflegeprävalenz und Inanspruchnahme von Pflegeleistungen – im Zeitverlauf und nach Regionen differenziert – sowie die Zahl und Struktur der Pflegeheime und -dienste inklusive der Qualifikation des Pflegepersonals sowie der Heimentgelte (**Antje Schwinger und Chrysanthi Tsiasioti**).

Schwerpunktthema

Qualität und Qualitätsmessung in der Pflege – Theoretische Grundlagen und methodische Zugänge

Peter Hensen

© Der/die Autor(en) 2018
K. Jacobs et al. (Hrsg.), *Pflege-Report 2018*
https://doi.org/10.1007/978-3-662-56822-4_1

Zusammenfassung

Dieser Beitrag gibt eine Einführung in das Thema Qualität und Qualitätsmessung in der pflegerischen Versorgung. Hierzu wird zunächst eine modellhafte Annäherung an den Qualitätsbegriff vorgenommen sowie grundlegende handlungstheoretische Zugänge eröffnet. Darauf aufbauend werden theoretische und methodische Voraussetzungen der Qualitätsmessung vorgestellt, die Bestandteil jeder Auseinandersetzung mit dem Qualitätsbegriff sind. Qualitätsmessung gibt Auskunft über die Beschaffenheit des Leistungs- und Versorgungsgeschehens (deskriptiver Ansatz), aber auch darüber, ob und inwieweit die an die Versorgung gestellten Qualitätsanforderungen erfüllt werden (evaluativer Ansatz). Sie bedarf jedoch stets einer wissenschaftlichen Fundierung und sollte auf einem gleichermaßen professionell akzeptierten wie legitimierten Qualitätsverständnis aufbauen.

This chapter introduces the concept and measurement of quality in nursing care. First, definitions and meanings of quality in health and nursing care as well as action-theoretical approaches are described by a theory-driven approach. Subsequently, the paper deals with principal theoretical and methodological aspects of quality measurement which are necessary to discuss the numerous approaches of defining quality. In principle, measurement of quality provides data and information about the nature of health care services (descriptive approach), and whether and to what extent predefined quality requirements concerning health and nursing care are met (evaluative approach). However, quality measures always must be science-based and wellfounded and, in the same manner, they must be based on a predefined concept of quality which is accepted and legitimised by the health and nursing care professionals.

1.1 Einleitung

Die Qualität der pflegerischen Versorgung hat nicht nur breite öffentliche Aufmerksamkeit; sie unterliegt auch starker politischer Einflussnahme und Kontrolle (Geraedts et al. 2011). Das Qualitätsthema ist an vielen Stellen in der Sozialgesetzgebung zur Pflegeversicherung fest verankert, beispiels-

weise als Element strukturgebender Mindestanforderungen (z. B. Maßstäbe und Grundsätze für die Qualität, Qualitätssicherung und Qualitätsdarstellung nach § 113 SGB XI), als Element der Leistungsüberprüfung im Sinne einer administrativ-kontrollierenden Qualitätssicherung (z. B. Qualitätsprüfungen nach § 114 SGB XI) oder als Element einer ver- bis geordneten Entwicklung fachlicher Leistungsstandards (z. B. Expertenstandards nach § 113a SGB XI).

Im fachwissenschaftlichen Kontext der Gesundheits- und Pflegeberufe steht Qualität symbolhaft für eine »Gute Praxis« beruflichen bzw. professionellen Handelns; ein Handeln, dessen Ziel- und Zweckbestimmung gleichsam wie der dazugehörige methodische Handlungsraum durch die Berufsangehörigen vor- und mitbestimmt werden. Eine solche berufs- und professionsbezogene Eigenständigkeit ist gleichzeitig immer auch eingebunden in einen institutionellen Leistungsrahmen, der von gesellschaftlichen und politischen Ansprüchen ebenso getragen wird wie von einrichtungsinternen bzw. einzelbetrieblichen Anforderungen und Erfordernissen einer sachgerechten Mittelerschließung und -verwendung.

In die Versorgungspraxis ist das Qualitätsthema vielfältig integriert. Konzepte traditioneller Qualitätssicherung, systematischer Qualitätsverbesserung oder professionsgeleiteter Qualitätsentwicklung durchdringen ganz selbstverständlich das Leistungsgeschehen wie auch das Selbstverständnis der Gesundheits- und Pflegeberufe; in den letzten Jahren haben Verfahren der vergleichenden Qualitätsmessung und -darstellung zunehmend Raum gewonnen. In diesem Beitrag soll eine kurze Einführung zu den wichtigen Begriffen und Konzepten der Qualitätsbestimmung und -gestaltung wie auch zu den methodischen Grundlagen der Qualitätsmessung und -beurteilung im Kontext der pflegerischen Versorgung gegeben werden.

1.2 Annäherung an den Qualitätsbegriff

Qualität ist bekanntermaßen keine Beobachtungsgröße, die allgemeingültig, absolut und vorhersehbar in Erscheinung tritt. Sie ist vielmehr ein Konstrukt, das sich unter dem Einfluss verschiedener Anspruchsgruppen, sachlicher Erfordernisse und individueller Erwartungen unterschiedlich formt[1].

Qualität ist hiernach ein normatives Konzept, das außerhalb von gesellschaftlichen und persönlichen Wertmaßstäben nicht denkbar wäre (Merchel 2013, S. 41). Innerhalb des Leistungsgeschehens materialisiert sich Qualität als ein pragmatisches Konzept von unterscheidbaren Anforderungen (»Sollen«), vorhandenen und einsetzbaren Fähigkeiten (»Können«) und einer dem Einzelfall angemessenen Vorstellung und Bereitschaft, wie und in welchem Ausmaß diesen Anforderungen zu entsprechen ist (»Wollen«).

Eine in dieser Weise zum Ausdruck gebrachte Relativität des Qualitätsbegriffs findet ihren sprachlichen Ausdruck häufig auch im Begriff einer kontextbezogenen bzw. »optimalen« Qualität, die sich von einer »maximalen« Qualität, d. h. von einem idealisierten Qualitätsverständnis, unterscheidet (Harteloh 2003). Für die Bezeichnung der Qualität sozialer und gesundheitlicher, sog. personenbezogener Dienstleistungen, wird häufig der Begriff Versorgungsqualität[2] (je nach Versorgungsbereich und Fokussierung auch: Betreuungs-, Behandlungs- oder Pflegequalität) herangezogen; auch wenn damit unterschiedliche Inhalte und Zielsetzungen transportiert werden (Prütz 2012).

1.2.1 Modelltheoretische Zugänge zum Qualitätsbegriff

Um ein Konstrukt wie das der Versorgungsqualität auf der Ebene der Leistungserbringung fassen und letztendlich auch messen zu wollen, muss theoretische Vorarbeit geleistet werden. Bezugsgrößen hierfür liefern Qualitätsanforderungen, d. h. Aussagen über die erwartete oder erforderliche Beschaffenheit der jeweils zu betrachtenden Leistungseinheit, die in einem Qualitätsmodell operationalisiert werden. In den allermeisten Fällen machen Qualitätsmodelle überwiegend inhaltstheoretische Aussagen zu grundsätzlichen und wünschenswerten An-

---

1 Technisch-funktional lässt sich eine deskriptiv-analytische Begriffsebene im Sinne der wertneutralen Beschreibung von Merkmalen und Eigenschaften (Beschaffenheitsbegriff) von einer normativ-evaluativen Begriffsebene im Sinne der Bildung von Wertmaßstäben und Werturteilen (Gütebegriff) unterscheiden.

2 Der Begriff »Versorgungsqualität« adressiert unterschiedliche Gestaltungsebenen; seine Verwendung betont jedoch stets die Bedeutung eines zugrundeliegenden professionellen Qualitätsverständnisses: »Quality of care is the degree to which health services for individuals and populations increase the likelihood of desired health outcomes and are consistent with current professional knowledge.« (IOM 1990, S. 128f.)

forderungen an die Qualität der Versorgung bzw. Pflege und führen diese listenartig als Kriterien oder Qualitätsdimensionen auf. In der Literatur werden hierzu oft genannt (Donabedian 1988; 1990; Maxwell 1992; Campbell et al. 2000; IOM 2001; Evans et al. 2001; Arah et al. 2006; Allen-Duck et al. 2017): Wirksamkeit (Efficacy, Effectiveness), Wirtschaftlichkeit (Efficiency, Economy), Zugang zur Versorgung (Accessibility, Access to care), Sicherheit (Safety), Gleichheit (Equity, Fairness), Angemessenheit (Appropriateness, Relevance to Need), Patientenorientierung (Social Acceptibility, Patient-Centeredness, Responsiveness), Zufriedenheit (Satisfaction), Kontinuität (Continuity of Care, Integrated Care) oder Rechtzeitigkeit (Timeliness). Hierzu ergänzend und vertiefend werden für die Langzeitpflege häufig Aspekte der beziehungsorientierten Interaktion besonders betont (Rantz et al. 1998; 1999).

Wenngleich prozesstheoretische Aspekte über Wirkzusammenhänge oder prognostische Aussagen über die tatsächlich zu erreichende Qualität weitgehend unberücksichtigt bleiben, liefern Qualitätsaussagen dieser Art den wissenschaftlich geleiteten Referenzrahmen für ein Qualitätsverständnis, das von möglichst allen an der Pflege bzw. Versorgung Beteiligten geteilt wird. Derart multidimensionale Qualitätsaussagen haben gleichsam eine »Leitplankenfunktion« für die im Einzelnen vorzunehmende Spezifizierung der Qualitätsbestimmung im regionalen, lokalen und »Vor-Ort«-Versorgungsumfeld (Reerink 1990).

Als Strukturierungshilfe für die Qualitätsbestimmung im Gesundheitswesen wird üblicherweise die sequenzielle Gliederungssystematik nach Donabedian herangezogen, mit der die Leistungserbringung (personenbezogene Dienstleistung) anhand ihrer Struktur-, Prozess- und Ergebnismerkmale aufgefächert wird (Donabedian 1966; 1980, S. 81 ff.). Diese Trichotomie des Qualitätsbegriffs bietet zwar keine Definition von Qualität an sich; wohl aber eine brauchbare Operationalisierung:

- Strukturqualität (Structure): Sie betrachtet die strukturellen Voraussetzungen, die für die pflegerische Versorgung notwendig sind. Hierunter werden sämtliche personenbezogenen Voraussetzungen (z. B. Qualifikation, Fähig-keiten des Personals), materielle Elemente (z. B. bauliche, räumliche und apparative Ausstattung), aber auch organisatorische Elemente (z. B. Aufbauorganisation) der jeweils zu betrachtenden Leistungseinheit gefasst (»Über die richtigen Voraussetzungen verfügen«).
- Prozessqualität (Process): Sie betrachtet alle Aktivitäten, Tätigkeiten und Handlungen der versorgungsrelevanten Leistung (z. B. pflegerische Versorgung), d. h. die dazugehörigen Teilprozesse (z. B. Pflegeplanung, Pflegedokumentation, Pflegevisite) und Unterstützungsprozesse (z. B. Beschaffung, Reinigung). Prozessqualität bezieht sich auf die Art und Weise der Leistungserbringung (z. B. Ablauforganisation) hinsichtlich ihrer zeitlichen und sachlichen Erforderlichkeit inklusive der Einhaltung von Vorgaben und Beachtung von Standards (»Das Richtige richtig tun«).
- Ergebnisqualität (Outcome): Sie betrachtet die Resultate hinsichtlich ihrer (pflegerischen) Zielerreichung (z. B. Veränderung des Gesundheitszustands). Ergebnisqualität bezieht sich auf Versorgungsendpunkte (z. B. Lebensqualität, Teilhabe) oder auf sog. Surrogatparameter (z. B. Verbesserung einer Körperfunktion, Vermeidung von Schäden). Sie kann objektivierbare Veränderungen (z. B. Mobilitätsverbesserung) oder subjektive Bewertungen (z. B. Zufriedenheit) umfassen (»Den angestrebten, erreichbaren Zustand erreichen«).

Diese Art der Konzeptualisierung (Three-Part-Approach) liefert eine bis heute gebräuchliche Referenzfolie für die dienstleistungsspezifische Produktionstheorie (Meyer und Mattmüller 1987; Fließ et al. 2005, S. 397), in der sich Dienstleistungen durch das Zusammentreten von Potenzialität, Performanz und Produkt konstituieren (vgl. Kleinaltenkamp 2001, S. 40). Diese Gliederungssystematik betrachtet explizit jedoch nicht die verschiedenen Akteure mit ihren unterscheidbaren Anforderungen und Handlungslogiken, insbesondere nicht die Sichtweise der Leistungsempfänger (Adressaten), sodass eine Anforderungsebene ergänzend zur Leistungsebene eingezogen werden muss (Abb. 1.1).

Mit der Unterscheidung von »kundenbezogener Qualität«, »professionsbezogener Qualität« und

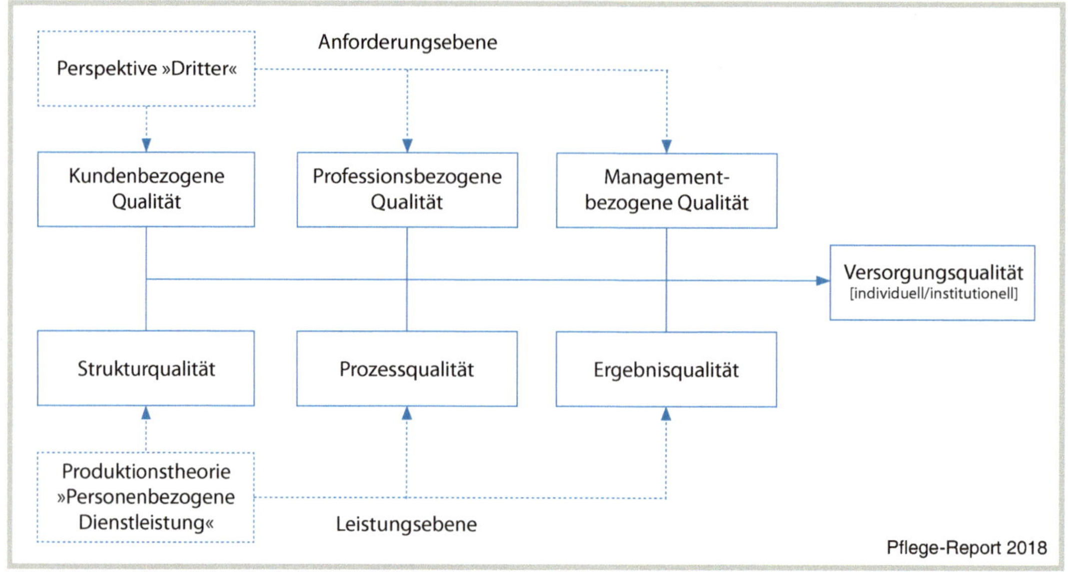

Abb. 1.1 Gliederungssystematik der Qualitätsbestimmung

»managementbezogener Qualität« werden zusätzlich drei idealtypische Perspektiven bzw. Anspruchsgruppen voneinander differenziert (Øvretveit 1992; Piligrimiene und Buciuniene 2008), mit denen die Anforderungen an das Leistungsgeschehen gegliedert und konkretisiert werden können (Attree 1996). Für jedes Element der sequentiellen Gliederungssystematik lassen sich so spezifische Erfordernisse und Erwartungen an die Leistungserbringung formulieren, deren Erfüllung dann im Rahmen der Qualitätsmessung mit geeigneten Verfahren und Instrumenten geprüft wird.

Die kundenbezogene Qualität zielt auf die Erfüllung der von den Leistungsempfängern und Adressaten der Leistungsangebote (z. B. Nutzer, Bewohner, Klienten) gestellten Wünsche und Erwartungen an die Leistungserbringung. Es sind dies Anforderungen, die situations- und interaktionsübergreifend an die Leistungsangebote oder individuell an die konkrete Leistungserbringung gestellt werden. Daneben entspricht die professionsbezogene Qualität den Anforderungen bzw. den Vorstellungen und Möglichkeiten, die von den Angehörigen der Gesundheitsberufe bzw. Professionen an die Leistungserstellung gerichtet werden. Sie umfasst Festlegungen darüber, welche Leistungs- und Versorgungsangebote den Bedürfnissen und dem Bedarf der Nutzer entsprechen, ebenso wie die richtigen Vorgehensweisen und Mittel ausgewählt und angewendet werden können, um im Einzelfall den Bedarfen, Wünschen und Erwartungen der Nutzer gerecht zu werden. Grundlage hierfür liefert ein in der Regel kodifiziertes und explizites Professionswissen (z. B. Studiendaten, Expertenstandards) wie auch ein informelles und implizit-praktisches Handlungswissen. Die managementbezogene Qualität entspricht den Anforderungen an die Bereitstellung und Organisation der Ressourcen und Verwendungsmittel, die innerhalb des institutionellen Leistungsrahmens notwendig sind, um sowohl den individuellen Wünschen und Erwartungen als auch den Bedarfen und versorgungsrelevanten Erforderlichkeiten entsprechen zu können. Diese Anforderungsperspektive zielt auf einen möglichst produktiven und effizienten Mitteleinsatz unter Beachtung der Erfordernisse übergeordneter Stellen (z. B. gesetzliche Festlegungen, behördliche Auflagen) oder anderer gesellschaftlicher (indirekter) Anspruchsgruppen (z. B. Spezifikation des Versorgungsauftrags). Sämtliche übergeordneten Anforderungen (»Perspektive Dritter«) wirken hiernach nicht direkt, sondern moduliert über die drei genannten Perspektiven auf die Leistungserstellungsebene (Hensen 2018, S. 29ff).

1.2.2 Handlungstheoretische Zugänge zur Qualitätsgestaltung

Handlungstheoretisch lassen sich zwei methodische Grundhaltungen identifizieren (Verbeck 1998; Ruckstuhl et al. 2001), die in ihrer praktischen Anwendung untrennbar miteinander verbunden sind. Bei der ersten geht es grundsätzlich darum, festgelegten, allgemein gültigen oder vereinbarten Qualitätsanforderungen zu entsprechen (»Erfüllungsparadigma« der Qualitätssicherung[3]). Dahinter stehen Aktivitäten, die – als retrospektive Qualitätssicherung bezeichnet – im Rahmen des Leistungsgeschehens eine prüfende Funktion erfüllen und Anpassungen »im laufenden Betrieb« ermöglichen (Qualität durch Kontrolle und Korrektur); wie auch Maßnahmen, die – als vorbeugende Qualitätssicherung bezeichnet – präventive Maßnahmen der Fehlervermeidung und vorausschauende Maßnahmen zur Einhaltung definierter Qualitätsstandards bereithalten (Qualität durch Standardisierung und Korrektur- bzw. Vorbeugungsmaßnahmen). Aktivitäten dieser Art sind vielfach bereits Bestandteil eines professionellen oder kundenorientierten Selbstverständnisses, ohne dass sie zwangsläufig mit einem besonders zu benennenden Qualitätskonzept in Verbindung gebracht werden (z. B. hygienische Händedesinfektion, Pflegevisite). Begrifflich wird von interner Qualitätssicherung gesprochen, wenn das handlungsleitende Qualitätsverständnis und die daraus abgeleiteten Maßnahmen und Aktivitäten Gültigkeit für einen definierten Versorgungsbereich (z. B. Pflegeeinrichtung) und dessen Wirkradius besitzen. Eine externe Qualitätssicherung orientiert sich dagegen an Kriterien und Festlegungen, die von legitimierten Institutionen außerhalb eines solchen Versorgungsbereichs vorgegeben werden und ggf. auch von diesen ge-

---

3 Der Begriff »Qualitätssicherung« steht sowohl für die ursprünglich rein produkt- und herstellungsorientierte Darlegung einer vorliegenden Qualitätsfähigkeit (»Quality Assurance« im Sinne einer vertrauensbildenden »Zusicherung«). Er steht als begriffliche Metapher oft auch für die Gesamtheit aller qualitätswirksamen Aktivitäten und Zielsetzungen, deren Bereitstellung und Aufrechterhaltung ebenso wie ihr planvolles und systematisches Zusammenwirken in institutionellen Kontexten mit dem Begriff des Qualitätsmanagements belegt ist.

prüft und überwacht werden können, sodass Vergleiche mit anderen Versorgungsbereichen möglich werden.

Die zweite Grundhaltung zielt auf Veränderungen von Zuständen, Voraussetzungen und Bedingungen mit dem Ziel, die messbare Qualität der Leistungen auf ein höheres Niveau zu heben (»Optimierungsparadigma« der Qualitätsverbesserung). Eine solche Qualitätsverbesserung orientiert sich in einem eng gefassten Verständnis an der Optimierung von vorhandenen Ressourcen, Vorgehensweisen und Mitteln (z. B. Personaleinsatzpläne, professionelle Praxisstandards). In einem weiter gefassten Verständnis umfasst sie alle Aktivitäten und Maßnahmen zur Erhöhung der Effektivität und Effizienz des institutionellen Leistungsrahmens, mit der ein zusätzlicher Nutzen sowohl für die Organisation als auch für ihre Nutzer erreicht werden soll (z. B. Audittätigkeiten, Verwirklichen von Mess- und Analyseverfahren). Werden Veränderungen nicht nur anlassbezogen und problemorientiert in Form von Einzelmaßnahmen realisiert, sondern planvoll und regelmäßig auf Grundlage einer qualitätsbezogenen Haltung durchgeführt, wird von ständiger oder kontinuierlicher Qualitätsverbesserung gesprochen.

Als integrierende Klammer für diese handlungsorientierten Grundhaltungen hat sich der vergleichsweise junge Begriff des Qualitätsmanagements etabliert, der im Sinne eines »leitenden und lenkenden« Gestaltungsansatzes (»Management von Qualität«) die vorgenannten Prinzipien miteinander vereint. Qualitätsmanagement bringt in einem institutionellen Kontext – vor allem in der Konnotation eines Umfassenden Qualitätsmanagements (auch: Total Quality Management, TQM) – die unternehmerische bzw. einrichtungsinterne Perspektive der Qualitätsgestaltung zum Ausdruck und versteht Qualität als eine organisationsweite Führungs- und Unternehmensstrategie (Dotchin und Oakland 1992; Zink und Schildknecht 1994). Diesen konzepthaft gefassten Gestaltungsansätzen können je nach Nomenklatur und Taxonomie eine Vielzahl von Unter- bzw. Querschnittsaufgaben (z. B. Qualitätsmessung, Qualitätsbewertung) zu- und untergeordnet werden.

Als ein gemeinsames Merkmal weisen die hier genannten »Wirkkonzepte der Qualitätsgestaltung« (Hensen 2016, S. 49) einen hohen Systematisierungsgrad auf, der sich durch analytische (die Ausgangslage untersuchende) und intentionale (ziel- und zwecksetzende) Elemente bei der Realisierung qualitätsrelevanter Anforderungen auszeichnet. Dieser orientiert sich durchgängig am Prinzip der methodisch geleiteten Bemessung, Bewertung und Beurteilung (»Evaluationsparadigma« der Qualitätsgestaltung) entweder im Sinne der Überwachung des unmittelbaren Leistungsgeschehens (operative Evaluation) oder im Sinne der Erfolgskontrolle von Plan- und Zielgrößen (strategische Evaluation). Die Zusammenhänge von Analyse und Zielplanung, Ausführung und Überwachung sowie Messung und Beurteilung des Geschehens bzw. der Resultate treten funktional als Kreislaufmodell in Erscheinung und werden im Qualitätswesen modellhaft als PDCA-Zyklus (»Plan-Do-Check-Act«) gefasst (Deming 1982). Konzeptübergreifend verfolgt eine solche Systematisierung stets die gleichen Absichten: das Definieren von Inhalten, Zielen und Teilzielen (für die Versorgung), das Planen und Verwirklichen von Durchführungs-Überwachungs-, Mess-, Analyse- und Verbesserungsmaßnahmen, das Überprüfen und Bewerten von Daten und Resultaten sowie das Treffen der richtigen Schlussfolgerungen und Ableiten von Konsequenzen.

1.3 Grundlagen der Qualitätsmessung und -beurteilung

Qualitätsmessung ist nicht einheitlich definiert. In einem weit gefassten Verständnis bezeichnet sie das Sammeln, Aufzeichnen und Verarbeiten von qualitätsrelevanten Daten sowie das gezielte Analysieren und Verdichten dieser Daten zu verwertbaren Informationen. Messen in einem sehr engen Begriffsverständnis bedeutet, den Betrag oder den Umfang eines Sachverhalts – im engeren Sinne eines Qualitätsmerkmals – in reproduzierbarer Weise und aus einer möglichst neutralen Position heraus zu ermitteln.

Die Qualitätsbeurteilung geht über ein solches Ermitteln von Merkmalsausprägungen und Sachverhalten hinaus. Sie ist immer kontextbezogen und interessengeleitet, d. h. sie hängt davon ab, welche

Messverfahren ausgewählt und angewendet werden, welche Normen, Kriterien und Standards als Maßstäbe herangezogen werden oder für welche Nutzer(-gruppen) die Beurteilung vorgenommen wird. Die Qualitätsmessung gilt hiernach als eine notwendige Bedingung für das Abfassen eines Qualitätsurteils.

In einem praxisorientierten Verständnis steht Qualitätsmessung für jedwede Form der Untersuchung, mit der abgeklärt werden soll, ob und inwieweit die Fähigkeiten vorhanden sind, die festgelegten Qualitätsanforderungen zu erfüllen, aber auch, ob und inwieweit diese Anforderungen tatsächlich erfüllt wurden.

1.3.1 Messtheoretische Grundlagen der Qualitätsmessung

Qualitätsmessung oder allgemein die »Ermittlung von qualitätsrelevanten Daten« ist Grundlage jeder Auseinandersetzung mit dem Qualitätsbegriff, da sie über die Beschaffenheit wie auch über die Erfüllung, den Erfüllungsgrad oder aber die Nicht-Erfüllung von Qualitätsanforderungen Auskunft geben kann. Über ihre Informations- und Darlegungsfunktion hinaus ermöglicht sie Veränderungen und zielgerichtetes Eingreifen in das Leistungs- und Versorgungsgeschehen. Bei extern veranlassten Qualitätsmessungen dominieren meist die Überwachungs- und Kontrollfunktion sowie die Funktion der Rechenschaftslegung (Legitimation). Die Aussagekraft der ermittelten Daten ist jedoch stets abhängig vom jeweiligen Erkenntnisinteresse und den methodischen Voraussetzungen (◘ Tab. 1.1).

Qualitätsmessung erfolgt in der Regel durch Qualitätskennzahlen oder -indikatoren. Ein Indikator ist eine Kenngröße, mit deren Hilfe unmittelbar nicht wahrnehmbare Zusammenhänge und Komplexe ausschnittsweise und stellvertretend abgebildet werden können. Es besteht eine »hypothetische Beziehung« zwischen dem gemessenen Indikator (z. B. Anzahl aufgetretener Stürze) und der abzubildenden Variable (z. B. Sicherheit als Kriterium der Pflegequalität), sodass ein indirektes Bild von der Qualität des jeweiligen Sachverhalts erzeugt wird. Auch wenn mithilfe von Qualitätskennzahlen

◗ Tab. 1.1 Qualitätsmessung im Gesundheitswesen: Verfahrenstechnische Ansätze und Anwendungsbereiche

Messansätze und -verfahren (nach Schrappe 2017a, S. 8)	Haupteinsatz- und Anwendungsbereiche (nach Geraedts 2009, S. 5)
Quantitative Messungen: Erfassung und Analyse von Daten definierter (unerwünschter) Ereignisse	Evaluation: Messung des Zielerreichungsgrads gegenüber vorgenannten Soll-Werten (Qualitätsbewertung)
Monitoring durch Indikatoren: Vorhersage von Problemen in der Gesundheitsversorgung	Monitoring: Messung von Veränderungen beim Zielerreichungsgrad über die Zeit
Analytisch generierende Verfahren: Identifizierung bisher noch unbekannter Faktoren	Alarmfunktion: Messung von Situationen, die ein direktes Eingreifen erfordern (»Rote-Flagge«-Indikatoren).
Komplexe Messungen zur wissenschaftlichen Evaluation: z. B. Veränderung klinisch-pflegerischer Outcomes (gesundheitliche Zustände, individuelles Verhalten, Lebensqualität etc.)	Unterstützung externer Entscheidungsfindung: Wahlentscheidungen durch Nutzer, Zulassungsentscheidungen durch Behörden, Vergabe von Vergütungskomponenten etc.

Pflege-Report 2018

und Indikatoren einzelne Ereignisse und Merkmale des Leistungs- und Versorgungsgeschehens quantifiziert werden können, bleiben sie gewissermaßen nur Hilfsgrößen der Qualitätsbestimmung (JCAHO 1991; Idvall et al. 1997; Altenhofen et al. 2002).

Grundsätzlich setzt ein Indikator (oder eine Kennzahl) metrische Eigenschaften voraus und bildet in der Regel einen Zahlenwert (Mainz 2004). Im einfachsten Fall entspricht er einer einzigen Maßzahl (Grundzahl), die durch Zählen, Messen oder einer individuellen Einschätzung eines Sachverhalts ermittelt wird. Häufiger werden zwei Maßzahlen durch Quotientenbildung miteinander verknüpft und treten als Verhältniszahlen (z. B. Gliederungskennzahlen, Beziehungskennzahlen) in Erscheinung. Eine Indexzahl wiederum verknüpft rechnerisch einzelne Indikatorinformationen und fasst sie zu einer höher aggregierten Gesamtzahl zusammen (Bortz und Döring 2006, S. 143).

Indikatoren bilden in der Regel Teilaspekte des Leistungsgeschehens ab und ermöglichen Aussagen zu einem bestimmten Versorgungsausschnitt. Die Annäherung an ein komplexes Konstrukt (z. B. Pflegequalität einer Pflegeeinrichtung) im Sinne einer Gesamtbetrachtung ist allerdings nur durch die Verwendung mehrerer, nebeneinander zu betrachtender Indikatoren möglich (z. B. durch Indikatorprofile), die nur schwerlich in eine übergeordnete Maßzahl (z. B. aggregierte Indexzahl) zusammengeführt werden können. Je höher das gewählte Aggregations- und Abstraktionsniveau eines Indi-

kators, desto hypothetischer bleibt die Beziehung zum abzubildenden Konstrukt.

Die Aussagekraft eines Indikators hängt von vielen methodischen Merkmalen ab. So ist für die Bewertung eines Indikators zunächst ein inhaltliches Verständnis für die Strukturen und Prozesse, die seine Ausprägung determinieren, notwendig (Kazandjian 1991). Als methodische Anforderungen gelten weiterhin: die Relevanz und der Nutzen für die Qualitätsverbesserung, die Wissenschaftlichkeit und Unterscheidungsfähigkeit des Indikators sowie die anwendungsorientierte Durchführbarkeit und Praktikabilität der Indikatorerhebung (Schyve 1995; Groene 2006; Reiter et al. 2008; Lüngen und Rath 2011, Schmitt et al. 2013). Die Konkretisierung dieser Anforderungen orientiert sich am jeweiligen Einsatzbereich und gewählten Messansatz. So sollten beispielsweise Indikatoren je nach Ansatz und Anwendungsbereich unterschiedlich in der Lage sein, entweder alle problematischen Fälle zu erfassen und falsch-negative Ergebnisse zu vermeiden (hohe Sensitivität), wie dies beim Monitoring-Ansatz verfolgt wird, oder »gute« von »schlechter« Qualität unterscheiden zu können und dabei falsch-positive Befunde vermeiden (hohe Spezifität), wie dies bei Evaluations-Ansätzen beabsichtigt ist (Schrappe 2017b). Bei linearen Messverfahren (quantitative Datenerfassung) bezieht sich die Validität auf die Erhebung selbst, d. h. ob das Messergebnis richtig wiedergegeben wird; bei sensitiv eingestellten Indikatoren mit Vorhersagefunktion auf die Vorhersage, also die Fähigkeit, diese Ereignisse mit der Qualität der Leistungserbringung in Zusammenhang zu bringen (Schrappe 2015).

1.3.2 Modelltheoretische Vorbedingungen der Qualitätsbeurteilung

Die einfachste Art der Qualitätsmessung ist das bloße Sammeln und Auflisten von Struktur- und Leistungsmerkmalen (z. B. Personalbestand, Anzahl versorgter Personen). Komplexer wird sie, wenn Merkmale der Prozess- und Ergebnisqualität ermittelt werden sollen (Nakrem et al. 2009). Allerdings kann allein mit der Darstellung von messbaren Ist-Zuständen kaum etwas über die tatsächliche (oder prognostizierte) Qualität ausgesagt werden.

Qualitätsmessung setzt idealerweise auf einem grundgelegten Qualitätsverständnis und einer akzeptierten Bewertungsgrundlage auf. Ausgangspunkt sind modellhafte Vorstellungen über die inhaltlichen Aspekte der darzustellenden Qualität sowie deren Ziele und Maßstäbe. Hochaggregierte Wertaussagen zur Versorgungsqualität (z. B. Effektivität, Angemessenheit) müssen zunächst für einen Versorgungsbereich (z. B. stationäre Langzeitpflege) definiert und nachfolgend auf einen relevanten Versorgungsaspekt (z. B. Unterstützung bei der Körperpflege, Arzneimittelgabe) heruntergebrochen werden (z. B. Richtigkeit der Ausführung von Tätigkeiten, Rechtzeitigkeit einer Pflegehandlung, Vollständigkeit der Dokumentation). Derart konkretisierte Wertaussagen zur Beurteilung der Qualität werden allgemein als Kriterien bezeichnet. Sie können normativ aus vorformulierten Qualitäts- und Praxisstandards (z. B. Expertenstandards), Qualitätsmodellen, Zertifizierungs- und Akkreditierungsstandards oder anderen vorgängigen Wissensquellen abgeleitet oder aber für einen bestimmten Einsatz- und Versorgungsbereich (professions- und organisationsbezogen) selbstständig entwickelt und festgelegt werden (Campbell et al. 2002; Altenhofen et al. 2002; Kötter et al. 2011; Büscher und Kabore 2014; Elsbernd 2014; Simon und Dunton 2014).

Der Begriff Kriterium wird uneinheitlich definiert und abstrahiert (Donabedian 1981). Im Kontext der Qualitätsmessung kann er sowohl den Charakter einer übergeordneten Wertaussage annehmen als auch den einer formal umschriebenen Qualitätsanforderung, die sich auf messbare Merkmale des Leistungs- und Versorgungsgeschehens bezieht. Kriterien gelten daher auch als »Eigenschaften, deren Erfüllung typischerweise bei einer qualitativ hochwertigen Versorgung erwartet wird« (Geraedts et al. 2002). In einem enger gefassten Verständnis gehen mit dem Begriff Kriterium also nicht nur eine allgemeine Wertaussage, sondern auch ein konkreter Wertmaßstab und die Vorstellung von einem definierten Zielausmaß (Referenzgröße) des zu erfüllenden Qualitätsmerkmals einher[4]. Nur mithilfe eines festgelegten Zielausmaßes sind letztendlich Aussagen darüber möglich, ob und wann die Pflegehandlung oder die zu beurteilende Tätigkeit als »richtig«, »rechtzeitig« oder »vollständig« im Sinne einer qualitativ hochwertigen Versorgung bezeichnet werden kann.

Um die Ausprägung der hierfür zu messenden Merkmale bestimmen zu können, bedarf es der Auswahl eines geeigneten Dokumentations- und Messverfahrens (z. B. Pflegedokumentation, Zeitmessung, Zählkontrollen). Aus den hierüber erzeugten Daten werden Kenngrößen gebildet, die Auskunft über den gemessenen Ist-Zustand bezüglich eines Leistungs- und Versorgungsmerkmals liefern (deskriptiver Ansatz) oder in Gestalt eines Qualitätsindikators unter Hinzunahme eines Wertmaßstabs auch eine Aussage über die Erfüllung der an das Merkmal gestellten Anforderung ermöglichen (evaluativer Ansatz). Bei der praktischen Qualitätsmessung werden Einzelfallanalysen von kumulierten Analysen unterschieden, mit denen Aussagen über die individuelle (personen- bzw. fallbezogene) oder institutionelle (räumlich-zeitliche Datenaggregation) Versorgungs- oder Pflegequalität getroffen werden (■ Abb. 1.2).

---

4 Inhaltlich vergleichbar und ähnlich variantenreich wird der Begriff »Standard« im Zusammenhang der Qualitätsmessung und -bewertung verwendet. Je nach Definition und Gebrauchsabsicht kann ein Standard den Charakter einer normativen Wertaussage annehmen, ein bestimmtes Leistungsniveau definieren oder eine präzise Nenngröße zur Spezifizierung eines adäquaten, akzeptablen oder optimalen Qualitätsniveaus liefern (Donabedian 1981; Gaebel und Schwarz 2006, S. 157; Brosnan 2012, S. 52).

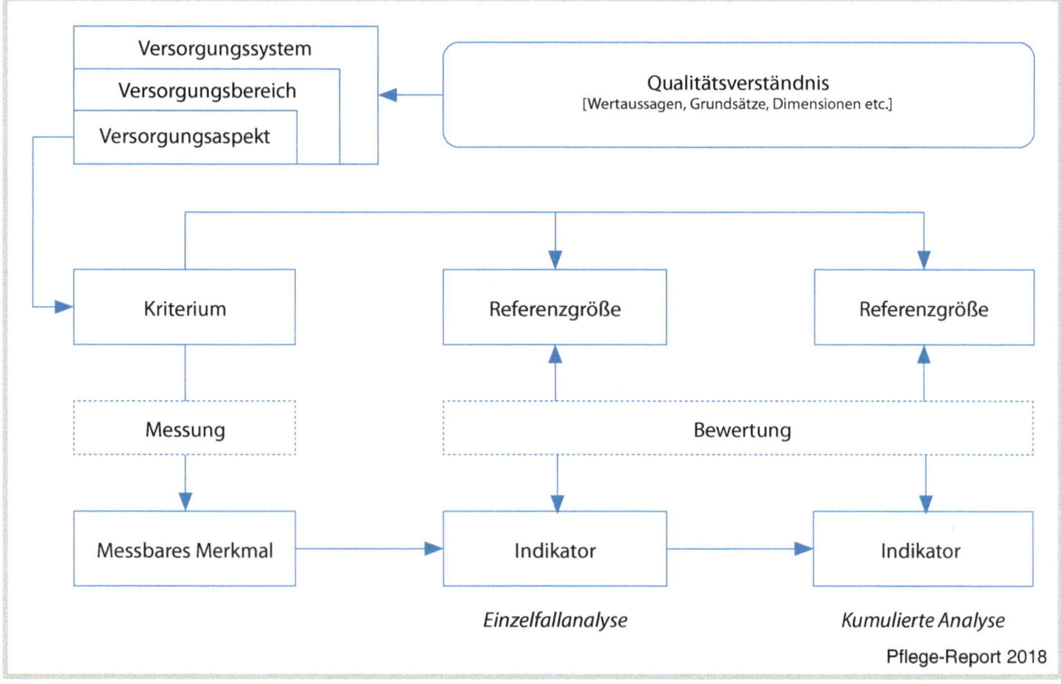

◘ Abb. 1.2 Messtheoretisches Grundmodell der Qualitätsmessung zur Unterscheidung von Einzelfallanalysen und kumulierten Analysen

Aussagen zur »tatsächlichen Qualität« bauen in der Regel auf diese Form der Datenerhebung auf. Dabei ist die Qualitätsbeurteilung methodisch stets an einen Vergleich mit den vorher definierten Zielen, Maßstäben und Referenzgrößen (Anforderungen) gekoppelt. In der Einzelfallanalyse wird zunächst die Ausprägung (Manifestation) des ausgewählten messbaren Merkmals ermittelt und mit der vorher festgelegten Referenzgröße verglichen (z. B. Zeitmessung innerhalb eines definierten Zeitfensters). Der Indikator der Einzelfallanalyse zeigt – als metrische oder kategoriale Kennzahl – an, ob oder in welchem Maße die umschrieben gestellte Anforderung (z. B. Rechtzeitigkeit der Probenentnahme) erfüllt ist, eine vorher definierte kritische Abweichung vorliegt (z. B. Überschreiten von Kontaminationsgrenzwerten) oder ein besonders folgenschweres Ereignis (z. B. unerwartete Todesfolge) eintrat. Kumulierte Analysen aggregieren Einzelfalldaten auf die Ebene definierter Leistungs- und Versorgungsbereiche (z. B. Abteilung, Gesamtorganisation). Als Indikatoren werden dann häufig Gliederungszahlen gebildet, die als Rate das Auftreten bestimmter Ereignisse innerhalb eines bestimmten Zeitraums (z. B. Rate der Nichterfüllung, Komplikationsrate) oder als Quote den Anteil eines bestimmten Merkmals zu einem bestimmten Zeitpunkt (z. B. Fachkraftquote, Belegungsquote) abbilden.

1.4 Zusammenfassende Schlussbetrachtung

Pflegerische Versorgung ist weder umfänglich noch erschöpfend über messbare Kenngrößen erfassbar und darstellbar. In ihrer Grundausübung konstituiert sie sich vor allem durch ihre subjektive, einzelfallorientierte und situative Dimension und beinhaltet demgemäß auch Versorgungsaspekte, die sich »unmessbar« einer Quantifizierung und objektivierbaren Merkmalserhebung entziehen (z. B. Vertrauen, Wertschätzung, Zwischenmenschlichkeit). Andererseits ist Versorgungsqualität nicht allein durch die Beherrschung von Einzelhandlungen oder die Gestaltungsmacht und das Können einzelner Personen und Berufsgruppen erzielbar; sie ist auch an die Zweckrationalität und Funktionslogik ihres institutionellen Leistungsrahmens gebunden.

Qualität ist unabweislich ein multiperspektivischer Begriff, der unterschiedliche Zugänge und Deutungen zulässt; der aus einem institutionellen Gestaltungsanspruch sowie gesamtgesellschaftlichen Legitimationsverständnis zwangsläufig auch eine objektivierbare, überprüfbare und sichtbare Dimension fordert. Die Gestaltung, Steuerung und Entwicklung der Leistungen eines Versorgungsbereichs – individuell und institutionell – ist damit untrennbar an die Ermittlung, Darstellung und Beurteilung ihrer Qualität gekoppelt:

- Qualitätsmessung ist eine Querschnittsaufgabe: Sie macht Anforderungen transparent (»Soll«-Konzept), sie erhebt dazugehörige Merkmalsausprägungen und Sachverhalte des tatsächlichen Versorgungsgeschehens (»Ist«-Konzept) und sie ermöglicht Aussagen über das Verhältnis von Anforderungs- und Leistungsebene (»Soll-Ist«-Konzept). Sie stellt die Grundlage für daten- und faktenbasiertes Handeln im Rahmen des versorgungsrelevanten Interaktionsgeschehens, des einrichtungsinternen Qualitätsmanagements, der externen Qualitätssicherung wie auch der qualitätsorientierten Versorgungssteuerung auf gesamtgesellschaftlicher Ebene.
- Qualitätsmessung ist Mittel, nicht Zweck: Sie orientiert sich an vorgängigen Annahmen und Aussagen über die Eigenschaften, die eine hochwertige Versorgung aufweisen sollte. Die notwendigerweise vorzunehmende Festlegung von Wertaussagen, Normen und Kriterien geht somit jeder Qualitätsmessung voraus; sie liefert Begründung wie auch Validierungsgrundlage für die Entwicklung und den Einsatz der erforderlichen Mess- und Erhebungsinstrumente, aber auch den erforderlichen Bewertungsrahmen für die Bildung eines Qualitätsurteils.

- Qualitätsmessung ist anspruchsvoll: Sie soll all jene Leistungs- und Versorgungsmerkmale sichtbar und bewertbar zu machen, die entlang eines bestimmten Qualitätsverständnisses als relevant und nutzenstiftend identifiziert werden. Hierzu ist der Messansatz dem jeweiligen Erkenntnisinteresse entsprechend auszuwählen und anzupassen. So unterliegen Indikatoren, die für Monitoring-Zwecke eingesetzt werden und auf Probleme im Versorgungsgeschehen hinweisen sollen, anderen methodischen Anforderungen als Indikatoren, die für eine retrospektive Qualitätsbewertung herangezogen werden.

In Zukunft wird die vergleichende Qualitätsmessung und -darstellung zunehmend mehr Daten und Informationen einfordern, mit denen das Leistungs- und Versorgungsgeschehen besser beurteilt, aber auch stärker kontrolliert und überwacht werden kann. Gleichzeitig wird Qualität bzw. die Darstellung von Qualität eine noch größere Rolle als bisher als Wettbewerbsfaktor für die Einrichtungen und Leistungserbringer spielen. Für beide Entwicklungen wird jedoch zu fordern sein, die Qualitätsmessung und -darstellung nicht nur wissenschaftlich ausreichend zu fundieren, sondern durch die Gesundheits- und Pflegeberufe stärker als bisher zu legitimieren.

Literatur

Allen-Duck A, Robinson JC, Stewart MW (2017) Healthcare Quality: A Concept Analysis. Nurs Forum 52 (4):377–386

Altenhofen L, Brech W, Brenner G, Geraedts M, Gramsch E, Kolkmann F-W, Krumpaszky HG, Lorenz W, Oesingmann U, Ollenschläger G, Rheinberger P, Selbmann H-K, von Stillfried D, Strobawa F, Thole H (2002) Beurteilung klinischer Messgrößen des Qualitätsmanagements – Qualitätskriterien und -Indikatoren in der Gesundheitsversorgung. Konsenspapier von BÄK, KBV und AWMF. Z Arztl Fortbild Qualitatssich 96 (5):2–15

Arah OA, Westert GP, Hurst J, Klazinga NS (2006) A conceptual framework for the OECD health care quality indicators project. Int J Qual Health Care 18 (1):5–13

Attree M (1996) Towards a conceptual model of ›Quality Care‹. Int J Nurs Stud 33 (1):13–28

Bortz J, Döring N (2006) Forschungsmethoden und Evaluation für Human- und Sozialwissenschaftler. Springer Medizin, Heidelberg

Brosnan CA (2012) Conceptual Models for Evaluation in Advanced Nursing Practice. In: Hickey JV, Brosnan CA (Ed.). Evaluation of Health Care Quality in Advanced Nursing Practice. Springer Publishing, New York, S 47–72

Büscher A, Kabore A (2014) Entwicklung von Qualitätsindikatoren auf der Basis von Expertenstandards. In: Schiemann D, Moers M, Büscher A (Hrsg) Qualitätsentwicklung in der Pflege. Konzepte, Methoden und Instrumente. Kohlhammer, Stuttgart, S 191–201

Campbell SM, Roland MO, Buetow SA (2000) Defining quality of care. Soc Sci Med 51 (11):1611–1625

Campbell SM, Braspenning J, Hutchinson A, Marshall M (2002) Research methods used in developing and applying quality indicators in primary care. Qual Saf Health Care 11 (4):358–364

Deming WE (1982) Out of the crisis. MIT Press, Cambridge, MA

Donabedian A (1966) Evaluating the Quality of Medical Care. Milbank Mem Fund Q 44 (3,Suppl):166–206

Donabedian A (1980) The Definition of Quality and Approaches to its Assessment. Explorations in Quality Assessment and Monitoring Volume 1. Health Administration Press, Ann Arbor, MI

Donabedian A (1981) Criteria, Norms and Standards of Quality: What Do They Mean? Am J Public Health 71 (4):409–412

Donabedian A (1990) The seven pillars of quality. Arch Pathol Lab Med 114 (11):1115–1118

Dotchin JA, Oakland JS (1992) Theories and concepts in total quality management. Total Quality Management 3 (2):33–46

Elsbernd A (2014) Entwicklung von Qualitätsindikatoren in der Altenpflege auf der Basis von Praxisstandards. In: Schiemann D, Moers M, Büscher A (Hrsg) Qualitätsentwicklung in der Pflege. Konzepte, Methoden und Instrumente. Kohlhammer, Stuttgart, S 202–215

Evans DB, Edejer TT, Lauer J, Frenk J, Murray CJ (2001) Measuring quality: from the system to the provider. Int J Qual Health Care 13 (6):439–446

Fließ S, Marra A, Reckenfelderbäumer M (2005) Betriebswirtschaftliche Aspekte des Pflegemanagements. In: Kerres A, Seeberger B (Hrsg) Gesamtlehrbuch Pflegemanagement. Springer, Berlin, S 396–436

Gaebel W, Schwarz M (2006) Qualitätsmanagement in der psychiatrischen Therapie. In: Möller H-J (Hrsg) Therapie psychischer Erkrankungen. Georg Thieme, Stuttgart, S 156–167

Geraedts M, Selbmann HK, Ollenschläger G (2002) Beurteilung der methodischen Qualität klinischer Messgrößen. Z Arztl Fortbild Qualitatssich 96:91–96

Geraedts M (2009) Einsatz von Qualitätsindikatoren. In: ÄZQ Ärztliches Zentrum für Qualität in der Medizin (Hrsg) Programm für Nationale Versorgungsleitlinien von BÄK, KBV und AWMF. Qualitätsindikatoren – Manual für Autoren. Verlag Make a Book, Neukirchen, S 5–7

Geraedts M, Holle B, Vollmar HC, Bartholomeyczik S (2011) Qualitätsmanagement in der ambulanten und stationären Pflege. Aktuelle Entwicklungen und Besonderheiten. Bundesgesundheitsblatt Gesundheitsforschung Gesundheitsschutz 54 (2):185–193

Groene O (2006) Vorschläge der WHO zur umfassenden Leistungsbewertung von Krankenhäusern. Gesundh ökon Qual manag 11:226–233

Harteloh PPM (2003) The meaning of quality in health care: A concept analysis. Health Care Anal 11 (3):259–267

Hensen P (2016) Qualitätsmanagement im Gesundheitswesen. Grundlagen für Studium und Praxis. Springer Gabler, Wiesbaden

Hensen P (2018) Qualitätsentwicklung zwischen Institution und Interaktion – Eine Standortbestimmung aus professionstheoretischer Sicht. In: Hensen P, Stamer M (Hrsg) Professionsbezogene Qualitätsentwicklung im interdisziplinären Gesundheitswesen. Springer VS, Wiesbaden, S 3–67

Idvall E, Rooke L, Hamrin E (1997) Quality indicators in clinical nursing: a review of the literature. J Adv Nurs 25 (1): 6–17

Institute of Medicine (IOM) (1990) Medicare. A Strategy for Quality Assurance, Volume II: Sources and Methods. The National Academies Press, Washington, DC

Institute of Medicine (IOM) (2001) Crossing the quality chasm: A new health system for the 21st century. The National Academies Press, Washington, DC

Joint Commission on Accreditation of Healthcare Organisations (JCAHO) (1991) Primer on indicator development and application. Measuring quality in health care. Joint Commission on Accreditation of Healthcare Organisations, Oakbrook Terrace, IL

Kazandjian VA (1991) Performance indicators: pointer dogs in disguise – a commentary. J Am Med Rec Assoc 62 (9):34–36

Kleinaltenkamp M (2001) Begriffsabgrenzung und Erscheinungsformen von Dienstleistungen. In: Bruhn M, Meffert H (Hrsg) Handbuch Dienstleistungsmanagement. Gabler, Wiesbaden, S 27–50

Kötter T, Schaefer F, Blozik E, Scherer M (2011) Die Entwicklung von Qualitätsindikatoren – Hintergrund, Methoden und Probleme. Z Evid Fortbild Qual Gesundh wesen 105 (1):7–12

Lüngen M, Rath T (2011) Analyse und Evaluierung des QUALIFY Instruments zur Bewertung von Qualitätsindikatoren anhand eines strukturierten qualitativen Interviews. Z Evid Fortbild Qual Gesundh wesen 105 (1):38–43

Mainz J (2004) Quality indicators: essential for quality improvement. Int J Qual Health Care 16 (Suppl 1):i1–i2

Maxwell RJ (1992) Dimensions of quality revisited: from thought to action. Qual Health Care 1 (3):171–177

Merchel J (2013) Qualitätsmanagement in der Sozialen Arbeit. Eine Einführung. Beltz Juventa, Weinheim Basel

Meyer A, Mattmüller R (1987) Qualität von Dienstleistungen. Entwurf eines praxisorientierten Qualitätsmodells. Marketing ZFP 9 (3):187–195

Nakrem S, Vinsnes AG, Harkless GE, Paulsen B, Seim A (2009) Nursing sensitive quality indicators for nursing home care: international review of literature, policy and practice. Int J Nurs Stud 46 (6):848–857

Øvretveit J (1992) Health service quality. Blackwell Scientific Press, Oxford

Piligrimiene K, Buciuniene Z (2008) Different Perspectives on health care quality: is the consensus possible? Engineering Economics 1 (56):104–110

Prütz F (2012) Was ist Qualität im Gesundheitswesen? Ethik Med 24:105–115

Rantz MJ, Mehr DR, Popejoy L, Zwygart-Stauffacher M, Hicks LL, Grando V, Conn VS, Porter R, Scott J, Maas M (1998) Nursing home care quality: a multidimensional theoretical model. J Nurs Care Qual 12 (3):30–46

Rantz MJ, Zwygart-Stauffacher M, Popejoy L, Grando VT, Mehr DR, Hicks LL, Conn VS, Wipke-Tevis D, Porter R, Bostick J, Maas M, Scott J (1999) Nursing home care quality: a multidimensional theoretical model integrating the views of consumers and providers. J Nurs Care Qual 14 (1):16–37

Reerink E (1990) Defining quality of care: mission impossible? Qual Assur Health Care 2 (3–4):197–202

Reiter A, Fischer B, Kötting J, Geraedts M, Jäckel WH, Döbler K (2008) QUALIFY: Ein Instrument zur Bewertung von Qualitätsindikatoren. Z Arztl Fortbild Qualitatssich 101: 683–688

Ruckstuhl B, Kolip P, Gutzwiller F (2001) Qualitätsparameter in der Prävention. In: Bundeszentrale für gesundheitliche Aufklärung (Hrsg) Qualitätsmanagement in Gesundheitsförderung und Prävention. Grundsätze, Methoden und Anforderungen. BzgA, Köln, S 38–50

Schmitt J, Petzold T, Eberlein-Gonska M, Neugebauer EA (2013) Anforderungsprofil an Qualitätsindikatoren. Relevanz aktueller Entwicklungen der Outcomes Forschung für das Qualitätsmanagement. Z Evid Fortbild Qual Gesundh wesen 107 (8):516–522

Schrappe M (2015) Aktuelle Ansätze zur Qualitätsverbesserung in der Gesundheitsversorgung – eine kritische Würdigung. GGW 15 (3):7–14

Schrappe M (2017a) Pay for Performance – Aktueller Stand und Perspektiven. In: Dormann F, Klauber J (Hrsg) Qualitätsmonitor 2017. Medizinisch Wissenschaftliche Verlagsgesellschaft, Berlin, S 3–14

Schrappe M (2017b) Das Methodenpapier des IQTIG: keine Kursänderung in Sicht. Die ex post-Qualitätskontrolle bleibt die vorherrschende Doktrin. Monitor Versorgungsforschung 10 (2):41–45

Schyve P (1995) Models for relating performance measurement and accreditation. Int J Health Plann Manage 10:231–241

Simon M, Dunton N (2014) Entwicklung, Erprobung und Anwendung von Qualitätsindikatoren der Pflege im Krankenhaus: das Beispiel NDNQI® aus den USA. In: Schiemann D, Moers M, Büscher A (Hrsg) Qualitätsentwicklung in der Pflege. Konzepte, Methoden und Instrumente. Kohlhammer, Stuttgart, S 216–222

Verbeck A (1998) TQM versus QM. Wie Unternehmen sich richtig entscheiden. vdf Hochschulverlag, Zürich

Zink, KJ, Schildknecht R (1994) Total Quality Konzepte – Entwicklungslinien und Überblick. In: Zink KJ (Hrsg) Qualität als Managementaufgabe. Mi-Wirtschaftsbuch, München, S 73–108

Qualität und Qualitätsmessung in der Pflege aus ethischer Perspektive

Christiane Luderer und Gabriele Meyer

© Der/die Autor(en) 2018
K. Jacobs et al. (Hrsg.), *Pflege-Report 2018*
https://doi.org/10.1007/978-3-662-56822-4_2

Zusammenfassung

Aus ethischer Perspektive ist eine ganzheitliche, auf die Sichtweise der Patientinnen und Patienten ausgerichtete Erfassung von Pflegequalität anzustreben. »Unsichtbare« Pflegetätigkeiten können dann mehr Berücksichtigung erfahren. Ethisch relevante Indikatoren der Pflegequalität (z. B. Moralvorstellungen, Haltungen, Affektkomposition, Beziehungsfähigkeit) sind schwer zu messen und nur für einige sind bislang Messinstrumente verfügbar. Neben der Messbarkeit ist es wichtig, die Reflexivität der Pflegenden dahingehend zu stärken. Regelwerke wie der Ethikkodex können Pflegende dabei unterstützen, diese Werte auch bei hoher Arbeitsdichte zu reflektieren und Arbeitsaufgaben zu priorisieren.

From an ethical point of view, the assessment of nursing quality should aim to reflect a holistic, patient-oriented perspective. Hence, credit might be given to so far «invisible" nursing activities. Ethically relevant indicators of nursing quality (e. g. morality, attitudes, affect composition, relationship skills) are difficult to measure and only few instruments for selected indicators are available. Beyond measurement, nurses' ethical reflexivity remains to be strengthened. The Code of Ethics might support nurses to reflect these values even if the workload is high and enable them to prioritize working tasks.

2.1 Ausgangssituation: das Verständnis von Pflegequalität

Was Pflegequalität bedeutet und wie sie zu erfassen ist, hat sich im Laufe der letzten 50 Jahre deutlich verändert. Von einer ursprünglich in simplen Kategorien auf einer Skala gut bis ausreichend definierten Pflegequalität reichte die Entwicklung über Ansätze, die Zielerreichungsgrade fokussieren, zu einem Konzept, das die Komplexität der Triade Patient/Patientin – Pflege – System einschließlich der An- und Zugehörigen berücksichtigen möchte (Hasseler et al. 2016). Die Effekte der pflegerischen Qualität werden zunehmend indikatorgestützt durch das Konzept der evidenzbasierten Pflege aufgezeigt oder auch infrage gestellt, sodass Pflegende sich auf aktualisierbare Empfehlungen und damit lebenslanges Lernen einlassen müssen (Büscher und Blumenberg 2018). Die wachsende Vernetzung mit weiteren Qualitätsdimensionen, wie dem interprofessionellen Arbeiten (Frenk et al. 2010) oder der Berücksichtigung interkultureller und interreligiöser Bedürfnisse (Leufgen 2018), führt zu einer Verquickung verschiedener Determinanten von Pflegequalität, die eben nicht auf die Einhaltung pflegerischer Standards reduzierbar ist. Dies legitimiert, die ethische Fundierung der derzeit geltenden Qualitätsbegriffe in der Pflege zu reflektieren.

Eine qualitativ hochwertige Pflege zeichnet sich dadurch aus, dass sie an den Bedürfnissen und Präferenzen der Pflegeempfängerinnen und -empfänger ausgerichtet ist und Maßnahmen mit nachgewiesener Wirksamkeit unter Berücksichtigung der Wirtschaftlichkeit anbietet (Hasseler et al. 2016).

In dieser Verschmelzung verschiedener Definitionen wird bereits die ethische Komponente von Pflegequalität sichtbar: Was ist, wenn sich Bedürfnisse und Bedarf aus den verschiedenen Blickwinkeln unterschiedlich gestalten? Was ist, wenn individuelle Präferenzen den verfügbaren Ressourcen zuwiderlaufen? Wie gehen Pflegende damit um, wenn für nachgefragte pflegerische Maßnahmen der wissenschaftliche Nachweis aussteht oder wenn beim Abwägen der Werte und der Allokation der verfügbaren Ressourcen das Gewissen plagt?

2.2 Der Orientierungsrahmen Pflegender als Säule der Pflegequalität

Das derzeit geltende Verständnis von Pflegequalität rekurriert auf die Abbildung der Qualitätsparameter in der Performance selbst oder in repräsentierenden Outcomes, die als Indikatoren oder Kriterien bezeichnet werden (Hasseler et al. 2016). Die jeweilige Performance einer pflegerischen Situation wird jedoch auch durch verschiedene Determinanten außerhalb der methodischen, sozialen und fachlich-kognitiven Kompetenzen konstituiert.

Einerseits sind hier affektive bzw. affektbeeinflussende Persönlichkeitsmerkmale zu benennen, die von den Pflegenden selbst nur bedingt reflektiert werden können und die auf deren Handeln wirken. Die Affektlogik (Ciompi 2016; Damasio 2015) ist nicht nur aus lerntheoretischer Perspektive interessant (ein moderates Erregungsniveau ist hilfreich für nachhaltiges Lernen), sondern sie wirkt ebenso nachhaltig auf die Gestaltung von Interaktionsprozessen. Dies wird jedoch in nur geringen Anteilen in den Curricula der Gesundheitsfachberufe berücksichtigt, sodass eine bewusste Affektsteuerung (z. B. durch gezielte Achtsamkeitstrainings) nur einer kleinen Gruppe der Pflegenden zugänglich ist (Irving et al. 2009).

Weiterhin wirken in der jeweiligen Performance die Einstellungen der Pflegenden, die als relativ stabile Vorbedingung des Handelns gelten (Ajzen 2011). Eine Einstellung erhöht die Wahrscheinlichkeit einer zu erwartenden Handlung einer Person in bestimmten Kontexten, z. B. in Situationen, in denen durch unterschiedliche Perspektiven und Bedürfnisse Konfliktpotenzial besteht.

Gekoppelt an die Einstellungen und situativ konstituierten Affektkompositionen wirken auch die Moralvorstellungen der Pflegenden auf deren Handeln (Jormsri et al. 2005). Daran geknüpft ist das moralisch bedingte Verpflichtungsgefühl, das eine Erklärung von Zuständigkeiten und Engagement bewirkt (Amiri et al. 2018; Fida et al. 2016).

Die affektive Natur, (latente) Einstellungen und das Moralverständnis einer Person gelten als schwer messbare Konstrukte, die in der Überprüfung der Pflegequalität bislang kaum eine Rolle spielen (Kuis et al. 2014). Doch genau jene Konstrukte sind es, die bestimmen,

- ob Pflege außerhalb von qualitätsüberprüfenden Situationen nachhaltig entsprechend den vorgegebenen Kriterien »qualitätskonform« umgesetzt wird, z. B. in der Einhaltung hygienischer Richtlinien oder in der Wahrung der Persönlichkeitsrechte Pflegebedürftiger;
- ob Zuständigkeiten erkannt und wahrgenommen werden in den Kontexten
    - der anwaltschaftlichen Vertretung von Patientinnen und Patienten und deren An- und Zugehörigen in hierarchisch geprägten Interaktionen im Gesundheitswesen,
    - der intra-und interprofessionellen Zusammenarbeit,
    - der Wahrung interkultureller und interreligiöser Bedürfnisse,
    - der Identifikation besonderer Patientenbedürfnisse, z. B. in Fragen der Palliation,
    - der beruflichen Interessenvertretung;
- ob reflexiv mit Situationen umgegangen wird und wie Fehlern begegnet wird;
- ob und in welchem Maße eine Bereitschaft zur Veränderung und zu Investitionen besteht und entsprechendes Engagement übernommen wird.

Diese Vorbedingungen pflegerischen Handelns als intrapsychische Konstellationen gestalten eine objektive Erfassung mit wenig Aufwand schwierig. Die grundlegenden Herausforderungen der Einstellungsforschung (Ajzen 2011), das Phänomen der sozialen Erwünschtheit (Kowalski et al. 2018) und die unterschiedliche Steuerbarkeit der Affektkontrolle (Ciompi 2016), erlauben keine objektiven Rückschlüsse oder Vorhersagen auf die qualitativen Merkmale des pflegerischen Handelns einer Person. Paradoxerweise werden Haltungen oder der innere Orientierungsrahmen des Handelns oft erst dann reflektiert, wenn die Pflegequalität durch Konflikte oder Spannungen infrage gestellt wird (Staudhammer 2018).

Die Frage nach der ethischen Perspektive von Qualität und Qualitätsmessung impliziert aus der Perspektive der Ethik die Reflexion der Wertesysteme; der inneren, oft nur latent bewussten Orientierungsmuster, die von Pflegenden selbst als bedeutsame Kompetenzen beschrieben werden (Zhang et al. 2001). Ist das, was in den Ausbildungen im Themenbereich zum beruflichen Selbstverständnis in der Pflege gelehrt wird, auch das, was den Bezugsrahmen der Werte der zukünftig Pflegenden ausmacht (Schwarz 2009)? Inwieweit werden der innere Orientierungsrahmen und das Wertesystem von Pflegenden im Rahmen von Einstellungsverfahren oder der Qualitätsentwicklung und Qualitätsmessung berücksichtigt? Wie lassen sich diese dem Handeln zugrunde liegenden Konstrukte beurteilen oder gar als Qualitätskriterium definieren? Und welche Konsequenz hat dies für den beruflichen Werdegang einer Pflegefachkraft? Der derzeitige Forschungsstand bleibt Antworten auf diese Fragen schuldig (Wilson et al. 2015).

2.3 Erhalt der Würde als Qualitätsmerkmal?

Das Moralverständnis und die Einstellungen von Pflegenden werden von Pflegeempfängerinnen und Pflegeempfängern intensiver als die messbaren Qualitätsmerkmale der Pflege reflektiert, da insbesondere die Soft Skills dadurch mitbestimmt werden. Das Maß an Freundlichkeit, Sympathie, Empathie und Komfort wird von den Empfänger/-innen

von Pflege weitaus differenzierter erfasst (Sinclair et al. 2017) als die korrekte Qualität in der Umsetzung pflegerischer Interventionen. »Korrektheit« wird vor allem über den möglichst hohen Komfort bzw. die Schmerzarmut einer Intervention und die wahrgenommene Teamarbeit definiert (Attree 2001; Beattie et al. 2014; Gillespie et al. 2017).

Der ethische Aspekt von Qualität aus der Sicht der Empfänger/-innen stellt sich besonders in Situationen heraus, in denen Pflege als unzureichend oder unpassend beschrieben wird: Hier ist es vor allem die als Patientenrecht geltende Achtung der Würde (WHO 1994), die von Pflegeempfängerinnen und -empfängern und deren Vertreter/-innen vermisst wird (Chochinov 2013). Würde impliziert Wertschätzung und Gerechtigkeit, Mitbestimmung und Komfort in körperlichen, psychischen und spirituellen Bedürfnissen. Dem weit auslegbaren Konstrukt (Jacobson 2007) liegt einerseits eine Basiserwartung, ein gesellschaftliches Grundverständnis und andererseits ein Recht und ein nicht von außen reduzierbares, ein »unverletzliches« Gut zugrunde (Bielefeldt 2004, S. 23f.). Würde gilt als fundamental, sie kann einem Menschen nicht genommen werden (ebda.). Sie als Qualitätsmerkmal zu definieren, stellt die Selbstverständlichkeit der Achtung von Würde im pflegerischen Alltag infrage und räumt deren Missachtung ein. Im Kontext des Umgangs von Menschen miteinander wird Würde als die einzigartige Bestimmung des Seins einer Person definiert, eine Anerkennung der Einzigartigkeit, ein »Sehen« des Menschen (Chochinov 2013). Unter diesem Paradigma wird die Qualität der Pflege aus ethischer Perspektive unter den derzeitigen Bedingungen des Arbeitens im Krankenhaus, in der ambulanten Pflege oder in Einrichtungen der Seniorenpflege vor allem von Pflegenden selbst kritisch betrachtet (Chochinov 2013; Heijkenskjöld et al. 2010; Stievano et al. 2013). Der Zusammenhang zwischen pflegesensitiven Outcomes und Pflegeverhältniszahlen ist vielfach hergestellt (Aiken et al. 2014; Schreyögg und Milstein 2016). Bei der aktuell als hoch empfundenen Arbeitsdichte durch steigende Zahlen von Pflegebedürftigen und komplexen Anforderungen (Isfort 2018) sehen die Pflegenden den Anspruch an die nötige emotionale Zuwendung und emphatische Pflege nicht als erfüllt, zumal viele der von ihnen geleisteten unsichtbaren

Tätigkeiten nicht wertgeschätzt werden (Sasso et al. 2017). Amiri et al. (2016) verdeutlichen dabei einen Zusammenhang von moralischen Konflikten Pflegender und schlechter Pflegequalität, was wiederum zu einer Verschärfung der Arbeitssituation führen kann (Schürmann und Gather 2018).

2.4 Das Problem der Messbarkeit: Würde als pflegesensitiver Indikator

Um diese ethische Perspektive konsequent zu verfolgen, wäre es nötig, dass die Qualitätsmessung in der Pflege nicht allein auf die korrekte Auswahl und Umsetzung von Pflegemethoden, Techniken und Konzepten fokussiert, sondern auch die Einbettung dieser Angebote in das konkrete pflegerische Szenario einschließlich der »unsichtbaren Pflegetätigkeiten« (Sasso et al. 2017) überprüft. Hierzu zählen beispielsweise der Vertrauensaufbau (Dinç u. Gastmans 2013), die zurückhaltende Beobachtung oder psychologische Zuwendung zu den Patientinnen und Patienten (Sasso et al. 2017). Ein Ansatz dafür ist die Berücksichtigung der pflegerischen Tätigkeiten, die bislang unter dem »Missed-Care«-Konzept erfasst werden (ebda.).

Eine einwandfreie Technik von pflegerischen Angeboten allein sichert noch nicht die Pflegequalität, wenn sie lediglich in Überprüfungssituationen, im falschen Rahmen oder kommunikativ unachtsam bzw. entwertend umgesetzt und nicht bewusst in alltägliche Handlungsroutinen integriert wird (Godin et al. 2008). Um die Angemessenheit von Zeit und Rahmenbedingungen in Synchronisation mit den Bedürfnissen der Pflegebedürftigen zu erfassen, benötigen Pflegende ein ausgeprägtes Maß an Perspektivenübernahmefähigkeit, in der Literatur als Feinfühligkeit oder Empathie bezeichnet (Batson 2009; Bischoff-Wanner 2002). Gerade hier offenbart sich jedoch das Problem der Messbarkeit dieser Säule von Pflegequalität, denn die bestehenden Instrumente zur Selbsterfassung oder Fremderfassung von Empathie sind in ihrer Aussagefähigkeit begrenzt und zum Teil aufwändig (Yu und Kirk 2009). Beurteilungen der empathischen Kompetenzen finden vor allem im Rahmen der praktischen Ausbildung statt und werden von den Lernenden

gut angenommen (Brunero et al. 2010; Foster et al. 2015; Larocco 2010; Walker und Mann 2016). Für die beruflich Pflegenden sind komplexe Beurteilungen eher der Ausnahmefall, z. B. in Fortbildungen oder Weiterbildungen, in denen Stressbewältigungs-, Konfliktlösungs- oder andere Kommunikationstrainings angeboten werden (Irving et al. 2009; Mortier et al. 2016; Walker und Mann 2016). Eine systematische, standardisierte Erfassung der Pflegequalität im Augenblick der Erbringung ist aufwendig und kostenintensiv, da sie an Verfahren der Interaktionsanalyse geknüpft ist – die auf der Verhaltensebene effektiv, aber mit einem hohen Aufwand verbunden sind und von den Pflegenden unterschiedlich nachgefragt werden (Ali u. Miller 2018; Backåberg et al. 2015).

Daher wird in der Regel auf die Erfassung der Qualität über die besser messbaren Outcomes der Pflege zurückgegriffen und die Zufriedenheit der Patientinnen und Patienten sowie ihrer An- und Zugehörigen erfasst, um über die wahrgenommene Pflegequalität Auskunft zu erhalten (Beattie et al. 2014; Fitzpatrick et al. 2014). Ob beispielsweise würdevoll gepflegt wurde, kann dadurch nur aus Einzelfallberichten eruiert werden.

2.5 Der Ethikkodex der Pflegenden

Dass die Pflegequalität die ethische Perspektive integriert, zeigt sich auch in den ethischen Regelwerken der Berufsgruppe. Hier ist der Ethikkodex des Council of Nursing hervorzuheben, der erstmals 1953 entworfen und in der letzten Fassung 2015 herausgegeben wurde (ANA 2015). Die Überarbeitungen erfolgten mit einem umfangreichen Reviewprozess unter Pflegenden und Pflegeexperten und in der Version der letzten Fassung sind interpretierende Statements enthalten, die eine Umsetzung der ethischen Pflichten im pflegerischen Alltag erleichtern sollen. Der Ethikkodex wird weltweit genutzt und auch in Deutschland in die Ausbildung sowie Fort-und Weiterbildung integriert.

Der oben diskutierte Würdebegriff wurde beispielsweise in einer Revision der 1960er Jahre aufgenommen und führt die neun Paragrafen an: »*The nurse practices with compassion and respect for the inherent dignity, worth, and unique attributes of every person.*« (ANA 2015, S. V). Es folgen Empfehlungen für die Priorisierung des pflegerischen Handlungsauftrags (im Fokus die Pflegeempfänger/-innen und deren Gesundheit), aber auch die Verantwortung zum lebenslangen Lernen und der beruflichen Interessenvertretung. Die neuen Rollen der Pflegenden in Bezug auf Evidenzbasierung und interprofessionelles Arbeiten etc. wurden ebenfalls sukzessive integriert (ANA 2015; Epstein und Turner 2015). Einige der Kriterien des Ethikkodexes könnten durchaus als pflegesensitive Kriterien herangezogen werden: Mitgefühl, Respekt, Würde, Patientenorientierung, systemischer Bezug, Sicherheit, Gesundheitsförderung, Eigenverantwortlichkeit, Entscheidungsfindung, optimale Versorgungssteuerung usw. Andere Kriterien sind auf Ebene der Patientinnen und Patienten schwieriger als Maßstab anzusetzen, sie vergesellschaften sich jedoch zum Teil mit Qualitätsindikatoren (Hasseler et al. 2016). Hierzu zählen beispielsweise die Verpflichtung zum stetigen Kompetenzausbau, zur aktiven Mitgestaltung der Professionalisierung und beruflichen Verantwortungsübernahme und interprofessionellen Arbeit (ANA 2015). Ein Ethikkodex als Regelwerk ist hilfreich, birgt jedoch auch seine Tücken: Kritisch wird es, wenn dessen Einhaltung und Reflexion durch Pflegende bei schlechten pflegerischen Rahmenbedingungen zu einem Hinterfragen des beruflichen Wirkens führen und damit zur eigenen Moralvorstellung in Kontrast stehen und eine pessimistischere Sicht auf die berufliche Selbstverwirklichung nach sich ziehen (Amiri et al. 2018; Schluter et al. 2008).

- **Evidenzbasierung als ethischer Handlungsauftrag im Ethikkodex**

Der Ethikkodex verpflichtet die Pflegenden zur aktiven Mitwirkung und Mitgestaltung der Pflegeforschung und zur Umsetzung der jeweils aktuellen wissenschaftlichen Erkenntnisse zum Wohle der Patientinnen und Patienten (ANA 2015). Dies ist einerseits als Verpflichtung der Umsetzung evidenzbasierter Pflege und andererseits als Verpflichtung als Pflegeforschende formuliert (ANA 2015, S. 10). Damit wird die Evidenzbasierung nicht nur als unterstützendes Element in pflegerischen Entscheidungsfindungen, sondern als pflegerische Norm, als Wertemaßstab vorgegeben, der direkt auf die Qualität der Pflege wirkt (Riedel et al. 2017). Um eine flächendeckende evidenzbasierte Pflege zu ermöglichen, bedarf es nicht nur einer Anhebung der Zugangskriterien zum Pflegeberuf und einer regelhaften Akademisierung, sondern auch einer konsequenten Weiterbildung der bereits in der Pflege Tätigen. Die Akademisierung und kontinuierliche Registrierung oder Lizenzierung von beruflich Pflegenden kann auch als Zeichen der gesellschaftlichen Wertschätzung und des hohen Anspruchs dieses Berufs interpretiert und durch berufs- und bildungspolitische Vorgaben initiiert werden (Laiho 2010).

2.6 Fazit

Aus ethischer Perspektive ist eine möglichst ganzheitliche und auf die Perspektive der Patientinnen und Patienten ausgerichtete Erfassung von Pflegequalität anzustreben. Für einige der schwer zu messenden Indikatoren mit direkter Auswirkung auf die Pflegequalität (Moralvorstellungen, Haltungen, Affektkomposition, Beziehungsfähigkeit etc.) sind bereits entsprechende Messinstrumente zugänglich. Für andere Kriterien ist es neben der Frage der Messbarkeit zunächst wichtig, die pflegerische Praxis in einem ersten Schritt dafür zu sensibilisieren und die Reflexivität der Pflegenden dahingehend zu stärken. Vertrauensaufbau und Beziehungsgestaltung als pflegesensitive Outcomes zu definieren, rückt den sozialen Auftrag pflegerischer Arbeit stärker in den Fokus (Burston et al. 2014). Darüber hinaus ist eine stärkere Berücksichtigung der unsichtbaren Pflegetätigkeiten (»Missed-Care«-Konzept) mit der Anerkennung der Beziehungsgestaltung verbunden, was die Wertschätzung der Pflegenden und die Motivation, Pflege weiterhin patientenorientiert auszurichten, erhöht (Sasso et al. 2017). Regelwerke wie ein Ethikkodex können den Pflegenden dabei helfen, diese Werte auch bei hoher Arbeitsdichte zu reflektieren und für sich selbst zu priorisieren. Sie können jedoch auch eine Kontrastierung des eigenen Wertesystems mit der tatsächlich leistbaren Pflege bewirken. Die Reaktionsweisen sind dichotom: Pflegende kehren ihrem Beruf den Rücken (Schürmann und Gather 2018) oder senken ihre moralischen Ansprüche (Fida et al. 2016). Es ist der geschichtlichen Prägung geschuldet, dass Pflegende selten aufbegehren und die berufliche Selbstverantwortung im Sinne öffentlicher Unmutsbekundungen und Streiks demonstrieren. Um eine Implosion der Pflegelandschaft in Deutschland noch abwenden zu können, wäre eine gesellschaftliche Reflexion und Diskussion dessen, was Pflege leistet und was Pflegequalität ausmacht, ebenso nötig wie eine Anerkennung, dass neue Strukturen der beruflichen und akademischen Aus- und Weiterbildung und die Beschreibung neuer beruflicher Handlungsprofile benötigt werden, um den fachlichen und ethischen Ansprüchen an den Pflegeberuf gerecht zu werden.

Literatur

Aiken LH, Sloane DM, Bruyneel L, van den Heede K, Griffiths P, Busse R, Diomidous M, Kinnunen J, Kózka M, Lesaffre E, McHugh MD, Moreno-Casbas MT, Rafferty AM, Schwendimann R, Scott PA, Tishelman C, van Achterberg T, Sermeus W (2014) Nurse staffing and education and hospital mortality in nine European countries. A retrospective observational study. The lancet 383(9931):1824–1830

Ajzen I (2011) Attitudes, personality and behavior. Open Univ. Press, Maidenhead

Ali AA, Miller ET (2018) Effectiveness of Video-Assisted Debriefing in Health Education. An Integrative Review. J Nurs Educ 57(1):14–20

Amiri E, Ebrahimi H, Vahidi M, Asghari Jafarabadi M, Namdar Areshtanab H (2018) Relationship between nurses' moral sensitivity and the quality of care. Nurs Ethics. Online first: https://doi.org/10.1177/0969733017745726. Zugegriffen: 18. Februar 2018

ANA (2015) Code of ethics for nurses with interpretive statements. American Nurses Association (ANA), Silver Spring, Maryland

Attree M (2001) Patients' and relatives' experiences and perspectives of ›Good‹ and ›Not so Good‹ quality care. J Adv Nurs 33(4):456–466

Backåberg S, Rask M, Gummesson C, Brunt D (2015) Video-based feedback combined with reflective enquiry – An interactive model for movement awareness among nursing students. Nordic Journal of Digital Literacy 10(04):246–264 ER

Batson CD (2009) These things called empathy. In: Decety J, Ickes W (Hrsg) The social neuroscience of empathy. The MIT Press

Beattie M, Lauder W, Atherton I, Murphy DJ (2014) Instruments to measure patient experience of health care quality in hospitals. A systematic review protocol. Syst Rev 3:4

Bielefeldt H (2004) Die Würde als Maßstab Philosophische Überlegungen zur Menschenrechtsbildung. In: Mahler C, Mihr A (Hrsg) Menschenrechtsbildung: Bilanz und Perspektiven. VS Verlag für Sozialwissenschaften, Wiesbaden, S 19–27

Bischoff-Wanner CM (2002) Empathie in der Pflege. Begriffsklärung und Entwicklung eines Rahmenmodells. Huber, Bern

Brunero S, Lamont S, Coates M (2010) A review of empathy education in nursing. Nurs Inq 17(1):65–74

Burston S, Chaboyer W, Gillespie B (2014) Nurse-sensitive indicators suitable to reflect nursing care quality. A review and discussion of issues. J Clin Nurs 23(13–14):1785–1795

Büscher A, Blumenberg P (2018) Nationale Expertenstandards in der Pflege – Standortbestimmung und künftige Herausforderungen. In: Hensen P, Stamer M (Hrsg) Professionsbezogene Qualitätsentwicklung im interdisziplinären Gesundheitswesen: Gestaltungsansätze, Handlungsfelder und Querschnittsbereiche. Springer Fachmedien, Wiesbaden, S 93–117

Chochinov HM (2013) Dignity in care. Time to take action. J Pain Symptom Manage 46(5):756–759

Ciompi L (2016) Die emotionalen Grundlagen des Denkens. Entwurf einer fraktalen Affektlogik. Vandenhoeck & Ruprecht, Göttingen

Damasio AR (2015) Descartes' Irrtum. Fühlen, Denken und das menschliche Gehirn. List, München

Dinç L, Gastmans C (2013) Trust in nurse-patient relationships. A literature review. Nurs Ethics 20(5):501–516

Epstein B, Turner M (2015) The Nursing Code of Ethics. Its Value, Its History. Online J Issues Nurs 20(2):4

Fida R, Tramontano C, Paciello M, Kangasniemi M, Sili A, Bobbio A, Barbaranelli C (2016) Nurse moral disengagement. Nurs Ethics 23(5):547–564

Fitzpatrick R, Graham C, Gibbons E, King J, Flott K, Jenkinson C (2014) Development of New Models for Collection and Use of Patient Experience Information in the NHS–PRP 070/0074. http://www.picker.org/wp-content/uploads/2014/12/MOPE-final-report-091214.pdf. Zugegriffen: 18. Februar 2018

Foster K, McCloughen A, Delgado C, Kefalas C, Harkness E (2015) Emotional intelligence education in pre-registration nursing programmes. An integrative review. Nurse Educ Today 3:510–517

Frenk J, Chen L, Bhutta ZA, Cohen J, Crisp N, Evans T, Fineberg H, Garcia P, Ke Y, Kelley P (2010) Health professionals for a new century. Transforming education to strengthen health systems in an interdependent world. The lancet 376(9756):1923–1958.

Gillespie H, Kelly M, Duggan S, Dornan T (2017) How do patients experience caring? Scoping review. Patient Educ Couns 100(9):1622–1633

Godin G, Bélanger-Gravel A, Eccles M, Grimshaw J (2008) Healthcare professionals' intentions and behaviours. A systematic review of studies based on social cognitive theories. Implement Sci 3:36

Hasseler M, Stemmer R, Macsenaere M, Arnold J, Weidekamp-Maicher M (2016) Entwicklung eines wissenschaftlich basierten Qualitätsverständnisses für die Pflege- und Lebensqualität. Abschlussbericht. https://www.gkv-spitzenverband.de/pflegeversicherung/qualitaet_in_der_pflege/wissenschaftliches_qualitaetsverstaendnis/wissenschaftliches_qualitaetsverstaendnis.jsp. Zugegriffen: 05. Februar 2018

Heijkenskjöld KB, Ekstedt M, Lindwall L (2010) The patient's dignity from the nurse's perspective. Nurs Ethics 17(3):313–324

Irving JA, Dobkin PL, Park J (2009) Cultivating mindfulness in health care professionals. A review of empirical studies of mindfulness-based stress reduction (MBSR). Complementary therapies in clinical practice 15(2):61–66

Isfort M (2018) Fachkräftesicherung. Was tun? Heilberufe 70(1):38–39

Jacobson N (2007) Dignity and health. A review. Soc Sci Med 64(2):292–302

Jormsri P, Kunaviktikul W, Ketefian S, Chaowalit A (2005) Moral competence in nursing practice. Nurs Ethics 12(6):582–594

Kowalski CM, Rogoza R, Vernon PA, Schermer JA (2018) The Dark Triad and the self-presentation variables of socially desirable responding and self-monitoring. Personality and Individual Differences 120:234–237

Kuis EE, Hesselink G, Goossensen A (2014) Can quality from a care ethical perspective be assessed? A review. Nurs Ethics 21(7):774–793

Laiho A (2010) Academisation of nursing education in the Nordic Countries. Higher Education 60(6):641–656

Larocco SA (2010) Assisting nursing students to develop empathy using a writing assignment. Nurse Educ 35(1):10–11

Leufgen M (2018) Interkulturelle und interreligiöse Kompetenzen als Qualitätsmerkmal professioneller Handlungspraxis. In: Hensen P, Stamer M (Hrsg). Professionsbezogene Qualitätsentwicklung im interdisziplinären Gesundheitswesen: Gestaltungsansätze, Handlungs-

felder und Querschnittsbereiche. Springer Fachmedien, Wiesbaden, S 311–340

Mortier AV, Vlerick P, Clays E (2016) Authentic leadership and thriving among nurses: The mediating role of empathy. J Nurs Manag 24(3):357–365

Riedel A, Behrens J, Giese C, Geiselhart M, Fuchs G, Kohlen H, Pasch W, Rabe M, Schütze L (2017) Zentrale Aspekte der Ethikkompetenz in der Pflege. Ethik Med 29(2):161–165

Sasso L, Bagnasco A, Aleo G, Catania G, Dasso N, Zanini MP, Watson R (2017) Incorporating nursing complexity in reimbursement coding systems. The potential impact on missed care. BMJ Qual Saf 26(11):929–932

Schluter J, Winch S, Holzhauser K, Henderson A (2008) Nurses' moral sensitivity and hospital ethical climate. A literature review. Nurs Ethics 15(3):304–321

Schreyögg J, Milstein R (2016) Expertise zur Ermittlung des Zusammenhangs zwischen Pflegeverhältniszahlen und pflegesensitiven Ergebnisparametern in Deutschland. https://www.bundesgesundheitsministerium.de/fileadmin/Dateien/5_Publikationen/Pflege/Berichte/Gutachten_Schreyoegg_Pflegesensitive_Fachabteilungen.pdf. Zugegriffen: 18. Februar 2018

Schürmann L, Gather C (2018) Pflegearbeit im Wandel. In: Bührmann AD, Fachinger U, Welskop-Deffaa EM (Hrsg). Hybride Erwerbsformen: Digitalisierung, Diversität und sozialpolitische Gestaltungsoptionen. Springer Fachmedien, Wiesbaden, S 157–187

Schwarz R (2009) Supervision und professionelles Handeln Pflegender. Wiesbaden: VS Verlag für Sozialwissenschaften /GWV Fachverlage GmbH, Wiesbaden

Sinclair S, Beamer K, Hack T, McClement S, Boucha SR, Chochinov H, Hagen N (2017) Sympathy, empathy, and compassion. A grounded theory study of palliative care patients' understandings, experiences, and preferences. Palliative Medicine 31(5):437–447

Staudhammer M (2018) Konflikt- und Spannungsfelder in der Pflege. In: Prävention von Machtmissbrauch und Gewalt in der Pflege. Springer, Berlin Heidelberg, S 95–115

Stievano A, Rocco G, Sabatino L, Alvaro R (2013) Dignity in Professional Nursing. Guaranteeing Better Patient Care. Journal of Radiology Nursing 32(3):120–123.

Walker M, Mann RA (2016) Exploration of mindfulness in relation to compassion, empathy and reflection within nursing education. Nurse Educ Today 40:188–190.

WHO (1994) A Declaration on the promotion of patients' rights in Europe: European Consultation on the Rights of Patients. http://www.who.int/genomics/public/eu_declaration1994.pdf. Zugegriffen: 06. Februar 2018

Wilson R, Godfrey CM, Sears K, Medves J, Ross-White A, Lambert N (2015) Exploring conceptual and theoretical frameworks for nurse practitioner education. A scoping review protocol. JBI Database System Rev Implement Rep 13(10):146–155

Yu J, Kirk M (2009) Evaluation of empathy measurement tools in nursing. systematic review. J Adv Nurs 65(9):1790–1806

Zhang Z-x, Luk W, Arthur D, Wong T (2001) Nursing competencies. Personal characteristics contributing to effective nursing performance. J Adv Nurs 33(4):467–474

Entwicklung eines wissenschaftlich basierten Qualitätsverständnisses für die Pflegequalität

Martina Hasseler und Renate Stemmer

© Der/die Autor(en) 2018
K. Jacobs et al. (Hrsg.), *Pflege-Report 2018*
https://doi.org/10.1007/978-3-662-56822-4_3

Zusammenfassung
Die Messung von Qualität in der Pflege wird vielfach kritisiert. Für die Weiterentwicklung von Qualität und von Instrumenten zur Messung von Qualität in der Pflege können die bislang vorliegenden Qualitätsdefinitionen wenig hilfreiche Orientierung bieten. Sie geben kaum Hinweise darauf, wie Qualität und Instrumente zur Messung von Qualität in der Pflege oder theorie- bzw. wissenschaftlich fundierte Indikatoren entwickelt werden können. Im Auftrag des GKV-SV wurde ein erster Schritt für ein wissenschaftlich-theoretisches Verständnis von Qualität in der Pflege entwickelt und konzipiert, das im vorliegenden Beitrag kurz skizziert wird.

The measurement of quality in nursing is often criticized. For the further development of quality and tools for measuring quality in nursing care, previously available quality definitions can provide little helpful guidance. They give very little indication how quality and tools for measuring quality in nursing care or theory- and scientifically founded quality indicators can be developed. On behalf of the National Association of Statutory Health Insurance Funds, a first step to develop a scientific-theoretical understanding of quality in nursing was developed. The results of the project are briefly outlined in this article.

3.1 Ausgangslage und Hintergrund

International wie national wird das Thema der Messung von Qualität in der Pflege bzw. in der Langzeitpflege diskutiert. In Deutschland hat das zweite Gesetz zur Stärkung der pflegerischen Versorgung und zur Änderung weiterer Vorschriften (Zweites Pflegestärkungsgesetz – PSG II) vom 21. Dezember 2015 durch § 113 SGB XI an die Vertragsparteien die Verantwortung übergeben, ein indikatorengestütztes Verfahren zur Messung und Darstellung von Ergebnisqualität in der stationären Langzeitversorgung zu beschreiben. Mit diesen entwickelten

Indikatoren soll auch eine Qualitätsberichterstattung ermöglicht werden. Vor diesem Hintergrund bezieht sich in Deutschland die Diskussion über Messung und Berichterstattung von Qualität in der Pflege auf das Vorhandensein und Anwenden von Indikatoren.

Die derzeit vorhandenen Indikatoren messen jedoch vor allem adverse Ereignisse in der pflegerischen Versorgung (DiGiorgio et al. 2016). Aus den Ergebnissen wird nicht unmittelbar deutlich, warum, aus welchen Gründen und aus welchen dahinterliegenden Prozessen, Einflüssen u. ä. die Resultate erzielt werden bzw. welche Einflüsse diese verursacht haben könnten. Insgesamt ist an den bis jetzt international wie national vorliegenden Indikatoren zu kritisieren, dass sie nicht den gesamten Prozess der Versorgung und Betreuung umfassen und überwiegend einem pflegefachlichen, medizinisch-naturwissenschaftlichen und ökonomischen Ansatz folgen. Hinweise aus der Literatur deuten jedoch daraufhin, dass viele noch nicht analysierte Faktoren die Performanz in den Einrichtungen beeinflussen, wie z. B. strukturelle (Finanzierung der Leistungen, Qualifikation des Personals) oder organisationale Faktoren (Zufriedenheit des Personals).

Der Informationsgehalt hinter den erhobenen Qualitätsergebnissen ist vor diesem Hintergrund oftmals minimal. Es finden sich nur rudimentäre Ansatzpunkte für Veränderungen der Strukturen und Prozesse auf Mikro-, Meso- oder Makroebene der pflegerischen Versorgung.

Die oben angeführte gesetzliche Regelung setzt jedoch voraus, dass Wissen darüber vorliegen sollte, was pflegerische Qualität ist und wie diese durch Indikatoren dargestellt werden kann. Als kritisch zu betrachten kommt hinzu, dass aufgrund gesetzlicher Regelungen auf Bundes- und Landesebene unterschiedliche Verfahren der Qualitätsprüfung und -berichterstattung zur Sicherung und Weiterentwicklung von Qualität in der Langzeitpflege vorgegeben sind (SGB XI, Soziale Pflegeversicherung; auf Landesebene diverse Gesetze für die ehemals »Heimaufsicht« genannte Behörde). Diese diversen unterschiedlichen Zuständigkeiten und Verfahren zur Messung und Veröffentlichung von Qualität in der Langzeitpflege verstärken das uneinheitliche Verständnis über Qualität in der Pflege. Es gibt wenig systematische Orientierung darüber, wie zuverlässig und nachvollziehbar Qualität in der Pflege verstanden, dargestellt und in den Ergebnissen präsentiert werden kann. Unabhängig von den Verantwortlichkeiten auf den unterschiedlichen Ebenen bleiben vor diesem Hintergrund übergreifende Herausforderungen und Fragen an systematisch entwickelte Qualitätsprüfsysteme, die zuverlässig die Performanz der Einrichtungen abbilden.

Für die Weiterentwicklung von Qualität und von Instrumenten zur Messung von Qualität in der Pflege können die bislang vorliegenden Qualitätsdefinitionen wenig hilfreiche Orientierung bieten. Sie geben kaum Hinweise darauf, wie Qualität und Instrumen-

te zur Messung von Qualität in der Pflege oder theorie- bzw. wissenschaftlich fundierte Indikatoren entwickelt werden können. Die in der Qualitätsdebatte zu findende kritische Reflexion der traditionellen Unterteilung in Struktur-, Prozess- und Ergebnisqualität unterstützt die Kritik an einer nicht systematischen und systemischen Entwicklung von Indikatoren und Messinstrumenten von Qualität in der Gesundheits- und Pflegeversorgung. So wird bspw. bemängelt, dass handelnde Personen und Absichten nicht berücksichtigt werden sowie interaktive und gesellschaftliche Dimensionen von Qualität fehlen (Wan et al. 2010; Rudert 2016; Mittnacht 2010). Darüber hinaus leiten sich die bisher vorhandenen Indikatoren für die Messung von Qualität in der Pflege nicht von einem zugrunde liegenden Qualitätsverständnis ab. Es wird vielfach nicht deutlich, auf welche »Kennzeichen/Merkmale« pflegerischer Versorgung sich die bisher entwickelten Indikatoren beziehen und welche Anforderungsniveaus erfüllt werden sollen (Kriterien), damit sie zuverlässig und sinnvoll Qualität in der Langzeitpflege messen.

Mit anderen Worten: Die bisher vorliegenden Definitionen und Messverfahren zu Qualität in der Pflege sind unzureichend. Es ist ein theoretisch-konzeptionelles und systematisches Verständnis von Qualität in der Pflege erforderlich, das die komplexen und spezifischen Versorgungs- und Betreuungsprozesse sowie die Ergebnisse der pflegerischen und betreuerischen Versorgung der hilfe- und pflegebedürftigen Menschen beurteilen kann.

Im Auftrag des GKV-SV wurde ein erster Schritt für ein wissenschaftlich-theoretisches Verständnis von Qualität in der Pflege entwickelt und konzipiert, das nachfolgend kurz erläutert wird.

3.2 Theoretische Grundlagen der Qualitätsdebatte in der Pflege

Ein theoretisches Modell ist von Bedeutung, um einen Erklärungsrahmen für Zusammenhänge und Hintergründe von Qualität zu liefern und Aussagen über die Wirksamkeit von Maßnahmen und Interventionen machen zu können (Hasseler 2015). Die bisher eher eindimensionale Herleitung und Beurteilung von Qualität (zumeist Struktur-, Prozess- und Ergebnisqualität) vernachlässigt die systemischen Einflüsse auf die Performanz der an der Versorgung beteiligten Berufsgruppen (z. B. die systemischen Einflüsse soziales Umfeld, ökonomische, sozialrechtliche, pflegefachliche sowie medizinisch-naturwissenschaftliche Faktoren). Mit der Einteilung in Struktur-, Prozess und Ergebnisqualität wird ein noch nicht belegter bzw. noch nicht ausreichend untersuchter Zusammenhang von Strukturfaktoren auf Prozessfaktoren und auf Ergebnisindikatoren angenommen (Wan et al. 2010; Rudert 2016). Donabedian (2005) weist kritisch daraufhin, dass eine reine Fokussierung auf Ergebnisqualität zahlreichen Limitationen unterliegt, da bspw. die Ergebnisse nicht zwingend die Stärken und Schwächen der Prozesse darstellen. Des Weiteren ist noch nicht geklärt, welche Ergebnisindikatoren zur Darstellung einer Ergebnisqualität relevant sind bzw. in welchen Kontexten diese einen Erkenntnisgewinn darstellen. So liegt bspw. keine Evidenz über eindeutige Zusammenhänge zwischen Personalzusammensetzung und Qualität der Pflege in den Langzeitpflegeeinrichtungen vor (Spilsbury 2011). Ähnlich formuliert Eberlein-Gonska (2011) ihre Kritik am traditionellen Verständnis von Struktur-, Prozess- und Ergebnisqualität, da damit die handelnden Personen und ihre Absichten nicht berücksichtigt werden. In der Gesundheits- und Pflegeversorgung beteiligte Personen können aufgrund bestimmter Intentionen eine Maßnahme durchführen oder sie unterlassen. Diese spielen für die Intervention und das entstehende Ergebnis eine erhebliche Rolle. Sie beeinflussen die Qualität der Versorgung. Als weiteren kritischen Aspekt führt sie die fehlenden interaktiven und gesellschaftlichen Dimensionen auf, die im linearen Qualitätsverständnis fehlen. Sie konstatiert, dass das Menschenbild, Vorstellungen über Menschenwürde oder Gerechtigkeit den Qualitätsbegriff im Gesundheitswesen beeinflussen (Eberlein-Gonska 2011). DiGiorgio et al. (2016) reflektieren, dass zu diesen drei Ebenen nicht belegt ist, welche Informationen zu inkludieren wären, um diese angemessen darzustellen. Spilsbury (2011) merkt kritisch an, dass der Fokus auf überwiegend klinische Outcomes (Ergebnisindikatoren) meist nicht die Qualität widerspiegelt, wie sie von Bewohnern und Familien eingegrenzt wird. Seiner Meinung nach besteht die Gefahr darin, dass die bisherige Forschung und Ergebnisse in der Qualitätsforschung

auf die Relevanzbezüge von Stakeholdern abzielt, sodass das Qualitätsverständnis der Zielgruppen nicht abgebildet wird.

Wan et al. (2010) betonen neben den systemischen Zusammenhängen in der Entwicklung und Erzeugung von Qualität insbesondere die Multidimensionalität von Qualität in der stationären Langzeitpflege und die Abhängigkeit nicht nur von medizinischen und pflegerischen Einflüssen, sondern auch von sozialen und umweltlichen Faktoren, die miteinander interagieren. Ihre Kritik am linearen Modell formulieren die Autoren[1] wie folgt:

- Struktur-, Modell- und Prozessqualität sind nicht ausreichend in einen Zusammenhang gebracht
- Intra-organisationale Faktoren wie bspw. Führungsstile oder Verwaltungsprozesse werden nicht angemessen berücksichtigt
- Die kontextualen Faktoren fließen nicht angemessen in das lineare Modell ein (z. B. Einflüsse des Marktes auf die strukturellen Faktoren)
- Infrastrukturelle Faktoren werden nicht berücksichtigt

Heslop und Lu (2014) analysieren in ihrer Konzeptanalyse, dass nur wenige Erkenntnisse über den Zusammenhang zwischen Prozessindikatoren und Ergebnisindikatoren sowie über einen Zusammenhang zwischen Strukturindikatoren und Ergebnisindikatoren vorliegen (Heslop und Lu 2014). Rudert (2016) arbeitet als kritisches Element des linearen Qualitätsmodells nach Donabedian heraus, dass es einem technischen Qualitätsverständnis entspricht, jedoch nicht auf personen- und soziale Dienstleistungen bezogene Bereiche übertragen werden kann. Es ist nicht in der Lage, die komplexen und responsiven Dimensionen von Dienstleistungen abzubilden. Sie konstatiert:

» »Der von Donabedian postulierte multidimensionale Zusammenhang zwischen der Dimension Struktur, Prozess und Ergebnis lässt sich unter den Bedingungen der bundesdeutschen

---

1 Aus Gründen der besseren Lesbarkeit wird auf die gleichzeitige Verwendung männlicher und weiblicher Sprachformen im vorliegenden Bericht verzichtet. Sämtliche Personenbezeichnungen gelten gleichermaßen für beide Geschlechter.

Altenpflege nicht eindeutig beweisen oder widerlegen. Somit fehlt die wissenschaftliche Fundierung für ein wichtiges Kernelement des Struktur-, Prozess- und Ergebnis-Modells.« (Rudert 2016, S. 157).

Die pflegerische Versorgung wird damit mit der Einteilung in Struktur-, Prozess- und Ergebnisqualität auf eine Mittel-Zweck-Relation zur Erreichung festgelegter Ziele reduziert, die die weiteren beeinflussenden Faktoren nicht berücksichtigt. Dazu gehört bspw. die Integration von sozialen, psychosozialen Interaktionen, von gesetzlichen und makrostrukturellen Bedingungen, von unterschiedlichen Interessen diverser Stakeholder etc. (Rudert 2016). Als weitere die Performanz beeinflussende Faktoren sind aus der Literatur u. a. zu entnehmen: Trägerschaft, Patienten-Personalschlüssel, Qualifikation des Personals, Zufriedenheit des Personals, Fluktuation des Personals u. w. m. (Werner et al. 2013). Einem auf theoretischen und wissenschaftlichen Erkenntnissen basierenden Modell von Qualität in der Pflege ist die Möglichkeiten inhärent, diese Erkenntnisse einfließen zu lassen und Qualität eher als systemisches und weniger als lineares Modell zu verstehen.

3.2.1 Begriff Qualität in der Qualitätsdebatte in Pflege und Gesundheit

Die Herausforderungen des Begriffs »Qualität in der Pflege« liegen v. a. darin, dass er bislang nicht angemessen und so umfassend definiert ist, dass sich daraus unstrittige Indikatoren zur Messung der Qualität ableiten lassen. Spilsbury (2011, S. 733) formuliert diese Situation wie folgt:

» »Quality is an elusive and dynamic concept. Questions about quality are essentially questions about values: difficulties arise in quality measurement because of the diverse range of views, values, expectations and preferences held by different stakeholders… In nursing homes, understanding quality is even more complex because of its confounded regulations, debates about what would be measured to assess quality, case mix, facility characteristics and method of measurement.«

Ähnlich kritisieren auch DiGiorgio et al. (2016) und Blumenstock (2011), dass es keine universelle Definition von Qualität in der Pflege gibt. Kajonius und Kazemi (2016) betrachten den Begriff Qualität in Gesundheit und Pflege als schwer definierbar und führen dies zum Teil auf die Kontextabhängigkeit und Multidimensionalität zurück.

Eine konkrete Begriffseingrenzung ist jedoch für eine angemessene Messung, Prüfung und Berichterstattung von elementarer Bedeutung. Erst ein theoretisch ausdifferenziertes Modell erlaubt die Herstellung der Zusammenhänge, die Qualität und ihre Erbringung beeinflussen sowie die systematische Ableitung von Kennzeichen/Merkmalen, Kriterien und Indikatoren des zu untersuchenden Phänomens. Eine Messung und Untersuchung von Qualität mit Hilfe von Indikatoren, die nicht auf der Grundlage eines Modells hergeleitet und erklärt werden können, birgt das Problem, dass ggf. nur Ausschnitte von Qualität oder nicht relevante Bereiche von Qualität untersucht werden können. Des Weiteren ermöglichen diese Ergebnisse dann nicht, die Einflussfaktoren und Prozesse so zu beeinflussen, dass Qualität sinnvoll verbessert werden kann.

Die Gründe für eine fehlende Definition sind vielfältig. Einer könnte darin liegen, dass nicht geklärt ist, was Pflege bzw. pflegerische Versorgung ist und was unter pflegerischer Versorgung verstanden wird. Es wird relativ schwierig sein, die Qualität von etwas zu bestimmen, wenn dieser Gegenstand nicht abschließend definiert und eingegrenzt ist. Es bleibt die Frage, von was die Qualität aus welchen Gründen und wie untersucht werden soll. Ähnlich argumentieren auch Savitz et al. (2005) diese Problematik. Es bleibt unklar, wie Qualität definiert und über Indikatoren angemessen untersucht wird, innerhalb der Gesundheits- und Pflegeprofessionen wie auch bei den Anbietern. Als weiterer Grund kann die Problematik angeführt werden, dass Qualität in der pflegerischen Versorgung nicht direkt beobachtet werden kann. Sie ist als theoretisches Konstrukt zu betrachten, das »durch geeignete Indikatoren als messbare Größe weiter operationalisiert werden muss.« (Blumenstock 2011, S. 148)

Trotz dieser skizzierten Problematik versuchen diverse Institutionen und Autoren Qualität begrifflich einzugrenzen.

Das Institute of Medicine definiert Qualität der Versorgung als »the degree to which health services for individuals and populations increase the likelihood of desired health outcomes and are consistent with current professional knowledge:« (IOM 1990). An dieser Definition sind zwei Aspekte bedeutsam: Zum einen wird die Wahrscheinlichkeit des Erreichens bestimmter wünschenswerter Outcomes definiert. Es wird demnach in Rechnung gestellt, dass die Institutionen und Einrichtungen des Gesundheitswesens diese Outcomes aufgrund diverser Umstände nicht zu 100 % erreichen können. Zum anderen werden die wissenschaftlichen Kenntnisse der an der Versorgung beteiligten Berufsgruppen zugrunde gelegt. Diese werden für eine qualitativ hochwertige Gesundheitsversorgung als natürlich gegeben vorausgesetzt. Damit ist dieser Definition die Vorstellung inhärent, dass sich die Qualitätserbringung, aber auch die wünschenswerten Ergebnisse der Gesundheitsversorgung abhängig von den wissenschaftlichen Kenntnissen verändern können. Mitchell (2008) kritisiert am Verständnis des IOM von Qualität in der Gesundheitsversorgung, dass diese den Eindruck erweckt, dass Qualität durch eine Auflistung von Indikatoren entwickelt werden kann, ohne einen Bezug zu einem Rahmen oder zu einem Verständnis vorzuweisen. Aus ihrer Perspektive könnte mit diesem Verständnis angenommen werden, dass diese aufgelisteten Faktoren dann den Standard darstellen, der Qualität in der Versorgung angemessen umfasst. Darüber hinaus führt sie kritisch an, dass die meisten Indikatoren mit negativen Outcomes und unerwünschten Reaktionen behaftet seien, wie eben Vermeidung von Tod, Erkrankung, Behinderung und weiteres mehr. Es sei jedoch von Bedeutung, positive pflegesensitive Indikatoren zu verwenden, wie bspw. Erreichen einer angemessenen Selbstpflege, Wahrnehmung des Wohlbefindens, Symptommanagement. Eine qualitativ hochwertige Gesundheitsversorgung ist sicher, effektiv, patientenzentriert, rechtzeitig, effizient und gerecht.

In der DIN ISO 900/8401 wird Qualität folgendermaßen eingegrenzt:

»Qualität ist die Gesamtheit von Eigenschaften und Merkmalen eines Produktes oder einer Dienstleistung, die sich auf deren Eignung zur Erfüllung festgelegter Ziele oder vorgegebener Erfordernisse bezieht.« (DIN ISO 9004/8402).

Benes und Groh (2011) beschreiben Qualität als eine nicht-physikalische Größe, deren Werte messbar sind, da es sich bei diesem Begriff um eine Vielzahl von Merkmalen und Eigenschaften handelt. Qualität wird demzufolge als eine Ansammlung von Merkmalen bezeichnet, mit deren Hilfe sie beschrieben und definiert werden könne. Qualität sei demnach nicht absolut und beziehe sich auf Erfordernisse und/oder auf vorgegebene Forderungen. Die Summe einzelner Forderungen ergeben Qualität. Übertragen auf die Pflege wird Qualität (Pflegequalität) als »Grad der Übereinstimmung zwischen Ergebnis und zuvor formuliertem Pflegeziel« (Donabedian 1966) dargestellt. Die Joint Commission definiert in ähnlicher Form Pflegequalität als »Grad, zu dem die Pflege die gewünschten Ziele erreicht und die unerwünschten Resultate unter Berücksichtigung des aktuellen Kenntnisstandes reduziert«. Kämmer (1998) fasst darüber hinaus verschiedene Definitionen zusammen, wonach Qualität der Grad der Übereinstimmung von Kundenerwartungen und der geleisteten Pflege unter Berücksichtigung des anerkannten, fachlichen Standards der Pflege sei. Nach Brandenburg (1998) ist Pflegequalität zu verstehen als ein Ergebnis eines interprofessionellen Aushandlungsprozesses zwischen Patienten, Pflegenden, Ärzten und anderen therapeutischen Gruppen hinsichtlich der objektiven und subjektiven Kriterien der Förderung und Aufrechterhaltung der Selbstständigkeit und Gesundheit des Patienten. Dabei werden handwerklich-technische, kommunikative, organisatorische, kontextuelle und institutionelle Aspekte der Pflege als konstitutiv für den Qualitätsbegriff angesehen.

Neben produktbezogenen Qualitätsdefinitionen liegen auch kundenbezogene vor. So formulieren Seghezzi et al. (2007, S. 34), dass Qualität »die Einheit einer Beschaffenheit sei, gemessen an den Bedürfnissen der relevanten Kundengruppen.« Campbell et al. (2000) verstehen in diesem Sinne darunter, dass Qualität davon abhängig ist, ob Individuen die Gesundheitsstrukturen und Prozesse der Versorgung in Anspruch nehmen können, die sie benötigen, und ob diese Gesundheitsversorgung effektiv ist. Ein kunden- oder individuenorientierter Qualitätsbegriff liegt vor, wenn bei der Qualität von Produkten oder Dienstleistungen von Unternehmen oder Organisationen die Kundenwünsche (Bedürfnisse und Erwartungen) bzw. der Grad der Erfüllung der Kundenwünsche in den Mittelpunkt der Betrachtungen gestellt wird. Ein kundenbezogener Qualitätsbegriff betrachtet überwiegend die Merkmale des Produktes, die subjektiv von der Zielgruppe »Kunde« wahrgenommen werden (Henkel 2008). Geraedts et al. (2011) fordern, dass es bei der Definition der Anforderungen an die Qualität darauf ankomme, die Anforderungen der verschiedenen Kundengruppen gleichberechtigt zu integrieren. Qualität ist demnach kein absoluter Wert, sondern vielfach in Beziehung zu Erwartungen und Wünschen zu verstehen (Stolle 2012).

Es ist erkennbar, dass in den pflegebezogenen Definitionen von Qualität ein produkt- sowie subjektbezogenes Verständnis offenbar wird, das inhaltlich angemessen gefüllt werden muss. Darüber hinaus lässt sich aus den pflegebezogenen Definitionen ebenso ein Zusammenhang von Kennzeichen, Kriterien und Indikatoren über die Zuordnung der verwendeten Begrifflichkeiten ableiten.

Aus dieser kurz skizzierten Debatte kann die Schlussfolgerung gezogen werden, dass für die Messung und Beurteilung von Qualität in der pflegerischen Versorgung ein systematisches Verständnis von Qualität erforderlich ist, das die soziale, räumliche, materielle, gesellschaftliche und institutionelle Umwelt einbezieht. Ein systematisches bzw. theoretisches Qualitätsverständnis hat das Potenzial, die Mehrdimensionalität pflegerischer Prozesse und daraus resultierender Performanz der pflegerischen Versorgung zu verdeutlichen.

3.2.2 Begriffe Kennzeichen – Kriterien – Indikatoren

Die in ▶ Abschn. 3.2.1 kurz skizzierte Debatte zu Definitionen von Qualität in der Pflege zeigt, dass diese einen abstrakten Rahmen bilden, der inhaltlich gefüllt werden muss. Aus den aufgeführten Definitionen lässt sich ableiten, dass diese zunächst Kennzeichen/Merkmale des Phänomens Pflege fokussieren, die bestimmte Ziele (Kriterien) erfüllen müssen. Diese Zielerfüllungen werden über sinnvolle Indikatoren gemessen. ◘ Tab. 3.1 stellt diesen Zusammenhang übersichtlich dar:

Mit anderen Worten: Die inhaltliche Darstellung von Qualitätsvorstellungen erfolgt demgemäß über **Kennzeichen/Merkmale**. Die Kennzeichen/Merkmale beschreiben einen Gegenstand und können in der Definition von Qualitätsvorstellungen in eine Hierarchisierung bzw. Taxonomie überführt werden. D. h., es liegen Kennzeichen/Merkmale innerhalb einer auf theoretischen und wissenschaftlichen Grundlagen hergeleiteten Kennzeichen/Merkmalsbeschreibung vor, die den Bereich bzw. den Gegenstand prägnanter darstellen als andere, die eher randständig den Gegenstand/Bereich beschreiben. Darüber hinaus ist Qualität nichts Absolutes, da es sich beim Begriff Qualität um eine Vielzahl von Kennzeichen/Merkmalen und Eigenschaften handelt, die einem ständigen Wech-

◘ **Tab. 3.1** Begriffe/Quellen. Kennzeichen/Merkmale. Kriterien. Indikatoren

EN ISO 9000 – 2005	Merkmale	Anforderungen	Grad
Seghezzi et al. (2007)	Beschaffenheit	Bedürfnisse	-
Donabedian (1966)	Pflege-[tätigkeiten]	zuvor formulierte Pflegeziele	Grad
Joint Commission	Pflege-[tätigkeiten]	Gewünschte Ziele	Grad
Kämmer (1998)	Geleistete Pflege	Erwartungen	Grad
(Quelle: Hasseler et al. 2016)			

sel unterworfen sind. Die Kennzeichen/Merkmale und Eigenschaften beziehen sich auf gegebene Erfordernisse und/oder auf vorgegebene Forderungen. Erst in der Summe einzelner Forderungen ergibt sich folglich Qualität (Benes und Groh 2011). Auf der Suche nach geeigneten Kennzeichen/Merkmalen wird es somit keine abschließenden Auflistungen geben können. Auch ist nicht jedes Kennzeichen/Merkmal für die Prüfung und Berichterstattung von Qualität geeignet, da nicht alle in geeigneter Weise die Performanz der Einrichtungen der Langzeitpflege darstellen. Für die Beurteilung von Qualitätskennzeichen/Merkmalen ist es erforderlich, Anforderungen, Erfordernisse oder Erwartungen festzulegen (Hasseler und Fünfstück 2015).

Kriterien sind als Eigenschaften zu verstehen, deren Erfüllung als Voraussetzung einer qualitativ hochwertigen Versorgung im Gesundheitswesen erwartet wird (Geraedts et al. 2002). Nach Donabedian (1980) sind »Kriterien [...] zählbar und messbar und dienen der Evaluation der Qualität«. Für die Kriterien wird eine Anforderung bzw. Zielvorgabe festgelegt, die in der Qualitätsprüfung erfüllt werden soll. An dieser Vorgabe gilt die Orientierung, ob das Kriterium mit »ja, erfüllt«, »nein, nicht erfüllt« oder ggf. »teilweise erfüllt« beurteilt werden kann. Um das Kriterium anhand einer Messung beurteilen zu können, muss ein Maß und ein Messinstrument vorliegen. Nur über ein Maß kann das Kriterium differenziert eingeschätzt werden. Die Maßeinheiten, die die Angabe eines erreichten Grades bzw. Niveaus ermöglichen, sind die Indikatoren, die zu jedem Kriterium notwendig sind und wie die Merkmale und Kriterien theoriefundiert und möglichst evidenzbasiert ermittelt werden müssen.

Kennzeichen/Merkmale von Qualität in der Pflege werden demgemäß auf der Grundlage von **Kriterien** beurteilt. Auch bei den Kriterien ist eine Mehrdimensionalität zu konstatieren, da die Anforderungen durch die »verschiedenen interessierten Parteien« sehr heterogen ausfallen können. Im Bereich der Langzeitpflege sind als Interessengruppen u. a. die Leistungsempfänger, die Pflege(fach)kräfte, das Einrichtungsmanagement, Träger, Behörden u. w. m. zu nehmen. Für die Bestimmung, ob ein Kriterium erfüllt, nicht erfüllt oder nur teilweise erfüllt wurde, müssen wiederum ein Maß und ein Messinstrument vorliegen, da nur über ein Maß das

Kriterium differenziert eingeschätzt werden kann. Dafür sind theoriefundierte und evidenzbasierte Indikatoren erforderlich, die den zu erreichenden Grad bzw. das zu erreichende Niveau als Maßeinheiten angeben.

Qualitätsindikatoren sind in aller Regel quantitative Messungen und Ergebnisse, die die professionelle pflegerische Versorgung darstellen. Sie unterstützen ein Monitoring in der pflegerischen Versorgung und eine Evaluation in Bereichen, die für die Maßnahmen in der Pflege relevant sind (Nakrem et al. 2009). Prinzipiell sollten Indikatoren im Zusammenhang mit Qualitätsprüfungen und Qualitätsberichterstattung eine Bewertung der Performanz von gesundheits- bzw. pflegebezogenen Prozessen und Ergebnissen ermöglichen (Mainz 2003). Sie messen die Ergebnisqualität in der pflegerischen Versorgung. Sie sind Maße, deren Ausprägungen zwischen guter und schlechter Qualität von Strukturen, Prozessen und Ergebnissen in Gesundheit und Pflege unterscheiden (Geraedts et al. 2002). Somit bestimmen Qualitätsindikatoren die Qualitätslevel oder Schwellen, die zwischen guter und schlechter Qualität unterscheiden (Dyck 2005; Geraedts et al. 2002). Sie sind demzufolge »Messinstrumente und Hilfsgrößen, die den direkt nicht fassbaren Qualitätsbegriff abbilden« (Blumenstock 2011:155). Indikatoren basieren auf Standards, Leitlinien und systematischen Erkenntnissen in der Pflege oder Gesundheitsversorgung. Sie sollten auf der besten zur Verfügung stehenden Evidenz basieren und sich aus der akademischen Literatur ableiten (ebd. 2011) oder – wenn systematische Literatur fehlt – auf der Basis von Expertenpanels bestimmt werden (Mainz 2003). Da Qualität in der Pflege ein multidimensionales Konstrukt ist, werden multiple Indikatoren für jeden relevanten Bereich der Versorgung benötigt, die Einsichten in die einzelnen Domänen von Qualität geben und umfassend Qualität in der Pflege messen (Arling et al. 2005; Rubin et al. 2001).

Es bleibt aber festzuhalten: Können aufgrund fehlender Referenzwerte und wissenschaftlich-systematischer Erkenntnisse keine Soll-Werte formuliert werden, so ist die Entwicklung eines Indikators nicht möglich. In diesem Falle bleibt die Qualitätsbeurteilung auf der Ebene der Kriterien (Hasseler und Fünfstück 2012).

3.2.3 Zusammenfassung: Anforderungen an ein theoretisch-konzeptionelles Qualitätsverständnis

Die in der Literatur publizierten Definitionen zu Qualität in der Pflege sind sehr allgemein und geben keine Hinweise auf Ausgestaltung sowie Entwicklung von Qualitätsprüfsystemen und -berichterstattung. Aus der in ▶ Abschn. 3.2.1 und ▶ Abschn. 3.2.2 geführten Diskussion wird folgender Vorschlag für eine Definition des Begriffes Qualität in der Pflege formuliert:

> »Qualität in der Pflege bzw. Pflegequalität entsteht dann, wenn Kennzeichen/Merkmale der pflegerischen Versorgung ein im Vorfeld definiertes Niveau erreichen, welches sich an den Bedürfnissen und Bedarfen der relevanten beteiligten Gruppen (Klienten, Bewohner, Berufsgruppen, Träger u. a.) messen lässt. Die Qualität in der Pflege wird messbar, wenn zu den Merkmalen der pflegerischen Versorgung Kriterien definiert worden sind, die anhand von evidenzbasierten Indikatoren Rückschlüsse auf das Erreichen von Soll-Werten zulassen« (Hasseler und Fünfstück 2015, S. 369).

Als bedeutsame Begriffe aus allen aufgeführten Definitionen zu Qualität in der Pflege können Kennzeichen/Merkmale, Kriterien und Indikatoren extrahiert werden. Dieser Dreiklang der drei Begriffe impliziert, dass für die Entwicklung eines theoretisch-konzeptionellen Qualitätsverständnisses in einem ersten Schritt geeignete Kennzeichen/Merkmale pflegerischer Versorgung zu definieren sind. Auf dieser Grundlage werden bzw. sollten in weiteren Prozessen angemessene Kriterien und Indikatoren entwickelt werden. Mit einem derartig systematisch-orientierten Verständnis von Qualität in der Pflege wird ermöglicht, dass der komplexe und spezifische Versorgungs- und Betreuungsprozess sowie das Ergebnis der pflegerischen und betreuerischen Versorgung der hilfe- und pflegebedürftigen Menschen umfassend beurteilt werden können.

Für die Entwicklung von Qualitätsprüfsystemen in der Langzeitpflege sind demgemäß mehrere systematisch aufeinander abgestimmte Schritte notwendig:

1. Entwicklung/Eingrenzung eines theoretisch-konzeptionellen Qualitätsverständnisses
2. Bestimmung und Beschreibung geeigneter Kennzeichen/Merkmale für die Qualitätsbeurteilung (die der pflegerischen Dienstleistung zugeordnet werden können)
3. Festlegung von und Verständigung auf Kriterien mit systematisch entwickelten Anforderungsniveaus, die erreicht werden müssen, um eine ausreichende Qualität vorweisen zu können
4. Entwicklung von Indikatoren (geeigneter Messskalen und Instrumente zur Überprüfung des Erreichungsgrades des Anforderungsniveaus)
5. Überprüfung und Bewertung von Indikatoren in der Pflege mit entsprechenden Instrumente wie QUALIFY (Reiter et al. 2007) oder mit einem zweistufigem Bewertungsverfahren wie QISA (Beyer et al. 2011)

3.3 Methodische Vorgehensweise: Suche und Auswahl von Kennzeichen/Merkmalen für die Qualität der pflegerischen Versorgung

Vor dem Hintergrund gesetzlicher Regelungen sind Qualitätsprüfungen nach §§ 114ff SGB XI weiterzuentwickeln. Diese müssen sowohl die Qualität der pflegerischen Versorgung in Einrichtungen der stationären Pflege als auch die Lebensqualität der Bewohnerinnen und Bewohner abbilden. Die folgenden Ausführungen beziehen sich auf die Frage der Qualität der pflegerischen Versorgung. Für die Erfassung der Lebensqualität s. ▶ Kap. 10.

Wie oben bereits beschrieben setzt die Messung von Pflegequalität ein theoretisch-konzeptionelles Qualitätsverständnis voraus. Zur Erarbeitung eines solchen Verständnisses installierte der GKV-Spitzenverband eine Arbeitsgruppe, die sich aus Vertretern der Beteiligten der Selbstverwaltung zusammensetzte und wissenschaftlich begleitet wurde.

Als Ausgangsbedingung sollte das zu entwickelnde Qualitätsverständnis alle Versorgungssettings (stationäre Pflege, ambulante Pflege, teilstationäre Pflege sowie Kurzzeitpflege) berücksichtigen und wissenschaftliche bzw. fachliche Erkenntnisse

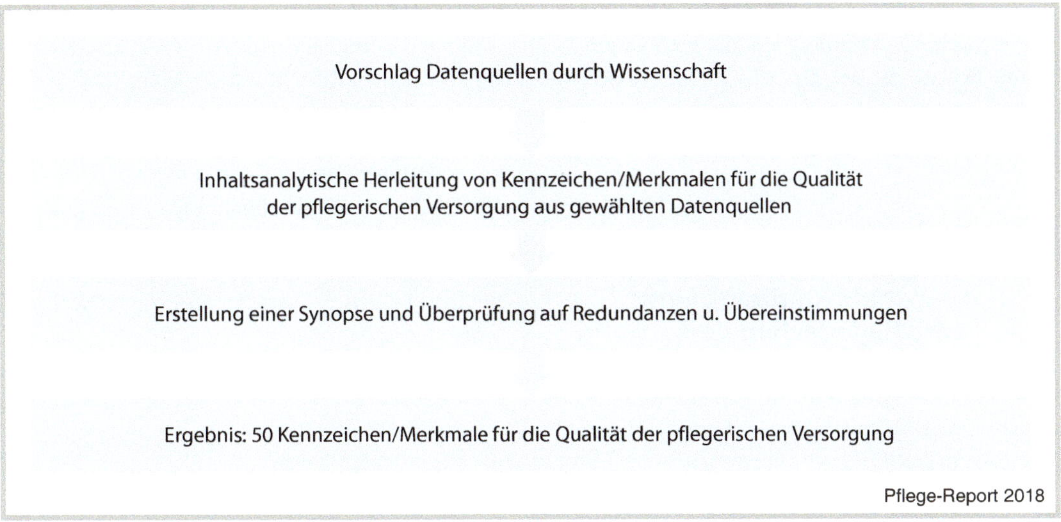

Vorschlag Datenquellen durch Wissenschaft

Inhaltsanalytische Herleitung von Kennzeichen/Merkmalen für die Qualität
der pflegerischen Versorgung aus gewählten Datenquellen

Erstellung einer Synopse und Überprüfung auf Redundanzen u. Übereinstimmungen

Ergebnis: 50 Kennzeichen/Merkmale für die Qualität der pflegerischen Versorgung

Pflege-Report 2018

Abb. 3.1 Ablauf inhaltsanalytische Herleitung von Kennzeichen/Merkmalen für Qualität in der Pflege (Aus: Hasseler et al. 2016; mit freundlicher Genehmigung)

einbeziehen. In einem ersten Schritt sollten systematisch Kennzeichen bzw. Merkmale identifiziert werden.

Aufgrund eines fehlenden Rahmenmodells bzw. theoretischen Konstrukts für Qualität in der Pflege wurde ein konsensuelles Vorgehen (Expertenkonsensusverfahren bzw. nominaler Gruppenprozess als formale Konsensus-Technik) für die theoriegeleitete Analyse von »Kennzeichen/Merkmalen« pflegerischer Versorgung gewählt.

Für die Wahl der zugrunde gelegten Quellen, um »Kennzeichen/Merkmale« professioneller Pflege theoriegeleitet zu analysieren, wurden Einschlusskriterien definiert. So sollten sie u. a. für den deutschsprachigen Raum Aufgaben und Verantwortlichkeiten professioneller Versorgung und grundlegende Aspekte der Pflege (älterer Menschen) beschreiben sowie über medizinische und körperverrichtungsbezogene Bereiche pflegerischer Versorgung hinausgehen, d. h., auch gesundheitliche, soziale und betreuerische Aufgaben umfassen. Des Weiteren sollten sie rechtliche Rahmenbedingungen pflegerischen Handelns und damit relevante Aufgaben, Verantwortlichkeiten, Rechte und Pflichten professioneller Pflege umfassen. Ebenso wichtig war das Kriterium, dass die Quellen einen gesellschaftlichen Konsens pflegerischen Handelns sowie menschenwürdiger pflegerischer Versorgung

umfassen. Zusammenfassend sollten die Quellen das Potenzial aufzeigen, die pflegerischen Aufgaben und Verantwortlichkeiten für die Settings der Langzeitpflege abzubilden.

Abb. 3.1 verdeutlicht das Vorgehen in der Identifikation von »Kennzeichen/Merkmalen« pflegerischer Versorgung. Zunächst wurde eine Arbeitsgruppe gebildet, die gewährleistete, dass Expertinnen und Experten unterschiedlicher Entscheidungsträger (GKV-SV, MDS, MDK, Verbände der Pflegekassen auf Bundesebene) und aus der Wissenschaft ihre jeweiligen Perspektiven und Expertisen einbringen konnten. Das Ziel der Arbeitsgruppe war, relevante »«Kennzeichen/Merkmale als ersten Schritt für die weitere Entwicklung von Qualität in der Pflege abzuleiten. In einem weiteren Schritt wurden von Seiten der wissenschaftlichen Beratung Vorschläge für Quellen gemacht, die für die Analyse und Ableitung der »Kennzeichen/Merkmale« gemäß den oben genannten Auswahlkriterien zugrunde gelegt werden konnten. In dem anschließenden Schritt wurden von jedem Mitglied der Gruppe die Quellen gelesen und inhaltsanalytisch die »Kennzeichen/Merkmale« abgeleitet, die im darauffolgendem Schritt in mehreren Arbeitssitzungen in eine Synopse überführt, diskutiert sowie auf Redundanzen und Übereinstimmungen untersucht wurden.

Auf diese Weise wurden insgesamt 50 Kennzeichen/Merkmale definiert, die dann in einem weiteren Schritt auf der Grundlage einer systematischen Literaturrecherche und Analyse beschrieben wurden.

3.3.1 Recherche und Beschreibung geeigneter Kennzeichen/ Merkmale für die Qualität der pflegerischen Versorgung

Die durch die Arbeitsgruppe identifizierten Kennzeichen/Merkmale hatten zuerst nur den Charakter von Begriffen. Diese mussten nun konzeptionell gefüllt werden. Die dazu erforderlichen Arbeitsschritte wurden eng mit der GKV abgestimmt.

Im ersten Schritt wurden die identifizierten Kennzeichen/Merkmale einer systematischen Recherche unterzogen. Die Suche erfolgte in den Datenbanken bzw. Suchportalen: PubMed, CINAHL, Livivo, Carelit und Psyndex. Für jedes Kennzeichen/Merkmal wurden eigene rechercheleitende Fragen formuliert. Es wurden Suchbegriffe in deutscher und englischer Sprache gebildet und je nach den Vorgaben der Datenbanken und Suchportale eingesetzt. Soweit möglich wurde mit Schlagworten gesucht. In PubMed wurden entsprechend MeSH-Terms (»Medical Subject Headings«) für die Recherche verwendet.

Die Literaturrecherche wurde von den Recherchefragen geleitet. Diese Recherchefragen stellen eine Verbindung zwischen dem Kennzeichen/Merkmal und dem Pflegebegriff her. Dies war nötig, denn einige Kennzeichen/Merkmale sind primär pflegeunspezifisch. Ohne eine Eingrenzung übersteigen diese teilweise bei Weitem den Bereich, der durch Pflege beeinflussbar ist. Ein Beispiel stellt das Kennzeichen/Merkmal »Menschenwürde« dar. Mit dem Ziel der Eingrenzung auf Pflegerelevanz wurden u. a. folgende Fragen formuliert: Welche Bedeutung hat Menschenwürde für die Pflegebedürftigen? Inwieweit wird die Menschenwürde im Pflegekontext bedroht oder verletzt? Inwieweit kann das Kennzeichen/Merkmal »Menschenwürde« im Rahmen der Qualitätsmessung in der Pflege genutzt werden?

Die durch die Recherche aufgefundenen Texte wurden einer Textanalyse unterzogen, deren Struk-

tur sich an den Gliederungspunkten zur Darstellung der Kennzeichen/Merkmale orientierte. In methodischer Hinsicht wurde das Prinzip der Evidenzbasierung verfolgt.

■   **Erläuterungen zur Kennzeichenbeschreibung**

Im Sinne einer vergleichbaren Darstellung der einzelnen Kennzeichen/Merkmale der pflegerischen Versorgung wurde für alle Beschreibungen ein einheitliches Gliederungsraster festgelegt. Dieses sieht folgendermaßen aus:

1. Rechercheleitende Frage
2. Zusammenfassende Kennzeichenbeschreibung
3. Stand der Literatur
4. Rechtliche Aspekte
5. Gibt es Mindeststandards?
6. Gibt es Mindestanforderungen?
7. Gibt es zentrale Aspekte, die für die Qualitätsmessung von Bedeutung sind?
8. Stehen einige Aspekte miteinander in Beziehung?
9. Literaturverzeichnis

Im Zuge der Analyse, Aufbereitung und Beschreibung der einzelnen Kennzeichen/Merkmale wurden stets auch unterschiedliche Perspektiven berücksichtigt, z. B. die der Pflegebedürftigen und/oder der Pflegenden. Auf diese Weise wurde sichergestellt, dass die Multidimensionalität der Kennzeichen/Merkmale von Pflege hinreichende Berücksichtigung fand.

Soweit es sich anbot, wurde auch auf die Frage der konkreten Messbarkeit der einzelnen Themen Bezug genommen. In Anknüpfung an die bereits einleitend dargestellte Prämisse, im Rahmen derer die Erarbeitung eines theoretisch-konzeptionellen Qualitätsverständnisses lediglich als Grundlage bzw. erster Schritt hin zur Entwicklung konkreter Qualitätsindikatoren zu verstehen ist, stand dieser Aspekt aber nicht im Vordergrund.

Mittels dieser Gliederungspunkte wurden alle 50 Kennzeichen/Merkmale auf insgesamt ca. 700 Seiten beschrieben.

3.3.2 Exemplarische Darstellung von Kennzeichen/Merkmalen für die Qualität der pflegerischen Versorgung

Die von der Arbeitsgruppe der Selbstverwaltung identifizierten Kennzeichen /Merkmale sind von sehr unterschiedlicher Art und Thematik. Sie betreffen pflegefachliche Themen wie Beratung, Biografiearbeit, Kultursensibilität, Unterstützung bei der Tagesstrukturierung, individuelle Pflege; organisatorische Themen wie Personalentwicklung und Arbeitsbedingungen; ökonomische Themen wie Wirtschaftlichkeit sowie qualitätsbezogene Themen wie Qualitätsverantwortung, internes Qualitätsmanagement oder Sicherung und Entwicklung von Qualität.

Zwei Kennzeichen/Merkmale sollen beispielhaft stichwortartig vorgestellt werden, um die schrittweise Erarbeitung der Kennzeichen/Merkmale zu verdeutlichen.

Bei dem Kennzeichen/Merkmal »Individuelle Pflege« handelt es sich um eine häufig genannte pflegerische/pflegewissenschaftliche Richtschnur professionellen Pflegehandelns mit unscharfer konzeptioneller Grundlage. Das Kennzeichen »Hygiene« ist demgegenüber gut objektivierbar und verfügt über eine gute Datengrundlage. Die Darstellung orientiert sich an der o. g. Gliederung (◘ Tab. 3.2).

◘ **Tab. 3.2** Beispielhafte Skizzierung der Kennzeichen/Merkmale »Individuelle Pflege« und »Hygiene«

	Kennzeichen/Merkmal: Individuelle Pflege	Kennzeichen/Merkmal: Hygiene
Recherche-leitende Fragen	– Bedeutung für Pflegebedürftige, in Pflege und Betreuung Tätige und Pflegeeinrichtungen; – Förderliche oder hinderliche Faktoren; – Messbarkeit	– Standards oder Richtlinien für ambulante/stationäre Pflege – Spezifische Herausforderungen ambulante/stationäre Pflege – Hygiene und Qualitätssicherung – Messbarkeit
Stand der Literatur	– Kriterien individueller Pflege – produktive Aufnahme persönlichkeitsprägender Aspekte wie Erfahrungen, Verhalten, Gefühle, Urteile (Radwin und Alster 2002) – Umsetzbarkeit individueller Pflege: z. B. Primary Nursing – Unterstützende Pflegedokumentation	– Epidemiologische Relevanz von *healthcare-associated infections* (HAI) und MRSA (KRINKO 2014) – Risikofaktoren für HAI – Ansatzpunkte zur Prävention von HAI – Zusammenhang HAI – Pflegestufe – Gefährdung Pflegende – MRSA-Infektion
Rechtliche Aspekte	Vorgaben in SGB XI: – Individueller Pflegeplan (§ 18 SGB XI) – Individuelle Pflegeberatung (§ 7 SGB XI) – Förderung von Maßnahmen zur Verbesserung des individuellen Wohnumfeldes (§ 40 SGB XI)	Vorgaben Infektionsschutzgesetz, u. a. – Verpflichtung von Einrichtungen zur Erstellung von Hygieneplänen Vorgaben Landes-Heimgesetze – Nehmen Vorgaben aus Infektionsschutzgesetz auf – § 113 SGB XI Einhaltung hygienischer Standards
Mindeststandards	Jenseits der rechtlichen Vorgaben wurden keine Mindeststandards identifiziert.	Empfehlungen der KRINKO beim Robert Koch-Institut u. a. – Einsatz eines/einer Hygienebeauftragten – Einsatz einer Hygienekommission – Kooperation mit niedergelassenen Ärzten – Sicherstellung einer adäquaten Händehygiene/Händedesinfektion – Gefährdungsangepasstes Tragen von Schutzkleidung (KRINKO 2005) S1-Leitlinie »Hygienebeauftragte(r) in Pflegeeinrichtungen und anderen betreuten gemeinschaftlichen Wohnformen« (Deutsche Gesellschaft für Krankenhaushygiene 2012)

▣ Tab. 3.2 (Fortsetzung)

	Kennzeichen/Merkmal: Individuelle Pflege	Kennzeichen/Merkmal: Hygiene
Mindest-anforderungen	– Wahrnehmung und Beachtung individueller Unterschiede (Einschränkungen, Erfahrungen, Erwartungen Fähigkeiten etc.) – Einbindung der Menschen mit Pflegebedarf in Pflegeprozess BMFSFJ 2014):	Verantwortung der Leitung: – Es sind einrichtungsinterne personelle und organisatorische Voraussetzungen zu schaffen (KRINKO 2005)
Zentrale Aspekte für Qualitäts-messung	Kriterien: – interindividuelle Unterschiede – Mitbestimmung der Pflegebedürftigen Instrumente/Skalen, z. B.: – Individualized Care Scale-Instrument (Suhonen et al. 2000) – Seeing the Individual Patient-Skala (Schmidt 2003) – Individualized Care Instrument (Chappell et al. 2007)	Kriterien: – Strukturkriterien wie Hygienepläne und geeignete Materialien – Angebot von Schulungen – Outcomekriterein z. B. Wundinfektion, Harnwegsinfektion Pflegespezifisches Instrument: – z. B. Resident Assessment Instrument (RAI)(Grebe und Brandenburg 2015)
Beziehungen zu anderen Kennzeichen/ Merkmalen	Es besteht ein Bezug u. a. zu den Kennzeichen/ Merkmalen: – Biografiearbeit – Wertschätzung – Einbeziehung der Betroffenen und deren Angehörigen – Privatsphäre und Umgebungsgestaltung – Kultursensibilität/religiöse Bedürfnisse/ Gleichgeschlechtlichkeit	Es besteht ein Bezug u. a. zu den Kennzeichen/ Merkmalen: – Verantwortliche Pflegefachkraft – Pflegefachlichkeit – Fortbildung – Expertenstandard Pflege von Menschen mit chronischen Wunden

(Quelle: eigene Darstellung)

Mit der vorliegenden Beschreibung der Kennzeichen/Merkmale pflegerischer Versorgung liegt erstmals eine (vorläufige) Identifikation von Kennzeichen/Merkmalen pflegerischer Versorgung vor. Diese sind soweit möglich evidenzbasiert aufbereitet und in den Handlungskontext eingebunden, z. B. nimmt die Unterstützung individueller Pflege Bezug auf die geeignete Informationsweitergabe/Pflegedokumentation. Die Kennzeichen/Merkmale sind thematisch mit den formalrechtlichen Rahmenbedingungen von Pflege im Bereich von SGB XI kompatibel und sind sektorenübergreifend im Hinblick auf ambulante und stationäre Pflege aufbereitet.

3.4   Zusammenfassung und Ausblick

Das übergeordnete Ziel dieses Projektes war, ein theoriefundiertes bzw. ein theorie- und wissenschaftlich hergeleitetes Qualitätsverständnis und damit eine begründete Annahme für die systematischen Zusammenhänge von »Kennzeichen/Merkmalen«, Kriterien und Indikatoren pflegerischer Versorgung zu entwickeln. Als entscheidender erster Schritt wird die systematische Herleitung und Beschreibung der »Kennzeichen/Merkmale« verstanden, die eine Grundlage bildet für die Entwicklung und wissenschaftliche Überprüfung von Kriterien, Indikatoren sowie Instrumenten zur Messung und Prüfung von Qualität in der Pflege. Dieser erste Schritt ist nun vorläufig abgeschlossen. Relevante Kennzeichen/Merkmale für Qualität in der Pflege wurden identifiziert und – wie in diesem Beitrag kurz skizziert – auf der Grundlage einer Literaturrecherche beschrieben. Der folgende Schritt besteht in der Ableitung bzw. Entwicklung von Kriterien, Indikatoren und Messinstrumentarien. In mittel- und langfristiger Perspektive können auf dieser Grundlage Qualitätsberichte entwickelt werden, die die Anforderungen der Relevanz, Vergleichbarkeit und Nachvollziehbarkeit erfüllen.

Gleichwohl ist kritisch zu reflektieren, dass die vorliegende Beschreibung der Kennzeichen/Merkmale pflegerischer Versorgung den höchst unterschiedlichen Grad an Differenziertheit in der zugrunde liegenden Ausgestaltung dieser Termini deutlich macht. Dies betrifft sowohl die konzeptionelle Aufbereitung als auch die formale Regelungstiefe. Indem diese Heterogenität und teilweise unzureichende Fundierung aufgedeckt wird, wird sie transparent und damit diskursfähig.

So deckt die vorliegende Beschreibung der Kennzeichen/Merkmale Bedarfe an konzeptioneller Entwicklung und Forschung auf, und dies zu so unterschiedlichen Begrifflichkeiten wie »aktivierende Pflege«, »Beratung in der Pflege«, »Biografiearbeit«, »Kultursensibilität in der Pflege«, »Personalentwicklung«.

Auch der Bedarf an konzeptioneller Entwicklung und Forschung für Qualitätsmessung in der Pflege wird sichtbar. Dies betrifft die Maßstäbe und Grundsätze ebenso wie die Entwicklung von Qualitätskriterien und Qualitätsindikatoren sowie die Entwicklung von Messinstrumenten.

Zugleich bleiben grundlegende Fragen offen, wie bspw. die Frage nach der Vollständigkeit. Zudem ist zu diskutieren, ob alle relevanten Kennzeichen/Merkmale auch für die Qualitätsmessung geeignet sind? Offen ist ebenfalls, ob alle Kennzeichen/Merkmale gleich zu gewichten sind.

So bleibt nur abschließend zu konstatieren, dass eine Ausgangslage für die Definition eines Qualitätsverständnisses in der Pflege geschaffen wurde, auf die nun aufgebaut werden kann.

Literatur

Arling G et al (2005) Future Developments of Nursing Home Quality Indicators. The Gerontologist 45 (2):147–56

Benes G, Groh P (2011) Grundlagen des Qualitätsmanagements. 1. Aufl. München, Carl Hanser Verlag

Beyer M et al (2011) Die Darstellung der hausärztlichen Versorgungsqualität durch Qualitätsindikatoren. Zeitschrift für ärztliche Fortbildung und Qualität im Gesundheitswesen 105 (1):13–20

Blumenstock G (2011) Zur Qualität von Qualitätsindikatoren. Bundesgesundheitsblatt 54:154–59

Brandenburg H (1998) Kooperative Qualitätssicherung aus der Perspektive der Pflegewissenschaft. In: Klie T (Hrsg) Kooperative Qualitätssicherung in der geriatrischen Rehabilitation. Kontaktstelle für praxisorientierte Forschung e. V. Freiburg im Breisgau, S 52–77

Bundesministerium für Familie, Senioren, Frauen und Jugend (BMFSFJ) (2014) Charta der Rechte hilfe- und pflegebedürftiger Menschen. http://www.bmfsfj.de/Redak-tionBMFSFJ/Broschuerenstelle/Pdf-Anlagen/Charta-der-Rechte-hilfe-und-pflegebed_C3_BCrftiger-Menschen,property=pdf,bereich=bmfsfj,sprache=de,rwb=true.pdf (Gesehen 30 Jan 2017)

Chappell NL, Reid CL, Gish JA (2007) Staff-based measures of individualized care for persons with dementia in long-term care facilities. Dementia 6 (4): 527–47

Deutsche Gesellschaft für Krankenhaushygiene (2012) S1-Leitlinie: Hygienebeauftragte® in Pflegeeinrichtungen und anderen betreuten und gemeinschaftlichen Wohnformen. http://www.awmf.org/leitlinien/detail/ll/075-003.html (Gesehen 20 Feb 2017)

DiGiorgio L et al. (2016) Is higher nursing home quality more costly? Eur J Health Econ 17: 1011–26

Donabedian A (1980) Explorations in quality assessments and monitoring. Ann Arbor, MI, Health Administration Press

Donabedian A (2005) Evaluating the Quality of Medical Care. The Milbank Quarterly 83 (4):691–729 (preprinted from the Milbank Memorial Fund Quarterly 44 (3):166–203; style and usage are unchanged

Dyck MJ (2005) Evidence-based Administrative Guideline. Quality Improvement in Nursing Homes. Journal of Gerontological Nursing 31 (2):4–10

Eberlein-Gonska M (2011) Was ist an Qualitätsmanagement evidenzbasiert? Reflexionen über eine scheinbar einfache Frage. Bundesgesundheitsblatt 54:148–53

Geraedts M et al (2002) Beurteilung der methodischen Qualität klinischer Messgrößen. Zeitschrift für ärztliche Fortbildung und Qualitätssicherung 96 (2):15–17

Geraedts M et al (2011) Beurteilungskriterien für die Auswahl einer Einrichtung. In: Böcken J et al (Hrsg) Gesundheitsmonitor 2011. Verlag BertelsmannStiftung, Gütersloh, S 155–72

Grebe C, Brandenburg H (2015) Resident assessment instrument: Application options and relevance for Germany. Z Gerontol Geriatr 48 (2): 105–113

Hasseler M, Stemmer R, Weidekamp-Maicher M (2016) Abschlussbericht. Entwicklung eines wissenschaftlich basierten Qualitätsverständnisses für die Pflege- und Lebensqualität. Berlin (https://www.gkv-spitzenverband. de/pflegeversicherung/qualitaet_in_der_pflege/wissenschaftliches_qualitaetsverstaendnis/wissenschaftliches_qualitaetsverstaendnis.jsp (Gesehen 13 Nov 2017)

Hasseler M (2015) Heraus- und Anforderungen an eine systematische Qualitätsmessung und -berichterstattung in der Langzeitpflege. Vierteljahreshefte zur Wirtschaftsforschung (Deutsches Institut für Wirtschaftsforschung): Pflegesicherung in Deutschland: Trotz unbestrittener Erfolge bleibt Reformbedarf erheblich 83 (4): 67–85

Hasseler M, Fünfstück M (2012) Die Erstellung und Erprobung von Qualitätsberichten nach § 12 des Landesgesetzes über Wohnformen und Teilhabe (LWTG) in Rheinland-Pfalz. Bericht zur wissenschaftlichen Begleitung. Langversion, Abschlussbericht

Hasseler M, Fünfstück M (2015) Informiert entscheiden. Qualitätsentwicklung und Qualitätsberichterstattung in der stationären Langzeitpflege – Eine Debatte über Anforderungen und Herausforderungen (Teil II). Pflegezeitschrift 68 (9): 554–59

Henkel M (2008) Qualitätsberichte in der stationären Altenpflege. Potenzial und Ausgestaltungsmöglichkeiten. Diplomarbeit. Ruhr-Universität Bochum, Fakultät für Sozialwissenschaften. http://www.careeffects.de/pdf/Qualitaetsberichte_in_der_Altenpflege.pdf

Heslop L, Lu S (2014) Nursing-sensitive indicators: a concept analysis. Journal of Advanced Nursing 70 (11): 2469–82

Institute of Medicine (IOM) (1990). Medicare: a strategy for quality assurance. Vol 1. National Academy Press, Washington, DC

Kajonuius PJ, Kazemi A (2016) Structure and process quality as predictors of satisfaction with elderly care. Health and Social Care 24 (6): 699–707

Kommission für Krankenhaushygiene und Infektionsprävention (KRINKO) beim Robert Koch-Institut (2014). Empfehlungen zur Prävention und Kontrolle von Methicillinresistenten Staphylococcus aureus-Stämmen (MRSA) in medizinischen und pflegerischen Einrichtungen.: Empfehlungen der Kommission für Krankenhaushygiene und Infektionsprävention (KRINKO) beim Robert Koch-Institut. Bundesgesundheitsblatt. (57): 696–732

Kommission für Krankenhaushygiene und Infektionsprävention (KRINKO) beim Robert Koch-Institut (2005). Infektionsprävention in Heimen. Bundesgesundheitsblatt. (48): 1061–80

Mainz J (2003) Defining classifying clinical indicators for quality improvement. International Journal for Quality in Health Care 15 (6): 523–30

Mittnacht B (2010) Qualitätsentwicklung und Nachhaltigkeit im Kontext häuslicher Pflegearrangements. Entwicklungstrends und Perspektiven. Jacobs Verlag, Lage

Radwin L, Alster K (2002) Individualized nursing care: an empirically generated definition. Int Nurs Rev 49 (1): 54–63

Reiter A. et al (2007) QUALIFY: Ein Instrument zur Bewertung von Qualitätsindikatoren. BQS Düsseldorf, Universität Düsseldorf, Universität Freiburg

Rubin, HR et al (2001) The advantages and disadvantages of process-based measures of health care quality. International Journal Society for Quality in Health Care Quality 13 (6): 469–74

Rudert, B. (2016). Das Dilemma von Struktur-, Prozess- und Ergebnisqualität. Ansätze für ein erneuertes Qualitätsmodell in der stationären Altenpflege. Verlag Dr. Kovac, Hamburg

Schmidt LA (2003) Patients' perceptions of nursing care in the hospital setting. J Adv Nurs 44 (4): 393–9

Seghezzi HD et al (2007) Integriertes Qualitätsmanagement. Der St. Galler Ansatz. Hanser, München

Stolle C (2012) Wirkungen und Effekte des Resident Assessment Instrument (RAI Home Care 2.0) in der ambulanten Pflege in Deutschland. Dissertation zur Erlangung der Doktorwürde Dr. Public Health an der Universität Bremen. Bremen 2012

Spilsbury K et al (2011) The relationship between nurse staffing and quality of care in nursing homes: A systematic review. In: International Journal of Nursing Studies 48: 732–50

Suhonen R, Valimaki M, Katajisto J (2000) Developing and testing an instrument for the measurement of individual care. J Adv Nurs 32 (5): 1253–63

Wan TTH et al (2010) Improving the Quality of Care in Nursing Homes. An Evidence-Based Approach. The John Hopkins University Press, Baltimore

Werner RM et al (2013) Do consumers respond to publicly reported quality information? Evidence from nursing homes. Journal of Health Economics 31: 50–61

Weiterentwicklung der gesetzlichen Qualitätssicherung in der Sozialen Pflegeversicherung

Andreas Büscher, Klaus Wingenfeld und Gerhard Igl

© Der/die Autor(en) 2018
K. Jacobs et al. (Hrsg.), *Pflege-Report 2018*
https://doi.org/10.1007/978-3-662-56822-4_4

Zusammenfassung
Seit Einführung der Pflegeversicherung wird intensiv zu Fragen der Qualitätssicherung der Pflege diskutiert und es hat vielfältige gesetzgeberische Aktivitäten gegeben, um Verfahren zu entwickeln, durch die ein Schutz pflegebedürftiger Menschen vor unsachgemäßer Pflege gewährleistet und eine Verbesserung der Pflegequalität erreicht werden kann. Der folgende Beitrag gibt einen Überblick über diese Aktivitäten und ihre Hintergründe. Im Fokus stehen dabei insbesondere die durch das Pflege-Weiterentwicklungsgesetz (PflWEG) und die Pflegestärkungsgesetze (PSG I und II) angestoßenen Entwicklungen.

The introduction of the German long-term care insurance system has initiated a broad debate on quality assurance in long-term care. Several legal efforts have been made to develop procedures that ensure protection of people in need of long-term care against inappropriate professional services on the one hand and contribute to the improvement of nursing care. This chapter provides an overview over these activities and backgrounds. Particularly, developments caused by the reform acts of 2008 and 2015 will be addressed.

4.1 Qualitätssicherung vor der Pflegeversicherung

Die Einführung der Pflegeversicherung in den 1990er Jahren kann als Ausgangspunkt einer intensiven Auseinandersetzung um Fragen der Qualität in der Pflege betrachtet werden. Allerdings gab es bereits vorher Regelungen zur Qualität, auch wenn der Begriff der Qualitätssicherung noch nicht eingeführt war. Mit dem 1974 verabschiedeten Heimgesetz und seinen Verordnungen wurde ein gesetzliches Regelwerk geschaffen, das den Schutz von in ihrer geistigen und körperlichen Beweglichkeit eingeschränkten und hilflosen alten Menschen zum Gegenstand hatte. Das Heimgesetz (HeimG) von 1974[1] war das erste Gesetz in der Bundesrepublik Deutschland, das sich mit den Rechten pflegebedürftiger Menschen befasste. Die ersten Aussagen dazu finden sich in dem Gesetzentwurf des Bundesrates zum Entwurf eines Gesetzes über Altenheime, Altenwohnheime und Pflegeheime für Volljährige (Heimgesetz – HeimG) vom 14. Februar 1973[2], der sich dann in § 1 HeimG niedergeschlagen hat. Diese ersten gesetzgeberischen Äußerungen befassen sich mit der Situation von Bewohnern in Heimen. Von der häuslichen Pflege- und Betreuungssituation wurde nicht gesprochen. Von Rechten ist noch nicht ausdrücklich die Rede, sondern vom Schutz

---

1 Vom 7. August 1974, BGBl. I S. 1873.
2 Bundesrat, Drucksache 7/180, S. 7.

des leiblichen, geistigen und seelischen Wohls der Bewohner. Ebenso wenig wurde von Qualität und Qualitätssicherung gesprochen. Selbst im Jahr 1990, als der Gesetzeszweck des HeimG[3] um die Selbstständigkeit und Selbstbestimmung ergänzt wurde, und noch im Jahr 2001[4], als der Gesetzeszweck um die Würde der Bewohner erweitert wurde (§ 2 Abs. 1 HeimG), waren Qualität und Qualitätssicherung kein Thema. Immerhin wurden später die Heimmindestbauverordnung (1978) und die Heimpersonalverordnung (1993) erlassen, in denen wesentliche Elemente der Strukturqualität erfasst worden sind, auch wenn das damals noch nicht so benannt worden ist (Bieback 2004, S. 63 ff.).

Pflegebedürftige Menschen waren auch vor Inkrafttreten der Pflegeversicherung im Jahr 1994 nicht ohne Schutz. Jeder hatte Anspruch auf entsprechende Leistungen der Sozialhilfe, sei es durch häusliche Pflege, sei es in Form von pflegerischer Versorgung in stationären Einrichtungen. Von Qualität in der Pflege und von Qualitätssicherung war jedoch anfangs auch im Bundessozialhilfegesetz (BSHG) nicht die Rede (Bieback 2004, S. 61 f.). Erst 1994 tauchte der Begriff »Qualität« zum ersten Mal im Sozialhilferecht auf. Die Vereinbarungen der Leistungserbringer mit den Sozialhilfeträgern sollten Inhalt, Umfang und Qualität der Leistungen beschreiben (§ 93 Abs. 2 BSHG, jetzt § 76 Abs. 1 SGB XII).

4.2 Qualitätssicherung als Thema der Pflegeversicherung

Die Auseinandersetzung um die Qualität der Pflege wurde nach Einführung der Pflegeversicherung zunächst nicht vorrangig fachlich-inhaltlich geführt, sondern war geprägt von der Notwendigkeit, rechtliche Normen zur Qualitätsentwicklung zu entwickeln. Dies hängt zum einen damit zusammen, dass es zum Zeitpunkt der Einführung der Pflegeversicherung noch keine etablierte fachwissenschaftliche Auseinandersetzung mit der Langzeitpflege gab, deren Erkenntnisse die Regelungen zur Qualität innerhalb der Pflegeversicherung hätten leiten kön-

nen. Viel entscheidender war jedoch der Umstand, dass die Einführung der Pflegeversicherung zwei Herausforderungen mit sich brachte, für die es bis zum damaligen Zeitpunkt keine Vorbilder gab: Zum einen war es erstmals erforderlich, unabhängig von der Medizin Regelungen zur Qualität der Pflege zu treffen und entsprechende Definitionen zu entwickeln. Pflege galt nunmehr als eigenständiger Bereich des Sozialversicherungssystems. Allerdings war der Sicherungsumfang eng begrenzt durch einen somatisch bestimmten Begriff der Pflegebedürftigkeit. Die Operationalisierung dieses Begriffs sollte unabhängig von ärztlicher Einflussnahme und Definitionsmacht stattfinden.

Zum zweiten wurde mit der Pflegeversicherung ein Pflege-Markt geschaffen. Erklärtes Ziel der Bundesregierung war es, eine tragfähige Pflegeinfrastruktur zu etablieren, mit Hilfe derer die pflegerische Versorgung der Bevölkerung flächendeckend sichergestellt werden sollte. Dazu wurden Möglichkeiten geschaffen, zum Betrieb von ambulanten Pflegediensten und stationären Pflegeeinrichtungen Versorgungsverträge mit den Pflegekassen abzuschließen. Anders als in der Krankenhausplanung oder auch im Bereich der primärärztlichen Versorgung wurde auf eine spezifische Bedarfsplanung verzichtet und auf die Regulierung durch den Markt vertraut. Die Zahlen belegen einen enormen Zuwachs auf dem Pflege-Markt. So ist die Zahl der Pflegedienste von ca. 4.000 im Jahr 1992 auf rd. 11.700 im Jahr 1996 angestiegen. Im vollstationären Bereich standen rd. 8.000 zugelassene Pflegeheime im Jahr 1996 rd. 4.000 aus dem Jahr 1992 gegenüber. Bis 2015 sind diese Zahlen noch einmal auf 13.300 ambulante Pflegedienste und 13.600 Pflegeheime angestiegen (Deutscher Bundestag 1997; Statistisches Bundesamt 2017).

Angesichts der Vielzahl an Neugründungen waren Bestrebungen zur Sicherung der Pflegequalität seit Anbeginn der Pflegeversicherung und dann später wegen eines immer unübersichtlicher werdenden Pflege-Marktes von hoher Wichtigkeit. Sie wurden immer auch verstanden als Schutz der Pflegebedürftigen und ihrer Angehörigen vor unsachgemäßer Pflege.

Die konkrete Ausgestaltung von Vorschriften zur Qualitätssicherung in der Langzeitpflege wurde an die Selbstverwaltung aus Kostenträgern und

---

3 BGBl. I (1990) S. 758.
4 BGBl. I (2001) S. 2960.

Leistungserbringern delegiert, die Maßstäbe und Grundsätze zur Sicherung und Weiterentwicklung der Pflegequalität vereinbarten (Igl 2007). Diese wurden jeweils für die unterschiedlichen Settings der pflegerischen Versorgung (ambulante Pflege, vollstationäre, teilstationäre und Kurzzeitpflege) vereinbart und präzisiert. Gemeinsam war allen Vereinbarungen, die interner Maßnahmen des Qualitätsmanagements in den Pflegediensten und -einrichtungen zu betonen. Der Selbstverwaltung kommt auch in den Rahmenverträgen nach § 75 SGB XI eine besondere Bedeutung zu. In diesen Verträgen werden verschiedene Aspekte mit Relevanz für die Qualitätssicherung vereinbart. Dazu gehören die Inhalte der Leistungen, Fragen der Qualität und Wirtschaftlichkeit der Versorgung, der personellen Ausstattung sowie der externen Qualitätssicherung durch die Medizinischen Dienste der Krankenversicherung (MDK). Externe Qualitätsprüfungen sind daher – anders als in der Qualitätssicherung im Krankenhaus – im Rahmen der Pflegeversicherung fester Bestandteil des Versorgungsgeschehens. Entsprechend wurden der Medizinische Dienst des Spitzenverbandes Bund der Krankenkassen (MDS) und die Medizinischen Dienste wichtige Institutionen auf dem Gebiet der Qualität in der Langzeitpflege (Igl 2007), da ihnen die Verantwortung für die externen Qualitätsprüfungen zugeschrieben wurde. Inhalt und Ablauf der Prüfungen werden in den Qualitätsprüfungs-Richtlinien (QPR) des MDS und des GKV-Spitzenverbandes konkretisiert. Sie enthalten Angaben zu den Inhalten und zum Vorgehen bei der Qualitätsprüfung. In nicht unerheblicher Weise haben die Richtlinien für das Qualitätsmanagement der Pflegeheime und Pflegedienste (Pflegeeinrichtungen) eine steuernde Wirkung entfaltet, da diese sich im Rahmen der Vorbereitung auf die Qualitätsprüfungen an den QPR orientieren.

Trotz der verschiedenen, hier nur skizzierten Maßnahmen zur Regelung der Pflegequalität bestand seit Einführung der Pflegeversicherung ein kontinuierlicher und nach wie vor anhaltender Reformbedarf. Offenkundig ist es bislang nur unzureichend gelungen, einen Rahmen für die Qualitätssicherung zu schaffen, in dem einerseits ausreichende Mechanismen zum Schutz pflegebedürftiger Menschen vor Qualitätsmängeln etabliert werden

konnten und der andererseits ohne die Notwendigkeit eines immer größeren (und somit auch teureren) Prüfaufwands auskommt. Die bisherigen Reformideen legen dafür Zeugnis ab. Die erste Reform der gesetzlichen Regelungen zur Qualität der Pflege erfolgte durch das Pflege-Qualitätssicherungsgesetz (PQsG) von 2002. Darin wurden Maßnahmen eingeführt, mit denen vorrangig drei Anliegen verfolgt wurden (Igl 2007): a) eine genauere Definition von Qualität der Pflege durch Leistungs- und Qualitätsvereinbarungen, b) eine stärkere Transparenz durch Leistungs- und Qualitätsnachweise sowie c) die Überwachung von Qualität durch die Prüftätigkeit von MDK und Heimaufsicht. Im Kern wurde dabei den Pflegeeinrichtungen eine größere Verantwortung für die Qualität zugesprochen und sie wurden zum Aufbau eines internen Qualitätsmanagements verpflichtet. Damit wollte der Gesetzgeber der Einschätzung Rechnung tragen, dass Qualität sich nur durch interne Qualitätsentwicklungsmaßnahmen in den Pflegeeinrichtungen herstellen lässt und nicht durch externe Instanzen in die Einrichtungen hineingeprüft werden kann (Hallensleben 2002). Zu einer Umsetzung der Anliegen des PQsG ist es jedoch aufgrund einer Gemengelage aus politischen Interessen, Verhalten der Pflegekassen in Pflegesatzverhandlungen sowie Befürchtungen und Desinteresse der Leistungserbringer nicht gekommen (Igl 2007).

Parallel zu diesen gesetzlichen Entwicklungen gab es eine Vielzahl weiterer politisch initiierter Bestrebungen, die Qualität in der Langzeitversorgung zu verbessern und zu einer größeren Versorgungssicherheit für die pflegebedürftigen Menschen und ihre Angehörigen beizutragen. Bei diesen Entwicklungen stand weniger die Normsetzung als die inhaltliche und konzeptionelle Entwicklung der Pflegequalität im Vordergrund. So wurde eine »Charta der Rechte hilfe- und pflegebedürftiger Menschen« (BMFSFJ/BMG 2010; Sulmann 2011; Igl und Sulmann 2017) entwickelt, durch die im Sinne einer Selbstverpflichtung grundlegende Rechte gewährleistet werden sollten. Mit finanzieller Förderung des Bundesministeriums für Gesundheit (BMG) wurden Expertenstandards für die professionelle Pflege zu zentralen Qualitätsrisiken durch das Deutsche Netzwerk für Qualitätsentwicklung in der Pflege (DQNP, ► Kap. 8) sowie mit finanzieller Förderung des Bundesministeriums für Familie, Senioren, Frauen und Jugend (BMFSFJ) Qualitätsniveaus durch die Bundeskonferenz Qualitätssicherung (BUKO-QS) entwickelt. Das Bundesministerium für Gesundheit hat darüber hinaus die Erarbeitung einer »Rahmenrichtlinie zum Umgang mit herausforderndem Verhalten bei Menschen mit Demenz in der stationären Altenhilfe« (BMG 2006) gefördert. Die Spitzenverbände der Pflegekassen entschlossen sich gemeinsam mit dem Bundesgesundheitsministerium und dem Land Nordrhein-Westfalen, Rahmenkonzepte für die Qualitätsentwicklung in der stationären Langzeitpflege in Form des Projekts »Referenzmodelle zur Förderung der qualitätsgesicherten Weiterentwicklung der vollstationären Pflege« (MAGS NRW 2007) zu entwickeln. Zudem entstand ein Markt für Zertifikate und Gütesiegel, die es den Leistungserbringern auf freiwilliger Basis ermöglichte, die Qualität ihrer Leistungen weiterzuentwickeln und nach außen darzustellen.

4.3 Neuerungen durch das Pflege-Weiterentwicklungsgesetz (PflWEG)

Erhebliche Neuerungen bei der gesetzlichen Qualitätssicherung brachte das zum 01.01.2008 in Kraft getretene Pflege-Weiterentwicklungsgesetz (PflWEG) mit sich (Igl 2008a). Ausgangspunkt dieser Reform war die kontroverse Diskussion um den 2. Bericht des MDS über die Qualitätsprüfungen (MDS 2007), der neben Verbesserungen gegenüber den Prüfergebnissen aus dem ersten MDS-Bericht von 2004 auch auf Probleme in der Qualitätssicherung aufmerksam machte, vor allem in den Bereichen Dekubitusprophylaxe, Ernährung, Inkontinenzversorgung und psychogeriatrische Versorgung. In einigen Medien wurden diese Ergebnisse zur Grundlage einer skandalisierenden Berichterstattung über eine unzureichende Pflegequalität und ein ungeeignetes Prüfverfahren. Der Gesetzgeber sah sich durch die Berichte von vermeintlich inakzeptablen Zuständen in der pflegerischen Versorgung in der Pflicht, zu reagieren. Das PflWEG enthielt hierzu im Wesentlichen vier Maßnahmen:

a. die Qualitätsprüfungen durch die MDK sollten fortan einmal jährlich (und nicht in unregelmäßigen Abständen oder anlassbezogen) erfolgen (§ 114 und 114a SGB XI),

b. die Ergebnisse der Qualitätsprüfungen sollten in einer für potenzielle Nutzer verständlichen Form aufbereitet und veröffentlicht werden – zu diesem Zweck wurden die Pflege-Transparenzvereinbarungen (PTV) abgeschlossen (§ 115 SGB XI),

c. Einrichtung einer Schiedsstelle Qualität (§ 113b SGB XI)

d. die Anwendung von Expertenstandards sollte nunmehr gesetzlich verpflichtend erfolgen (§ 113a SGB XI).

Die Umstellung auf eine jährlich durchzuführende Prüfung stellte eine große Herausforderung für die Prüfinstanzen dar, die dazu zusätzliche Ressourcen benötigten. Faktisch wurde durch diese Regelung die ohnehin wichtige Rolle der MDK nochmals gestärkt. Mit der Pflicht zur Veröffentlichung der Ergebnisse der Qualitätsprüfungen im Rahmen der Pflege-Transparenzvereinbarungen (PTV) und der Vergabe einer Schulnote für die Qualität der Pflegeleistungen veränderte sich jedoch der Charakter der Prüfungen. Die Intention, durch die Qualitätsberichterstattung der Bevölkerung Informationen zur eigenen Entscheidungsfindung bei der Inanspruchnahme professioneller Pflegeangebote an die Hand zu geben, führte zunächst zu einer intensiven Auseinandersetzung um Inhalt und Form der Transparenzberichte. Mittlerweile sind für die stationäre Versorgung 59 Kriterien zu den Bereichen »Pflege und medizinische Versorgung«, »Umgang mit demenzkranken Bewohnern«, »Betreuung und Alltagsgestaltung« sowie »Wohnen, Verpflegung, Hauswirtschaft und Hygiene« festgelegt, anhand derer eine Note zur Qualität der Pflege in einem Pflegeheim errechnet wird. Für den ambulanten Bereich bilden 34 Kriterien zu den Bereichen »Pflegerische Leistungen«, »ärztlich verordnete pflegerische Leistungen« sowie »Dienstleistung und Organisation« die Grundlage der Notengebung. Ergänzt werden die Kriterien durch eine Bewohnerbefragung in stationären und eine Kundenbefragung im ambulanten Bereich. Durch dieses Verfahren stand die Notengebung im Fokus der Qualitätsprüfungen und der beratungsorientierte Prüfauftrag der Medizinischen Dienste rückte in den Hintergrund.

Diese Entwicklung ist insbesondere deshalb bedeutsam, da es seit der Einführung der PTVen intensive Diskussionen um ihre Eignung zur Abbildung von Pflegequalität gab und dahingehend erhebliche Zweifel geäußert wurden (Wingenfeld 2010; Hasseler und Wolf-Ostermann 2010; Weidner et al. 2011; Theuerkauf 2011; Igl 2011; Weber 2015)). Neben einem bestehenden Konsens zur grundsätzlichen Legitimität externer Qualitätsprüfungen und ihrer Veröffentlichung bestehen erhebliche Kontroversen darüber,

a. welche Kriterien zur Beurteilung von Pflegequalität, vor allem der Lebens- und Ergebnisqualität, herangezogen werden sollen,

b. welche Kriterien geeignet sind, die Pflegequalität für die interessierte Öffentlichkeit verständlich auszudrücken,

c. nach welchem Verfahren diese Kriterien sinnvollerweise zusammengeführt werden und

d. ob und in welchem Ausmaß sich durch die Veröffentlichung von Qualitätsergebnissen tatsächlich Pflegequalität erzeugen lässt.

Unabhängig von diesen grundsätzlichen Fragen hat sich in der Praxis gezeigt, dass sich die Noten für die Qualität in der ambulanten und stationären Langzeitpflege (für die die Kriterien zum 01.01.2014 modifiziert wurden) bereits relativ kurz nach Einführung der Transparenzvereinbarungen auf einem sehr guten Niveau eingependelt haben. Sie lagen im Oktober 2017 für die stationäre Pflege im Bundesdurchschnitt bei der Note 1,2 und für die ambulante Pflege bei 1,3 (DCS 2017). Die Bewertung in der Bewohnerbefragung in der stationären Pflege lag bei einer 1,0 und die Kundenbefragung in der ambulanten Pflege bei einer 1,1. Diese guten Noten stehen in einem deutlichen Widerspruch zu anhaltenden Berichten über Probleme in der Pflege und hinsichtlich der Pflegequalität. Sie erhöhen zudem regelmäßig die Zweifel an der inhaltlichen und methodischen Basis der PTVen und ihrer Aussagekraft.

Als weitere Maßnahme zur Sicherung der Pflegequalität wurde in § 113a SGB XI die Entwicklung und verbindliche Anwendung von Expertenstandards zur Sicherung und Weiterentwicklung der Qualität in der Pflege geregelt (Igl 2008b). Die Bestimmung nahm ausdrücklich Bezug auf die Expertenstandardentwicklung durch das Deutsche Netzwerk für Qualitätsentwicklung in der Pflege (DNQP), das mit finanzieller Förderung durch das Bundesministerium für Gesundheit sieben Expertenstandards zu zentralen Qualitätsrisiken in der Pflege entwickelt hat (DNQP 2015). Durch das PflWEG wurde die Zuständigkeit für die Entwicklung gesetzlich verpflichtender Expertenstandards der Selbstverwaltung im SGB XI übertragen. Seit Inkrafttreten der gesetzlichen Bestimmung zum 01.07.2008 wurde bis Oktober 2017 lediglich ein Expertenstandard nach § 113 a SGB XI (zum Thema »Erhaltung und Förderung der Mobilität«) entwickelt, der bislang jedoch noch nicht veröffentlicht wurde. Vor diesem Hintergrund muss ernsthaft die Frage gestellt werden, ob die gesetzliche Norm ihrer Intention gerecht wird. Diese Frage wird vor allem dadurch relevant, dass die Übertragung der Zuständigkeit für die Entwicklung von Expertenstandards an die Selbstverwaltung mit einer Beendigung der Förderung des Bundesministeriums für Gesundheit der Arbeit des DNQP einherging. Unabhängig davon hat das DNQP ohne weitere Förderung die Aktualisierung sämtlicher bestehender Expertenstandards sowie der Entwicklung neuerer Expertenstandards sichergestellt (Büscher und Blumenberg 2017).

4.4 Anforderungen durch die Pflegestärkungsgesetze

Unabhängig von den skizzierten Kritikpunkten an den Bestimmungen des Pflegeweiterentwicklungsgesetzes waren die dort getroffenen Regelungen für etwa zehn Jahre maßgeblich für die Diskussionen um die Qualität der Pflege. Dies ist erstaunlich vor dem Hintergrund, dass bereits in der Präambel der Pflege-Transparenzvereinbarungen ein Hinweis auf die Vorläufigkeit der Vereinbarung erfolgte. Zudem wurde in enger zeitlicher Nähe zur Umsetzung der Transparenzvereinbarungen ein Projekt zur »Entwicklung und Erprobung von Instrumenten zur Beurteilung der Ergebnisqualität in der stationären Altenhilfe« in Auftrag gegeben (BMG/BMFSFJ 2011). In diesem Projekt entwickelten und erprobten das Bielefelder Institut für Pflegewissenschaft und das Institut für Sozialforschung und Gesellschaftspolitik (Köln) ein Set von gesundheitsbezogenen Indikatoren zur Beurteilung der Ergebnisqualität in der stationären Langzeitpflege. Die Indikatoren lassen sich den Bereichen: »Erhalt und Förderung der Selbständigkeit«, »Schutz vor gesundheitlichen Schädigungen und Belastungen« sowie »Unterstützung bei spezifischen Bedarfslagen« zuordnen.

Verbunden mit diesem Ansatz sind eine deutliche Aufwertung des internen Qualitätsmanagements der stationären Pflegeeinrichtungen und die Notwendigkeit einer Re-Organisation der externen Qualitätsprüfungen (Wingenfeld 2014). Der Gesetzgeber hat die Ansätze aus diesem Projekt im Pflege-Neuausrichtungsgesetz (PNG) aufgenommen und festgelegt, dass die zukünftige Qualitätssicherung und -berichterstattung stationärer Pflegeeinrichtungen indikatorengestützt erfolgen soll. Versäumt wurde es im PNG jedoch, zeitliche Vorgaben zur Umsetzung dieses Auftrags zu formulieren.

4.5 Neuordnung der Qualitätssicherung durch das zweite Pflegestärkungsgesetz

Im Zuge der umfassenden Reformen der Pflegeversicherung durch die Pflegestärkungsgesetze wurden auch die Weichen zu einer Neuordnung der Qualitätssicherung gestellt. Eine wichtige Veränderung ist in der Einrichtung eines Qualitätsausschusses zu sehen (§ 113b SGB XI). Dieser Qualitätsausschuss ist aus der Schiedsstelle Qualitätssicherung hervorgegangen. Die bisherigen normvertraglichen Regelungen und Beschlüsse durch die Vertragsparteien nach § 113 SGB XI werden künftig von dem Qualitätsausschuss getroffen. Dazu gehören die Empfehlungen zur Qualitätssicherung der häuslichen Beratungseinsätze nach § 37 Abs. 5 SGB XI, die Maßstäbe und Grundsätze zur Sicherstellung und Weiterentwicklung der Pflegequalität nach § 113 SGB XI, die Expertenstandards nach § 113a SGB XI sowie die Qualitätsdarstellung nach § 115a Abs. 1 und 2 SGB XI (§ 113b Abs. 1 Satz 2 SGB XI). Der Qualitätsausschuss existiert als einfacher (§ 113b Abs. 2 SGB XI und als erweiterter Qualitätsausschuss

(§ 113b Abs. 3 SGB XI). Letzterer übernimmt die Funktion der bisherigen Schiedsstelle Qualitätssicherung, wobei die Festsetzungen des erweiterten Qualitätsausschusses die gleiche Wirkung haben wie die des einfachen Qualitätsausschusses (§ 113b Abs. 3 Satz 8 SGB XI). Obwohl in der Pflegeversicherung noch keine gemeinsame Selbstverwaltung wie in der gesetzlichen Krankenversicherung existiert, kann die Einrichtung des Qualitätsausschusses als ein Schritt hin zu Strukturen gesehen werden, die dem Gemeinsamen Bundesausschuss nach dem SGB V nahe kommen (Axer 2016).

Die Vertragsparteien nach § 113 SGB XI richten eine unabhängige qualifizierte Geschäftsstelle des Qualitätsausschusses für die Dauer von fünf Jahren ein, die auch die Aufgaben einer wissenschaftlichen Beratungs- und Koordinierungsstelle wahrnimmt. Sie soll insbesondere den Qualitätsausschuss und seine Mitglieder fachwissenschaftlich beraten, Auftragsverfahren koordinieren und die wissenschaftlichen Arbeitsergebnisse für die Entscheidungen im Qualitätsausschuss aufbereiten (§ 113b Abs. 6 Satz 1 bis 3 SGB XI). Damit sollen auch Aufgaben der bisherigen nach § 113 SGB XI eingerichteten Geschäftsstelle Expertenstandard wahrgenommen werden (Axer 2016). Die Geschäftsstelle hat sich als eingetragener Verein organisiert. Neben diesen organisationellen Veränderungen sind es vor allem die Aufgaben auf dem Gebiet der Qualitätsentwicklung, die dem Qualitätsausschuss zukommen und für die er unabhängige wissenschaftlichen Einrichtungen oder Sachverständige beauftragen soll (§ 113b Abs. 4 Satz 2 Nr. 1 bis 6 SGB XI). In diesem Zusammenhang wurden Aufträge erteilt über:

- die Entwicklung der Instrumente für die Prüfung und Darstellung der Qualität in stationären Pflegeeinrichtungen, bei denen die Ergebnisse des o. g. Projekts zur Ergebnisqualität (BMG/BMFSFJ 2011) ebenso zu berücksichtigen sind wie Aspekte der Struktur- und Prozessqualität
- die Entwicklung der Instrumente für die Prüfung und Darstellung der Qualität in der ambulanten Pflege, die anschließend pilotiert werden sollen
- die Entwicklung und Erprobung eines Konzepts für eine Qualitätssicherung in neuen Wohnformen.

Der Gesetzgeber hat vor dem Hintergrund der zögerlichen Umsetzung der Vorschriften aus dem Pflege-Neuausrichtungsgesetz 2012 die einzelnen Entwicklungsarbeiten mit zeitlichen Fristen versehen. Diese Fristen sind zum Zeitpunkt des Erscheinens dieses Pflege-Reports bereits abgelaufen, ohne dass entsprechende Ergebnisse vorlagen. Die Auftragsvergabe für die Entwicklungsarbeiten erfolgte erst Anfang 2017, mehr als ein Jahr nach Verabschiedung des Gesetzes. Nunmehr entstand erneut großer Zeitdruck, was keine gute Voraussetzung für die Erarbeitung eines grundlegend neu ausgerichteten Systems zukünftiger Qualitätssicherung im Rahmen der Pflegeversicherung darstellt.

Notwendig wird es sein, die bisherigen Erfahrungen aufzugreifen und entsprechende Schlüsse daraus zu ziehen. Dazu gehört die Beendigung der durch die PTV etablierten Fehlsteuerung einer vorrangig dokumentationsgesteuerten Qualitätsprüfung, durch die ein erheblicher bürokratischer Formalismus ausgelöst wurde, der keine Impulse zur Verbesserung der Pflegequalität zu setzen vermochte. Demgegenüber wird es bei den zu entwickelnden Verfahren darauf ankommen, die Anforderungen des internen Qualitätsmanagements in den Pflegediensten und -einrichtungen mit denen der externen Qualitätsprüfung besser zu harmonisieren.

Aufgabe der Prüfung sollte es sein, die richtigen Anreize für die interne Qualitätsentwicklung zu setzen und diese nicht durch externe Anforderungen zu überfrachten. Inhaltlich sollten dabei wieder die Kernaufgaben der Pflege in den Mittelpunkt gestellt werden.

Abschließend sei angeführt, dass die vielfältigen gesetzlichen Vorgaben zur Qualitätsentwicklung in der Pflegeversicherung Impulse für eine intensive Diskussion um die Qualität der Pflege gesetzt haben. Allerdings wurden dabei auch Fehlanreize gegeben und es war angesichts zum Teil widersprüchlicher Ansätze für die Verantwortlichen in den Pflegediensten und -einrichtungen nicht einfach, den wechselnden externen Anforderungen zu genügen und entsprechende interne Systeme zur Qualitätsentwicklung aufzubauen. Andererseits muss auch konstatiert werden, dass seitens der professionellen Pflegeanbieter eine zunehmend reaktive Rolle eingenommen wurde und eigene Weiterentwicklungen zur Qualitätsentwicklung und -sicherung auf breiter Ebene ausgeblieben sind. Es bleibt den durch das PSG II initiierten Entwicklungen zu wünschen, einen Beitrag zur substantiellen Weiterentwicklung der Verfahren der Qualitätssicherung im Rahmen der Pflegeversicherung zu leisten.

Literatur

Axer P (2016) Instrumente der Qualitätssicherung in der Pflegeversicherung – Insbesondere zum Qualitätsausschuss nach § 113b SGB XI. Sozialrecht aktuell. Sonderheft 2016, S 34–42

Bieback K-J (2004) Qualitätssicherung der Pflege im Sozialrecht. C.F. Müller, Heidelberg

BMFSFJ/BMG (Hrsg)(2010) Charta der Rechte hilfe- und pflegebedürftiger Menschen. BMFSFJ/BMG, Berlin

BMG/BMFSFJ (Hrsg) (2011) Entwicklung und Erprobung von Instrumenten zur Beurteilung der Ergebnisqualität in der stationären Altenhilfe. Abschlussbericht. Institut für Pflegewissenschaft an der Universität Bielefeld/Institut für Sozialforschung und Gesellschaftspolitik, Bielefeld/Köln

BMG (Hrsg)(2006) Rahmenempfehlung zum Umgang mit herausforderndem Verhalten bei Menschen mit Demenz in der stationären Altenhilfe. Witten

Büscher A, Blumenberg P (2017) Nationale Expertenstandards in der Pflege – Standortbestimmung und künftige Herausforderungen. In: Hensen P, Stamer M (Hrsg) Professions-bezogene Qualitätsentwicklung im interdisziplinären Gesundheitswesen. Springer, Wiesbaden, S 93–117

Daten-Clearingstelle Pflege (2017) Newsletter der DCS-Pflege. Monat Oktober 2017. https://www.vdek.com/vertrags-partner/Pflegeversicherung/Newsletter_Pflegenoten/_jcr_content/par/download_97/file.res/DCSMonatliche Statistik_2017-10-02.pdf. Zugegriffen: 26. Oktober 2017

Deutscher Bundestag (1997) Erster Bericht über die Ent-wicklung der Pflegeversicherung, Unterrichtung durch die Bundesregierung. Deutscher Bundestag, Berlin, BT-Drucksache 13/9528 vom 19.12.1997

Deutsches Netzwerk für Qualitätsentwicklung in der Pflege (DNQP)(Hrsg) (2015) Methodisches Vorgehen zur Ent-wicklung, Einführung und Aktualisierung von Experten-standarads in der Pflege und zur Entwicklung von Indika-toren zur Pfegequalität auf Basis von Expertenstandards. Version Juni 2015. DNQP, Osnabrück

Hallensleben J (2002) Pflegequalität auf dem Prüfstand. Neue Regelungen zur Qualitätssicherung und zur Stärkung des Verbraucherschutzes im SGB XI und im Heimgesetz. Pflege & Gesellschaft; 7(1):1–20

Hasseler M, Wolf-Ostermann K (2010) Wissenschaftliche Evaluation zur Beurteilung der Pflege-Transparenzverein-barungen für den ambulanten (PTVA) und stationären (PTVS) Bereich

Igl G (2007) Qualitätsanforderungen in der Langzeitpflege: Wie hat eine rechtliche Rahmenordnung auszusehen. Eine historische, rechtliche und rechtspolitische Analyse. Die Sozialgerichtsbarkeit 7:381–394

Igl G (2008a) Das Gesetz zur strukturellen Weiterentwicklung der Pflegeversicherung. NJW, 2214–2219

Igl G (2008b) Fachliche Standards und Expertenstandards für die Pflege im System der Qualitätsentwicklung nach § 113a und § 113b SGB XI. Beiträge zum Recht der sozialen Dienste und Einrichtungen (RsDE), Bd. 67

Igl G (2011) Intransparenter Wirrwarr bei den Transparenz-berichten? Beiträge zum Recht der sozialen Dienste und Einrichtungen (RsDE). Heft 73, S 47–63

Igl G, Sulmann D (2017) 10 Jahre Pflege-Charta. Zeit, Bilanz zu ziehen. Zeitschrift für Gerontologie + Geriatrie (Z Gerontol Geriat) 50:287–293

MAGS NRW – Ministerium für Arbeit, Gesundheit und Soziales des Landes Nordrhein-Westfalen (Hrsg) (2007) Vom Referenzmodell zum Referenzkonzept. Abschlussberichte der beteiligten Institute 2004–2006. Düsseldorf

MDS (2007) Qualität in der ambulanten und stationären Pflege. 2. Bericht des MDS nach § 118 Abs. 4 SGB XI. MDS, Essen

Statistisches Bundesamt (2017) Pflegestatistik 2015. Pflege im Rahmen der Pflegeversicherung. Deutschlandergebnisse. Statistisches Bundesamt, Wiesbaden

Sulmann D (2011) Ziele, Umsetzung und Wirkung der Charta der Rechte hilfe- und pflegebedürftiger Menschen. Zeitschrift für Gerontologie + Geriatrie (ZGerontolGeriat): 39–47

Theuerkauf K (2011) Eine Note für die »Pflege-Noten« – Ein Zwischenzeugnis für die Transparenzberichterstattung. MedR 29:265–270

Weber U (2015) Die verfassungsrechtliche Zulässigkeit der Qualitätsberichterstattung über Pflegeeinrichtungen. Nomos, Baden-Baden, zugl. Univ. Diss., Regensburg 2014

Weidner F, Laag U, Brühl A (2011) Evaluation der Umsetzung der Pflege-Transparenzvereinbarung ambulant (PTVA) durch den MDK in Rheinland-Pfalz. dip/PTHV, Köln Vallendar

Wingenfeld, K (2014) Neue Ansätze zur Beurteilung von Ergebnisqualität in der Langzeitpflege. In: Gaertner T, Gansweid B, Gerber H, Schwegler F, Heine U (Hrsg) Die Pflegeversicherung – Handbuch zur Begutachtung, Qualitätsprüfung, Beratung und Fortbildung. 3. Aufl. Walter de Gruyter, Berlin/Boston, S 337–346

Wingenfeld K (2010) Expertise zu den Ergebnissen der quanti-tativen und qualitativen Auswertungen der Auswertun-gen im Rahmen der Evaluation der Transparenzverein-barung für die ambulante und stationäre Pflege. Institut für Pflegewissenschaft an der Universität Bielefeld

Ordnungspolitische Ansätze zur Steuerung der Versorgungsqualität in der stationären Langzeitpflege in den USA und der Schweiz

Michael Simon und Franziska Zúñiga

© Der/die Autor(en) 2018
K. Jacobs et al. (Hrsg.), *Pflege-Report 2018*
https://doi.org/10.1007/978-3-662-56822-4_5

Zusammenfassung
Um die Möglichkeiten der Gesundheitspolitik zur Steuerung der Qualität in der stationären Langzeitpflege auszuloten, lohnt es sich, die verschiedenen Strategien im internationalen Vergleich anzuschauen. Für einen solchen Vergleich ist es notwendig, sich mögliche Wirkmechanismen zur Entwicklung von Qualität im Langzeitpflegebereich zu vergegenwärtigen. Diese werden dann anhand von Beispielen aus den USA und der Schweiz erläutert.

In order to explore the opportunities of health policy for controlling the quality of long-term in-patient care, it is worth taking a look at the various strategies in an international comparison. For such a comparison, possible effective mechanisms for the development of quality in long-term care should be considered. These are explained using examples from the USA and Switzerland.

5.1 Einleitung

Die Steuerung der Versorgungsqualität in Pflegeheimen beschäftigt die Gesundheitspolitik in vielen Ländern schon seit Jahrzehnten. Nach Mor et al. (2014) geschieht dies über eine Kombination aus **Standards für die Anbieter von Pflegeleistungen**, die **Überwachung und Durchsetzung** der Standards sowie die **Qualitätsberichterstattung, inklusive entsprechender Anreizsysteme**. Darüber hinaus können Strukturen zur **Bewohner- und Angehörigen-Vertretung** als weitere Kontrollinstanz fungieren (Institute of Medicine 2001). Insbesondere die vielfältigen Standards für Anbieter – vom Brandschutz über baurechtliche Regelungen bis hin zu Anforderungen an die Qualifikation und Anzahl der Mitarbeiter und die Dokumentation – sind primäre Mittel der ordnungspolitischen Ansätze. Die Einhaltung dieser Standards ist häufig Voraussetzung, um Leistungen in der Altenpflege überhaupt anbieten zu können. Die Erfüllung der Standards wird durch eine Kontrollinstanz überprüft, die bei Mängeln entsprechende Verbesserungen anmahnt und ggf. Sanktionen erlassen kann, die bis hin zum Entzug der entsprechenden Zulassung reichen kann. Als Bewohner- und Angehörigen-Vertretung gibt es neben

Ombudsstellen beispielsweise Heimbeiräte sowie unabhängige Bewohnerorganisationen, die ebenfalls die Interessen der Pflegebedürftigen vertreten. Neben diesen stark auf externe Überwachung ausgelegten Systemen haben sich zudem verschiedene **Verfahren zur Qualitätsmessung** entwickelt. Berwick et al. (2003) beschreiben zwei grundsätzliche Pfade, wie sich die Qualitätsmessung im Gesundheitswesen auf die Leistungserbringer auswirken kann: Erstens durch die **Auswahl von Anbietern auf der Grundlage von Qualitätsdaten** und zweitens durch die Verbesserung der Qualität durch **Veränderungen in der Versorgungspraxis** selbst. Unter Auswahl wird hier vor allem die externe Nutzung von Qualitätsdaten verstanden; sie ist deckungsgleich mit der oben genannten Qualitätsberichterstattung. Mit diesen Daten zur Beurteilung der Qualität werden Bewohner, Angehörige und Versicherer in die Lage versetzt, Entscheidungen zur Auswahl einer Einrichtung zu treffen. Weiterhin wird dadurch Kommunen oder auch der Gesundheitspolitik insgesamt die Möglichkeit gegeben, Einrichtungen für die erbrachte Versorgungsqualität zur Verantwortung zu ziehen. Der zweite Pfad bezieht sich auf Veränderungen innerhalb von Einrichtungen, die durch die interne Nutzung von Qualitätsdaten überhaupt erst ermöglicht werden. Qualitätsdaten erlauben den Einrichtungen, ihre eigenen Leistungen zu analysieren, Prozesse zu optimieren und dadurch die Versorgungsqualität zu verbessern.

Nachfolgend skizzieren wir die ordnungspolitischen Mechanismen in der stationären Altenpflege in den USA und der Schweiz anhand der oben dargestellten Elemente. Die Auswahl der beiden Länder ergibt sich daraus, dass einerseits in den USA häufig Entwicklungen vorweggenommen werden, die früher oder später in Mitteleuropa ankommen, und andererseits das Schweizer System stark durch die kantonalen Regelungen geprägt ist und somit größere Freiheitsgrade aufweist, als es in Deutschland der Fall ist. Das Beispiel der Schweiz bietet somit interessante Perspektiven.

5.2   USA

Im amerikanischen Langzeitpflegesektor gibt es einen breiten Mix von Einrichtungstypen, wie »skilled nursing facilities«, die für die staatlichen Medicaid- und Medicare-Programme zugelassen sind, »assisted living facilities«, die verschiedene Unterstützungsangebote für alte Menschen bieten, sowie Kurzzeitpflege-Einrichtungen (»intermediate care«) und ambulante Dienste (»home health care«). Neben der privaten Finanzierung übernimmt Medicare die Krankenversicherung ab dem Alter von 65 Jahren und Medicaid die Kosten für Diagnostik, Therapie und Pflege für mittellose Bedürftige. Während Medicare auf Bundesebene geregelt ist, wird Medicaid durch die Bundesstaaten getragen. Die Zulassungskriterien und Angebote sind von Bundesstaat zu Bundesstaat unterschiedlich.

5.2.1   Standards für die Anbieter von Pflegeleistungen

In den Vereinigten Staaten wird die Versorgungsqualität über eine Vielzahl von Gesetzen und Regeln auf nationaler oder bundesstaatlicher Ebene gesteuert. Dabei sind es vor allem die Regelungen auf Bundesebene, die Anforderungen an die Einrichtungen stellen. Maßgeblich für die Entwicklung und Umsetzung von Maßnahmen zur Qualitätsentwicklung und -sicherung sind die Centers for Medicaid and Medicare Services (CMS). Mit dem Inkrafttreten des Omnibus Reconciliation Act (OBRA) der Reagan-Administration 1987 wurde das Minimum Dataset (MDS) eingeführt, das auf dem Resident Assessment Instrument (RAI) basiert. Das RAI wird in regelmäßigen Abständen an jedem Bewohner eines Medicare- oder Medicaid-zertifizierten Pflegeheims durchgeführt und enthält Informationen über den Gesundheitszustand, die körperlichen Funktionen, den geistigen Zustand und das allgemeine Wohlbefinden des Bewohners. Durch die Einführung des MDS haben sich sowohl Prozess-Kennzahlen als auch Gesundheitsergebnisse von Bewohnern sowie der Austausch zwischen Bewohnern und Pflegepersonal in den Einrichtungen im Hinblick auf ihre Pflege verbessert (Stevenson und Bramson 2014). Diese Daten werden vom Pflegeheim verwendet, um die Bedürfnisse jedes Bewohners zu bewerten und einen Pflegeplan zu entwickeln. Sie unterstützen auch die Ressourcenallokation und dienen als Basis für die Berechnung von Qualitätsindikatoren.

5.2.2 Überwachung und Durchsetzung der Standards

Um für die Teilnahme an Medicare zugelassen zu werden, müssen sich Pflegeeinrichtungen in den USA regelmäßig einer externen Prüfung unterziehen. Obwohl die Regelungen auf föderaler Ebene initiiert wurden, obliegt die Ausgestaltung und Überwachung der Standards bei bundesstaatlichen Organisationen, den State Survey Agencies. Wurden ursprünglich zwei Verfahren zur Überwachung verwendet, sind diese seit 2018 auf Grundlage des Affordable Care Act (ACA) sowie des Improving Medicare Post-Acute Care Transformation (IMPACT) Act zusammengeführt und vereinheitlicht. Pflegeeinrichtungen werden alle 9 bis 15 Monate durch die State Survey Agency inspiziert, wobei die Inspektion unangekündigt erfolgt und im Idealfall in der Bestätigung mündet, dass die Standards in der Einrichtung eingehalten werden. In insgesamt siebzehn Kategorien werden Defizite klassiert und mit Schweregraden versehen. Die Anzahl der gefundenen Defizite liegt bei ca. sieben pro Pflegeheim (Li et al. 2015).

Eine Reihe von Bundesstaaten haben zusätzliche Regelungen erlassen, die über die Regelungen auf Bundesebene hinausgehen. Dies betrifft einerseits die grundsätzliche Zulassung als Anbieter von Leistungen für Medicare und Medicaid, die häufig einen Nachweis über die Notwendigkeit des entsprechenden Dienstes (Certificate of Need) verlangen, zudem haben einige Bundesstaaten strengere Personalausstattungsanforderungen definiert (Park und Stearns 2009).

5.2.3 Qualitätsberichterstattung und Anreizsysteme

Für die Qualitätsberichterstattung in den USA ist das Public-Reporting-Portal »Nursing Home Compare«[1] der CMS die bedeutendste Datenquelle.

Nursing Home Compare enthält frei zugänglich Daten zur Qualität aller ca. 15.000 Pflegeheime, die durch die CMS zugelassen sind. Nursing Home Compare verwendet drei verschiedene Datenquellen, um Informationen zur Qualität der Pflegeheime zu veröffentlichen: 1) die Ergebnisse der letzten drei Inspektionen der State Survey Agency inklusive der Daten zur Personalausstattung sowie erfolgte Sanktionen aufgrund von Defiziten; 2) Daten des MDS zur Versorgungsqualität sowie eine Schätzung des erforderlichen Personals auf Grundlage der MDS-Daten; und 3) Abrechnungsdaten zu Hospitalisierungen, Notfall-Aufenthalten sowie Entlassungen. Zudem bietet Nursing Home Compare ein »Sterne«-System auf Grundlage der verschiedenen Quellen an, mit dem Ziel, die Gesamtqualität zu beschreiben. Auch wenn dem System anfänglich mit Misstrauen begegnet wurde, zeigen Analysen, dass das Rating-System die Marktanteile von Pflegeheimen beeinflusst (Werner et al. 2016) und damit den intendierten Zweck der öffentlichen Berichterstattung, Unterstützung bei der Auswahl eines Pflegeheims zu leisten, erfüllt.

5.2.4 Bewohner- und Angehörigen-Vertretung

Neben den Inspektionen und dem MDS-Assessment unterstützen die CMS aktiv die Einbeziehung von Bewohnerinnen und Bewohnern und Angehörigen. Bewohnern und Angehörigen darf gemäß Bundesgesetz die Bildung eines Bewohner- und Angehörigenrates (»Resident and Family Council«) nicht verweigert werden.

5.2.5 Veränderung durch interne Nutzung von Qualitätsdaten

Mit dem Affordable Care Act wurde ab 2011 das Quality Assurance (QA) und Performance Improvement (PI) Programm, kurz QAPI, eingeführt, das aus fünf Elementen besteht.[2]

---

1 https://www.medicare.gov/nursinghomecompare/search.html?

2 https://www.cms.gov/Medicare/Provider-Enrollment-and-Certification/QAPI/downloads/qapifiveelements.pdf

- Das erste Element beschreibt die Form und Reichweite (»Design & Scope«) eines lokalen QAPI-Programms, das umfassend und fortlaufend auf die Verbesserung der klinischen Betreuung, der Lebensqualität sowie der Wahlmöglichkeiten der Bewohner abzielt.
- Das zweite Element der Steuerung und Führung (»Governance & Leadership«) weist der Führungsstruktur jeder Einrichtung die Verantwortung zur Entwicklung einer Kultur der Einbeziehung von Personal, Bewohnern und Angehörigen zu. Die Heimleitung stellt dabei sicher, dass den Mitarbeitern ausreichend Zeit und Ressourcen zur Entwicklung und Umsetzung von QAPI-Maßnahmen zur Verfügung stehen.
- Das dritte Element, Rückmeldung, Daten und Monitorisierung (»Feedback, Data Systems and Monitoring«), bezieht sich auf den Aufbau und die Entwicklung von Systemen zur Überwachung der Versorgung auf Grundlage verschiedener Datenquellen (Personal, Bewohner und Angehörige). Die Systeme sollen Prozess- und Ergebnisindikatoren enthalten, die entweder Ziele formulieren oder zum Benchmarking genutzt werden können.
- Das vierte Element der Qualitätsverbesserungsprojekte (»Performance Improvement Projects, PIPs«) bezieht sich auf gezielte Maßnahmen in einem Themenbereich in Anlehnung an den PDCA-Zyklus. Die gewählten Themen richten sich nach dem Bedarf der jeweiligen Einrichtung gemäß der jeweiligen Bewohnerpopulation sowie nach den Leistungsangeboten der Einrichtung.
- Das fünfte Element der systematischen Analyse und systembezogenen Maßnahmen (»Systematic Analysis and Systemic Action«) beschreibt die Notwendigkeit eines planvollen Vorgehens bei der Identifizierung von Themen für vertiefte Analysen. Durch Root-Cause-Analysen werden Probleme analysiert und Versorgungsprozesse und Strukturen auf Systemebene angepasst, um entsprechende Probleme in Zukunft zu vermeiden. Auch wenn es sich bei QAPI um einen Standard für das Qualitätsmanagement handelt und es zu den gesetzlichen Rahmenbedingungen zu

zählen ist, adressiert es vor allem den Bereich der Qualitätsmessung zur Verbesserung der Versorgungsqualität.

5.3 Schweiz

Ähnlich der Konstellation in den USA gibt es in der Schweiz Gesetze und Regelungen auf nationaler – eidgenössischer – sowie kantonaler Ebene. Das Krankenversicherungsgesetz KVG gibt dabei den rechtlichen Rahmen sowohl für die häusliche wie auch die stationäre Langzeitpflege vor (Bartelt et al. 2014). Das KVG definiert, welche Leistungen von der obligatorischen Krankenversicherung übernommen werden, die vor allem die typischen Krankenversicherungsleistungen wie Diagnostik, Beratung und Behandlung, aber auch die Versorgung für den psychiatrischen Bereich regelt.

5.3.1 Standards für die Anbieter von Pflegeleistungen

Die Standards sind kantonal geregelt und an die Betriebsbewilligung gekoppelt. Je nach Kanton können die Standards Vorgaben zur Personalausstattung (Anzahl und Grademix) und zur räumlichen resp. technischen Ausstattung enthalten. Zudem können sie die Einreichung von Grundlagen und Konzepten wie Betriebskonzept, Betreuungs- und Pflegekonzept, Organisations- und Führungsstruktur, medizinische und pharmazeutische Versorgung, Therapie- und Aktivierungsangebot sowie zu Themen wie Hygiene, Sicherheit, Ernährung und Notfallsituationen vorsehen. Dabei reichen die Vorgaben je nach Kanton von minimalen bis sehr umfassenden Anforderungen. Die Versicherer der obligatorischen Krankenversicherung sind nur zur Übernahme von Leistungen von Einrichtungen verpflichtet, die kantonal anerkannt sind und auf der kantonalen Liste stehen. Das KVG regelt zudem, welche Leistungen über die obligatorische Krankenpflegeversicherung gedeckt werden und welcher Anteil den Bewohnern auferlegt werden darf (KVG Art. 25a). Die Kantone regeln die Restfinanzierung. Die Kantone führen auch die Bedarfsplanung durch, die zentral für die

Zulassung von Pflegeheimen ist. Weiterhin bestimmen die Kantone die Regeln zur Finanzierung der Kosten für die Hotellerie und regeln die Inspektionen der Pflegeeinrichtungen.

5.3.2 Überwachung und Durchsetzung der Standards

Obwohl es schon seit den 1990er Jahren eine gesetzliche Vorgabe zur Qualitätsentwicklung auf eidgenössischer Ebene gibt, ist es bis dato noch zu keiner verbindlichen Regelung gekommen. Ausschlaggebend für diese Verzögerung ist, dass die Ausgestaltung der Regeln an Leistungserbringer einerseits und Versicherung andererseits übertragen wurde. Dementsprechend sind die meisten Regelungen bisher auf kantonaler Ebene verankert. Die regulierten Bereiche betreffen die baulichen Voraussetzungen (Größe der Räume, behindertengerechter Zugang etc.), die Qualifikationen und Anzahl der Mitarbeiter (Voraussetzung für Heimleiter, Anzahl von Pflegefachpersonen pro Bewohner etc.) und Regeln für die medizinische Versorgung (Arztwahl oder Heimarztsystem). Die Zulassung als Pflegeheim erfolgt je nach Kanton für zwischen vier und sechs Jahre und wird ca. alle 12 bis 18 Monate überprüft. Die genauen Regelungen sind abhängig vom Kanton; bis dato bestehen diesbezüglich keine kantonsübergreifenden Vereinbarungen. Die Zulassung als Pflegeheim wird in der Regel öffentlich geführt, jedoch werden Defizite und Mängel normalerweise nicht öffentlich berichtet. Zur individuellen Pflegebedarfsermittlung werden in der Schweiz drei verschiedene Systeme eingesetzt: BESA, Plaisir/Plex und RAI-NH (De Pietro et al. 2015). Um die Bedarfsermittlung zwischen den Instrumenten vergleichbarer zu machen, wurde versucht, die drei Instrumente zu harmonisieren, was zumindest mit BESA und RAI-NH erfolgt ist. Eine endgültige Kalibrierung der drei Systeme inklusive Plaisir/Plex ist jedoch bisher gescheitert. Es gelingt damit nicht, einen Bewohner mit gleichem Pflegebedarf unabhängig vom verwendeten Instrument in dieselbe Pflegebedarfsstufe einzuteilen.

5.3.3 Qualitätsberichterstattung und Anreizsysteme

Nach Artikel 59a KVG sind Pflegeheime in der Schweiz verpflichtet, den zuständigen Bundesbehörden Daten bereitzustellen, um die Wirtschaftlichkeit und Qualität ihrer Leistungen zu überwachen. Dazu gehören die Art der ausgeübten Tätigkeit, Einrichtung, Ausstattung und Rechtsform, Anzahl und Struktur der Beschäftigten und Bewohner (anonymisiert), Art, Umfang und Kosten der erbrachten Leistungen, Aufwand, Ertrag und finanzielles Betriebsergebnis sowie medizinische Qualitätsindikatoren. Die Strukturkriterien werden in der Schweiz seit 1997 mit der Statistik der sozialmedizinischen Institutionen obligatorisch in allen Pflegeheimen erhoben. Sie werden seit 2012 vom Bundesamt für Gesundheit unter Nennung der Pflegeheime veröffentlicht. Zu medizinischen Qualitätsindikatoren im Pflegeheimbereich gibt es bisher keine öffentliche Berichterstattung. Seit 2009 läuft ein Pilotprojekt zur Entwicklung und Pilotierung von medizinischen Qualitätsindikatoren. Am Projekt sind eine Reihe von wichtigen Interessensgruppen beteiligt. Neben dem Branchenverband Curaviva Schweiz sind es das Bundesamt für Gesundheit (BAG), die Schweizerische Konferenz der kantonalen Gesundheitsdirektorinnen und -direktoren (GDK) sowie das Bundesamt für Statistik (BfS). Das Ziel ist, geeignete medizinische Qualitätsindikatoren auszuwählen und zu evaluieren, deren Messung in die bestehenden Assessmentinstrumente BESA, Plaisir/Plex und RAI-NH integriert werden kann. In der ersten Phase des Projekts wurden vier Messthemen ausgewählt: bewegungseinschränkende Maßnahmen, Mangelernährung, Polymedikation und Schmerzen. Vorläufige Ergebnisse eines Pilots legen nahe, dass die Indikatoren in der Lage sind, Unterschiede sichtbar zu machen und somit geeignet erscheinen. Nach Abschluss der Pilotierung werden die Daten in der endgültigen Fassung vom Bundesamt für Statistik erhoben. Eine Veröffentlichung obliegt dem Bundesamt für Gesundheit.

Der Langzeitbereich ist ansatzweise marktorientiert aufgebaut, d. h. die Entscheidung für einen Eintritt ins Pflegeheim bzw. für den Verbleib zu Hause treffen die Pflegebedürftigen und ihre Angehörigen.

Je nach Kanton hängt der Eintritt von einer vorhergehenden Bedarfsabklärung ab (z. B. Basel-Stadt). Ebenso besteht einmal im Jahr die Möglichkeit die Versicherung zu wechseln; dies schafft einen gewissen Anreiz für eine hochwertige Versorgung.

5.3.4 Bewohner- und Angehörigen-Vertretung

In einigen Kantonen (z. B. Basel Stadt und Land, Solothurn, Bern und Graubünden) wurden Ombudsstellen[3] eingerichtet, um im Streitfall zwischen Pflegeeinrichtungen und Bewohnern oder Angehörigen zu vermitteln. Beispiele für unterstützende Organisationen sind in der Deutschschweiz die *Unabhängige Beschwerdestelle für das Alter (UBA)*[4], die Betroffene und Leistungserbringer bei Konflikt- und Gewaltsituationen unterstützt, sowie in der französischen Schweiz *alter ego*[5], eine Organisation zur Vorbeugung von Misshandlung von älteren Menschen.

5.3.5 Veränderung durch interne Nutzung von Qualitätsdaten

Initiativen zur Qualitätsverbesserung werden bisher vor allem von den Kantonen in Zusammenarbeit mit Branchenvertretern initiiert. Private Anbieter stellen ebenfalls Qualitätsmessungen zur Verfügung und die Pflegebedarfserhebungsinstrumente ermöglichen die Messung von Qualitätsindikatoren. Für die verschiedenen Qualitätsberichtserstattungssysteme arbeiten Kantone und Branchenvertreter oft zusammen. So wird z. B. das Qualitätsmanual

für Alters- und Pflegeheime *qualivista*[6] in zehn Kantonen entweder vom Kanton oder vom kantonalen Heimverband oder von beiden zusammen als Online-Bewertungsinstrument angeboten, das die Qualitätsentwicklung unterstützt. In anderen Kantonen sind primär die Heimverbände treibende Kräfte für die Durchführung der Qualitätsberichterstattung, die dann zentral ausgewertet wird und ein Benchmarking erlaubt (z. B. Zürich, Fribourg). Oft werden die Prozesse durch entsprechende Audits unterstützt. Die Pflegebedarfserhebungsinstrumente enthalten jeweils eigene Qualitätsindikatoren, die den Heimen anhand der erhobenen Bewohnerdaten interne Vergleiche oder auch ein Benchmarking ermöglichen.

5.4   Fazit und Ausblick

Die beiden Beispiele aus den USA und der Schweiz illustrieren die Verortung der Regulierung auf der nationalen wie auch der bundesstaatlichen bzw. Kantonsebene. Dabei zeigt sich vor allem die Steuerung über Strukturen wie die Personalausstattung oder über die externe Inspektion der Einrichtungen. Während in den USA bereits ein weit entwickeltes System zur öffentlichen Berichterstattung existiert, ist dies in der Schweiz noch in der Entwicklung. Interessanterweise werden in den USA Strukturen und Prozesse zur internen Qualitätsentwicklung, etwa das kontinuierliche Qualitätsmanagement, weniger reglementiert bzw. verbindlich vorgeschrieben. Erst Ende 2017 haben die CMS nun diesen Schritt mit der Einführung des QAPI initiiert. Es ist noch zu früh zu beurteilen, ob diese Anforderungen den erwünschten Erfolg bringen, dennoch scheint die Stärkung der organisationseigenen Qualitätsmechanismen vielversprechend.

---

3 http://www.ombudsstelle-alter.ch/
4 http:// www.uba.ch/
5 https://alter-ego.ch/

6 https://www.qualivista.ch/

Literatur

Bartelt G, Gilgen R, Grob D, Münzer T (2014) Quality monitoring and long-term care in Switzerland. In: Maresso A, Leone T, Mor V (eds) Regulating Long-Term Care Quality: An International Comparison. Cambridge University Press, Cambridge, pp. 102–120

Berwick DM, James B, Coye MJ (2003) Connections between quality measurement and improvement. Med Care 41 (1 Suppl):I30–I38

De Pietro C, Camenzind P, Sturny I, Crivelli L, Edwards-Garavoglia S, Spranger A, Quentin W (2015) Health Systems in Transition: Switzerland. Health System Review 17(4)

Institute of Medicine (2001) Improving the Quality of Long-Term Care. The National Academies Press, Washington, DC

Li Y, Harrington C, Temkin-Greener H, Kai Y, Cai X, Cen X, Mukamel DB (2015) Deficiencies In Care At Nursing Homes And Racial & Ethnic Disparities Across Homes Declined, 2006–11. Health affairs (Project Hope) 34(7):1139–1146. doi:10.1377/hlthaff.2015.0094

Mor V, Leone T, Maresso A (2014) Regulating Long-Term Care Quality: An International Comparison. Cambridge University Press, Cambridge

Park J, Stearns SC (2009) Effects of State Minimum Staffing Standards on Nursing Home Staffing and Quality of Care. Health Serv Res, 44(1):56–78. doi:10.1111/j.1475-6773.2008.00906.x

Stevenson D, Bramson J (2014) Regulation of long-term care in the United States. In: Maresso A, Leone T, Mor V (eds) Regulating Long-Term Care Quality: An International Comparison. Cambridge University Press, Cambridge, pp. 289–323

Werner RM, Konetzka RT, Polsky D (2016) Changes in Consumer Demand Following Public Reporting of Summary Quality Ratings: An Evaluation in Nursing Homes. Health Serv Res 51 Suppl 2:1291–1309. doi:10.1111/1475-6773.12459

Risikomanagement und Patientensicherheit im Kontext von Pflege

Frank Neugebauer

© Der/die Autor(en) 2018
K. Jacobs et al. (Hrsg.), *Pflege-Report 2018*
https://doi.org/10.1007/978-3-662-56822-4_6

Zusammenfassung

In der Gesundheitsversorgung wurde in Deutschland in den letzten Jahren eine Vielzahl von Aktivitäten zur Steigerung der Patientensicherheit im Krankenhaus gestartet. Die systematische Identifikation von Unsicherheiten im komplexen Versorgungsprozess und die zielgerichtete Ableitung von Maßnahmen erfolgt hierbei i. d. R. durch ein Risikomanagement-System und dessen Instrumente. Der Beitrag beschreibt Grundzüge und einzelne Instrumente des klinischen Risikomanagements und verweist auf die Übertragbarkeit auf Einrichtungen der Langzeitpflege.

In recent years, a multitude of activities have been initiated to increase patient safety in German health care. Risk management is an approach to systematically identify uncertainties in the complex provision of health care and then derive targeted measures accordingly. This article describes the main features and specific instruments of clinical risk management and points out the transferability to long-term care facilities.

6.1 Einleitung

Das Qualitätsmanagement hat in den Einrichtungen der Krankenversorgung in Deutschland seit Anfang des Jahrtausends zunehmend an Bedeutung gewonnen. Ein Ziel des klinischen Qualitätsmanagements ist es, die Prozesse einer Organisation zu beleuchten und zu regeln. Die so entstehenden Vorgaben berücksichtigen die Prozesse einer Organisation auf allen Ebenen und haben unter anderem die Ausrichtung der Aktivitäten von Organisation und Mitarbeitern in die gleiche Richtung zum Ziel. Regelwerke und Normen zur Umsetzung von Qualitätsmanagement finden sich beispielsweise bei KTQ[1],

EFQM[2] oder DIN[3] ISO[4]. Ob das Qualitätsmanagement in einer Organisation einem Regelwerk oder einer Norm entspricht, kann durch externe akkreditierte Stellen geprüft und anhand von Zertifikaten oder Gütesiegeln bestätigt werden (Hauer et al. 2011). Zertifikate oder Gütesiegel werden üblicherweise dafür genutzt, im Rahmen der öffentlichen Darstellung der Organisation auf eine Leistungserbringung in guter Qualität hinzuweisen. Derartige externe Kontrollen der Umsetzung von Qualitätsmanagement finden je nach Regelwerk alle ein bis

---

1 KTQ: Kooperation für Transparenz und Qualität im Gesundheitswesen. http://www.ktq.de

2 EFQM: European Foundation for Quality Management. http://www.efqm.de

3 DIN: Deutsches Institut für Normung. https://www.din.de/de

4 ISO: International Organization for Standardization. https://www.iso.org

drei Jahre statt. Interne Kontrollen in Form von Nachweiskontrollen oder internen Audits erfolgen als Element eines Regelwerks ebenfalls regelmäßig. Ob die angestrebte Qualität auch tatsächlich kontinuierlich im Alltag erreicht wird, kann durch Zertifizierungsaudits, Nachweiskontrollen und Qualitätsprüfungen nur bedingt erfasst werden. Gefahren, die in der alltäglichen Versorgung der Patienten oder Bewohner entstehen, können unerkannt bleiben, da das Bild von Begehungen vor Ort stets nur eine Momentaufnahme bietet, die schon durch die Prüfsituation an sich beeinflusst sein kann. Unsicherheiten hinsichtlich der angestrebten Versorgungsqualität lassen sich aber über Ansätze des Risikomanagements identifizieren. Risikomanagement-Systeme ermöglichen eine systematische Identifikation von Unsicherheiten in komplexen Versorgungsprozessen. Dadurch bieten sie Ansatzpunkte für die risikoadjustierte Priorisierung und zielgerichtete Ableitung von Maßnahmen. Vor diesem Hintergrund werden im Folgenden zunächst der Aufbau von Risikomanagement-Systemen sowie der Risikomanagement-Prozess beschrieben. Das Fazit stellt den Nutzen der Systeme sowie Übertragungsansätze auf Einrichtungen der Langzeitpflege zur Diskussion.

6.2   Risikomanagement-Systeme in der Gesundheitsversorgung

Im Rahmen des Patientenrechtegesetzes aus dem Jahre 2013 wurde der Gemeinsame Bundesausschuss damit beauftragt, eine Richtlinie für die Umsetzung von Risikomanagement- und Fehlermeldesystemen in der Krankenversorgung zu formulieren (Gemeinsamer Bundesausschuss 2014). Die Richtlinie gibt Mindeststandards für die Umsetzung im Rahmen eines Risikomanagements vor. In der stationären Langzeitpflege gibt es derzeit noch keine gesetzliche Verpflichtung zum Betreiben von Berichts- und Lernsystemen (Kuske et al. 2017), wie es Risikomanagementinstrumente wie z. B. Fehlermeldesysteme bieten.

Neben den gesetzlichen Anforderungen in der Krankenversorgung haben auch Qualitätsmanagement-Regelwerke wie die DIN EN ISO 9001:2015 einen risikobasierten Ansatz deutlich hervorgehoben. Den umfangreicheren risikobasierten Ansatz,

der auch Leitlinien beinhaltet, stellt die ISO 31000 dar (Weidringer und Paschen 2015). Der Begriff »Risiko« wird dabei als »Auswirkung von Unsicherheit auf Ziele, Tätigkeiten und Anforderungen« einer Organisation definiert (Austrian Standard Institute 2014). Ziel im Sinne der Patientensicherheit ist die »Reduktion des Risikos für unnötigen Schaden im Bereich des Gesundheitssystems auf ein akzeptierbares Minimum« bzw. die »Abwesenheit unerwünschter Ereignisse« (englisch: adverse events) (Maas und Güß 2014).

Risikomanagement-Systeme werden eingesetzt, um Risiken des Alltags strukturiert zu erkennen, zu bewerten und sinnvoll zu bearbeiten. Nach Definition des Austrian Standard Institute sollen Risikomanagement-Systeme helfen, Risiken in allen Bereichen der Organisation zu beurteilen und zu bewältigen. Fehlentwicklungen und Störpotenziale sollen frühzeitig erkannt und beeinflusst werden können, was es ermöglicht, Pläne, Ziele und die Strategien der Organisation abzusichern (Austrian Standard Institute 2014). Mit Blick auf die Patientensicherheit fördert das Risikomanagement die Identifikation von Unsicherheitsfaktoren in der Versorgung und ermöglicht eine zielgerichtete Priorisierung der Problembereiche. Daraus ergibt sich die Möglichkeit, Maßnahmen unter Berücksichtigung der verfügbaren Ressourcen gezielt abzuleiten und deren Wirksamkeit im Hinblick auf ihre Auswirkungen auf ein Risiko regelmäßig zu überprüfen.

Die Bedeutung von Risiken für eine Einrichtung kann hierbei aus unterschiedlichen Perspektiven betrachtet werden. Die ONR[5] 49002 bietet beispielsweise für den klinischen Bereich einen Ansatz, der nach Patienten/Mitarbeitern, Leistungsfähigkeit und Reputation differenziert (□ Tab. 6.1 und □ Tab. 6.2) (Austrian Standard Institute 2014). Neben Leistungsfähigkeit und Reputation – d. h. der betriebswirtschaftlichen oder pekuniär ausgerichteten Bewertungsperspektive – sind hiernach im insbesondere Maße auch die Bewertungsper-

---

5 ONR (ON-Regeln) sind rasch verfügbare normative Dokumente, die in ihrem Entwicklungsprozess nicht alle Anforderungen an eine »klassische« Norm erfüllen müssen. Sie werden vom Austrian Standards Institute veröffentlicht (https://www.austrian-standards.at/infopedia-themencenter/infopedia-artikel/onr/).

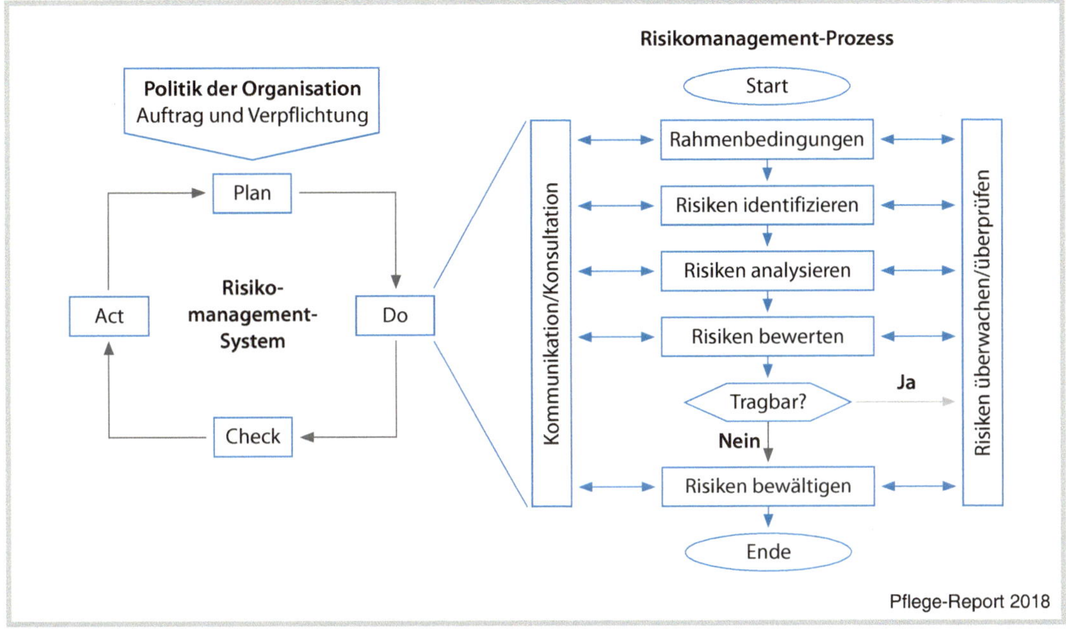

◻ Abb. 6.1 Risikomanagement-System und -Prozess nach der ONR 49001:2014 (Adaptiert nach Austrian Standard Institute 2014, mit freundlicher Genehmigung von © Austrian Standards plus GmbH Wien 2014. All Rights Reserved)

spektiven der Patienten, der Angehörigen und der Mitarbeiter zu berücksichtigen.

6.3 Durchführung des Risikomanagement-Prozesses

6.3.1 Rahmenbedingungen

Der Risikomanagement-Prozess startet mit der Analyse der Rahmenbedingungen (◻ Abb. 6.1). Um ein Risikomanagement-System in einer Einrichtung aufzubauen, ist es unerlässlich, dass die oberste Leitung eine klare Willensbekundung zur seiner Einführung und Umsetzung formuliert. Daran anschließend muss die Organisation interne (vorhandene Strukturen, Regelungen, Verantwortlichkeiten etc.) und externe Rahmenbedingungen (interessierte Kreise, Gesetzgebung, etc.) analysieren. Hierzu ist es hilfreich, eine strukturierte Stakeholder-Analyse und eine SWOT-Analyse (Strengthness (Stärken)/Weakness (Schwächen)/Opportunities (Chancen)/Threats (Bedrohungen)) durchzuführen. Diese Rahmenbedingungen können jedoch

einer Dynamik unterworfen sein und sich somit ändern. So können sich beispielsweise aus Änderungen der Gesetzgebung neue Anforderungen an die Organisation ergeben oder aufgrund der Ansiedlung neuer konkurrenzfähiger Einrichtungen innerhalb des eigenen Einzugsgebiets Kunden abwandern. Ferner müssen der Geltungsbereich, die Verantwortlichkeiten, Ressourcen und Kompetenzen, Risiko-Bewertungskriterien, Instrumente (sowohl zur Dokumentation als auch zur Kommunikation und Risikoidentifikation) und Ziele für das Risikomanagement-System festgelegt werden. Verbindlich formuliert werden diese dann in Hinblick auf Strategie und Umsetzung im Rahmen der Risiko-Politik.

6.3.2 Risiken identifizieren

Im nächsten Schritt gilt es die Risiken zu identifizieren (◻ Abb. 6.1). Praktische proaktive Instrumente des Risikomanagements zur Identifikation von Risiken sind beispielsweise Fehlermeldesysteme, ein strukturiertes Lob- und Beschwerdemanagement,

Szenario-Analysen, Befragungen von Mitarbeitern, Kooperationspartnern, Angehörigen oder Bewohnern. Als reaktiven Ansatz zur Identifikation von Risiken können unter anderem Instrumente wie die regelhafte strukturierte Analyse unerwünschter Ereignisse (z. B. Stürze) anhand der Systematik des »Learning from Defects-Tool« (LFD-Tool) (Hoffmann und Frei 2017), retrospektive Behandlungszwischenfall-Analysen mittels »ERA« (Error & Risk Analysis) (Zala-Mezö et al. 2007; Herold 2015) oder die systematische Betrachtung bestimmter Versorgungsprozesse durch Gefährdungsanalysen (Austrian Standards Institute 2014) eingesetzt werden. Auch die Ergebnisse von Qualitätsmanagement-Aktivitäten wie internen oder externen Audits, Ergebnisse der Prüfungen zur Qualitätssicherung durch den MDK oder Begehungen durch beispielsweise das Gesundheitsamt oder Brandschutzsachverständige bieten Informationen, die zur Risikoidentifikation herangezogen werden können. Fehlermeldesysteme, ein strukturiertes Lob- und Beschwerdemanagement und die Gefährdungsanalyse werden im Folgenden beispielhaft beschrieben.

■ Fehlermeldesysteme

Die Etablierung von Fehlermeldesystemen ist in Krankenhäusern seit 2013 gesetzlich vorgeschrieben. Ein umgesetztes System muss die Anonymität von Mitarbeitern und Patienten gewährleisten. Weiter dürfen aus gemeldeten Fehlern oder Beinahe-Fehlern einzelnen Mitarbeitern keine negativen Konsequenzen entstehen. Der Zugang zu diesen Systemen muss niederschwellig sein (Gemeinsamer Bundesausschuss 2014). In Krankenhäusern haben sich sogenannte Critical-Incident-Reporting-Systeme (CIRS) etabliert. Hier werden durch die Mitarbeiter Situationen beschrieben, die beinahe zu einem Schaden hätten führen können, sogenannte kritische Ereignisse (englisch: critical incidents) (Maas und Güß 2014). Angelehnt an »Heinrichs Gesetz«[6] lässt sich aufzeigen, dass einem schweren Schaden 29 leichte Schädigungen und 300 Beinahe-

Unfälle (kritische Ereignisse) vorausgehen (von Eiff 2001; Mennigen et al. 2011). Diese kritischen Ereignisse gilt es zu erfassen, um Maßnahmen abzuleiten, die die 29 leichten und den einen schweren Schaden verhindern helfen. Geschützt werden hierdurch nicht nur die betroffenen Patienten, sondern auch eventuell beteiligte Mitarbeiter (second victim) (Gross 2016).

Genutzt werden diese Meldesysteme sowohl einrichtungsintern als auch einrichtungsübergreifend auf Fachgesellschafts-, Länder- oder Bundesebene (z. B. CIRS AINS[7], CIRS-NRW[8] oder CIRS-medical[9]). Es gibt aber auch einrichtungsspezifische Meldesysteme unter anderer Bezeichnung.

Aktivitäten wie beispielsweise das Modellprojekt »CIRS in der Pflege« des MDK Bayern zeigen, dass Fehlermeldesysteme erfolgreich in Pflegeeinrichtungen (stationär, teilstationär, ambulant) etablierbar sind (Lehmann et al. 2016). Hierzu muss die Organisationskultur einer Einrichtung ermöglichen, sich zu Fehlern zu bekennen, und ein konstruktives Arbeiten an der eigenen Sicherheitskultur erlauben. Wenn ein Mitarbeiter in der täglichen Arbeit einen Fehler macht, er diesen jedoch rechtzeitig bemerkt und damit drohenden Schaden abwendet, dann wird sein erster Gedanke sein, dass glücklicherweise die Situation glimpflich ausgegangen ist. Allerdings sollte die Reaktion nicht darin bestehen, diese Situation zu verschweigen. Vielmehr sollte das Bewusstsein, dass weiteren Mitarbeitern dieser Fehler ebenfalls unterlaufen könnte, im Sinne der Kollegen, Bewohner und der Organisation dazu führen, dass der Betroffene den Fehler umgehend meldet.

Die Erfassung der Meldungen sollte anhand eines strukturierten Meldeformulars erfolgen. Hier können papiergestützte Instrumente zum Einsatz kommen, wobei elektronische Erfassungssysteme

---

6 Heinrichs Gesetz« besagt, dass 300 kleinere Nachlässigkeiten oder kleine Fehler die statistische Grundlage für 29 gerade noch vermiedene Schädigungen des Patienten und ein Katastrophenereignis bilden (Mennigen et al. 2011).

7 CIRS-AINS: bundesweites Ereignis-Meldesystem für sicherheitsrelevante Ereignisse in der Anästhesie, Intensivmedizin, Notfallmedizin und Schmerztherapie. https://www.cirs-ains.de

8 CIRS-NRW: Lern- und Berichtssystem für kritische Ereignisse in der Patientenversorgung auf nordrhein-westfälischer Landesebene. http://www.cirs-nrw.de

9 CIRSmedical: Berichts- und Lernsystem der deutschen Ärzteschaft für kritische Ereignisse in der Medizin. http://www.cirsmedical.de

eine Zeitersparnis und übergreifende Vernetzungsmöglichkeiten bieten (Meyer-Massetti et al. 2016). Um die Meldungen im Sinne der Bewohner, der Mitarbeiter und der Einrichtung nutzbar zu machen, muss die Meldungserfassung und eine systematische weitere Bearbeitung geregelt sein. Sowohl Verantwortlichkeiten müssen definiert als auch Ressourcen zur Umsetzung eines Fehlermeldesystems verfügbar gemacht werden. Bei der Bearbeitung sollte berücksichtigt werden, dass für jeden relevanten Bereich die Expertise der jeweiligen Mitarbeiter in die Bewertung der Meldungen einfließen kann. Möglich ist dies beispielsweise über ein zentrales berufsgruppenübergreifendes Auswertungsteam, das in allen Bereichen feste Ansprechpartner für zu klärende Sachverhalte hat. Um die Bewertung der einzelnen Meldungen für die gesamte Einrichtung vergleichbar zu machen, werden einheitliche Bewertungskriterien für Auswirkung und Eintrittswahrscheinlichkeit definiert, die an die klinischen Risikokriterien (■ Tab. 6.1 und ■ Tab. 6.2) angelehnt sein können.

Zur Analyse von Beinahe-Fehlern oder beinahe eingetretenen Schäden eignet sich das »Ursache-Wirkungs-Diagramm« (Ishikawa-Diagramm). Hoch bewertete Fehler oder eingetretene Schäden können anhand von systematischen Ursache-Analyse-Instrumenten wie dem London-Protokoll analysiert werden (Austrian Standard Institute 2014). Ein Beispiel einer systematischen Fehleranalyse nach dem London-Protokoll wurde vom Aktionsbündnis Patientensicherheit in der Broschüre »Aus Fehlern lernen« aufgeführt. Sie zeigt sehr eindrücklich, dass die Entstehung eines kritischen Ereignisses nicht immer ausschließlich auf die fehlerhafte Handlung eines einzelnen Mitarbeiters reduziert werden kann, sondern dass die Entstehung zumeist eine Verkettung vieler einzelner ungünstiger Umstände auf unterschiedlichen Ebenen ist (Aktionsbündnis Patientensicherheit 2008). Allerdings rückt durch die Neigung, das vordergründig individuelle Fehlverhalten des Mitarbeiters zu betrachten, die Berücksichtigung der systemimmanenten Fehler häufig in den Hintergrund (Gnass 2017).

Je nach Größe einer Einrichtung oder eines Verbundes mehrerer einzelner Einrichtungen kann durch eine hohe Akzeptanz bei den Mitarbeitern eine wertvolle Fülle an Meldungen stimuliert werden, die Hinweise für Handlungsbedarf und Optimierungspotenzial auf Organisationsebene geben. Um die Lösungsansätze der Mitarbeiter nutzbar zu machen, kann im Meldeformular ein entsprechendes Feld für die Beschreibung ergriffener Maßnahmen und Änderungsvorschläge eingefügt werden.

Das Aktionsbündnis Patientensicherheit hat für den Krankenhausbereich eine Handlungsempfehlung veröffentlicht, in der der Aufbau eines einrichtungsinternen CIRS umfassend beschrieben wird (Aktionsbündnis Patientensicherheit 2016b).

Aus den Foren der einrichtungsübergreifenden Meldesysteme für kritische Ereignisse (s. o.) können nicht nur für die Krankenhäuser Informationen zur Förderung der Versorgungssicherheit der eigenen Patienten entnommen werden. Pflegespezifische Inhalte können auch für Prozesse in Pflegeeinrichtungen von Nutzen sein.

■ **Strukturiertes Lob- und Beschwerdemanagement**

Die Wahrnehmung von außen ist für annähernd jedes Unternehmen elementar wichtig. Die Äußerung von Erfahrungen und Feedback zu Leistungen des Hauses durch Angehörige oder Bewohner kann wertvolle Hinweise darauf geben, an welchen Stellen und in welchen Prozessen Optimierungspotenzial besteht.

Damit dieses Feedback jedoch geäußert und nutzbar gemacht werden kann, muss zunächst ein Instrument zu seiner systematischen Erfassung eingerichtet sein. Dabei können sowohl papiergestützte Feedbackbögen als auch elektronische Erfassungssysteme oder Online-Formulare eingesetzt werden. Da Lob und Beschwerden nicht immer anonym sind und seitens der Bewohner oder Angehörigen ein gefühltes Abhängigkeitsverhältnis bestehen kann, ist es wichtig, innerhalb der Einrichtung ein positives, konstruktives Verständnis von Beschwerden zu etablieren. Mitarbeiter können dann deren Wert erkennen und fühlen sich nicht persönlich angegriffen, während potenzielle Beschwerdeführer keine negativen Konsequenzen für sich oder ihre Angehörigen befürchten müssen. Ein solches Verständnis von Beschwerden in der Organisation zu verankern ist Führungsaufgabe.

Die Zuständigkeit für die Bearbeitung von positivem und negativem Feedback kann je nach Einrichtungsgröße bei den Leitungskräften oder bei Beauftragten liegen. Bei Einrichtungsverbünden kann die Etablierung einer zentralen Feedback-Stelle einen Ansatz für die systematische Nutzung der Informationen auf Verbundebene bieten.

Wenn ein Besucher sich positiv über Orientierungssymbole in einem Pflegebereich äußert und in einem anderen Bereich besonders häufig erfasst wird, dass Bewohner nicht in ihr Zimmer zurückfinden, so kann das positive Feedback zur Beschilderung auf ein internes Best-Practice-Beispiel hinweisen. Eine Ortsbegehung kann zeigen, dass ein Team besonders gute Ideen zur Förderung der Orientierung der Bewohner in ihrem Bereich umgesetzt hat.

Werden in einem bestimmten Bereich regelmäßig Beschwerden über die mangelnde Freundlichkeit der Mitarbeiter geäußert, kann gezielt nach den Gründen gesucht werden. Wo besonders häufig die Freundlichkeit der Mitarbeiter positiv hervorgehoben wird, kann ebenfalls eine Ursachenanalyse erfolgen.

6.3.3 Risiken analysieren

Die Informationen, die so mithilfe von Instrumenten wie Fehlermeldesystemen, Lob- und Beschwerdemanagement, Audits oder Sicherheitsbegehungen gewonnen werden, können Hinweise auf Prozesse geben, die in besonderem Maße risikobehaftet sind oder häufig zu kritischen Ereignissen führen (◘ Abb. 6.1). Um den Mitarbeiter und die zu pflegende Person vor Schäden durch Fehler, unzureichende Standards, bauliche Mängel oder ein Schulungsdefizit zu bewahren, kann ein Prozess gezielt einer Analyse des aktuellen Gefährdungspotenzials unterzogen werden. Für die Analyse sollten alle vorliegenden Informationen zusammengeführt werden. Weitere wichtige Informationen können über Hospitationen in den prozessbeteiligten Bereichen oder Mitarbeiterinterviews eingeholt werden. Anschließend werden die Ergebnisse von Experten der beteiligten Berufsgruppen und Bereiche gesichtet, Risiken benannt und bewertet (▶ Abschn. 6.3.4). Beispielsweise ist in der Krankenversorgung der Medikationsprozess risikobehaftet und es werden in den Krankenhäusern viele unterschiedliche Maßnahmen zur Optimierung ergriffen.

Der Prozess der Arzneimitteltherapie ist allerdings in den seltensten Fällen mit der Entlassung aus dem Krankenhaus beendet. Die sich anschließenden transsektoralen Einrichtungen sind daher auf die behandlungs- und versorgungsrelevanten aktuellsten Informationen zu den zu versorgenden Personen angewiesen. Jede weitere Einheit im Versorgungsprozess hat ihren speziellen Anteil an der Arzneimitteltherapie: Der Mediziner verordnet, der Apotheker weist unter anderem auf Interaktionen hin, der Angehörige besorgt die Arzneimittel, die Pflegekraft stellt und verabreicht die Medikamente.

In einer Gefährdungsanalyse werden viele Teilprozesse benannt und betrachtet. Zum Beispiel:

- Werden durchgehend Kühlketten eingehalten?
- Liegt dem Hausarzt und dem Apotheker der gleiche Medikamentenplan (Entlassungsplan des Krankenhauses, aktueller Medikationsplan des Hausarztes, aktueller Medikationsplan des Pflegeheims etc.) vor?
- Sind Interaktionen einzelner Medikamente bekannt und Kontraindikationen oder Doppelverordnungen ausgeschlossen?
- Wird – soweit erforderlich – eine besondere Applikationsform eingehalten?

Auch innerhalb einer Einrichtung kann eine solche Gefährdungsanalyse durchgeführt werden. Es können Teilprozesse identifiziert werden, aus denen eine besondere Gefährdung der zu pflegenden Bewohner entsteht. So kann zum Beispiel schon das Verwechslungsrisiko bei der Lagerung von Inhalationszusatz und Mundspüllösung nebeneinander, abgefüllt in gleichen Flaschen und mit ähnlichem Rezepturetikett der zuliefernden Apotheke, benannt und eine entsprechende Maßnahme abgeleitet werden.

6.3.4 Risiken bewerten

Im Rahmen des Risikomanagement-Prozesses sind die analysierten Risiken im Anschluss zu bewerten (◘ Abb. 6.1). Im Kontext der Patientensicherheit werden Risiken dabei zweidimensional bewertet:

Tab. 6.1 Klinische Risikokriterien nach ONR 49002 für die Auswirkung – gemischte Risikokriterien für den klinischen Bereich

Stufe	Patient/Mitarbeiter	Leistungsfähigkeit	Reputation
Unbedeutend (1)	Vorkommnis, jedoch ohne Folgen (critical near miss).	Die Leistungsfähigkeit des Krankenhauses bleibt unberührt.	Die Reputation wird kaum beeinflusst. Es entsteht interner Klärungsbedarf.
Gering (2)	Leichter Gesundheitsschaden mit vorübergehenden Beschwerden/Schmerzen bis zu drei Tagen (verlängerte Hospitalisation).	Die Leistungsfähigkeit des Krankenhauses bleibt unberührt, es entstehen kurzzeitige Störungen im Betriebsablauf und Mehrkosten.	Es kommt zu Nachfragen von Angehörigen, die Medien interessieren sich für das Vorkommnis. Der externe Erklärungsbedarf hat noch keine direkten und anhaltenden Fogen.
Spürbar (3)	Schwerer Gesundheitsschaden ohne Dauerfolgen, mehr als drei Tage (verlängerte Hospitalisation).	Vorübergehende Minderung der Leistungsfähigkeit des Krankenhauses. Es entstehen Mehrkosten aus der Behandlung sowie aus den zusätzlichen Störungen der Prozesse.	Die Reputation wird durch negative Berichte, Untersuchungen und lokale Medienberichterstattung beeinträchtigt.
Kritisch (4)	Schwerer Gesundheitsschaden mit Dauerfolgen ohne dauerhafte Pflegebedürftigkeit, jedoch mit Berufseinschränkung	Die Leistungsfähigkeit des Krankenhauses wird andauernd beeinträchtigt. Das Leistungsangebot wird eingeschränkt.	Die Reputation wird regional über längere Zeit geschädigt durch negative Medienberichte, Straf- und Haftpflicht-Klagen und Untersuchungen. Patienten bevorzugen nach Möglichkeit andere Krankenhäuser.
Katastrophal (5)	Schwerer Gesundheitsschaden mit Dauerfolgen und dauerhafter Pflegebedürftigkeit. Tod des Patienten/Mitarbeiters.	Die Fortführung des Krankenhauses mit dem bisherigen Leistungsspektrum ist bedroht.	Die Reputation wird überregional irreparabel geschädigt, z. B. durch Strafrechtsklagen und nagative Berichterstattung. Das Vertrauen in die Führung ist erschüttert, deshalb ist die Kapazitätsauslastung des Krankenhauses nicht mehr sichergestellt.

Quelle: Austrian Standard Institut 2014

Pflege-Report 2018

jeweils nach Auswirkung und nach Eintrittswahrscheinlichkeit. Bei der Bewertung können unterschiedliche Perspektiven eingenommen werden. Um für die Bewertung die bestmögliche Einschätzung zu erhalten, sollte immer die Sicht der internen Themen- oder Prozess-Experten eingeholt werden.

Die organisationsindividuell definierten Risikokriterien werden der Bewertung zugrunde gelegt. Zunächst wird die mögliche Auswirkung des Risikos zugeordnet. Es empfiehlt sich bei der Bewertung der Auswirkung darauf zu achten, dass eine realistische Einschätzung vorgenommen wird.

Tab. 6.2 Risikokriterien für die Eintrittswahrscheinlichkeit

Stufe	Häufigkeit
Unwahrscheinlich	Weniger als einmal in drei Jahren
Sehr selten	Einmal in drei Jahren
Selten	Einmal pro Jahr
Möglich	Einmal pro Quartal
Häufig	Einmal pro Monat oder häufiger

Pflege-Report 2018

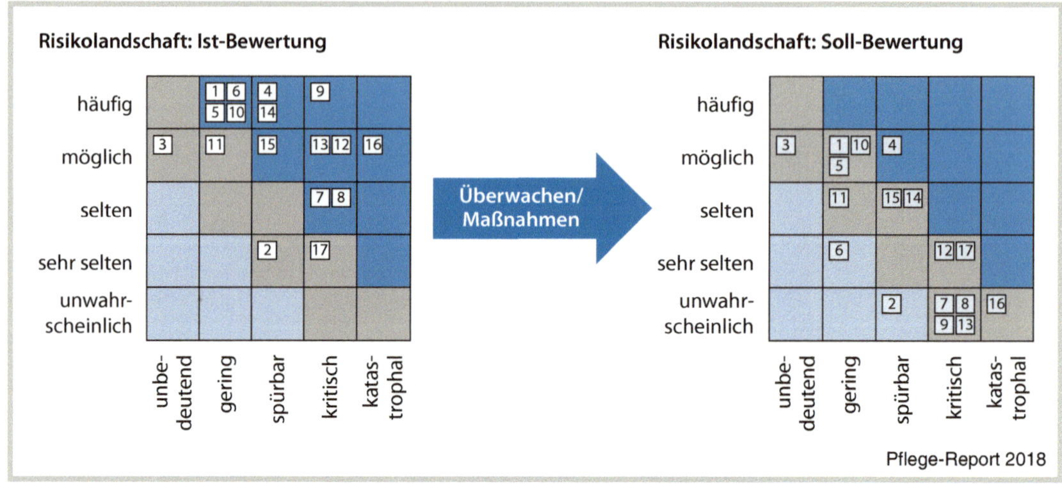

□ Abb. 6.2 Beispiel für eine Risikolandschaft

Im nächsten Schritt wird die Eintrittswahrscheinlichkeit bewertet. Diese basiert auf den Erfahrungen der beteiligten Experten und richtet sich in die Zukunft. Das heißt, aufgrund der Erfahrung in der Vergangenheit und des aktuellen Kenntnisstandes wird die Auswirkung in Zukunft mit der benannten Wahrscheinlichkeit eintreten.

Ist die Bewertung des jeweiligen Risikos vorgenommen, bildet das Produkt der jeweiligen beiden Faktoren (hier 1–5) die Risikoprioritätszahl (RPZ). Ein Risiko, dass in der Auswirkung mit »Kritisch (4)« und in der Eintrittswahrscheinlichkeit mit »Selten (3)« bewertet wurde, erhält somit eine RPZ von 12. Sie wird in einer Risikolandschaft dargestellt (□ Abb. 6.2). Die Organisation definiert ebenfalls Risiko-Toleranzgrenzen. Diese können mehrstufig angelegt sein, z. B. dreistufig in vertretbare Risiken, bedingt vertretbare Risiken und nicht vertretbare Risiken (Austrian Standard Institute 2014). Die jeweiligen Toleranzgrenzen können farblich (z. B. weiß – gelb – rot) in der Risikolandschaft gekennzeichnet werden.

Für eine Reduktion der Risikoprioritätszahl von der Ist-Bewertung zur Soll-Bewertung werden Maßnahmen geplant und umgesetzt.

Je nach Beeinflussbarkeit oder Risikoappetit einer Organisation können Risiken in der Sollbewertung stagnieren. Dann werden diese nur beobachtet. Der Turnus, in dem Risiken bewertet werden, kann risikoindividuell oder organisations-spezifisch festgelegt werden. Bis zum Abbau eines Risikos muss allerdings eine regelmäßige Bewertung erfolgen.

6.4   Zusammenfassung und Fazit

In der klinischen Gesundheitsversorgung wurde in Deutschland in den letzten Jahren eine Vielzahl von Aktivitäten zu Steigerung der Patientensicherheit ergriffen. Risikomanagement-Systeme sowie der Risikomanagement-Prozess mit seinen Instrumenten sind in diesem Kontext fest etabliert. Ein systematisches Risikomanagement mit der Ausrichtung auf die Patientensicherheit auf Einrichtungsebene, wie es das klinische Risikomanagement bietet, kann einen hohen Benefit für die zu pflegenden Personen, die Mitarbeiter und die Einrichtung bis hin zum gesamten Gesundheitswesen bewirken. Ergebnisse einer von der OECD beauftragten Studie zeigen z. B. die ökonomischen Effekte von Maßnahmen zur Patientensicherheit auf. Die Schädigung von Patienten durch eine Behandlung stellt demnach die weltweit vierzehntgrößte Ursache für die Notwendigkeit einer Gesundheitsbehandlung dar. Die häufigsten unerwünschten Ereignisse (adverse events) in der Krankenversorgung sind demnach:

— Infektionen im Rahmen der Gesundheitsversorgung

- venöse Thrombosen und Thromboembolien
- Dekubiti
- Medikationsfehler
- falsche oder zu späte Diagnose

(Slawomirski et al. 2017).

Wie oben gezeigt muss es für die Etablierung der Instrumente und Strukturen nicht nur einzelne verantwortliche Experten innerhalb einer Organisation geben. Instrumente wie ein CIRS oder ein funktionierendes Lob- und Beschwerdemanagement müssen von allen Mitarbeitern getragen werden. Hierfür bedarf es zunächst einer umfassend schlüssigen einrichtungsindividuellen Konzeption des Risikomanagements. Festgeschrieben wird diese in einer Risikomanagement-Politik, die deutlich die Ausrichtung, die Instrumente, die Bewertungskriterien, die Zielsetzung und Weiterentwicklung und vor allem auch die Verantwortlichkeiten definiert. Da Risikomanagement eine Führungsaufgabe ist, muss dieses Konzept von der obersten Leitung einer Einrichtung als geltend getragen und freigegeben werden. Um ein entsprechendes Bewusstsein bei den Mitarbeitern zu erreichen, bedarf es der regelmäßigen umfassenden Information aller Beteiligten. Über die offensive Thematisierung gemeldeter kritischer Ereignisse (einrichtungsintern oder übergreifend) in Teambesprechungen oder die regelhafte Anwendung von Instrumenten wie beispielsweise dem LFD-Tool können die Mitarbeiter ebenfalls für Risiken im Versorgungsprozess sensibilisiert werden (Hoffmann und Frei 2017).

Die Entstehung dieser unerwünschten Ereignisse beschränken sich natürlich nicht auf die Krankenhausbehandlung, sie können ebenso in der Langzeitpflege vorkommen. Hinzu kommt die Tendenz, dass sich die Verweildauern im Krankenhaus reduzieren, sodass ein Teil der medizinisch-pflegerischen Leistungen unter anderem in den ambulanten Pflegebereich verlagert wird. Entsprechend verlagern sich auch die Risiken im Versorgungsprozess. Berücksichtigt man beispielsweise die Entwicklung in der häuslichen Intensivpflege, deren Komplexität und die beteiligten Berufsgruppen, ist auch in diesem Bereich das Risikobewusstsein kritisch zu betrachten (Ewers et al. 2017). Die positiven Effekte von Risikomanagement-Instrumenten, die in den letzten Jahren in den Krankenhäusern beobachtet wurden, können allerdings sicherlich nicht unverändert auf Pflegeeinrichtungen übertragen werden. Hier müssen Unterschiede wie Einrichtungsgröße und Belegungsdynamiken berücksichtigt werden. Die Etablierung eines übergreifenden CIRS kann jedoch gerade in Einrichtungsverbänden oder auf Bezirks-, Landes- oder Bundesebene zu Erkenntnissen führen, die Risiken in Einrichtungen der Langzeitpflege aufzeigen und Maßnahmen induzieren, um die Sicherheit für Bewohner und Mitarbeiter zu erhöhen. Hilfreich sind für den Aufbau und zur Etablierung der Instrumente eines funktionierenden Risikomanagements im Kontext der Langzeitpflege auch diesbezüglich die Handlungsempfehlungen des Aktionsbündnisses Patientensicherheit (Aktionsbündnis Patientensicherheit 2016a).

Literatur

Aktionsbündnis Patientensicherheit (2016a) Handlungs-empfehlung: Anforderungen an klinische Risikomanagement-Systeme im Krankenhaus; 1. Version April 2016. http://www.aps-ev.de/wp-content/uploads/2016/08/HE_Risikomanagement-1.pdf. Zugegriffen: 23.Oktober 2017

Aktionsbündnis Patientensicherheit (2008) Broschüre – »Aus Fehlern lernen«. Januar 2008. http://www.aps-ev.de/wp-content/uploads/2016/10/Aus_Fehlern_lernen_0.pdf. Zugegriffen: 23.Oktober 2017

Aktionsbündnis Patientensicherheit (2016b) Handlungsempfehlung: Einrichtung und erfolgreicher Betrieb eines Berichts- und Lernsystem (CIRS); http://www.aps-ev.de/wp-content/uploads/2016/10/160913_CIRS-Broschuere_WEB.pdf. Zugegriffen: 23.Oktober 2017

Austrian Standard Institute (2014) Normensammlung Risiko-management. Wien: Austrian Standards plus Publishing

Elftes Sozialgesetzbuch. http://www.gesetze-im-internet.de/sgb_11/__.112.html, (15.10.2017), http://www.gesetze-im-internet.de/sgb_11/__114.html. Zugegriffen: 08. Januar 2018

Ewers M, Schaepe C, Lehmann Y (2017) Alles sicher? – Risikosituationen in der häuslichen Intensivpflege aus Sicht beatmeter Patienten und ihrer Angehörigen. Pflege 30:365–373. Hogrefe AG 2017. https://doi.org/10.1024/1012-5302/a000560

Gemeinsamer Bundesausschuss (G-BA) (2014) Pressemit-teilung – Risikomanagement- und Fehlermeldesysteme zur Verbesserung der Patientensicherheit in Klinik und Praxis. https://www.g-ba.de/institution/presse/pressemitteilungen/516. Zugegriffen: 23.Oktober 2017

Gnass I (2017) Sicherheit in der Pflege – Entstehung kritischer Ereignisse. In: Schewior-Popp S, Sitzmann F, Ullrich L (Hrsg) Thiemes Pflege. 13. Auflage, Georg Thieme, Stuttgart, S 543–544. CNE online https://cne.thieme.de/cne-webapp/r/library/page/9783132402935_2_76/-/1. Zugegriffen: 23.Oktober 2017

Gross H (2016) Narkosezwischenfall: Wer hilft traumatisierten Anästhesisten? Nachrichten aus der internationalen Fachliteratur. Anästhesiol Intensivmed Notfallmed Schmerzther 51(06):364–367

Hauer J, Schmidt E, Farin-Glattacker E, Jäckel WH (2011) Erstel-lung einer Übersicht und Bewertung von Qualitäts-siegeln und Zertifikaten in der deutschen Langzeitpflege. https://www.zqp.de/wp-content/uploads/Abschluss-bericht_Uebersicht_Bewertung_Qualitaetssiegeln_Zertifikaten.pdf. Zugegriffen: 23.Oktober 2017

Herold A (2015) Die retrospektive Fallanalyse – Ein Instrument zur Aufarbeitung von Schadensfällen. In: Gausmann P, Henninger M, Koppenberg J: Patientensicherheits-management. De Gruyter, Berlin, S 289–298

Hoffmann S, Frei I A (2017) Die Analyse unerwünschter Er-eignisse als Beitrag zur Sicherheitskultur im Kontext der Praxisentwicklung. Pflege 30:339–346. Hogrefe AG 2017. https://doi.org/10.1024/1012-5302/a000557

Kuske S, Stephan A, Saßen S, Cartes Febrero M, Wesselborg B (2017) Berichts- und Lernsysteme in der stationären Langzeitpflege auf dem Weg zur Implementierung. Pflege 30: 347–356. Hogrefe AG 2017. https://doi.org/10.1024/1012-5302/a000559

Lehmann K, Rößlein R, Vlcek A, Jobst R, Hagemann M, Fabian M, Schmidt A, Müller-Barna P (2016) Erste Erfahrungen mit einem Fehlermeldesystem in Pflege-einrichtungen. Gesundheitswesen 78: A55. doi:10.1055/s-0036-1586565

Maas M, Güß T (2014) Patientensicherheit – Auftrag für die Zukunft, Bedeutung von CIRS-Systemen für die klinische Praxis. Anästhesiol Intensivmed Notfallmed Schmerzther 49:466–472

Mennigen R, von Eiff W, Senninger N (2011) Fehler in der Chirurgie – Konzepte zu Prävention, Analyse und Risikomanagement; Allgemein- und Viszeralchirurgie up2date 5: 403–420. doi:http://dx.doi.org/10.1055/s-0031-1280240

Meyer-Massetti C, Krummenacher E, Hedinger-Grogg B, Luterbacher S, Hersberger KE (2016) Medikations-sicherheit im Home Care Bereich. Entwicklung und Pilotierung eines Critical Incident Reporting Systems. Pflege 29:247–255. Hogrefe AG 2017. https://doi.org/10.1024/1012-5302/a000498

Slawomirski L, Auraaen A, Klazinga N (2017) The Economics of Patient Safety. http://www.oecd.org/els/health-systems/The-economics-of-patient-safety-March-2017.pdf. Zugegriffen: 25.Oktober 2017

von Eiff W (2001) Heinrich's Gesetz, Risk Management und KAIZEN. https://www.cetpm.de/wissenspool.60.Heinrich_s_Gesetz,_Risk_Management_und_KAIZEN.2846210.pdf. Zugegriffen: 24.Oktober 2017

Weidringer JW, Paschen U (2015) Patientensicherheit in Qualitätsmanagement- und Zertifizierungsverfahren. In: Gausmann P, Henninger M, Koppenberg J: Patienten-sicherheitsmanagement. De Gruyter, Berlin, S 405–414

Zala-Mezö E, Bezzola P, Hochreutener M-A (2007) Error & Risk Analysis (ERA) – Konzept der systemischen Analyse von Behandlungszwischenfällen. Stiftung für Patientensicher-heit (Schweiz)

Expertenstandards als Instrument der Qualitätsentwicklung

Andreas Büscher und Petra Blumenberg

© Der/die Autor(en) 2018
K. Jacobs et al. (Hrsg.), *Pflege-Report 2018*
https://doi.org/10.1007/978-3-662-56822-4_7

Zusammenfassung

Das Deutsche Netzwerk für Qualitätsentwicklung in der Pflege (DNQP) entwickelt seit etwa 20 Jahren Expertenstandards für die Pflege. Expertenstandards sind innerhalb der Berufsgruppe abgestimmte Leistungsniveaus für die professionelle Pflege und Instrumente zur internen Qualitätsentwicklung in unterschiedlichen Settings der pflegerischen Versorgung. Durch die Aufbereitung verfügbarer Evidenz und die Orientierung am Pflegeprozess leisten Expertenstandards einen wichtigen Beitrag zum Theorie/Praxis-Transfer. Für die Einführung und Verstetigung neuer Vorgehensweisen im Praxisalltag wurde ein Implementierungskonzept entwickelt und es wird ein Audit-Instrument zur Verfügung gestellt. Erfahrungen aus den Praxisprojekten der letzten 15 Jahre verdeutlichen, dass nachhaltige Qualitätsentwicklung in erster Linie durch verbesserte Prozesse innerhalb der Krankenhäuser, Pflegeheime und ambulanten Pflegedienste erfolgt.

For almost 20 years the German Network for Quality Development in Nursing (DNQP) has been developing expert standards for nursing care. Expert standards express a professionally determined quality level of professional performance. They are to be used for internal quality development purposes in health and long-term care facilities. Expert standards are based on current best evidence and are designed according to the nursing process. Therefore, they contribute to knowledge transfer from theory to practice. For the implementation of expert standards into different settings, the DNQP developed a systematic implementation model and provides an audit instrument. Experiences from a range of practice projects indicate that sustainable quality development can only be achieved by improving internal processes in health and long-term care facilities.

7.1 Einleitung

Die Qualität der Pflege kann unter verschiedenen Perspektiven betrachtet werden. Die Verfügbarkeit pflegerischer Unterstützung durch professionelle Pflegeangebote oder pflegerische Unterstützung im familiären und sozialen Umfeld ist ein wichtiger Aspekt. Für die Qualität der Pflege entscheidend ist jedoch letztlich das Ergebnis des Pflegeprozesses zwischen Pflegeempfänger und der Pflege leistenden Person. In diesem Beitrag liegt der Fokus auf der Qualität der professionell erbrachten Pflege und den Möglichkeiten ihrer Entwicklung, Verbesserung und Sicherstellung. Der Blick auf die professionelle Pflege ist geprägt von dem Anspruch, eine am Bedarf der Nutzer orientierte, dem aktuellen Stand des Wissens entsprechende Versorgung zu gewährleisten. Möglichkeiten, die Qualität professionellen Pflegehandelns zu verbessern, stehen im Mittelpunkt der Arbeiten des 1992 gegründeten

Deutschen Netzwerks für Qualitätsentwicklung in der Pflege (DNQP). Das DNQP hat es sich zur Aufgabe gemacht, Instrumente zur Verbesserung der Pflegequalität zu entwickeln, ihre Anwendung zu unterstützen und die Bedingungen der Anwendung zu untersuchen.

Das DNQP hat Ende der 90er Jahre mit der Entwicklung von Expertenstandards begonnen, deren Entwicklung und Anwendung auf den folgenden Seiten beschrieben wird. Grundannahme der Arbeit des DNQP ist es, dass die Qualität der professionell erbrachten Pflege von professionell Pflegenden selbst bestimmt und entwickelt werden sollte. Das DNQP versteht sich in diesem Sinne als die unabhängige Stimme der professionellen Pflege in der Qualitätsdiskussion. Das DNQP ist sowohl von kommerziellen Interessen als auch von den Interessen der Selbstverwaltungspartner unabhängig. Das DNQP geht von einem sektorübergreifenden Verständnis der Pflegequalität aus und betrachtet das pflegerische Handeln zu zentralen Qualitätsrisiken übergreifend für die Pflege im Krankenhaus, in der stationären sowie der ambulanten Pflege. Das Grundverständnis zur Pflegequalität des DNQP geht damit über die politisch vorgesehenen Ansätze zur Qualitätssicherung der Pflege hinaus, welche die Qualität jeweils nur für einen bestimmten Versorgungsbereich (SGB V, SGB XI) betrachten.

7.2 Qualitätsinstrumente zur Bestimmung des pflegerischen Leistungsniveaus

Im Mittelpunkt der Arbeit des DNQP steht die Entwicklung, Konsentierung, Implementierung und Aktualisierung evidenzbasierter Expertenstandards zu relevanten Themen der Pflegepraxis. Sie beschreiben jeweils ein professionell abgestimmtes Leistungsniveau zu diesen Themenbereichen. Die Arbeit mit Expertenstandards bedarf immer einer einrichtungs- und zielgruppenspezifischen Konkretisierung, da die eher allgemein formulierten Kriterien keine konkreten Umsetzungsvorgaben machen. Dies stellt eine anspruchsvolle Aufgabe für die Verantwortlichen dar, unterstützt aber maßgeblich die interne Qualitätsentwicklung in den Einrichtungen und Diensten, da es durch die inhaltliche Auseinan-

dersetzung mit einem Expertenstandard zu klärenden Dialogen innerhalb der Berufsgruppen und vielfältigen Impulsen für die Qualitätsentwicklung kommt. Die Auseinandersetzung mit den Inhalten des Expertenstandards dient der Orientierung hinsichtlich der verfügbaren Evidenz über den pflegerischen Beitrag und stellt damit den Ausgangspunkt für eine interne Qualitätsentwicklung dar.

Mit der Konkretisierung der Inhalte des Expertenstandards beginnt der Prozess der internen Auseinandersetzung mit neuen Vorgehensweisen, ihrer Implementierung und der regelmäßigen Evaluation und Nachbesserung im Sinne des Pflegeprozesses. Hilfestellung bei der einrichtungsspezifischen Konkretisierung leistet das DNQP durch die seit mehr als 15 Jahren stattfindenden Implementierungsprojekte, die wissenschaftlich begleitet und ausgewertet werden. Zudem wird ein themenspezifisches Audit-Instrument zur internen Überprüfung des Umsetzungsgrades der Zielvorgaben entwickelt. Die Ergebnisse der modellhaften Implementierungen sowie das Audit-Instrument werden den Einrichtungen in Veröffentlichungen und auf der Website des DNQP zur Verfügung gestellt. Sie werden von der Fachöffentlichkeit in hohem Maße nachgefragt.

7.3 Die Entstehung des DNQP und der Beginn der Entwicklung von Expertenstandards

Die Gründung des DNQP im Jahr 1992 geht zurück auf das Ziel 31 (Entwicklung von Verfahren zur Qualitätsentwicklung in den Gesundheitssystemen der Mitgliedstaaten) der WHO-Strategie »Gesundheit für alle bis zum Jahr 2000« und die Aktivitäten des mittlerweile nicht mehr existierenden europäischen Netzwerks EUROQUAN (European Quality Assurance Network). Das DNQP hat sich seit seiner Gründung an dem in EUROQUAN angelegten Netzwerkgedanken orientiert und ihn stetig weiterentwickelt. Ein Netzwerk bietet den Vorteil, dynamische Entwicklungen durch informelle Austauschprozesse und die Nutzbarmachung lokal entwickelter und bewährter Verfahren zu fördern. Die Herstellung von Akzeptanz in der Berufsgruppe ist ein weiterer Vorteil eines Netzwerks (Schiemann 2017). In diesem Sinne hat sich das DNQP zunächst vor allem der dezentralen Qualitätsentwicklung in der Pflege verschrieben. Durch die Erforschung und Weiterentwicklung stations- beziehungsweise abteilungsbezogener Qualitätsentwicklungsprojekte konnte bereits früh gezeigt werden, dass eine eigenständige pflegerische Qualitätsentwicklung tragfähige Ergebnisse hervorbringen kann (Schiemann und Moers 2004). Als logische Konsequenz dieser Entwicklungen resultierte die Entscheidung, zu zentralen Qualitätsrisiken der pflegerischen Versorgung nationale Expertenstandards zu entwickeln und für die Praxis zur Verfügung zu stellen.

Befördert wurde diese Entwicklung durch den Beschluss der Gesundheitsministerkonferenz der Länder von 1999 über »Ziele einer einheitlichen Qualitätsstrategie im Gesundheitswesen«, der einen wichtigen Anstoß für die Förderung der Entwicklung von Expertenstandards durch das Bundesministerium für Gesundheit war (Schiemann 2017). Die in der Strategie ausgesprochene Verpflichtung zur Entwicklung wissenschaftlicher und evidenzbasierter Verfahren nicht nur für die Ärzteschaft, sondern explizit auch für die Pflegeberufe war insofern von großer Bedeutung, als bis in die 1990er Jahre auf der sozial- und gesundheitspolitischen Ebene die Notwendigkeit zu einer eigenen Definition und Herangehensweise zur Qualität der Pflege nur bedingt gesehen wurde. Der Beschluss der Gesundheitsministerkonferenz war die Grundlage für eine Förderung der Entwicklung von Expertenstandards durch das Bundesministerium für Gesundheit (BMG), durch die ermöglicht wurde, die ersten sieben Expertenstandards zu entwickeln sowie den Expertenstandard »Entlassungsmanagement in der Pflege« erstmals zu aktualisieren.

Um die Entwicklung der Expertenstandards dauerhaft zu gewährleisten, wurden mit Inkrafttreten des Pflegeweiterentwicklungsgesetzes (PfWG) zum 1. Juli 2008 die Entwicklung und Anwendung wissenschaftlich fundierter und fachlich abgestimmter Expertenstandards gemäß § 113a SGB XI in den Verantwortungsbereich der Vertragsparteien übertragen. Diese Bestimmung war und ist nach wie vor im Hinblick auf die pflegerische Qualitätsentwicklung mit zwei Problemen behaftet: Zum einen bezieht sie sich ausschließlich auf die Pflege innerhalb der Pflegeversicherung statt auf die sektorübergreifende Perspektive der ersten Experten-

standards. Die Möglichkeit der administrativen Zuordnung hat entsprechend höheres Gewicht gegenüber sachlich-fachlichen Erwägungen erhalten, nach denen sich das pflegerische Handeln hinsichtlich zentraler Qualitätsrisiken zwischen Pflegesituationen im SGB V und SGB XI nicht unterscheidet. Ein zweites Problem entstand dadurch, dass die Verantwortung für die Expertenstandardentwicklung den Vertragsparteien zugeschrieben wurde. In der Gesetzesbegründung findet sich ein eindeutiger Bezug zur Arbeit des DNQP. In der Umsetzung konnte der Eindruck entstehen, dass das DNQP nicht mehr benötigt wird, weil die Verantwortung nunmehr bei der Selbstverwaltung liegt, die zur Umsetzung von § 113a SGB XI eine Verfahrensordnung erlassen hat. Wesentliche Bestandteile der Verfahrensordnung orientieren sich am Methodenpapier des DNQP. Gepaart mit dem Bestreben der Vertragsparteien, sich die Verwertungsrechte an den Expertenstandards zu sichern, bekam die gesetzliche Neuregelung für die professionsgesteuerte Qualitätsentwicklung einen beinahe schon enteignenden Charakter. Die Analogie im SGB V bestünde darin, dass sich der Gemeinsame Bundesausschuss des methodischen Vorgehens zur Leitlinienentwicklung der Arbeitsgemeinschaft Wissenschaftlich-Medizinischer Fachgesellschaften (AWMF) bedienen würde, um Leitlinien für das SGB V zu entwickeln und der Arbeit der AWMF keine weitere Beachtung schenken würde. Das DNQP hat unabhängig von der gesetzlichen Bestimmung des § 113a SGB XI daher entschieden, seine Arbeit kontinuierlich fortzusetzen und sieht sich durch die Entwicklung zweier neuer Expertenstandards und der kontinuierlichen Aktualisierung der bestehenden Standards darin bestärkt, auch in Zukunft an der sektorenübergreifenden Entwicklung von Expertenstandards festzuhalten und die Entwicklung und Aktualisierung in der professionellen Verantwortung zu lassen. Die Tatsache, dass seit 2008 noch kein Expertenstandard nach § 113a SGB XI veröffentlicht wurde – ein Entwurf liegt den Vertragsparteien seit 2014 vor –, lässt diese Entscheidung im Sinne der Gewährleistung der Entwicklung evidenzbasierter Qualitätsinstrumente für die Pflege nachvollziehbar erscheinen. Seit 2009 arbeitet das DNQP finanziell unabhängig und ohne öffentliche Förderung. Die Entwicklung und Aktualisierung von Expertenstandards wird vorrangig aus Eigenmitteln finanziert, die sich im Wesentlichen aus Verkaufserlösen der DNQP-Veröffentlichungen zu den Expertenstandards zusammensetzen.

7.4   Definition und Aufbau von Expertenstandards

Expertenstandards sind definiert als: »...evidenzbasierte, monodisziplinäre Instrumente, die den spezifischen Beitrag der Pflege für die gesundheitliche Versorgung von Patienten/Patientinnen bzw. Bewohnern/Bewohnerinnen sowie ihren Angehörigen zu zentralen Qualitätsrisiken aufzeigen und Grundlage für eine kontinuierliche Verbesserung der Pflegequalität in Gesundheits- und Pflegeeinrichtungen bieten. Sie stellen ein professionell abgestimmtes Leistungsniveau dar, das dem Bedarf und den Bedürfnissen der damit angesprochenen Bevölkerung angepasst ist und Kriterien zur Erfolgskontrolle dieser Pflege (...) einschließt. Expertenstandards zeigen die Zielsetzung komplexer, interaktionsreicher pflegerischer Aufgaben sowie Handlungsalternativen und Handlungsspielräume in der direkten Versorgung von Patienten/Patientinnen- bzw. Bewohner-/Bewohnerinnen auf. Sie erheben den Anspruch, wirksame Instrumente der Qualitätsentwicklung zu sein und durch aktiven Theorie/Praxis-Transfer zur Entwicklung und Professionalisierung der Pflegepraxis beizutragen.« (DNQP 2015, S. 5/6). ◾Tab. 7.1 gibt einen Überblick

über die bisherigen Expertenstandards und den Zeitpunkt ihrer Veröffentlichung.

Im Jahr 2015 wurde mit der Entwicklung eines Expertenstandards zur Beziehungsgestaltung in der Pflege von Menschen mit Demenz begonnen, dessen Veröffentlichung 2018 nach Abschluss der modellhaften Implementierung erwartet werden kann. Zudem hat das DNQP den ersten Expertenstandard nach § 113a SGB XI zur Erhaltung und Förderung der Mobilität entwickelt, der 2014 im Entwurf veröffentlicht wurde.

7.5   Das methodische Vorgehen bei der Entwicklung von Expertenstandards

Expertenstandards werden in einem mehrstufigen Verfahren entwickelt, konsentiert, modellhaft implementiert und aktualisiert, das ausführlich in einem regelmäßig aktualisierten Methodenpapier (DNQP 2015) dargelegt ist. ◾ Abb. 7.1 gibt eine kurze Übersicht über das methodische Vorgehen. Von besonderer Bedeutung sind die dialogischen Konsentierungsprozesse auf verschiedenen Ebenen, die maßgeblich zur Anwendbarkeit des Instruments beitragen. Sie finden an folgenden »Stellen« statt:

— Im Rahmen der Entwicklung einigt sich eine Expertenarbeitsgruppe aus Praktikern und Wissenschaftlern auf der Grundlage einer Literaturrecherche auf den ersten Entwurf eines Expertenstandards.

◾ **Tab. 7.1** Bisherige Expertenstandards des DNQP

Thema des Expertenstandards	Veröffentlichung	1. Aktualisierung	2. Aktualisierung
Dekubitusprophylaxe in der Pflege	2002	2010	2017
Entlassungsmanagement in der Pflege	2004	2009	2017 begonnen
Schmerzmanagement bei akuten Schmerzen	2005	2011	
Sturzprophylaxe in der Pflege	2006	2013	
Förderung der Harnkontinenz	2007	2014	
Pflege von Menschen mit chronischen Wunden	2009	2015	
Ernährungsmanagement in der Pflege	2010	2017	
Schmerzmanagement bei chronischen Schmerzen	2015		
Förderung der physiologischen Geburt (Hebammen)	2014		

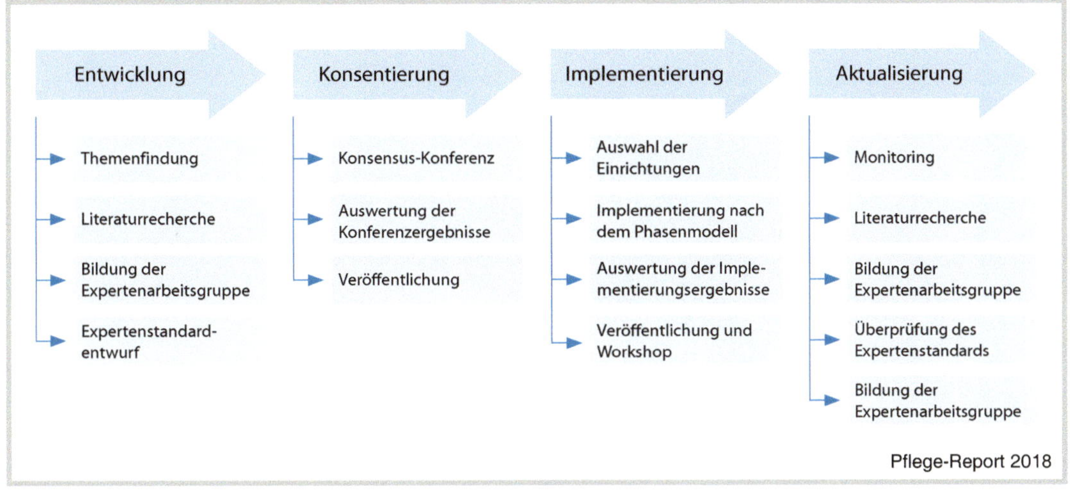

◘ Abb. 7.1 Entwicklung, Konsentierung, Implementierung und Aktualisierung von Expertenstandards (Quelle: DNQP 2015)

- Dieser Entwurf wird im Rahmen einer Konsensus-Konferenz mit der Fachöffentlichkeit und Vertretern von Verbänden diskutiert und anschließend überarbeitet.
- Bei einer Aktualisierung findet eine Konsultationsphase über das Internet statt, in der die Öffentlichkeit für sechs Wochen die Möglichkeit hat, schriftliche Stellungnahmen zum Aktualisierungs-Entwurf an das DNQP zu senden.
- Im Rahmen der Implementierung findet ein intensiver Austausch mit den beteiligten Projekteinrichtungen zur Anwendbarkeit des Expertenstandards statt, der zu einer erneuten Überarbeitung des Expertenstandards führen kann, sofern sich im Praxistest ein weiterer Überarbeitungsbedarf herausstellt.

Erst nachdem alle Konsentierungs-Schritte erfolgreich durchlaufen sind, kann davon ausgegangen werden, dass es sich bei dem Standard um ein »professionell abgestimmtes Leistungsniveau« handelt, das von der Pflege für die Pflege entwickelt wurde (Schiemann und Moers 2017).

7.6 Implementierung von Expertenstandards

Dem dritten Schritt des professionellen Abstimmungsprozesses – der modellhaften Implementie-

rung – kommt eine besondere Bedeutung zu. Mit der modellhaften Implementierung wird das Ziel verfolgt, Aufschluss über Anwendbarkeit und Akzeptanz in der Pflegepraxis zu gewinnen und Hinweise darüber zu erhalten, welche Bedingungen für eine erfolgreiche Einführung in verschiedenen Settings gegeben sein müssen. Durch die im Rahmen der Implementierung vorgesehene schrittweise Auseinandersetzung mit den Inhalten des Expertenstandards werden diese für die jeweiligen Praxisbedingungen konkretisiert und die Akzeptanz der neuen Erkenntnisse in der Praxis gefördert. Es handelt sich bei diesem Vorgehen um ein vom DNQP selbst entwickeltes Verfahren, das der Forderung gerecht wird, Qualitätsinstrumente für die Praxis nicht nur zu entwickeln, sondern auch Hinweise für ihre Umsetzung zu geben. Wie der Abbildung zu entnehmen ist, verläuft die modellhafte Implementierung in vier sich teilweise überlappenden Phasen: Fortbildung, Konkretisierung und Anpassung des Standards an die besonderen Anforderungen der Zielgruppe, verbindliche Standardeinführung und die abschließende Datenerhebung mit einem standardisierten Audit-Instrument (Schiemann und Moers 2017; DNQP 2015).

Die etwa sechs Monate dauernde modellhafte Implementierung orientiert sich an einem Phasenmodell (◘ Abb. 7.2) und wird wissenschaftlich durch das DNQP begleitet. Die beteiligten Einrichtungen (pro Projekt ca. 25 Krankenhäuser, statio-

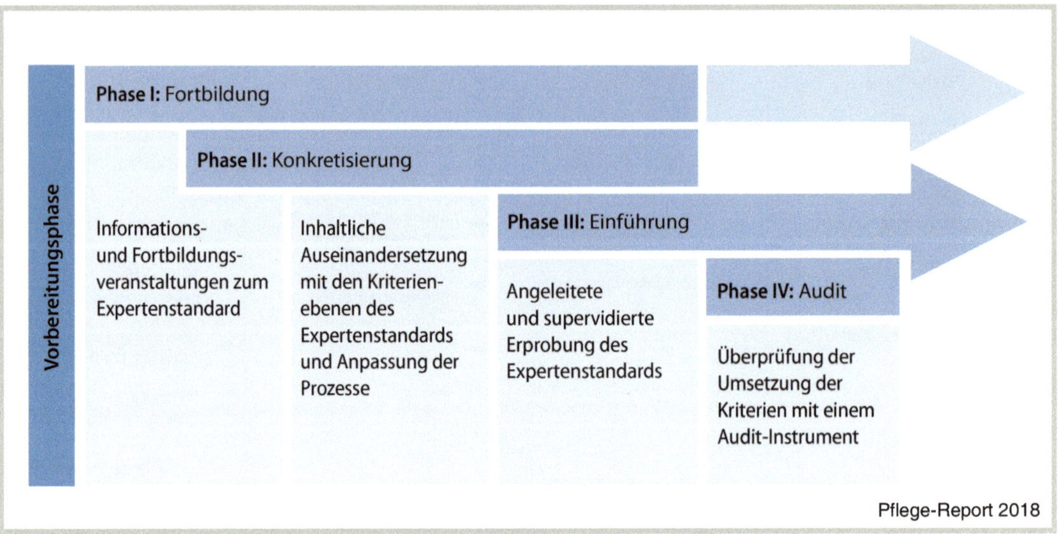

Abb. 7.2 Phasenmodell zur Implementierung von Expertenstandards (Quelle: DNQP 2015)

näre und ambulante Pflegeeinrichtungen) erhalten Unterstützung bei der Durchführung der einzelnen Implementierungsphasen. Besonders bedeutsam ist auch bei der modellhaften Implementierung der Netzwerkgedanke, da die für die Implementierung verantwortlichen Personen aus den beteiligten Einrichtungen zu regelmäßigen Projektsitzungen zusammenkommen und dort die Gelegenheit haben, Ideen und Gedanken auszutauschen, wie die einzelnen Standardkriterien am besten umgesetzt werden können.

Neben dem hohen Anspruch an die Glaubwürdigkeit des Expertenstandards und der möglichst nachhaltigen Umsetzung und verstetigten Arbeit mit den Inhalten legt das DNQP großen Wert darauf, die einrichtungsinterne Pflegequalität regelmäßig zu evaluieren. Bereits seit der ersten modellhaften Implementierung Anfang der 2000er Jahre wird den Praxiseinrichtungen ein standardisiertes Auditinstrument zur Überprüfung der Qualität zur Verfügung gestellt. Mit diesem Audit lassen sich der Einführungs- bzw. der Zielerreichungsgrad in Bezug auf das im Standard beschriebene Qualitätsniveau aufzeigen und entsprechende Anpassungserfordernisse in der pflegerischen Praxis identifizieren (Moers et al. 2017).

Zusätzlich wurde im Rahmen der zweiten Aktualisierung des Expertenstandards »Dekubituspro-phylaxe in der Pflege« erstmals damit begonnen, Indikatoren für die interne Qualitätsentwicklung auf Basis der Kriterien eines Expertenstandards zu entwickeln und im Rahmen eines Praxisprojekts zu erproben (Büscher und Kabore 2017; DNQP 2015). Die Mitglieder der Expertenarbeitsgruppe wurden dabei um eine Einschätzung gebeten, welche Aspekte des aktualisierten Expertenstandards in der Praxis besonders in den Blick genommen werden sollten, um einen Qualitätsfortschritt zu erzielen. Sie erhielten zudem eine Übersicht über international angewandte Indikatoren zur Dekubitusprophylaxe. In der zweiten Sitzung wurden dann auf Grundlage der von den Experten festgelegten prioritären Themenbereiche mögliche Indikatoren auf Basis des aktualisierten Expertenstandards diskutiert und vorläufig festgelegt. In einem Praxisprojekt mit Einrichtungen aus den Settings der ambulanten Pflege, der stationären Altenhilfe und dem Krankenhaus wurden diese Indikatoren dann auf Nutzen und Aufwand getestet.

7.7   Erfahrungen aus den Implementierungsprojekten

An den bislang acht Implementierungsprojekten des DNQP haben sich insgesamt weit über 100 Einrichtungen beteiligt, einige davon mehrfach. Diese Einrichtungen ermöglichten über diese Teilkontinuität Einblicke in ihre einrichtungsbezogenen Erfahrungen in der Bewältigung der unterschiedlichen Projekte sowie Erkenntnisse zu Synergieeffekten aus der Arbeit mit mehreren Expertenstandards. Die durch die Implementierungsprojekte gewonnenen Erkenntnisse verweisen auf einige wesentliche Aspekte, die für die Arbeit mit Expertenstandards und anderen Qualitätsinstrumenten von Bedeutung sind (Moers et al. 2017).

So ist eine wichtige Rahmenbedingung bei der Umsetzung der Expertenstandards die kundige Unterstützung durch das Management der jeweiligen Einrichtung. Dazu gehört die Herstellung und Förderung von Akzeptanz für eine Veränderung der bestehenden Praxis. Auch internationale Übersichtsarbeiten (Damschroder et al. 2009; Dixon-Woods et al. 2012) weisen darauf hin, wie wichtig die Akzeptanz und einrichtungsinterne Unterstützung für eine erfolgreiche Implementierung von Innovationen ist. In den Implementierungsprojekten waren es die Bereitstellung von Ressourcen, der Einsatz der eigenen Autorität und intensive Kommunikation, die zu erhöhter Akzeptanz beigetragen haben. Dies gilt insbesondere im Hinblick auf die interdisziplinäre Kooperation, wenn es darum geht, Verfahrensregeln zu autorisieren und Pflegefachkräften in spezifischen Versorgungsprozessen entsprechende Kompetenzen zuzugestehen. Nicht zuletzt kommt der Unterstützung der Arbeitsgruppen und Pflegeteams hohe Bedeutung zu, indem ihnen eine dauerhafte Unterstützung zuteil wird und dezentrale, partizipative Methoden der Qualitätsentwicklung befördert werden. Der Stand der Pflegeentwicklung selbst wird als wichtiges Indiz für die erfolgreiche Anwendung von Expertenstandards gewertet. Dazu gehören die Umsetzung des Pflegeprozesses und eines damit einhergehenden, patientenorientierten Pflegeorganisationssystems.

Ein zweiter wichtiger Faktor bei der Arbeit mit Expertenstandards sind die Projektverantwortlichen in den Einrichtungen, die den Dreh- und Angelpunkt der Implementierung und nachhaltigen Weiterarbeit bilden. Sie übernehmen in der Praxis die in der qualitätsmethodischen Literatur viel diskutierte Aufgabe der Facilitation, also der Ermöglichung oder Förderung (Kitson et al. 1998;

Rycroft-Malone 2010). Ihnen obliegen Steuerungs- und Vermittlungsaufgaben im mono- und interdisziplinären Kontext; damit stellen sie ein Bindeglied zwischen Pflegefachkräften, Pflegeleitungen und Angehörigen anderer Berufsgruppen dar, die am Implementierungsprozess beteiligt sind. Die Projektbeauftragten benötigen kommunikative Kompetenzen, da sie die Moderation der Arbeitsgruppen und das »Bewerben« des Projekts in der leitenden und mittleren Führungsebene und bei den beteiligten Berufsgruppen übernehmen. Sie benötigen fachliche Kompetenzen, um ihren Beitrag zur Anpassung und Konkretisierung der Expertenstandardkriterien zu leisten. Sie planen, organisieren und übernehmen selbst Fortbildungen und haben für die Pflegefachkräfte eine Mentorenfunktion. Nicht zuletzt führen die Projektbeauftragten die Audits durch. In den DNQP-Projekten zur modellhaften Implementierung haben häufig erfahrene Pflegeexperten diese Aufgaben übernommen, die in größeren Einrichtungen entweder Stabstellen der Pflegedirektion innehatten oder Pflegeentwicklungsabteilungen angehörten. Aber auch Qualitätsbeauftragte kleinerer Einrichtungen oder Pflegeexperten ohne organisatorische Anbindung an die Leitungsebene waren in der Lage, diese komplexe Aufgabe auszufüllen, sofern sie sich der umfassenden Unterstützung der Managementebene einerseits und der Pflegeteams andererseits sicher sein konnten (Moers et al. 2017). Die komplexen Aufgaben der Projektverantwortlichen zeigen deutlich die Notwendigkeit auf, entsprechend gute und akademisch qualifizierte Pflegefachkräfte für die Arbeit in der Praxis zu gewinnen, die nicht nur bei der Implementierung von Expertenstandards eine wichtige Funktion übernehmen, sondern auch bei anderen Innovationen, deren Implementierungsprozesse sich um ähnliche Fragen drehen.

7.8 Fazit

Mittlerweile kann davon ausgegangen werden, dass Expertenstandards eine hohe Bedeutung für die Qualität der Pflege haben. Das große Interesse an den Veranstaltungen des DNQP und die kontinuierliche Nachfrage der Fachöffentlichkeit nach den Veröffentlichungen sind ein Beleg dafür. Der Rückgriff auf Aussagen in den Expertenstandards im Rahmen der externen Qualitätsprüfung im Bereich der Pflegeversicherung durch die Medizinischen Dienste der Krankenversicherung oder für den Generalindikator Dekubitusprophylaxe im Krankenhaus ist ein weiterer Beleg für die breite Anwendung, obwohl bei der Nutzung im Rahmen der externen Qualitätssicherung immer die Gefahr einer zu starren Anwendung besteht, die die Notwendigkeit der internen Prozesse in den Einrichtungen überdeckt. Dennoch kann geschlussfolgert werden, dass die professionsgesteuerte Qualitätsentwicklung in der Pflege kontinuierlich wichtige Beiträge liefert.

Für die Zukunft sollte diskutiert werden, ob die gesetzliche Verpflichtung zur Umsetzung von Expertenstandards nach § 113a SGB XI die erhoffte Wirkung entfaltet. Die oben beschriebenen Erfahrungen des DNQP zeigen, dass für die Erreichung formulierter Qualitätsziele vor allem einrichtungsinterne Faktoren ausschlaggebend sind. Diese zu stärken sollte daher als vorrangige Aufgabe angesehen werden. Für die professionsgesteuerte Qualitätsentwicklung in der Pflege wird die Etablierung von Pflegekammern auf Landesebene in Zukunft bedeutsam werden. Die Pflegekammern werden einen maßgeblichen Einfluss darauf nehmen, in welcher Art und Weise eine durch die Berufsgruppe gesteuerte Qualitätsentwicklung realisiert wird, für die die Arbeit mit Expertenstandards des DNQP eine gute Grundlage bietet.

Literatur

Büscher A, Kabore A (2017) Entwicklung von Qualitätsindikatoren auf Basis von Expertenstandards. In: Schiemann D, Moers M, Büscher A (Hrsg) Qualitätsentwicklung in der Pflege. Konzepte, Methoden und Instrumente. Kohlhammer, Stuttgart, S 193–203

Damschroder L, Aron D, Keith R, Kirsh S, Alexander J, Lowery J (2009) Fostering implementation of health research findings into practice: a consolidated framework for advancing implementation science. https://implementationscience.biomedcentral.com/articles/10.1186/1748-5908-4-50. Zugegriffen: 02. September 2017

Dixon-Woods M, McNicol S, Martin G (2012) Ten challenges in improving quality in healthcare: lessons from the Health foundation's programme evaluations and relevant literature. BMJ Qual Saf 21:876–884

DNQP (Hrsg) (2015) Methodisches Vorgehen zur Entwicklung, Einführung und Aktualisierung von Expertenstandards in der Pflege und zur Entwicklung von Indikatoren zur Pflegequalität auf Basis von Expertenstandards. DNQP, Osnabrück

Kitson A, Harvey G, McCormack B (1998) Enabling the implementation of evidence based practice: a conceptual framework. Qual Health Care (3):149–158

Moers M, Schiemann D, Stehling H (2017) Expertenstandards implementieren – Spezifika gelingender Einführungsprozesse. In: Schiemann D, Moers M, Büscher A (Hrsg) Qualitätsentwicklung in der Pflege. Konzepte, Methoden und Instrumente. Kohlhammer, Stuttgart, S 70–101

Rycroft-Malone J (2010) Promoting Action on Research Implementation in Health Services (PARIHS). In: Rycroft-Malone J, Bucknall T (Hrsg.). Models and Frameworks for Implementing Evidence-Based Practice: Linking Evidence to Action. Oxford (UK): Wiley-Blackwell 2010; 109-135

Schiemann D. Networking for Quality: Qualitätsnetzwerke der Pflege auf europäischer und nationaler Ebene. In: Schiemann D, Moers M, Büscher A (Hrsg) Qualitätsentwicklung in der Pflege. Konzepte, Methoden und Instrumente. Kohlhammer, Stuttgart, S 20–26

Schiemann D, Moers M (2004) Werkstattbericht über ein Forschungsprojekt zur Weiterentwicklung der Methode der Stationsgebundenen Qualitätsentwicklung in der Pflege (mit einem Kapitel von Andreas Fierdag). Schriftenreihe des Deutschen Netzwerks für Qualitätsentwicklung in der Pflege. DNQP, Osnabrück

Schiemann D, Moers M (2017) Qualitätsmethodik zur Entwicklung, Einführung und Aktualisierung evidenzbasierter Expertenstandards in der Pflege. In: Schiemann D, Moers M, Büscher A (Hrsg) Qualitätsentwicklung in der Pflege. Konzepte, Methoden und Instrumente. Kohlhammer, Stuttgart, S 29–49

Messung von Lebensqualität im Kontext stationärer Pflege

Manuela Weidekamp-Maicher

© Der/die Autor(en) 2018
K. Jacobs et al. (Hrsg.), *Pflege-Report 2018*
https://doi.org/10.1007/978-3-662-56822-4_8

Zusammenfassung
Der Einzug des Lebensqualitätsbegriffs in das Pflegestärkungsgesetz entfachte in Deutschland eine neue Debatte über die Relevanz von Lebensqualität in der pflegerischen Versorgung. Der Beitrag erläutert den Begriff der Lebensqualität und gibt einen Einblick in ausgewählte Ansätze der Lebensqualität in der stationären Pflege. Anhand von Beispielen aus anderen Ländern zeigt er zudem verschiedene Möglichkeiten der Entwicklung und Implementierung neuer Instrumente, reflektiert allerdings auch die Chancen und Risiken der politischen Indienstnahme des Konzeptes.

The entry of the quality of life concept into the Care Support Act inspired a new debate in Germany about the relevance of quality of life in nursing care. The article explains the concept of quality of life and provides an overview of selected approaches to quality of life in nursing and residential care. Using examples from other countries, the author shows some possibilities for the development and implementation of new instruments and reflects the opportunities and risks of the political use of the concept.

8.1 Theoretisches Verständnis von Lebensqualität in der stationären Pflege

8.1.1 Was ist Lebensqualität?

Lebensqualität stellt einen komplexen Begriff dar, der in verschiedenen wissenschaftlichen Disziplinen und unterschiedlichen wissenschaftstheoretischen Kontexten verortet ist. Historisch betrachtet, zählt Lebensqualität zu den »neuen Wohlfahrtskonzepten« (Noll 2000), obwohl ihre politisch-normative Zielformel eines besseren, weil an der Qualität (anstatt der Quantität) orientierten, Lebens nicht neu ist. So entstanden bereits in der antiken Philosophie verschiedene Verständnisse eines »guten Lebens«, die teilweise Eingang in moderne Theorien gefunden haben. Die Popularität des Begriffs, die in der Medizin und Gesundheitsforschung in den 1940er Jahren begann und in den Sozialwissenschaften ca. zehn Jahre später ihren Lauf nahm, gründete jedoch weniger auf der Neuentdeckung theoretischer Konzeptionen, sondern auf dem Gedanken der Messbarkeit des Konstruktes. Mit der (Neu-)Definition von Gesundheit[1] sowie der zunehmenden Entwicklung sog. sozialer Indikatoren begann die »empirische Karriere« des Begriffs, deren Expansion in verschiedene Disziplinen reichte, u. a. in die Soziologie, Psychologie, Medizin, Ökonomie und Pflegewissenschaft. Dies führte zu einer steigenden Diversifikation des Konzeptes, sodass heute unterschiedliche Verständnisse von Lebensqualität vorliegen.

---

1 Die anlässlich der Gründung der Weltgesundheitsorganisation (im Jahr 1948) vorgelegte Definition betrachtet Gesundheit als »physical, mental, and social well-being and not merely the absence of disease or infirmity« (www.who.int/about/mission/en).

Widmet man sich der aktuellen Debatte um die Definition von Lebensqualität in der stationären Pflege, so gilt es zunächst zwischen der *Qualität des Lebens* und der *Qualität der Pflege* zu trennen und zugleich zu klären, von welchem Pflegebegriff die Rede ist. Aufgrund der starken Definitionsmacht des in der Pflegeversicherung verankerten Verständnisses von Pflege, das sich von dem breiter gefassten Begriff der Sorge (*care*) unterscheidet, wird unter dem Begriff der Pflegequalität i. d. R. die Güte jener Leistungen verstanden, die durch Pflege(fach-)kräfte erbracht werden. Dabei kommt der engere Begriff der Pflege zur Anwendung. Die Qualität des Lebens in einer Einrichtung hängt jedoch nicht nur von der Güte (fach-)pflegerischer Leistungen ab, sondern wird von allen Merkmalen einer Einrichtung im ganzheitlichen Sinne tangiert. Je stärker die Abhängigkeit von (guter) Pflege und Versorgung und je verwobener das Leben bzw. Wohnen mit den Leistungen einer Einrichtung, umso stärker hängt die Lebensqualität der Bewohner und Bewohnerinnen von der Gesamtqualität eines Pflegeheims ab. Daher plädieren Zimmerman und Bowers (2001, S. 231) dafür, Pflege- und Lebensqualität nicht als distinkte, sondern als miteinander verwobene Konzepte zu betrachten.

Angesichts der starken Diversifikation in dem Feld stellt sich aktuell die Frage, welche wissenschaftliche Disziplin die theoretische Basis inkl. eines methodologisch-normativen Verständnisses von Lebensqualität in der stationären Pflege bestimmen soll. Während viele Autoren und Autorinnen hierfür die Pflegewissenschaft als verantwortlich sehen, plädieren andere für die Gerontologie. Wieder andere weisen auf die Rehabilitationswissenschaften hin (Bishop 2005) oder sehen die Definition von Lebensqualität aus einem gesamtgesellschaftlichen Verständnis von Pflege und ihren Aufgaben heraus begründbar (Vaarama und Pieper 2014). In Abhängigkeit von ihrer wissenschaftstheoretischen Herkunft lassen sich daher verschiedene Definitionen von Lebensqualität in der stationären Pflege unterscheiden. Auf der Grundlage einer umfassenden Konzeptanalyse pflegewissenschaftlicher Ansätze definiert Haas (1999b) Lebensqualität als »multidimensional evaluation of an individual's current life circumstances in the context of the culture and value systems in which they live and the values they hold« (S. 221). Aus der Sicht der Sozialen Gerontologie schlagen Higgs et al. (2003) einen Ansatz vor, in dem Lebensqualität anhand der Dimensionen: »control, autonomy, selfrealization and pleasure« (S. 244) definiert wird. In der durch Lawton geprägten Tradition der psychologischen Gerontologie wird Lebensqualität wiederum als »the multi-dimensional evaluation, by both intrapersonal (subjective) and social-normative criteria, of the person-environment system« verstanden (Lawton 1991, S. 6). Aus rehabilitationswissenschaftlicher Sicht definiert Bishop (2005, S. 7) Lebensqualität als »the subjective and personally derived assessment of overall well-being that results from evaluation of satisfaction across an aggregate of personally or clinically important domains«, wobei sie für die Langzeitpflege ein Modell bevorzugt, das die psychosoziale Anpassung an chronische Erkrankungen und Behinderungen in den Mittelpunkt stellt. Dem wachsenden Teil der Pflegeheimbewohner und -bewohnerinnen mit Demenz sollen wiederum zielgruppenspezifische Ansätze gerecht werden, wie z. B. das auf dem Capability-Ansatz beruhende Modell des *Capability Index for Older People* (ICECAP-0, Coast et al. 2008). Lebensqualität wird demnach durch Verwirklichungschancen in den Bereichen Verbundenheit, Sicherheit, Rolle, Freude sowie Unabhängigkeit definiert und fußt auf einem breiten Verständnis von Pflege als »social care« (Makai 2012). Eine aus der gesellschaftlichen Positionierung von Pflege und Fürsorge abgeleitete Definition von Lebensqualität schlagen wiederum Vaarama und Pieper (2014) vor. »Pflegebezogene Lebensqualität« sollte demnach die Dimensionen emotionale Unterstützung bzw. Wohlbefinden, Servicequalität, Autonomie sowie soziale Unterstützung umfassen und durch einen gesamtgesellschaftlichen Konsens über Aufgaben und Verantwortlichkeiten in der Pflege legitimiert sein.

8.1.2 Ansätze der Lebensqualität in der stationären Pflege

Der Trend zur Pluralisierung bzw. Diversifikation zeigt sich nicht nur im Hinblick auf den Begriff der Lebensqualität an sich, sondern auch im Hinblick auf Ansätze der Lebensqualität in der stationären

Pflege. Die meisten der aktuell vorliegenden Ansätze wurden in der Pflegewissenschaft und der Gerontologie entwickelt. In der Pflegewissenschaft (insbesondere in den USA) begann der Diskurs über Lebensqualität in den 1950er Jahren (Roop et al. 2012) und entwickelte sich rasch, sodass in den 1980er Jahren bereits eine Vielzahl unterschiedlicher Ansätze vorlag. Als Beispiele lassen sich das fünfdimensionale Modell von Padilla und Grant (1985), der für ältere Menschen entwickelte Ansatz von Foreman und Kleinpell (1990) sowie das vierdimensionale Modell von Ferrans (1990) nennen. Trotz der Tatsache, dass fast alle frühen pflegewissenschaftlichen Lebensqualitätsansätze der Onkologie entstammen, folgten sie keiner einheitlichen Forschungstradition. Nach der Darstellung von Haas (1999b, S. 216f) entwickelten sich in der Pflegewissenschaft vielmehr zwei »Denkrichtungen«, von denen sich die erste am Ansatz der Lebenszufriedenheit, die zweite am Verständnis von Funktionsfähigkeit orientierte. Die zweitgenannte Strömung führte schließlich zur Adaption von Konzepten gesundheitsbezogener Lebensqualität, deren Einsatzbereich (in den 1990er Jahren) vor allem in der Bewertung medizinischer Interventionen gesehen wurde. Trotz begleitender Kritik am Begriff gesundheitsbezogener Lebensqualität, dem eine Reduktion auf negative Auswirkungen von Erkrankungen angelastet wurde (u. a. Cohen et al. 1996), fand dieser Eingang in empirische Forschung. Neuere theoretische Entwicklungen in diesem Feld finden sich in den Ansätzen von Ferrans et al. (2005) und Zubritsky et al. (2013). Während das erstgenannte Modell klinische Outcomes mit Aspekten der Lebensqualität kombiniert, bezieht sich das zweitgenannte auf Menschen mit kognitiven Einschränkungen und definiert Lebensqualität aus deren Rolle als Empfänger bzw. Empfängerinnen pflegerischer Leistungen.

Betrachtet man neuere Entwicklungen, so zeichnet sich aktuell ein Bemühen um stärkere Abgrenzung zwischen Lebensqualität und Gesundheit bzw. weiteren Begriffen ab, verbunden mit dem Ziel der Klärung bzw. gar (Neu-)Positionierung des Lebensqualitätskonzeptes in der Pflege. So unternehmen Plummer und Molzahn (2009) eine kritische Konzeptanalyse aktueller pflegewissenschaftlicher Theorien, um genuine Merkmale eines pflegewissenschaftlichen Verständnisses von Lebensqualität zu bestimmen. Die zu diesem Zweck herangezogenen Theorien definieren Lebensqualität als subjektive, dynamische, d. h. sich verändernde Kategorie. Trotz eines fehlenden Konsensus über die Zahl und inhaltliche Spezifikation relevanter Dimensionen betrachten die Autorinnen Lebensqualität als ein zentrales »Metaparadigma« der Pflegetheorie und -praxis und plädieren dafür, das Metaparadigma Gesundheit durch jenes der Lebensqualität zu ersetzen.

Definitorische Abgrenzungsnotwendigkeiten bestehen ebenfalls zwischen dem Begriff der Lebensqualität und den Begriffen Wohlbefinden und Wohlergehen. So wird Wohlergehen (*comfort*) in der Internationalen Klassifikation für die Pflegepraxis (ICNP) mithilfe des Begriffs Wohlbefinden (*wellbeing*) definiert (International Council of Nurses 2017, S. 184)[2]. Wohlbefinden umfasst wiederum psychologische, spirituelle oder psychosoziale – selten auch körperliche – Aspekte und gilt als Bestandteil von Lebensqualität bzw. wird mit dieser häufig gleichgesetzt (vgl. Kelley-Gillespie 2009). Auf der Grundlage von 18 Konzeptanalysen schlagen daher Pinto et al. (2017) vor, zwischen Wohlergehen bzw. Wohlbefinden zu trennen und sie als distinkte, mit Lebensqualität nicht gleichsetzbare Begriffe zu verwenden.

Nach einer für ältere Menschen geeigneten Definition von Lebensqualität, die zugleich als Outcome der (Alten-)Pflege herangezogen werden kann, fragt schließlich auch Boggatz (2016). Im Rahmen einer Konzeptanalyse unterscheidet der Autor drei zentrale inhaltliche Bedeutungen des Begriffs: a) Lebensqualität als Konstellation »zufriedenstellender« und für ein »gutes Altern« geeigneter Lebensbedingungen, b) Lebensqualität als subjektives Wohlbefinden, das sowohl kognitive (Lebenszufriedenheit) als auch emotionale (emotionales Gleichgewicht) Aspekte umfasst, sowie c) Lebensqualität als subjektiv wahrgenommene Verwirklichung zentraler Entwicklungsziele bzw. -potenziale in relevanten Dimensionen des menschlichen Daseins. Der Autor (ebenda, S. 66f) geht davon aus, dass die letztgenannte Bedeutung für die Pflege hochbetagter Menschen am besten geeignet

---

2 Vgl. auch Klassifikation der Pflegediagnosen (Herdman und Kamitsuru 2017).

sei. Eine Theorie, die sich einer derartigen Definition bedient, ist z. B. der Ansatz des psychologischen Wohlbefindens von Ryff und Keyes (1995). Trotz des Vorliegens entsprechender Messinstrumente bemängelt Boggatz (ebenda) jedoch deren Eignung für die Pflege. Relevanter scheint jedoch das Fehlen einer allgemein akzeptierten Theorie der Lebensqualität in der stationären Pflege zu sein, die über empirisch ermittelte und statistisch entwickelte Modelle hinausgeht. So kommen selbst theoretische Analysen zu dem Schluss, dass Lebensqualität in der Pflege(-wissenschaft) ein wenig greifbares, abstraktes, relatives, grenzenloses und mit einer sich verändernden Zielsetzung verbundenes Konzept ist, das sowohl strukturell als auch mit Blick auf die Abgrenzung zur Gesundheit nicht klar fokussiert werden kann (Plummer und Molzahn 2009). Zudem zeichnet sich nach wie vor eine Zunahme operationaler Definitionen von Lebensqualität ab, die je nach Vorhandensein bzw. Art der theoretischen Fundierung unterschiedliche Dimensionen postulieren und einer differenten Strukturlogik folgen. Einige aktuelle Arbeiten versuchen daher eine Synthese verschiedener Ansätze zu realisieren (Halvorsrud und Kalfoss 2007, Kelley-Gillespie 2012). Bei näherer Betrachtung zeigt sich jedoch, dass deren Ergebnisse für die Erfassung von Lebensqualität in der stationären Pflege nicht geeignet sind, so dass es relevanter wäre, Lebensqualität (aus Bewohner- und Bewohnerinnensicht) zunächst auf theoretischem Wege zu bestimmen, bevor eine Generierung weiterer Ansätze auf der Grundlage bestehender Instrumente erfolgt.

Zusammenfassend lässt sich festhalten, dass Lebensqualität einen in der Wissenschaft verbreiteten, jedoch komplexen und in Abhängigkeit von seiner theoretischen Vorortung unterschiedlich definierten Begriff darstellt. Sowohl die Pflegewissenschaft als auch die Gerontologie haben verschiedene Definitionen und Konzepte vorgelegt, verfügen allerdings über keine konsensuell anerkannte Theorie, die Lebensqualität aus Sicht von Bewohner und Bewohnerinnen stationärer Einrichtungen allumfassend definiert und die zugleich als Grundlage einer vergleichenden Messung herangezogen werden könnte.

8.2 Messung von Lebensqualität in der stationären Pflege – ausgewählte Instrumente im internationalen Vergleich

8.2.1 Gesellschaftspolitische Hintergründe nationalspezifischer Bemühungen um Messung von Lebensqualität in der stationären Pflege

Die Diskussion um Messung von Lebensqualität in der Pflege hat sowohl wissenschaftlich-theoretische als auch gesellschaftlich-politische Hintergründe. Letztere sind im internationalen Vergleich unterschiedlich beschaffen, auch wenn sie alle Ausdruck aktueller Bemühungen um die Verbesserung der Qualität in der Pflege sind. Während ähnliche Vorstöße bisher jedoch vornehmlich den Interessen der Einrichtungen dienten, setzte sich in den letzten Jahren sowohl in den europäischen Ländern als auch den USA die Erwartung durch, die Weiterentwicklung von Qualität unter Einbeziehung der Sicht von Bewohnern und Bewohnerinnen und ihrer Lebensqualität zu forcieren. Diese Entwicklung trägt Züge eines veränderten paradigmatischen Verständnisses von Qualität in der Pflege, bei dem ein Person-zentrierter Ansatz als wichtigster Treiber eines als notwendig erachteten Kulturwandels betrachtet wird.

In den USA bildet Lebensqualität einen zentralen Begriff einer nationalen Kampagne, die als »*nursing home culture change movement*«[3] bezeichnet wird und der sich Akteure aus Politik, Wissenschaft und gesundheitlich-pflegerischer Versorgung angeschlossen haben. Wichtige Vorreiter der Bewegung sind Robert L. Kane und Rosalie A. Kane, die zur Entwicklung von Instrumenten zur Messung von Lebensqualität in der stationären Pflege maßgeblich beigetragen haben (Kane und Kane 2015). Zentral für den beabsichtigten Kulturwandel ist die Abkehr von einer am Prinzip der Sicherheit orientierten Pflege, hin zu einem individualisierten Verständnis pflegerischer Versorgung (Love 2011). Eine solche Ausrichtung wird nicht nur als Schlüssel zur Verbesserung der Lebensqualität von Pflegeheimbe-

---

3 Ein Überblick findet sich u. a. bei Silvestre et al. (2015).

wohner*innen betrachtet, sondern als zentraler Mechanismus zur Verbesserung der Qualität von Pflege insgesamt (Zimmerman et al. 2014; Kane 2015). Durch den Perspektivwechsel werden Pflegeheimbewohner und -bewohnerinnen zu zentralen Stakeholdern, da sie sowohl in die Definition (= *patient-defined outcomes*) als auch die Bewertung (= *patient-related outcomes*) der Lebensqualität einbezogen werden sollen.[4]

■ **Bemühungen um den Wandel**
von einem Institution-zentrierten zu einem Person-zentrierten Qualitätsverständnis lassen sich ebenfalls in Europäischen Ländern beobachten. So schreiben Colombo und Murakami: »Traditionally, approaches to measuring the quality of long-term care have centred on measuring inputs such as staff to care-recipient rations, but recognition that outcomes make a better basis for measurement has grown over time. More recently, pressure has grown to embrace quality of life and person-centredness as the appropriate focus of measurement« (Colombo und Murakami 2013, S. 16). (…) Quality of life, which is often identified as a main dimension of LTC quality, can be regarded as the overarching goal of LTC quality initiatives« (ebenda, S. 17). Die Realisierung eines solchen Vorhabens erweist sich jedoch als ein komplexes Unterfangen. Dennoch haben sich einige Länder auf den Weg gemacht und sowohl entsprechende Instrumente als auch Systeme zur öffentlichen Berichterstattung realisiert. Die gewonnenen Daten basieren in der Regel auf standardisierten Befragungen von Pflegeheimbewohnern und -bewohnerinnen oder ihren gesetzlichen Vertretern und beziehen auch sog. »intangible indicators« wie Zufriedenheit oder Wohlbefinden ein. Im Rahmen des nachfolgenden Unterkapitels werden ausgewählte Instrumente im Lichte konstituierender gesellschaftlich-politischer Bedingungen aus drei verschiedenen Ländern vorgestellt.

8.2.2 Ausgewählte Messinstrumente

■ **Deutschland**
Die Debatte über Messung von Lebensqualität in der Pflege steht in Deutschland maßgeblich im Zusammenhang mit den Änderungen der Pflegeversicherung. Durch den Einzug des Lebensqualitätsbegriffs in das Pflegestärkungsgesetz II[5] kam es zu einer wissenschaftlichen Diskussion um geeignete Definitionen und Erfassungsmethoden. Das im Kontext der pflegerischen Versorgung verhandelte Verständnis von Lebensqualität verdankt seine Aktualität daher der politisch motivierten Herausforderung, Schnittstellen zwischen Pflege- und Lebensqualität zu bestimmten und letztere im Kontext der Pflege zu definieren und zu erfassen. Trotz dessen liegt bisher kein landesweiter Ansatz zur Messung von Lebensqualität vor. In den vergangenen Jahren entstanden jedoch einige Instrumente, die im Folgenden vorgestellt werden sollen.

Eines der bisher entwickelten Instrumente bildet das Befragungsinstrument QUISTA (=Messung von Lebensqualität in der stationären Pflege, Schenk et al. 2013). Lebensqualität wird hier als der Grad der Übereinstimmung zwischen individuellen Ansprüchen der Bewohner und Bewohnerinnen und deren subjektiv wahrgenommener Erfüllung definiert. Die insgesamt zehn Dimensionen des Instruments (dazu gehören: 1) etwas Sinnvolles bzw. Freude Stiftendes tun, 2) sich mit anderen austauschen, 3) Selbstbestimmung und Selbstständigkeit, 4) Intimsphäre, 5) Ruhe und Privatsphäre, 6) Abwechslung, Beschäftigung und Aktivität, 7) sich heimisch fühlen, 8) sich sicher und behütet fühlen, 9) Gesundheit, 10) im Dialog stehen und Informationen erhalten) wurden auf der Grundlage qualitativer Befragungen von Pflegeheimbewohnern und -bewohnerinnen generiert. Trotz fehlender Trennschärfe zeigen sie exemplarisch, dass Pflegeheimbewohner und -bewohnerinnen ihre Lebensqualität unterschiedlich definieren: zum einen anhand bestimmter Werte, wie z. B. Selbstbestimmung und Sicherheit, zum anderen anhand relevanter Lebensbereiche, z. B. Aktivitäten und soziale Kontakte.

---

4 Durch den im Jahr 2017 erfolgten Regierungswechsel und die damit verbundenen Änderungen der gesetzlichen Lage ist die Umsetzung der Kampagnenziele jedoch ungewiss.

5 Vgl. § 113b, der die Aufgaben des neu geschaffenen Qualitätsausschusses definiert (Abs. 10.4 Pt. 4).

Ein ähnlich konzipiertes Instrument, das *Instrument zur Praxisnahen Erfassung von Lebensqualität* (INSEL), entstand im Rahmen eines gleichnamigen Projektes (Oswald et al. 2014). Auch dieses orientiert sich an mehrdimensionalen Vorstellungen von Lebensqualität, wobei sich einige Dimensionen an bereits bestehende Ansätze (Kane et al. 2003) anlehnen. Das Instrument kombiniert quantitative und qualitative Befragungsergebnisse und verbindet die Perspektive der Bewohner und Bewohnerinnen mit der Perspektive des Pflegepersonals. Lebensqualität wird anhand von zwölf Dimensionen definiert, die dazu dienen, Person-zentrierte Aspekte durch offene Fragen zu erfassen. Können sich Bewohner und Bewohnerinnen nicht äußern, werden Angehörige stellvertretend befragt. Ähnlich wie das Instrument QUISTA kann INSEL verschiedene Funktionen erfüllen: Im Längsschnitt angewandt, dient es der Unterstützung des internen Qualitätsmanagements, der Suche nach bewohnerzentrierten Entscheidungen sowie dem Monitoring von Lebensqualität.

Angesichts der Forderung nach mehr Validität im Sinne von »*patient-defined outcomes*« entstanden in den vergangenen Jahren Instrumente, die dem individuell-subjektiven Charakter von Lebensqualität in besonderer Weise gerecht werden sollen. Sie begegnen der Erfassung von Lebensqualität anhand persönlich wichtiger Themen der Bewohner und Bewohnerinnen und vermeiden es, Lebensqualität anhand interpersonell vergleichbarer Dimensionen zu erfassen. Ein solches Verständnis basiert auf sog. idiographischen Modell von Lebensqualität[6], das davon ausgeht, dass Menschen einmalige und nicht miteinander vergleichbare Aspekte der Lebensqualität als bedeutsam erachten. Das Ergebnis solcher Erhebungen sind Zusammenstellungen von Kennzeichen der Lebensqualität, die für Bewohner und Bewohnerinnen in ihrem Verständnis als individuelle Sub-

jekte relevant sind. In Einrichtungen können sie zur Gestaltung des Alltags und zur Unterstützung Bewohner-zentrierter Entscheidungen dienen. Ein Instrument, das diesem Modell entspricht, ist der *LQ-Index* von Herold-Majumdar und Behrens (2012).

Neben den genannten Instrumenten gibt es in Deutschland erstmals einen Ansatz zur Entwicklung von Indikatoren der Ergebnisqualität, darunter auch Indikatoren der Lebensqualität, die vor allem über Befragungen von Bewohnern und Bewohnerinnen und Angehörigen erhoben werden. Die Entwickler (Wingenfeld et al. 2011) haben zudem erste Vorschläge zur Risikoadjustierung vorgelegt. Indikatoren, die der Erfassung von Lebensqualität dienen, beziehen sich auf Erfahrungen der Bewohner und Bewohnerinnen (=Pflegequalität aus Nutzer- und Nutzerinnensicht), beruhen jedoch nicht auf theoretischen Definitionen von Lebensqualität, obwohl diese in die Vorüberlegungen eingeflossen sind (u. a. Glatzer und Zapf 1984). Die Operationalisierung orientiert sich am Ansatz von Pringle und Doran (2003, zit. in Wingenfeld et al. 2011, S. 16), in dem es um die Konzipierung sog. »perceptual outcomes« geht. In einer nachfolgenden Studie (mit 62 Pflegeheimen und über 3.000 Pflegebedürftigen in fünf Bundesländern) wurden insgesamt 15 der von Wingenfeld et al. (2011) entwickelten Indikatoren hinsichtlich ihrer bundesweiten Verwendbarkeit untersucht (Görres et al. 2017). Die Ergebnisse deuten auf die prinzipielle Eignung einiger Indikatoren für den breiten Einsatz hin; deren Zusammenstellung zeigt aber, dass sich darin ein auf Funktionsfähigkeit fokussiertes Verständnis von Lebensqualität spiegelt und Aspekte, die aus Bewohner- und Bewohnerinnensicht von besonderer Relevanz sind, nicht vorkommen.

■ **Großbritannien**

Eine landesspezifische Debatte um die Notwendigkeit eines Kulturwandels – vor allem in der stationären Pflege – verbunden mit dem Ruf nach einer evidenzbasierten Politik und Praxis lässt sich auch in Großbritannien beobachten (Meyer und Owen 2008). Sichtbar wurden diese Bemühungen u. a. durch das Programm »My Home Life«, dem sich verschiedene Organisationen, u. a. die »Quality of Care for Older People Research Group«, ange-

---

6 Vgl. dazu das von McGee et al. (1991) entwickelte Instrument SEIQoL (= The Schedule for the Evaluation of Individual Quality of Life), das als erstes dieser Art entstand. Im entgegengesetzten Verständnis, d. h. sog. nomothetischen Modellen der Lebensqualität, kommt es im Rahmen der Instrumentenentwicklung zu einer standardisierten Dimensionsbildung, auf deren Basis Vergleiche zwischen Personen und Einrichtungen möglich sind.

schlossen haben (u. a. NCHRDF 2006). Die als mangelhaft kritisierte Pflege und die fehlende Transparenz der Qualität von Pflegeeinrichtungen wurden in den 2000er Jahren öffentlich stark kritisiert mit dem Ergebnis, dass eine Vielzahl sog. »care rating websites« entstand. Um die verschiedenen Informationen zur Qualität von Pflege zu bündeln, richtete die Regierung ein Portal ein, in dem sich heute auch Informationen zur Lebensqualität in der stationären Pflege befinden.[7]

Seit 2011 finden in Großbritannien systematische Erhebungen von Indikatoren der Lebensqualität – sowohl in der stationären als auch der ambulanten Pflege – statt. Das zentrale Instrument zur standardisierten Erfassung von Lebensqualität bei Empfängern und Empfängerinnen sozialer Dienstleistungen ist das *Adult Social Care Outcomes Toolkit* (ASCOT), eine Sammlung mehrerer Teilinstrumente, die für verschiedene Arten sozialer Dienstleistungen, Versorgungssettings (ambulant und stationär) und Zielgruppen Erwachsener dienen (Netten et al. 2010, 2011; Forder et al. 2007). Ihre Zielsetzung besteht darin, vergleichbare Ergebnisse zur Lebensqualität auf kommunaler bzw. regionaler Ebene zur Verfügung zu stellen. Das Instrument liegt in verschiedenen Versionen (zum individuellen Ausfüllen, als Beobachtungsversion) sowie in einfacher Sprache vor (Turnpenny et al. 2015). Auch eine Proxy-Version wurde kürzlich entwickelt, mit der andere Personen im Namen der Nutzer und Nutzerinnen sozialer Dienstleistungen antworten können (Rand et al. 2017).

ASCOT ist darüber hinaus Baustein des *Adult Social Care Outcomes Framework* (ASCOF), einer umfassenden Sammlung von Outcomes, die der Berichterstattung zur (Lebens-)Qualität durch soziale Dienstleistungen dient (Department of Health 2014). Die Befragungen zur Lebensqualität sind zudem eingebettet in den *Adult Social Care Survey* (ASCS) mit jährlichen Erhebungen, dessen Ziel darin besteht, Nutzer- und Nutzerinnenerfahrungen zu erfassen und Referenzwerte zu bilden (Department of Health 2017). Im Rahmen des o. g. Survey wird zudem eine Reihe weiterer Variablen erfasst,

die in ihrer Funktion als Moderatoren untersucht werden. Beispiele sind der Schweregrad der Erkrankung, die ökonomische Situation Betroffener, deren Alter und soziale Ressourcen. Ergänzt werden die Ergebnisse durch Befragungen informeller Pflegekräfte, den *Survey of Adult Carers in England* (SACE), der in England im Jahr 2016/2017 zum dritten Mal durchgeführt wurde (Forder et al. 2016).

Zentral für die Messung von Lebensqualität ist der Begriff der *Social Care-related Quality of Life* (SCRQol). Er basiert auf wohlfahrtsökonomischen Ansätzen und spiegelt jenen Zuwachs an Wohlbefinden (»capacity for benefit«) wider, den Befragte in Relation zur Referenzgruppe *ohne* die in Frage stehende Dienstleistung erleben (Forder et al. 2007, S. 19). Lebensqualität wird anhand von acht Dimensionen definiert: »personal cleanliness and comfort«, »safety«, »control over daily life«, »accommodation cleanliness and comfort«, »food and nutrition«, »occupation«, »social participation and involvement« und »dignity« (Netten et al. 2010, S. 7). Die Konstruktvalidität des Instruments konnte – auch bei älteren Menschen – weitgehend bestätigt werden (Malley et al. 2012), wobei die Ergebnisse immer wieder zeigen, dass basale Bedürfnisse besser erfüllt werden als höhere Bedürfnisse. Die SCT-4-Version des ASCOT besteht aus insgesamt neun Fragen, wobei zu jeder Dimension eine Frage gestellt wird – mit Ausnahme der letzten Dimension – »dignity« – zu der zwei Fragen vorliegen. Der zu errechnende Index-Score (sowohl Gesamt- als auch dimensionsspezifischer Score) stellt ein gewichtetes Maß dar, wobei die Gewichte auf Grundlage der o. g. Befragungen ermittelt werden.

Die vierstufige Version des ASCOT wurde inzwischen ins Niederländische übersetzt. Eine erste Pilotierung zeigt, dass trotz zufriedenstellender Reliabilität und Validität sowohl Ähnlichkeiten als auch Differenzen im Ländervergleich bestehen (van Leeuwen et al. 2015). Wesentliche Unterschiede zeigten sich bei den Items zu Würde (»dignity«). Darüber hinaus wird im Rahmen eines weiteren Vorhabens mit dem Titel *Exploring Comparative Effectiveness and Efficiency in Long-term Care* (EXCELC) eine Übersetzung ins Finnische und Deutsche vorgenommen. Im weiteren Schritt soll der Einfluss der Betreuungs- und Pflegeleistungen auf die Lebensqualität der Klienten und Klientinnen

---

7 Weitere Informationen unter: www.nhs.uk/Conditions/ social-care-and-support-guide/Pages/what-is-social-care. aspx

und ihrer Angehörigen ländervergleichend untersucht werden.

■ **Niederlande**

Auch in den Niederlanden sind seit einigen Jahren Bemühungen um die Entwicklung einer nationalen Sammlung von Indikatoren zur Messung von Pflege- und Lebensqualität inkl. entsprechender Erhebungsinstrumente sichtbar. Zwecks einer landesweiten Erfassung von Pflege- und Lebensqualität und ihrer öffentlichen Berichterstattung wurden im Jahr 2007 das Rahmenmodell *Quality Framework Responsible Care* (Steering Committee Responsible Care 2007) sowie der *Consumer Quality Index (CQ-index®) Long-Term Care*, ein Instrument bzw. Kriterienkatalog zur Messung von Pflege- und Lebensqualität in der häuslichen und stationären Pflege, entwickelt. Im Unterschied zu Großbritannien, wo die Steuerung des Entwicklungsprozesses auf Regierungsebene angesiedelt war, entstand das niederländische Rahmenmodell inkl. des dazugehörigen Erhebungsinstruments im Rahmen eines konsensorientierten Verfahrens, an dem alle für die Pflege zuständigen Akteure beteiligt waren (Delnoij et al. 2010). Eine zentrale Rolle im Entwicklungsprozess spielte das *Centrum Klantervaring Zorg* (= Dutch Centre for Consumer Experience in Health Care), eine Stiftung, die u. a. aus Mitteln des niederländischen Gesundheitsministeriums gefördert wird und die für die Koordination der Datenerhebung zuständig ist. Der *Consumer Quality Index*, der auch für andere Versorgungskontexte zur Verfügung steht, ist eine eingetragene Marke der Stiftung. Seit der Einführung des neuen Instruments im Jahr 2007 erfassen alle Pflegeeinrichtungen je zwei Jahre die Qualität ihrer Pflege inkl. ausgewählter Aspekte der Lebensqualität. Eine öffentliche Berichterstattung wird auf den Webseiten www.kiesbeter.nl, einer Seite des *National Health Care Institute,* sowie www.jaarverslagenzorg.nl, einer Seite des niederländischen Gesundheitsministeriums, vorgenommen.

Der *Consumer Quality Index* lehnt sich an zwei bereits existierende Instrumente an: das *Consumer Assessment of Healthcare Providers and Systems®* (CAHPS) der US-amerikanischen *Agency for Healthcare Research and Quality* (AHRQ), sowie ein Instrument mit dem Namen *Quality Of Care Through the Patients' Eyes* (QUOTE), eine Entwicklung des *Netherlands Institute for Health Services Research* (NIVEL). Das zweitgenannte Instrument liegt in verschiedenen Versionen vor, u. a. zur Erfassung der Qualität pflegerischer Versorgung aus Sicht älterer Pflegebedürftiger in der Kommune (Sixma et al. 2000). Das theoretisch-konzeptionelle Verständnis von Lebensqualität basiert auf Erfahrungen der Bewohner und Bewohnerinnen (= patient experience indicators) und stellt die wahrgenommene Pflegequalität in den Mittelpunkt der Betrachtung. Der *CQ-index®Long-Term Care* verbindet daher verschiedene Arten von Outcomes: klinische Daten aus der Pflegedokumentation, Indikatoren der Pflegequalität sowie subjektive Bewertungen der Bewohner und Bewohnerinnen. Die zusätzlich erhobenen Angaben zur Relevanz verschiedener Versorgungsmerkmale machen es möglich, die Wichtigkeit bestimmter Leistungen aus Nutzer- und Nutzerinnensicht einzuschätzen. Neben einem standardisierten Fragebogen für die mündliche Bewohnerbefragung liegen ein schriftlicher Fragebogen für rechtliche Betreuer und Betreuerinnen von Menschen mit Demenz sowie ein schriftlicher Fragebogen für Empfänger ambulanter Pflegeleistungen vor. Der für Pflegeheimbewohner und -bewohnerinnen entwickelter Bogen ist deutlich länger als die in Großbritannien entwickelte Version, sodass die Dauer eines Interviews im Durchschnitt bei 43 Min. liegt (Winters et al. 2010, S. 4).

Die aktuelle Version des *CQ-Index®Long-Term Care* umfasst zehn (Qualitäts-)Bereiche: 1) Care/treatment/life plan, 2) Communication & information, 3) Physical well-being, 4) Safety care content, 5) Domestic & living conditions, 6) Participation & social handiness, 7) Mental well-being, 8) Safety living/residence, 9) Sufficient and competent staff, 10) Coherence in care (Steering Committee Responsible Care 2007, S. 10). Aspekte der Lebensqualität beziehen sich auf die Bereiche physisches bzw. körperliches Wohlbefinden bzw. Gesundheit, Wohnen und Lebensbedingungen, Partizipation und soziales Wohlergehen sowie mentales Wohlbefinden (Triemstra et al. 2010). Die risikoadjustierten Indikatoren haben einen relativen Charakter, sodass Einrichtungen die Möglichkeit haben, ihre eigene Qualität mit den Ergebnissen anderer Einrichtungen zu vergleichen (Damman et al. 2009).

Bisherige Erfahrungen zeigen, dass sich die meisten Indikatorenwerte im Zeitverlauf verbessert haben und dass Verschlechterungen im Vergleich zu Verbesserungen durchgehend geringer ausfallen. Die höchsten Verbesserungen ergaben sich bei jenen Indikatoren, die auf Bewohner- und Bewohnerinnenbefragungen zurückgehen. Bei den Qualitätsbereichen waren die größten Zuwächse im Bereich der Pflegeorganisation zu verzeichnen, vor allem in den Bereichen Pflegeplanung (»care plan«), Entscheidungen gemeinsam treffen (»shared desicion making«) sowie Kohärenz in der Pflege (»coherence in care«) (Zuidgeest et al. 2012, S. 7). Auf Einrichtungsebene zeigte sich, dass sich im Zeitverlauf vor allem jene Einrichtungen besserten, die in ihren Indikatorenwerten bereits recht hoch lagen. Als ein wesentlicher Grund dafür wird die öffentliche und transparente Darstellung der Ergebnisse vermutet. Ob die beobachtbaren Änderungen tatsächliche Verbesserungen der Pflege- und Lebensqualität spiegeln, muss durch langfristige Analysen überprüft werden. Forschung weist jedenfalls darauf hin, dass positive Effekte einer transparenten Berichterstattung erst dann wirksam werden können, wenn die Qualitätsinformation entsprechend der Intention der Entwickler interpretiert wird und sie Eingang in konkrete Entscheidungen der Pflegebedürftigen findet. Daher plädieren viele dafür, die Erforschung der Interpretationsmuster sowie der Bedeutung dieser Art von Gesundheitskommunikation für Nutzer und Nutzerinnen pflegerischer Leistungen zur Grundlage der Weiterentwicklung der Instrumente zu machen (Damman 2010, S. 163). Offen ist zudem die Frage, wer von dieser Art der Qualitätsdarstellung profitiert und ob vergleichende Lebensqualitätsdaten einen Beitrag zum Empowerment von Menschen mit Pflegebedarf leisten.

Resümierend kann festgehalten werden, dass die Weiterentwicklung der Qualität in der Pflege, insbesondere im Hinblick auf den stationären Kontext – auch international – zu einer wichtigen gesamtgesellschaftlichen Aufgabe geworden ist. Neu an der aktuellen Diskussion ist allerdings, dass Verbesserungen der Pflegequalität durch eine Lebensqualitätsorientierung forciert werden sollen, was eine explizite Einbeziehung der Bewohner und Bewohnerinnen voraussetzt. Was konkret unter Le-

bensqualität verstanden werden soll und wie das Konzept Eingang in die pflegerische Versorgung findet, ist Gegenstand von Debatten zwischen beteiligten Akteuren. Bei der Entwicklung konzeptioneller Grundlagen zur Erfassung von Lebensqualität inkl. der dazugehörigen Instrumente sind verschiedene Länder unterschiedliche Wege gegangen. Einige davon, z. B. Deutschland, befinden sich noch mitten im Konzeptionsprozess. Über die Wirkungen der nationalspezifischen »Projekte«, z. B. ob sie zu realen Verbesserungen der Lebensqualität geführt oder lediglich die Erwartungen an die stationäre Pflege erhöht haben, ist aufgrund knapper Laufzeiten wenig bekannt. Dies dürfte jedoch eine zentrale Forschungsfrage der Zukunft werden.

8.3 Fazit und Diskussion

Zusammenfassend zeigt sich, dass eine Vielzahl unterschiedlicher Definitionen von Lebensqualität existiert. Sowohl die Pflegewissenschaft als auch die Gerontologie blicken auf eine lange Tradition der Lebensqualitätsforschung zurück, verfügen jedoch über keine konsensorientierte Theorie, die Lebensqualität aus Sicht von Bewohner und Bewohnerinnen stationärer Einrichtungen definiert. Erschwert wird die Bildung einer Theorie dadurch, dass deren Form durch die geplante Verwendung inkl. der sie bestimmenden politischen Rahmenbedingungen a priori geprägt wird. Die aktuelle Diskussion über den Begriff der Lebensqualität in der stationären Pflege sowie die Beispiele zur Messung von Lebensqualität inkl. ihrer versorgungspolitischen Verwertung machen in diesem Zusammenhang auf bestimmte Dilemmata aufmerksam. Eines dieser Dilemmata liegt bereits in der Logik begründet, durch die der Lebensqualitätsbegriff seine gesellschaftspolitische Relevanz erlang. Die Frage nach der Messung von Lebensqualität (und somit auch die Frage nach ihrer Definition) stellte sich – historisch betrachtet – häufig dann, wenn mithilfe des Konzeptes soziale Desiderata gelöst werden sollten. Aktuelle Diskussionen zur Bedeutung und zur Erfassung von Lebensqualität in der stationären Pflege weisen Ähnlichkeiten zu den bereits in der Vergangenheit geführten Debatten auf (Eppler 1974). Auch in der aktuellen Situation sind es Mängel, die mithilfe eines Monitorings von Pflege- und Lebensqualität behoben werden sollen (OECD und European Commission 2013). Befördert durch internationale Bemühungen um evidenzbasiertes Handeln und die Weiterentwicklung geeigneter Outcomes eines *Healthy Ageing* (WHO 2016), birgt eine solche Entwicklung Chancen als auch Risiken.

Die *Chancen* der geschilderten Entwicklung liegen in der (erstmaligen) Konzipierung von Lebensqualitätsansätzen, in denen die Perspektive der Bewohner und Bewohnerinnen von Pflegeeinrichtungen eine zentrale Rolle spielen soll. Die sowohl seitens der Politik als auch der Wissenschaft herausgestellte Notwendigkeit einer stärkeren Berücksichtigung von Lebensqualität in der stationären Pflege führt jedoch dazu, dass das Konzept zum Gegenstandsbereich der Gesundheits- und Pflegepolitik wird. Dessen Verwendung begünstigt dabei eine problemorientierte Indienstnahme anstatt einer theoriegeleiteten (Neu-)Entwicklung. Erste Auswirkungen einer politischen Verwertung des Begriffs zeigen sich an den Konturen seiner (Neu)Definition, z. B. an der Tendenz zur starken Akzentuierung eines negativen (= Schadensvermeidung) anstatt eines positiven (= Maximierung erwünschter Ergebnisse) Nutzens. Da ein theoretischer Konsensus fehlt, birgt dies die *Gefahr*, dass pflegebezogene Lebensqualität – auch unter der »Last« ungelöster methodischer Herausforderungen, z. B. bei der Konzipierung und Erfassung subjektiver Indikatoren, auf jene Aspekte der Qualität reduziert wird, die *zuverlässig* gemessen werden können. Die damit verbundene Entwicklung stellt Lebensqualität stärker in die Nähe medizinisch-klinischer Interventionen denn einer psychosozialen Versorgung mit Aspekten der Selbstbestimmung, Würde und sozialer Teilhabe. Dabei weisen viele – sowohl qualitative als auch quantitative – Studien darauf hin, dass gerade soziale Aspekte der Versorgung in stationären Pflegeeinrichtungen wichtig sind und sie häufig

den Mittelpunkt individueller Lebensqualitätsvorstellungen von Bewohnern und Bewohnerinnen bilden. Nicht die (physische) Gesundheit, sondern Unabhängigkeit, Autonomie und Individualität (Lee et al. 2009) sowie autonome Lebensführung, soziale Kontakte, Versorgung, das Personal sowie die Lage und Ausstattung der Einrichtung sind wichtige Bereiche der Lebensqualität aus Sicht von Bewohnern und Bewohnerinnen (Josat et al. 2006). Angesichts der ebenfalls vorhandenen starken Plädoyers dafür, Lebensqualität als eine subjektive Konstruktion zu verstehen (Plummer und Molzahn 2009), kann die Lösung des Dilemmas nicht in der Reduktion des Konzeptes auf leicht erfassbare Daten oder die Adaption von Instrumenten zur Messung gesundheitsbezogener Lebensqualität gesucht werden. Vielmehr bedarf es der Entwicklung einer theoretischen (validen) Grundlage, in der Aspekte wie Selbstbestimmung, Würde und soziale Teilhabe in den Mittelpunkt gerückt werden und pflegebezogene Lebensqualität auf einem Begriff von Pflege beruht, der stärker in die Nähe von »social care« rückt. Ein solcher Rahmen würde die Idee der Person-Zentrierung nicht in Gefahr geraten lassen und langfristig dazu führen, dass zentrale Ziele eines Kulturwandels in der stationären Pflege – mehr Empowerment von Pflegebedürftigen sowie Anreize für Einrichtungen, Befragungsergebnisse tatsächlich zur Verbesserung der Lebensqualität einzusetzen (vgl. dazu Coulter et al. 2014) – ihren ursprünglich intendierten Stellenwert behalten. Die internationalen Beispiele zeigen mögliche Wege zur Realisierung solcher Konzepte, führen jedoch zugleich zu der Erkenntnis, dass eine an der Lebensqualität Pflegebedürftiger orientierte Weiterentwicklung der Qualität in der Pflege ein langfristiges Vorhaben darstellt, das einer sorgfältigen, die zentralen Ziele des Vorhabens reflektierenden Begleitforschung bedarf.

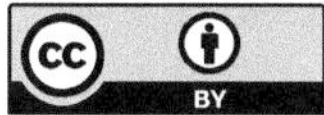

Literatur

Bishop M (2005) Quality of life and psychosocial adaptation to chronic illness and acquired disability: A conceptual and theoretical synthesis. Journal of Rehabilitation 71(2):5–13

Boggatz T (2016) Quality of life in old age – a concept analysis. International Journal of Older People Nursing 11(1):55–69

Coast J, Flynn TN, Natarajan L, Sproston K, Lewis J, Louviere JJ, Peters TJ (2008) Valuing the ICECAP capability index for older people. Social Science and Medicine 67(5):874–882

Cohen SR, Mount MM, Tomas JJN, Mount LF (1996) Existential well-being is an important determinant of quality of life. Cancer 77(3):576–586

Colombo F, Murakami Y (2013) Assessment and recommendations. In: OECD/European Commission. A good life in old age? Monitoring and improving quality in long-term care. OECD Publishing, Paris, S 15–33

Coulter A, Locock L, Ziebland S, Calabrese J (2014) Collecting data on patient experience is not enough: they must be used to improve care. BMJ 348: g2225

Damman OC (2010) Public reporting about healthcare users' experiences: the Consumer Quality Index. NIVEL, Utrecht

Damman OC, Stubbe JH, Hendriks M, Arah OA, Spreeuwenberg P, Delnoij DM, Groenewegen PP (2009) Using multilevel modeling to assess casemix adjusters in consumer experience surveys in health care. Medical Care 47(4):496–503

Delnoij DMJ, Rademakers JDJM, Groenewegen PP (2010) The Dutch Consumer Quality Index: an example of stakeholder involvement in indicator development. BMC Health Services Research10:88

Department of Health (2014) The Adult Social Care Outcomes Framework 2015/16. Department of Health, London

Department of Health (2017) The Adult Social Care Outcomes Framework 2016/2017. Handbook of Definitions. Department of Health, London www.gov.uk./government/ uploads/system/uploads/attachment_data/file/629812/ ASCOF_handbook_definitions.pdf. Zugegriffen: 15. November 2017

Eppler E (1974) Maßstäbe für eine humane Gesellschaft: Lebensstandard oder Lebensqualität? Kohlhammer, Stuttgart

Ferrans CE, Zerwic JJ, Wilbur JE, Larson JL (2005) Conceptual model of health-related quality of life. Journal of Nursing Scholarship 37(4):336–342

Ferrans CE (1990) Quality of life: Conceptual issues. Seminars in Oncology Nursing 6(4):248–254

Ferrans CE, Powers MJ (1985) Quality of Life Index: Development and psychometric properties. Advances in Nursing Science 8(1):15–24

Forder J, Netten A, Caiels J, Smith J, Malley J (2007) Measuring Outcomes in Social Care: Conceptual Development and Empirical Design. Quality Measurement Framework Project PSSRU Interim Report. PSSRU Discussion Paper 2422

Forder J, Malley J, Rand S, Vadean F, Jones K, Netten A (2016) Identifying the impact of adult social care: Interpreting outcome data for use in the Adult Social Care Outcomes Framework. PSSRU-Discussion Paper 2892

Foreman MD, Kleinpell R (1990) Assessing the quality of life of elderly persons. Seminars in Oncology Nursing 6(4): 92–297

Glatzer W, Zapf W (Hrsg) (1984) Lebensqualität in der Bundesrepublik. Objektive Lebensbedingungen und subjektives Wohlbefinden. Campus-Verlag, Frankfurt a. M.

Görres S, Rothgang H, Fünfstück M, Schmidt S, Seibert K, Siltmann S, Meyer J, Bendig J, Brannath W, Hasseler M, Buchner B (2017) Modellhafte Pilotierung von Indikatoren in der stationären Pflege (MoPIP). Abschlussbericht zum Forschungsprojekt. UBC-Zentrum für Alterns-und Pflegeforschung und UBC- Zentrum für Sozialpolitik an der Universität Bremen. www.gkv-spitzenverband.de/media/ dokumente/pflegeversicherung/qualitaet_in_der_pflege/ indikatoren/20170320_Erganzt_Abschlussbericht_Mo-PIP_Universitat_Bremen.pdf. Zugegriffen: 29. September 2017

Haas BK (1999a) A multidisciplinary concept analysis of quality of life. Western Journal of Nursing Research 21(6):728–742

Haas BA (1999b) Clarification and integration of similar quality of life concepts. Journal of Nursing Scholarship 31(3):215–220

Halvorsrud L, Kalfoss M (2007) The conceptualization and measurement of quality of life in older adults: a review of empirical studies published during 1994-2006. European Journal of Ageing 4:229–246

Herdman TH, Kamitsuru S(2017) Nursing Diagnoses: Definitions and Classification 2018–2020. 11. Auflage. Thieme, Stuttgart

Herold-Majumdar A, Behrens J (2012) Lebensqualität im Fokus des Qualitätsaudits in der Langzeitpflege. Der Lebensqualitäts-Index (LQ-Index) – ein »Zauberstab« mit begrenzter Wirkung. Gesundheitswesen 74(12):806–811

Higgs P, Hyde M, Wiggin R, Blane D (2003) Researching Quality of Life in Early Old Age: The Importance of the Sociological Dimension. Social Policy and Administration 37(3):239–252

International Council of Nurses (2017) International Classification for Nursing Practice. Deutsche Übersetzung. www.icn.ch/images/stories/documents/pillars/Practice/icnp/translations/icnp-German_translation.pdf. Zugegriffen: 25. September 2017

Josat S, Schubert H-J, Schnell MW, Köck C (2006) Qualitätskriterien, die Altenheimbewohnern und Angehörigen wichtig sind. Pflege 19(2):79–87

Kane RL (2015) A new long-term care manifesto. The Gerontologist 55(2):296–301

Kane RL, Kane RA (2015) The long view of long-term care: Our personal take on progress, pitfalls, and possibilities. Journal of the American Geriatrics Society 63(11):2400–2406

Kane RA, Kling KC, Bershadsky B, Kane RL, Giles K, Degenholtz HB, Liu J, Cutler LJ (2003) Quality of life measures for nursing home residents. Journal of Gerontology: Series A 58(3):M240–M248

Kelley-Gillespie N (2012) A secondary analysis of perceptions of quality of life of older adults residing in a nursing home and assisted setting using an integrated conceptual model of measurement. Applied Research Quality Life 7(2):137–154

Lawton MP (1991) A multidimensional view of quality of life in frail elders. In Birren JE, Lubben JE, Rowe JC, Deutchman DE. The Concept and Measurement of Quality of Life in the Frail Elderly. Academic Press, San Diego, S 3–27

Lee DTF, Yu DSF, Kwong ANL (2009) Quality of life of older people in residential care homes: a literature review. Journal of Nursing and Healthcare of Chronic Illness 1(2):116–125

Love K (2011) The Affordable Care Act: positive impact for quality improvement. Geriatric Nursing 32(4):282–284

Makai P (2012) Capabilities and quality of life in Dutch psychogeriatric nursing homes: An exploratory study using a proxy version of the ICECAP-O. Quality of Life Research 21(5):801-812

Malley JN, Towers A-M, Netten AP, Brazier JE, Forder JE, Flynn T (2012) An assessment of the construct validity of the ASCOT measure of social care-related quality of life with older people. Health and Quality of Life Outcomes,10:21

McGee HM, O'Boyle CA, Hickey A, O'Malley K, Joyce CRB (1991) Assessing the quality of life of the individual: The SEIQoL with a healthy and a gastroenterology unit population. Psychological Medicine 21(3):749–759

Meyer J, Owen T (2008) Calling for an international dialogue on quality of life in care homes. International Journal of Older People Nursing 3(4)291–294

NCHRDF (2006) My home life. Quality of life in care homes. Help the Aged, London

Netten A, Beadle-Brown J, Trukeschitz B, Towers A-M, Welch E, Forder J, Smith J, Alden E (2010) Measuring the outcomes of care homes: Final Report. PSSRU Discussion Paper 2696/2

Netten A, Beadle-Brown J, Caiels J, Forder J, Malley J, Smith N, Towers A-M, Trukeschitz B, Welch E, Windle K (2011) Adult Social Care Outcomes Toolkit. Main Guidance v2.1. PSSRU Discussion Paper 2716/3

Noll H-H (2000) Konzepte der Wohlfahrtsentwicklung: Lebensqualität und »neue« Wohlfahrtskonzepte. No P 00-505, Papers, Research Network Project »Work and Ecology«. Social Science Research Center (WZB), Berlin

OECD, European Commission (2013) A Good Life in Old Age? Monitoring and Improving Quality in Long-Term Care. OECD Health Policy Studies. OECD Publishing, Paris

Oswald F, Wahl H-W, Antfang P, Heusel Ch, Maurer A, Schmidt H (2014) Lebensqualität in der stationären Altenpflege mit INSEL. Konzeption, praxisnahe Erfassung, Befunde und sozialpolitische Implikationen. LIT, Münster

Padilla GV, Grant MM (1985) Quality of life as a cancer nursing outcome variable. Advances in Nursing Science 8(1):45–60

Pinto S, Fumincelli L, Mazzo A, Caldeira S, Carlos Martins J (2017) Comfort, well-being and quality of life: Discussion of the differences and similarities among the concepts. Porto Biomedical Journal 2(1):6–12

Plummer M, Molzahn AE (2009) Quality of life in contemporary nursing theory: A concept analysis. Nursing Science Quarterly 22(2):134–140

Pringle D, Doran DM (2003) Patient Outcomes as an Accoutability. In: Doran DM. Nursing Sensitive Outcomes – State of the Science. Jones and Bartlett Publishers, Mississauga, S 1–26

Rand S, Caiels J, Collins G, Forder J (2017) Developing a proxy version of the Adult social care outcome toolkit (ASCOT). Health and Quality of Life Outcomes 15:108

Roop JC, Payne JK, Vallerand AH (2012) Theories and conceptual models to guide quality-of-life research. In: King CR, Hinds PS. Quality of Life from Nursing and Patient Perspectives. Jones & Bartlett Learning, Sudbury, USA, S 45–57

Ryff CD, Keyes CLM (1995) The structure of psychological well-being revisited. Journal of Personality and Social Psychology 69(4): 719–727

Schenk L, Meyer R, Behr A, Kuhlmey A, Holzhausen M (2013) Quality of life in nursing homes: results of a qualitative resident survey. Quality of Life Research 22(10):2929–2938

Silvestre JH, Bowers BJ, Gaard S (2015) Improving the quality of long-term care. Journal of Nursing Regulation 6(2):52–56

Sixma HJ, van Campen C, Kerssens JJ, Peters L (2000) Quality of care from the perspective of elderly people: the QUOTE-Elderly instrument. Age and Ageing 29(2):173–178

Steering Committee Responsible Care. Quality Framework Responsible Care (2007). www.zichtbarezorg.nl/mailings/FILES/htmlcontent/VV&T/Kwaliteitskader%20Verantwoorde%20Zorg%20%28english%29.pdf. Zugegriffen: 23. April 2015

Triemstra M, Winters SW, Kool RB, Wiegers TA (2010) Measuring client experiences in long-term care in the Netherlands: a pilot study with the Consumer Quality Index Long-term Care. BMC Health Serv Res 10: 95

Turnpenny A, Caiels J, Crowther T, Richardson L, Whelton B, Beadle-Brown J, Forder J, Apps J, Rand S (2015) Developing an Easy Read version of the Adult Social Care Outcomes Toolkit (ASCOT). PSSRU-Discussion Paper 2891

Vaarama M, Pieper R (2013) Quality of life and quality of care: an integrated model. In: Michalos A. Encyclopedia of Quality of Life and Well-Being Research. Springer, Dordrecht, S 5269–5276

Van Leeuwen KM, Bosmans JE, Jansen APD, Rand SE, Towers A-M, Smith N, Razik K, Trukeschitz B, van Tulder MW, van der Horst HE, Ostelo RW (2015). Dutch translation and cross-cultural validation of the Adult Social Care Outcomes Toolkit (ASCOT). Health and Quality of Life Outcomes 13:56

Winters S, Strating MH, Klazinga NS, Kool RB, Huijsman R (2010) Determining the interviewer effect on CQ Index outcomes: a multilevel approach. BMC Medical Research Methodology 10:75

Wingenfeld K, Kleina T, Franz S, Engels D, Mehlan S, Engels H (2011) Entwicklung und Erprobung von Instrumenten zur Beurteilung der Ergebnisqualität in der stationären Altenhilfe. Bericht im Auftrag des Bundesministeriums für Gesundheit und des Bundesministeriums für Familie, Senioren, Frauen und Jugend. Institut für Pflegewissenschaft an der Universität Bielefeld & Institut für Sozialforschung und Gesellschaftspolitik, Köln

World Health Organization (2016) Multisectoral action for a life course approach to healthy ageing: draft global strategy and plan of action on ageing and health. Sixty-Ninth World Health Assembly. www.apps.who.int/iris/handle/10665/252671. Zugegriffen: 15. November 2017

Zimmerman DR, Bowers BJ (2001) Integrating satisfaction surveys and other sources of information on quality of long-term care. In: Cohen-Mansfield J, Ejaz FK, Werner P. Satisfaction Surveys in Long-Term Care. Springer, New York, S 224–243

Zimmerman S, Shier V, Saliba D (2014) Transforming nursing home culture: Evidence for practice and policy. The Gerontologist 54 (Suppl. 1):S1–S5

Zubritsky C, Abbott KM, Hirschman KB, Bowles KH, Foust JB, Naylor MD (2013) Health-related Quality of Life: Expanding a Conceptual Framework to Include Older Adults Who Receive Long-term Services and Supports. The Gerontologist 53(2):205–210

Zuidgeest M, Delnoij DMJ, Luijkx KG, de Boer D, Westert GP (2012) Patients' experiences of the quality of long-term care among the elderly: comparing scores over time. BMC Health Services Research 12:26

Qualität und Qualitätsmessung in der Langzeitpflege aus Sicht der Nutzerinnen und Nutzer

Pia-Theresa Sonntag, Nadja-Raphaela Baer, Adelheid Kuhlmey, Ralf Suhr und Liane Schenk

© Der/die Autor(en) 2018
K. Jacobs et al. (Hrsg.), *Pflege-Report 2018*
https://doi.org/10.1007/978-3-662-56822-4_9

Zusammenfassung

Eine transparente Qualitätsbeurteilung und -berichterstattung in der stationären Langzeitpflege setzt voraus, die Perspektiven aller relevanten Akteure zu berücksichtigen. Neben der Sicht der Experten ist dabei auch die der Nutzerinnen und Nutzer maßgeblich. Dieser Beitrag geht der Frage nach, was Pflegequalität aus Sicht von Pflegebedürftigen und ihren Angehörigen bedeutet. Auf Grundlage der aktuellen Forschungslage wird zunächst herausgearbeitet, inwiefern die Nutzerperspektive bei der Pflegequalitätsmessung bislang berücksichtigt wird. Im Mittelpunkt stehen ausgewählte Ergebnisse der vom Institut für Medizinische Soziologie und Rehabilitationswissenschaft der Charité durchgeführten und vom AOK-Bundesverband und dem Zentrum für Qualität in der Pflege (ZQP) geförderten Studie zur »Weiterentwicklung der Qualitätsberichterstattung in der Langzeitpflege«. Dabei werden zum einen die Qualitätsbeurteilungen von Pflegebedürftigen und deren Angehörigen und zum anderen die von ambulant und stationär versorgten Pflegebedürftigen identifiziert und vergleichend analysiert. Der Fokus liegt hierbei auf den Präferenzen in Bezug auf Qualitätsbereiche und -kriterien, die aus Sicht der verschiedenen Nutzergruppen entscheidend für die Auswahl einer adäquaten Pflegeeinrichtung sind. Während sich beim Subgruppenvergleich zwischen Angehörigen und Pflegebedürftigen nur punktuelle Differenzen herausstellen, differieren die Präferenzen der ambulant und stationär Versorgten deutlich.

In order to assure a transparent quality assessment and reporting in long-term care, the consideration of multiple perspectives is required. More specifically, not only the experts' perspectives, but also those of the users are relevant. This paper deals with the quality of long-term care from the users' points of view, i.e. from the perspectives of people in need of long-term care as well as the perspectives of their relatives. Encapsulating the latest research, this paper firstly addresses to what extent the users' perspective has been considered within the context of quality assessment and assurance in long-term care so far. The focus is on selected findings from the study »Enhancing Quality Reports in Long-Term Care« conducted by the Institut für Medizinische Soziologie und Rehabilitationswissenschaft of the Charité and funded by the AOK- Bundesverband and the Zentrum für Qualität in der Pflege (ZQP). Quality assessments of care-dependent people on the one hand and those of their relatives on the other hand have been identified and subjected to a comparative analysis. Moreover, the quality evaluations of the subgroups »outpatients« and »inpatients« were contrasted. Central to this investigation was the identification of user-specific preferences with regard to quality fields and quality criteria which play a decisive role in the choice of an adequate long-term care facility. While the subgroup analysis of people in need of long-term care and their relatives revealed only little differences, the preferences of inpatients and outpatients vary considerably.

9.1 Relevanz der Nutzerperspektive für die Pflegequalität

- **Bedeutung eines nutzerorientierten Qualitätsverständnisses**

Der Umzug in eine Pflegeinstitution wird von den Betroffenen als einschneidendes Ereignis erlebt, das u. a. mit einem Autonomieverlust verbunden ist. Die Verarbeitung dieses kritischen Lebensereignisses gelingt umso eher, wenn der Heimeintritt bewusst vorbereitet wird (vgl. Walter 1995; Klingenfeld 1999). Eine aktive Gestaltung des Heimeintritts wird aber nicht zuletzt durch den Mangel an einer bedarfsgerechten und nutzerfreundlichen Präsentation bestehender Pflegeangebote erschwert. Das schließt eine transparente Darstellung der Qualität der einzelnen Pflegeeinrichtungen ein. Eine solche Transparenz setzt voraus, dass neben der Expertensicht die Perspektive der Nutzerinnen und Nutzer, ihre Wünsche und Bedarfe einbezogen werden, damit sie eine informierte Auswahl treffen können. Bekannt ist, dass wissenschaftliche oder professionelle Definitionen und Bewertungen von Pflegequalität von jenen der Nutzerinnen und Nutzer abweichen können (vgl. Mittnacht 2010). In diesem Zusammenhang weist Bolz (2016) darauf hin, dass das Erfahrungswissen der Nutzerinnen und Nutzer von grundlegender Bedeutung für eine ganzheitliche Qualitätsbeurteilung sei. Die Dimension »Erfahrung« ist der Expertenperspektive nicht inhärent, prägt aber Erwartungen an und Bewertungen von Pflegequalität entscheidend mit (vgl. Bolz 2016; Duffy et al. 2001). Eine ganzheitliche Qualitätsbeurteilung setzt also die explizite und differenzierte Berücksichtigung beider Sichtweisen voraus (vgl. Duffy et al. 2001; Kämmer 2008; Roth 2002).

Moderne Konzepte zur Pflegequalität berücksichtigen diese Komplexität und Multidimensionalität (vgl. Hasseler 2014). So konstatiert Hasseler über die Anforderungen an eine systematische Qualitätsmessung und -berichterstattung in der Langzeitpflege, »dass für die Messung und Beurteilung von Qualität in der pflegerischen Versorgung ein dynamisches und systemisches Qualitätsverständnis erforderlich ist, das die soziale, räumliche, materielle, gesellschaftliche und institutionelle Umwelt einbezieht« (Hasseler 2014, S. 71). Wenn die pflegerische Versorgung als dynamischer Aushandlungsprozess zwischen den verschiedenen Leistungserbringern sowie den Pflegebedürftigen und ihren Angehörigen (vgl. Donabedian 1966) konzeptualisiert wird, ist eine subjektorientierte Betrachtung von Pflegequalität möglich (vgl. Mittnacht 2010; Kämmer 2008, 2015). Kämmer (2015) spricht sich für ein solches Verständnis des Qualitätsbegriffs aus, das die »Lebenswelten« Pflegebedürftiger ins Blickfeld nimmt und dabei deren persönliche Erfahrungswerte, akute Bedürfnisse und Wünsche beachtet. Für das pflegerische Handeln bedeutet dies, »eine Umwelt für pflegebedürftige Menschen zu schaffen, in der die Gestaltung eines ganz normalen, an der eigenen, individuell passenden und gewohnten Lebensrealität orientierten Alltags gefördert wird« (Kämmer 2015, S. 40).

- **Nutzerorientierte Qualitätsberichterstattung und -darstellung**

Die bestehende Qualitätsberichterstattung in der Langzeitpflege gerät in die Kritik, weil sie die Nutzerperspektive nur unzureichend berücksichtigt (vgl. Geraedts et al. 2012; Josat et al. 2006; Bolz 2016; Stemmer und Arnold 2014). Mit Blick auf die von Wingenfeld et al. (2011) entwickelten Indikatoren-Sets zur Beurteilung der Ergebnisqualität in der stationären Altenhilfe kritisieren Stemmer und Arnold (2014) insbesondere die ergebnisfokussierte Qualitätsberichterstattung, die von dem tatsächlichen Informationsbedarf der Nutzerinnen und Nutzer sowie deren primärer Orientierung an strukturellen und prozessualen Qualitätskriterien abweicht. Die Autoren warnen vor der Vernachlässigung der Nutzerperspektive, da sich die einseitige Bezugnahme auf die Sicht des Fachpersonals in »defizitorientierten Indikatoren manifestieren« und somit die »genuine Zielgröße [des Pflegesystems], … personenzentrierte Förderung bzw. Aufrechterhaltung von Lebensqualität« (Stemmer und Arnold 2014, S. 104) verfehlen könnte.

Die Bedeutung einer individuellen, bedürfnisorientierten Versorgung für die Pflegequalität wird in diversen (inter-)nationalen Arbeiten hervorgehoben (vgl. Geraedts et al. 2012; Bolz 2016; Schenk et al. 2013; Josat et al. 2006; Rantz et al. 1999). So bezeichnen Geraedts et al. (2012) die bis dato hintangestellte Perspektive der Nutzerinnen und Nutzer als »größtes Problem der Qualitätsbewertung« (Geraedts et al. 2012, S. 156). Josat et al. (2006) betonen die Relevanz der Nutzerperspektive aus ethisch-normativer Sicht, der zufolge die Berücksichtigung der individuellen Bedürfnisse von Pflegebedürftigen essentiell für eine menschenwürdige pflegerische Versorgung sei. Hasseler (2014) beklagt den Mangel an systematischen Erkenntnissen bezüglich des nutzerspezifischen Informationsbedarfs über stationäre Pflegeangebote und verweist darauf, dass für eine fundierte Entscheidungsfindung eine nutzeradjustierten Informationsvermittlung notwendig sei. Die spezifischen Informationsbedarfe verschiedener Nutzergruppen (z. B. hochbetagte Pflegebedürftige, Nutzerinnen und Nutzer mit Migrationshintergrund) sowie unterschiedliche Verbraucherinteressen müssen bei der Präsentation der Angebote berücksichtigt werden (Hibbard und Peters 2003). In dem von der Bertelsmann Stiftung 2017 innerhalb des Projekts »Weiße Liste« herausgegebenen »Reformkonzepts zur verbraucherorientierten Qualitätsberichterstattung in der Pflege« wird das Ziel der Optimierung von »Public Reportings« im Sinne der Qualitätstransparenz fokussiert. Die Autoren Strotbek et al. (2017) plädieren für eine übersichtliche und nutzerorientierte Darstellung von Pflegequalität. Ein so ausgerichtetes Public Reporting soll der Definition von Pflegequalität aus Verbrauchersicht gerecht werden und vier Qualitätsebenen einbeziehen: (1) Gesundheitsbezogene Pflegequalität, (2) Betreuungs- und Aktivierungsqualität, (3) Nutzerbezogene Struktur- und Prozessqualität sowie (4) das Erfahrungswissen von Bewohnern, Angehörigen sowie des Personals.

- **Relevante Qualitätskriterien aus Sicht der Nutzerinnen und Nutzer**

Strotbek et al. (2017) befragten Nutzerinnen und Nutzer der »Weißen Liste« u. a. nach ihrer Zufriedenheit mit den Informationen zu Pflegeanbietern und ermittelten eine Inkongruenz zwischen dem aktuellen Informationsangebot und dem Informationsinteresse der Nutzerinnen und Nutzer. Diese sehen sich insbesondere bezüglich der von ihnen als besonders wichtig empfundenen Auswahlkriterien unzureichend informiert, wie etwa hinsichtlich personalbezogener Kriterien, zu welchen beispielweise »die Freundlichkeit des Personals« oder »ein würde- und respektvoller Umgang« zählen.

Geraedts et al. (2012) veröffentlichten im Gesundheitsmonitor 2011 eine Rangliste der zehn am häufigsten als »wichtig« beurteilten Aspekte bei der Wahl einer Pflegeeinrichtung. Dabei zeigte sich, dass aus Verbrauchersicht personalbezogene Kriterien, die sich insbesondere auf die persönliche Zuwendung beziehen (z. B. respektvoller Umgang mit den Pflegebedürftigen), und versorgungsbezogene Qualitätskriterien (z. B. ausreichend Zeit für die Pflege) von größerer Bedeutung für die Auswahl eines Pflegeheims sind. Weitere Untersuchungen zeigen, dass Pflegequalität für Betroffene vorwiegend subjektives Wohlbefinden der Pflegebedürftigen, intersubjektive Beziehungen sowie interpersonale und kommunikative Kompetenzen des Pflegepersonals bedeutet (vgl. IfD Allensbach 2009; Josat et al. 2006; Mittnacht 2010; Hasseler 2014). Lebensqualität ist ein weiteres bedeutendes Qualitätskriterium für Nutzerinnen und Nutzer (vgl. Stemmer und Arnold 2014; Strotbek et al. 2017). So konstatieren Strotbek et al. (2017), dass neben der gesundheitsbezogenen Pflegequalität die subjektiv empfundene Lebensqualität ein zentrales Motiv Pflegebedürftiger für die Auswahl einer Pflegeeinrichtung darstellt. Internationale Forschungsergebnisse bestärken die deutschen Studien. Beispielsweise eruieren Rantz et al. (1999) in ihrer US-amerikanischen qualitativ-explorativen Studie sechs Qualitätsdimensionen für die stationäre Altenpflege: Personal, pflegerische Versorgung, Familieneinbindung, Kommunikation, Umgebung und Einrichtung, heimische Atmosphäre und Kosten. Dabei sind die Dimensionen »pflegerische Versorgung« und »Personal« von besonderer Bedeutung für die Qualitätsbeurteilung der Pflege aus Nutzersicht (vgl. Rantz et al. 1999, vgl. Sonntag et al. 2017).

- **Differenzierte Qualitätskriterien von Pflegebedürftigen und Angehörigen**

Bei der Suche, Evaluation sowie Auswahl einer geeigneten Pflegeeinrichtung spielen Angehörige der Pflegebedürftigen eine zentrale Rolle. Sie haben häufig einen großen Einfluss auf den Entscheidungsprozess (vgl. Kelle et al. 2014; Nübling et al. 2004; Roth 2002) und bleiben »ein wichtiges Bindeglied zwischen der früheren Lebenswelt und dem neuen Lebensumfeld der Pflegebewohnerinnen und -bewohner. Dabei sind unterschiedliche Interessen,

Selbstverständnisse und Gefühle der Bewohnerinnen und Bewohner und ihrer Angehörigen zu berücksichtigen [...]« (Engels und Pfeuffer 2007, S. 15). Zur Gewährleistung der Pflegequalität ist also neben der Anpassung der Versorgung an die pflegebedürftige Person selbst auch die Orientierung des Pflegeprozesses an den Wünschen, Bedürfnissen und der Expertise derer, die sie bei der Entscheidung unterstützen, von weitreichender Bedeutung. Bei der Qualitätsberichterstattung werden die Perspektiven unterschiedlicher Nutzergruppen nur wenig berücksichtigt. Einige Studien beleuchten die unterschiedlichen Bedarfe und Wünsche von pflegebedürftigen Personen und Angehörigen differenzierter (vgl. Josat 2005; Josat et al. 2006; Nübling et al. 2004; Roth 2002). Josat (2005) kommt u. a. zu dem Ergebnis, dass »Angehörige eine klare Trennung zwischen Qualitätskriterien, die für sie selbst wichtig sind, und solchen, die sie für die Bewohner als wichtig erachten [vornehmen]« (Josat 2005, S. 173). Beispielsweise stellt sich aus Sicht der befragten Angehörigen das Kriterium »Wohlfühlen des Bewohners/der Bewohnerin« als das Wichtigste heraus (Josat 2005). Darüber hinaus verdeutlicht eine Literaturanalyse von 13 internationalen Forschungsarbeiten die divergierende Präferenzsetzung verschiedener Qualitätskriterien von Pflegeheimbewohnerinnen und -bewohner sowie Angehörigen. Pflegebedürftige erachten zumeist jene Qualitätskriterien als besonders wichtig, die sich auf die autonome Lebensführung und selbstständige Gestaltung sozialer Interaktionen beziehen. Angehörige legen neben dem Kriterium »Wohlfühlen« besonderen Wert auf die Qualität der Versorgung (z. B. Förderung der Privatsphäre), das Personal (z. B. Anzahl und Kompetenz der angestellten Fachkräfte) und auf Kriterien bezüglich der Lage und Ausstattung der Institution (vgl. Josat et al. 2006).

9.2 Studie: »Weiterentwicklung der Qualitätsberichterstattung in der Langzeitpflege«

Im Folgenden werden Ergebnisse aus der vom AOK-Bundesverband und dem Zentrum für Qualität in der Pflege (ZQP) geförderten Studie zur »Weiterentwicklung der Qualitätsberichterstattung in der

Langzeitpflege« vorgestellt (vgl. Sonntag et al. 2017). Diese repräsentative Befragung von AOK-versicherten Pflegebedürftigen stellte die Nutzerperspektive in den Mittelpunkt der Betrachtung. Ziel der Studie war es, relevante Kriterien zu identifizieren, die Pflegebedürftige und deren Angehörige bei der Auswahl einer (stationären) Pflegeeinrichtung wirksam unterstützen. Dabei sollten differenzierte Aussagen über die jeweiligen Präferenzen von Betroffenen und Angehörigen sowie von ambulant bzw. stationär versorgten Pflegebedürftigen ermittelt und separat betrachtet werden. Die zuletzt genannte Subgruppenbetrachtung (ambulant vs. stationär) ermöglicht dabei die Identifizierung von Qualitätspräferenzen, die auf tatsächlichen Erfahrungen beruhen. Diese können mit solchen verglichen werden, die auf einer hypothetischen Betrachtung basieren. Diese Studie ergänzt damit vorliegende Untersuchungen (vgl. Geraedts et al. 2012; Josat 2005; Josat et al. 2006; Stemmer und Arnold 2014) und stellt einen weiteren Schritt zur Erfassung der Nutzerperspektive dar.

▪ Methoden und Studiendesign

Die quantitative Studie beruhte auf einer postalischen Befragung von AOK-Versicherten, die im Sinne des Pflegeversicherungsgesetzes (SGB XI) als pflegebedürftig eingestuft wurden. Eingeschlossen wurden somit auch Personen, die ausschließlich durch Angehörige versorgt werden und aktuell weder eine ambulante noch eine stationäre Versorgungsleistung in Anspruch nehmen, sondern einzig Pflegegeld beziehen. Das Sampledesign beruhte auf einer disproportional geschichteten Zufallsstichprobe. Als Schichtungsmerkmale fungierten die Art der Versorgung (ambulant/stationär), das Geschlecht sowie die Pflegestufe. Innerhalb der definierten Schichten wurden die Versicherten zu gleichen Anteilen mittels einfacher Zufallsauswahl selektiert (vgl. Schnell et al. 1999). Dies hatte u. a. den Vorteil, auch »schwach besetzte« Teilstichproben (pflegebedürftige Männer der Pflegestufe 3) ohne Bias zu repräsentieren. Um die Disproportionalität in der Stichprobenziehung auszugleichen, wurde ein Gewichtungsfaktor generiert, sodass repräsentative Aussagen für die AOK-versicherten Pflegebedürftigen hinsichtlich der Schichtungsmerkmale gemacht werden können. Die Haupt-

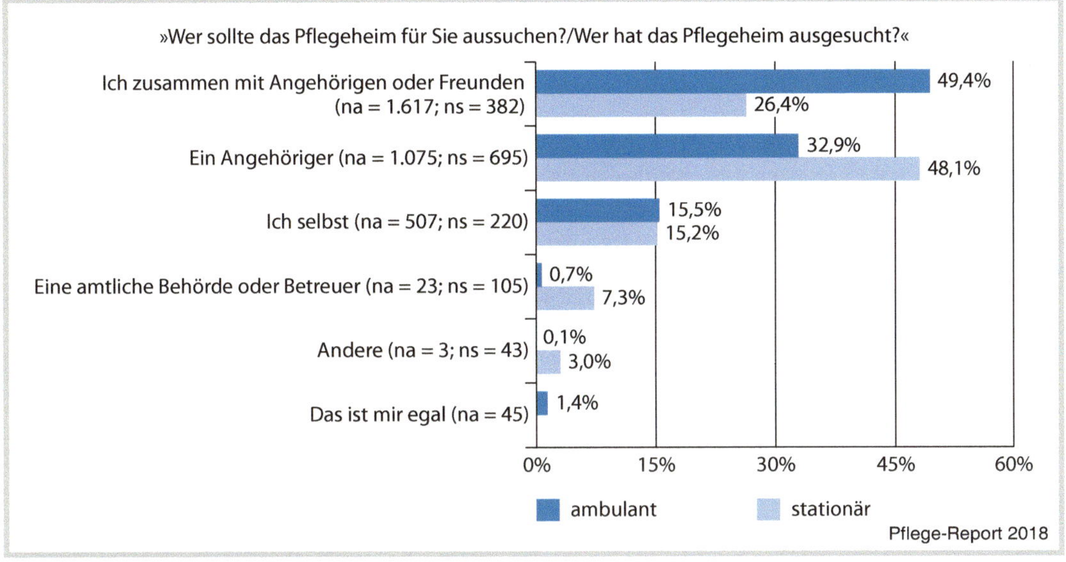

◘ Abb. 9.1 Akteure bei der Auswahl einer Pflegeeinrichtung (in %) (Quelle: Sonntag et al. 2017, S. 39)

datenerhebung wurde im Zeitraum von Mitte Februar 2017 bis Ende April 2017 durchgeführt. Für die Teilnahme an der Studie wurden insgesamt 20.608 pflegebedürftige AOK-Versicherte der elf landesweiten AOKs zur Befragung eingeladen. Die Nettostichprobe umfasste 5.021 Fragebögen. Dies entspricht einer Rücklaufquote von 24,4 %. Die Konzeption des Fragebogens bezog bereits entwickelte Instrumente ein (vgl. ABK 2007; BMFSFJ 2000; IfD Allensbach 2009; Geraedts 2012) und berücksichtigte insgesamt 79 Qualitätskriterien, die sich unter zehn Qualitätsbereiche (Lage und Erreichbarkeit, Wohnen und Ausstattung, Kosten, Essen und Trinken, Pflege, medizinische Versorgung, Freizeitaktivitäten, Wäsche und Reinigung, Lebensführung und Privatsphäre sowie soziale Kontakte) subsumieren lassen. Die Wichtigkeit der Qualitätsbereiche sowie der einzelnen Qualitätskriterien wurde auf einer fünfstufigen Bewertungsskala von »überhaupt nicht wichtig« bis »entscheidend« eingeschätzt.

■ Ausgewählte Ergebnisse der Studie: Akteure bei der Auswahl einer Pflegeeinrichtung

Mit dem Auftreten einer Pflegebedürftigkeit stehen Betroffene sowie deren Angehörige vor der Entscheidung, wie eine adäquate pflegerische Versorgung erbracht werden soll und kann. In diesem Zusammenhang ist es von Interesse, wer die Auswahl einer Pflegeeinrichtung übernimmt. Neben dem Pflegebedürftigen selbst kann dies u. a. durch Angehörige oder gesetzliche Vertreterinnen bzw. Vertreter geschehen (◘ Abb. 9.1). Von den ambulant Versorgten (n=3.270) gaben fast die Hälfte (49,4 %) an, dass die Auswahl gemeinsam mit Angehörigen oder Freunden erfolgen sollte. Ein Drittel (32,9 %) der ambulant versorgten Befragungsteilnehmerinnen und -teilnehmer würden eine Pflegeeinrichtung durch Angehörige aussuchen lassen. Lediglich 15,5 % möchten die Auswahl selbst vornehmen. Ein sehr geringer Anteil von 0,7 % würde die Suche an einen Betreuer oder eine Betreuerin bzw. an eine gesetzliche Behörde übergeben. Für 1,4 % der ambulant Befragten spielt es keine Rolle, wer eine geeignete Pflegeeinrichtung aussucht. Unter den stationär Versorgten (n=1.446), die bereits in der Situation waren, eine Pflegeeinrichtung auszuwählen, zeigten sich deutliche Unterschiede: Lediglich ein Viertel (26,4 %) der stationär Befragten gab an, dass sie eine Pflegeeinrichtung gemeinsam mit Angehörigen oder Freunden aussuchten. Weitere 15,2 % wählten ihre stationäre Unterbringung selbst aus und in 7,3 % der Fälle übernahm eine amtliche Behörde resp. der Betreuer oder die Betreuerin das Auswahlverfahren. 3,0 % benannten »andere Personen«,

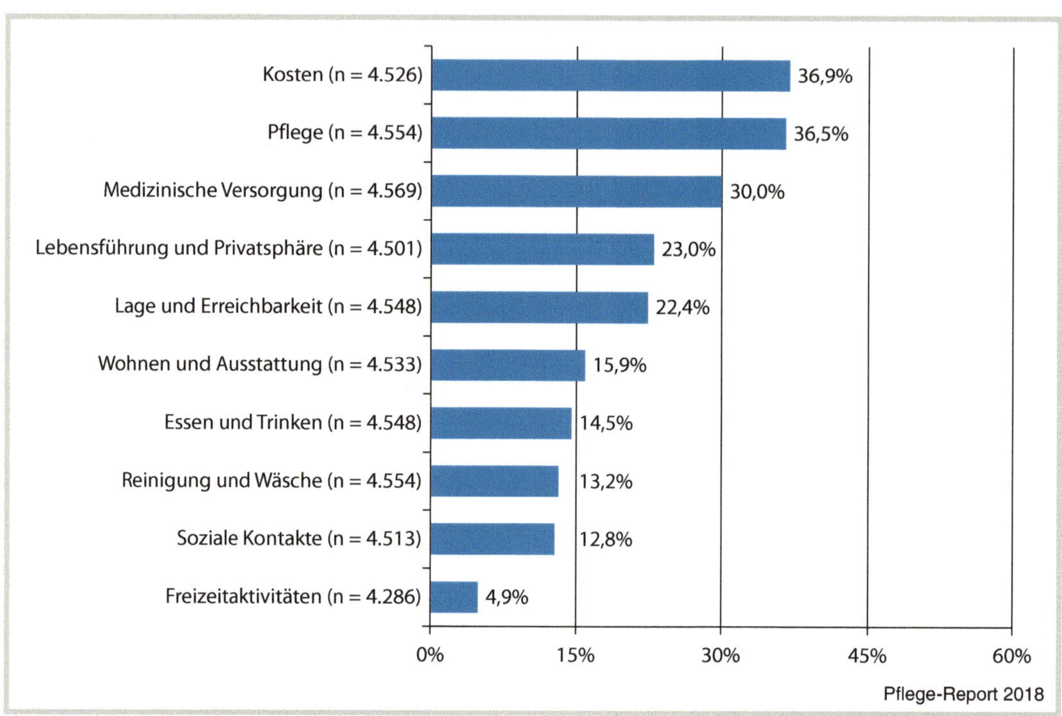

◻ Abb. 9.2 Entscheidende Qualitätsbereiche (gesamt, in %) (Anmerkung: Darstellung Antwortkategorie »Entscheidend«) (Quelle: Sonntag et al. 2017, S. 88)

womit zumeist der Sozialdienst eines Krankenhauses gemeint war. So sind es also nicht nur die Betroffenen selbst oder deren Angehörige, die einen Pflegeheimplatz auswählen, sondern zu einem geringen Anteil auch Akteure des Gesundheitswesens. Mehrheitlich (48,1 %) waren es innerhalb der stationären Versorgungsgruppen jedoch Angehörige, die eine geeignete Pflegeeinrichtung für die Pflegebedürftigen aussuchten. Dies untermauert die Annahme, dass Angehörige eine relevante und zu berücksichtigende Nutzergruppe bei der Auswahl einer Pflegeeinrichtung darstellen. Aus diesem Grund ist eine separate Betrachtung der beiden primären Nutzergruppen (Pflegebedürftige vs. Angehörige) bei der Erfassung relevanter Qualitätskriterien bei der Heimauswahl angebracht.

◼ Ausgewählte Ergebnisse der Studie: Entscheidende Qualitätsbereiche im Auswahlprozess aus Nutzersicht

Ökonomische Aspekte spielen bei der Auswahl einer Pflegeeinrichtung eine wesentliche Rolle. Bei den befragten Verbraucherinnen und Verbraucher rangieren Informationen zum Qualitätsbereich *Kosten* (36,9 %) ganz vorn (◻ Abb. 9.2). Entscheidender Aspekt ist dabei für die Befragungsteilnehmerinnen und -teilnehmer eine verständliche und nachvollziehbare Übersicht über die Gesamtkosten einer Pflegeeinrichtung. In der Rangfolge an zweiter Stelle folgt der Bereich *Pflege* (36,5 %), der neben der pflegerischen Versorgung auch personalbezogene Kriterien beinhaltet. Eine hohe Bewertung innerhalb dieses Qualitätsbereichs erzielen Kriterien wie bspw. ein respektvoller Umgang des Pflegepersonals gegenüber dem Pflegebedürftigen, eine sorgfältig durchgeführte und an die Bedürfnisse angepasste Pflege sowie ein ausreichender Personalschlüssel. Auf Platz drei der Präferenzliste befindet sich der Qualitätsbereich *medizinische Versorgung* (30,0%), der als wichtig erachtete Kriterien wie die Versorgung durch Haus- und Fachärzte vor Ort im Pflegeheim sowie die Einbeziehung von Angehörigen bei medizinischen Entscheidungen beinhaltet. Informationen, die eine *autonome Lebensführung*

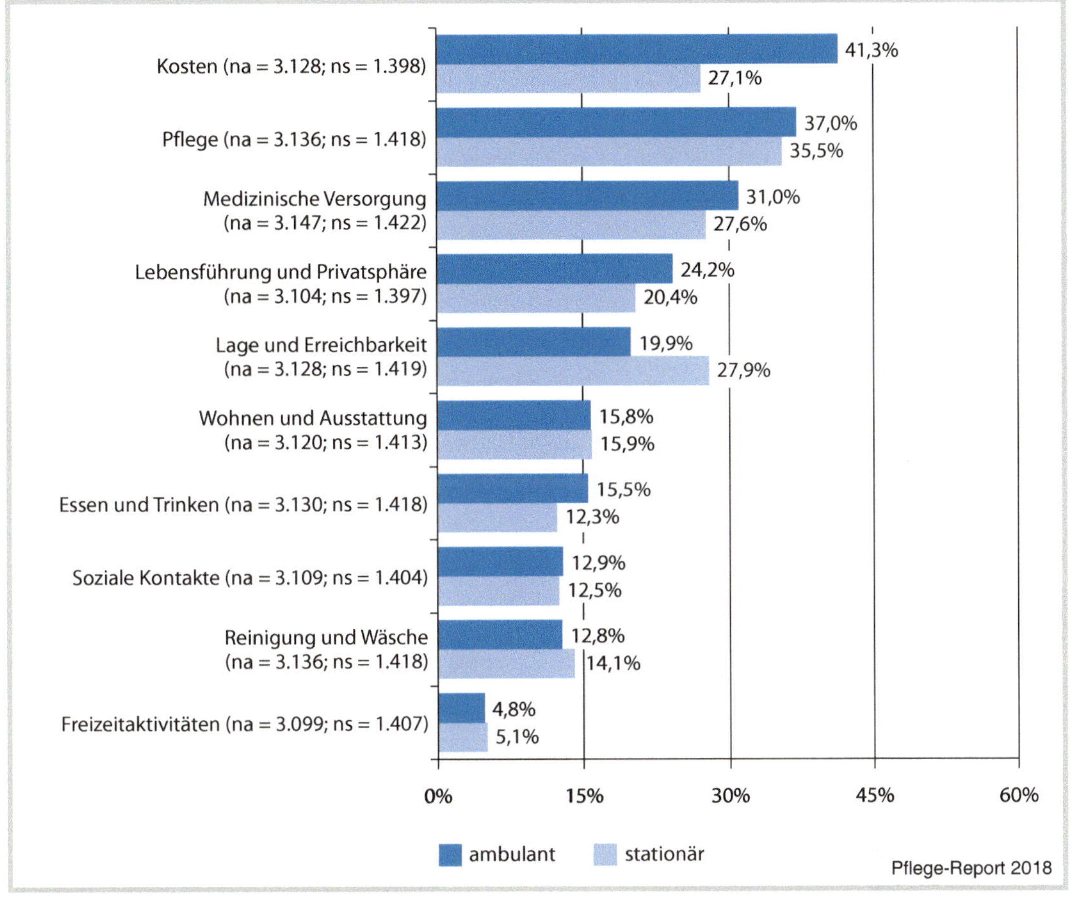

Abb. 9.3 Entscheidende Qualitätsbereiche nach Versorgungsart (in %) (Anmerkung: Darstellung Antwortkategorie »Entscheidend«) (Quelle: Sonntag et al. 2017, S. 90)

und Privatsphäre (23,0 %) betreffen, sind in der Rangfolge an vierter Stelle angesiedelt. Entscheidende Kriterien für die Auswahl einer Pflegeeinrichtung sind hierbei die Möglichkeit, zwischen Einzel- oder Zweibettzimmer zu wählen und auf die Auswahl eines Mitbewohners (bei Zwei- und Mehrbettzimmern) Einfluss zu nehmen. Den fünften Rang nimmt der Qualitätsbereich *Lage und Erreichbarkeit* (22,4 %) ein. Hierunter fallen Kriterien wie die Nähe zum ursprünglichen Wohnort sowie zu Freunden und Angehörigen. Mit etwas Abstand sind auf den unteren Rängen die Qualitätsbereiche *Wohnen und Ausstattung* (15,9 %), *Essen und Trinken* (14,5%), *Reinigung und Wäsche* (13,2 %) sowie *soziale Kontakte* (12,8 %) vorzufinden. Im Verhältnis zu den anderen Bereichen wird der Qualitäts-

bereich *Freizeitaktivitäten* (4,9 %) deutlich seltener als »entscheidend« bewertet.

Eine differenzierte Betrachtung der Präferenzen für die verschiedenen Qualitätsbereiche hinsichtlich der Subgruppen »Art der Versorgung« (ambulant/stationär) und »Befragungspersonen« (Pflegebedürftiger/Angehöriger) zeichnet folgendes Bild:

Die Betrachtung der Teilgruppen, die bereits ein Pflegeheim ausgewählt haben (stationär), und jenen, die möglicherweise in Zukunft eines aussuchen werden (ambulant), weist sowohl Unterschiede in der Rangfolge gegenüber der Gesamtbetrachtung als auch in der Gegenüberstellung auf. Informationen zur *Pflege* (35,5 %), *Lage und Erreichbarkeit* (27,9 %) sowie zur *Medizinischen Versorgung* (27,6 %) rangieren unter stationär Ver-

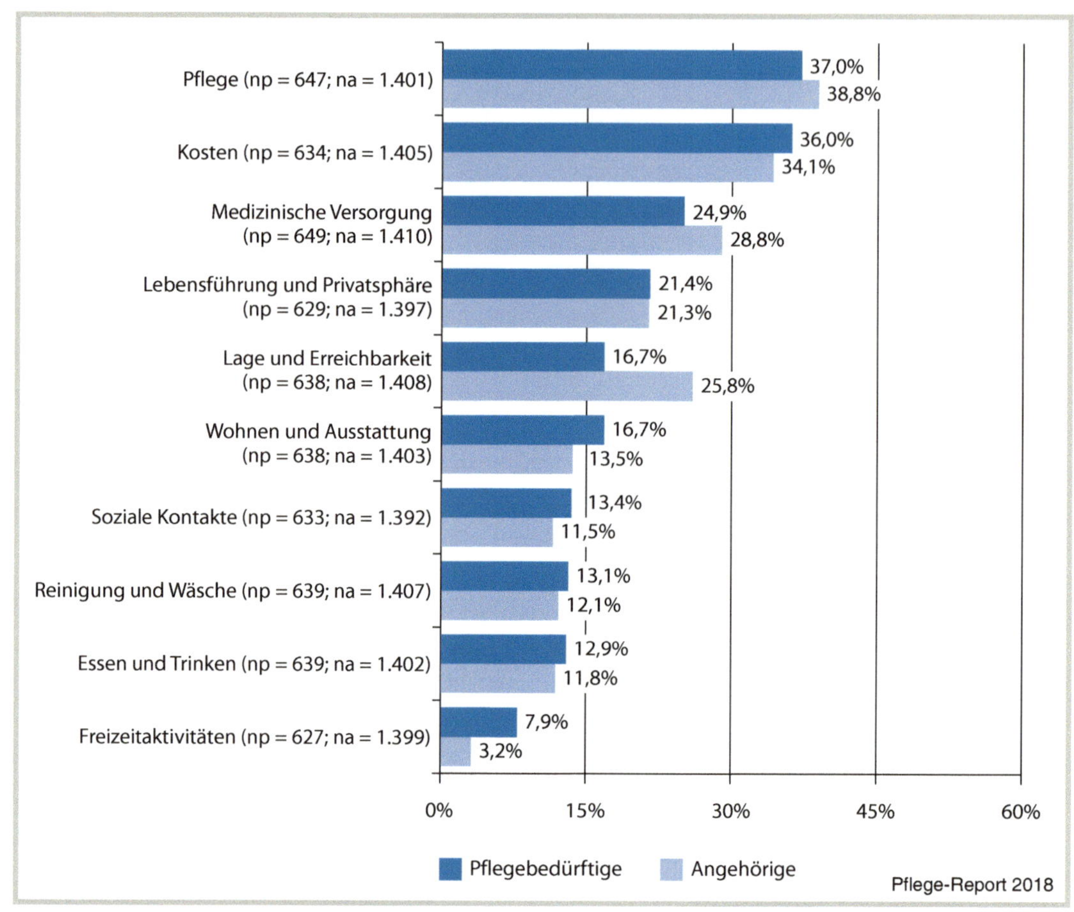

Abb. 9.4 Entscheidende Qualitätsbereiche nach Befragungsperson (in %) (Anmerkung: Antwortkategorie »Entscheidend«; Befragungsteilnehmer, die den Fragebogen gemeinsam ausfüllten, werden nicht dargestellt) (Quelle: Sonntag et al. 2017, S. 91)

sorgten auf den Plätzen eins bis drei. Unter den ambulant Versorgten sind wie in der Gesamtbetrachtung die ersten drei Plätze mit den Qualitätsbereichen *Kosten* (41,3 %), *Pflege* (37,0 %) und *Medizinische Versorgung* (31,0 %) besetzt. Statistisch signifikante Bewertungsunterschiede (p<0,05) zwischen ambulant und stationär Versorgten lassen sich für die folgenden Qualitätsbereiche feststellen: Die Bewertung des Qualitätsbereichs *Lage und Erreichbarkeit* weist höchst signifikante Unterschiede zwischen den zwei Versorgungsarten auf: Für bereits stationär versorgte Personen (27,9 %) sind Informationen für diesen Qualitätsbereich deutlich entscheidender bei der Auswahl einer Pflegeeinrichtung als für ambulant Versorgte (19,9 %). Hinsichtlich des Bereichs *Essen und Trinken* zeigen sich

gleichfalls deutliche Unterschiede zwischen den beiden Versorgungsgruppen. Etwas unerwartet räumen ambulant Versorgte (15,5 %) den Informationen zu Essen und Trinken mehr Priorität ein als stationär versorgte Personen (12,3 %). Auch Informationen zur medizinischen Versorgung werden von ambulant versorgten Personen (31,0 %) gegenüber stationär versorgten Personen (27,6 %) häufiger genannt. Signifikante Unterschiede zeigen sich gleichfalls in der Bewertung der Informationen über die Kosten einer Pflegeeinrichtung. Während 41,3 % der ambulanten Versorgungsgruppen Informationen zu den Kosten als entscheidend bei der Auswahl einer Pflegeeinrichtung bewerten, sind es innerhalb der stationären Gruppen nur 27,1 %. Signifikant unterschiedliche Bewertungen weisen

Tab. 9.1 Die zehn am höchsten bewerteten Kriterien bei der Auswahl einer Pflegeeinrichtung

Kriterium	Qualitätsbereich	Mittelwert (Standardabweichung)
Respektvolles Verhalten des Pflegepersonals gegenüber dem Pflegebedürftigen	Pflege (Personal)	4,27 (0,592)
Gutes Beschwerdemanagement	Lebensführung und Privatsphäre	4,25 (0,635)
Eine sorgfältig durchgeführte Pflege	Pflege	4,22 (0,620)
Gut ausgebildetes Pflegepersonal	Pflege (Personal)	4,21 (0,656)
Ausreichender Pflegepersonalschlüssel	Pflege (Personal)	4,21 (0,614)
Bedürfnisorientierte Pflege	Pflege	4,19 (0,631)
Dass sich viel Zeit für die Pflege genommen wird	Pflege	4,18 (0,613)
Verständliche und nachvollziehbare Übersicht über die Gesamtkosten	Kosten	4,16 (0,788)
Möglichkeit, ungestört zu sein	Lebensführung und Privatsphäre	4,16 (0,757)
Guter Kontakt zu den Pflegekräften	Soziale Kontakte	4,15 (0,533)

Pflege-Report 2018

die Versorgungsgruppen zudem hinsichtlich des Qualitätsbereichs Lebensführung und Privatsphäre auf. Hierzu präferieren 24,2 % der ambulant gegenüber 20,4 % der stationär Versorgten Informationen (**Abb. 9.3**).

Im Hinblick auf die Präferenzsetzung von Qualitätsbereichen zwischen Angehörigen und Pflegebedürftigen zeigen sich keine Unterschiede in der Rangfolge. Auf Platz eins rangiert der Qualitätsbereich *Pflege*, gefolgt von *Kosten* und der *Medizinischen Versorgung*. Auffällig und statistisch signifikant (p<0,05) ist der Bewertungsunterschied zwischen den zwei Befragungsgruppen hinsichtlich des Qualitätsbereichs *Lage und Erreichbarkeit*. Mehr als ein Viertel (25,8 %) der Angehörigen nennen diesen Bereich als entscheidend im Auswahlprozess, im Vergleich zu 16,7 % der pflegebedürftigen Personen. Weitere statistisch signifikante Unterschiede in der Bewertung zwischen Angehörigen und Pflegebedürftigen können für die Qualitätsbereiche *Wohnen und Ausstattung, Freizeitaktivitäten* sowie *Pflege* nachgewiesen werden. Informationen zu dem Bereich Wohnen und Ausstattung werden von den Betroffenen selbst (16,7 %) im Vergleich zu deren Angehören (13,5 %) häufiger als »entscheidend« bei der Auswahl einer Pflegeeinrichtung eingeschätzt. Einen ebenfalls signifikant höheren Stel-

lenwert nehmen für die Pflegebedürftigen (7,9 %) Freizeitaktivitäten im Gegensatz zu den Angehörigen (3,2 %) ein. Insgesamt ist der Qualitätsbereich Freizeitaktivitäten jedoch in beiden Befragungsgruppen der am wenigsten relevante Bereich, zu welchem Informationen als entscheidend bewertet werden. Am häufigsten als »entscheidend«, aber dennoch signifikant unterschiedlich, bewerteten Angehörige und Pflegebedürftige den Qualitätsbereich Pflege (**Abb. 9.4**).

■ Ausgewählte Ergebnisse der Studie: Die zehn am höchsten bewerteten Kriterien bei der Auswahl einer Pflegeeinrichtung

Die zehn Qualitätsbereiche (Lage und Erreichbarkeit, Wohnen und Ausstattung, Kosten, Essen und Trinken, Pflege, medizinische Versorgung, Freizeitaktivitäten, Wäsche und Reinigung, Lebensführung und Privatsphäre sowie soziale Kontakte) wurden durch insgesamt 79 Kriterien abgebildet. Für die Analyse wurden Mittelwerte für jedes Qualitätskriterium berechnet. Je höher der Mittelwert, desto wichtiger war/ist das jeweilige Kriterium für die Befragten bei der Auswahl einer Pflegeeinrichtung. **Tab. 9.1** zeigt die zehn wichtigsten Kriterien, die jenseits der übergeordneten Rangfolge der Qualitätsbereiche aus Sicht aller Befragten bei der Auswahl einer Pflegeeinrichtung zentral sind. Sechs dieser zehn wichtigsten Kriterien sind dem Qualitätsbereich Pflege zuzuordnen und betreffen die sozialen und fachlichen Kompetenzen des Pflegepersonals, den Personalschlüssel, das für die Pflege zur Verfügung stehende Zeitbudget sowie die Pflegequalität. Hervorzuheben ist die Bedeutsamkeit des Kriteriums, dass adäquat auf Beschwerden reagiert werden sollte. Die Möglichkeit, sich zu beschweren, ist hier als ein partizipatives Instrument zu werten.

9.3 Fazit

Zusammenfassend betrachtet wird deutlich, dass das Thema Pflegequalität resp. Qualitätsberichterstattung aus Sicht von Nutzerinnen und Nutzern relevant ist und an Bedeutung gewinnt. Zur Verbesserung der Qualitätsberichterstattung ist es erforderlich, sowohl die Experten- als auch die Nutzerperspektive zu kennen und einzubeziehen, um eine fundierte Qualitätsbeurteilung zu erzielen und die Qualität in der Pflege effektiv zu verbessern. Da die Sicht Betroffener häufig von jener der Expertinnen und Experten abweicht, ist das Verständnis des konkreten Erfahrungswissens der Nutzerinnen und Nutzer sowie ihrer spezifischen Bedürfnisse und Erwartungen für die Qualitätsbeurteilung und -weiterentwicklung von grundlegender Bedeutung (vgl. Bolz 2016). Darüber hinaus ist die Kenntnis von Qualitätskriterien erforderlich, die für potenzielle Nutzerinnen und Nutzer relevant sein könnten. Erst so kann gewährleistet werden, dass nutzerfreundlich aufbereitete Informationen den Entscheidungsprozess bei der Auswahl einer stationären Pflegeeinrichtung unterstützen. Die vorgestellte Studie liefert vielschichtige Erkenntnisse hinsichtlich relevanter Qualitätskriterien in der Langzeitpflege aus differenzierter Nutzersicht, nämlich aus Sicht der Betroffenen, von deren Angehörigen sowie aus Sicht ambulant oder stationär versorgter Pflegebedürftiger.

Die Sichtweise der Angehörigen ist bedeutend, denn diese nehmen oftmals eine zentrale Rolle bei der Suche, Evaluation und Auswahl einer adäquaten Pflegeeinrichtung ein. Sie beeinflussen den Entscheidungsprozess meist maßgeblich resp. treffen

die Entscheidung, wie die Ergebnisse dieser Studie bestätigen. Im Vergleich zu anderen Studien (vgl. Geraedts et al. 2012; Josat 2005; Curry und Stark 2000) fällt die Divergenz der Präferenzsetzung einzelner Qualitätsbereiche zwischen den beiden Nutzergruppen »Angehörige« und »Pflegebedürftige« allerdings eher gering aus, wobei sich punktuell Bewertungsunterschiede festhalten lassen. So rangieren die Qualitätsbereiche »Pflege«, »Kosten« und »Medizinische Versorgung« in beiden Untergruppen auf den Plätzen eins bis drei. Jedoch nimmt bspw. der Qualitätsbereich »Lage und Erreichbarkeit« für Angehörige einen deutlich höheren Stellenwert ein als für die Betroffenen selbst. Für die künftige Qualitätsberichterstattung gilt es, diese Differenzen zu berücksichtigen und Informationsinhalte auf die spezifischen Bedarfe und Wünsche Angehöriger und Betroffener zuzuschneiden. Entsprechend der Präferenzsetzung der einzelnen Qualitätsbereiche ist bei der künftigen Berichterstattung speziell darauf zu achten, detaillierte Informationen über die Kosten resp. eine transparente Kostenaufschlüsselung zu geben sowie die Kriterien, die die pflegerische und medizinische Versorgung betreffen, ins Zentrum der Informationsvermittlung zu stellen. Beispielsweise ist die Zurverfügungstellung von Informationen hinsichtlich der Personalausstattung wie eine detaillierte Übersicht des Personalschlüssels für Angehörige sowie Pflegebedürftige besonders wichtig.

Neben den Präferenzsetzungen stratifiziert nach Angehörigen und Pflegebedürftigen liefert die Studie Erkenntnisse zu den Befragungsgruppen nach der Art der Versorgung. Es galt zu untersuchen, inwiefern die Gewichtung der einzelnen Qualitätsbereiche je nach aktuellem Erfahrungshorizont differiert. Während stationär Versorgte die Qualitätskriterien aufgrund ihrer Erfahrungswerte einschätzten, mussten sich die ambulant Versorgten in ein potenziell eintreffendes Szenario versetzen. In diesen Subgruppen zeigen sich im Vergleich zu Pflegebedürftigen und Angehörigen deutlichere Unterschiede in der Gesamtbewertung der Qualitätsbereiche. So ist ambulant Versorgten die Klärung von Kostenaspekten am dringlichsten, gefolgt von der »Pflege«, der »medizinischen Versorgung« sowie der »Lebensführung und Privatsphäre«. Für die befragten Heimbewohnerinnen und -bewohner hat die »pflegerische Versorgung« höchste Relevanz. Danach folgen für die stationär Versorgten die Qualitätsbereiche »Lage und Erreichbarkeit«, »Medizinische Versorgung« sowie »Kosten«. Die Differenz zwischen den Angaben der stationär und ambulant Versorgten könnte mit höheren Autonomieressourcen seitens der ambulant Gepflegten erklärt werden. Des Weiteren werden Entscheidungen für die Wahl einer Pflegeeinrichtung häufig unter Handlungsdruck getroffen. Dementsprechend sollte die Pflegeberichterstattung (potenzielle) Nutzerinnen und Nutzer frühzeitig erreichen, sodass ausreichend Zeit zur Vorbereitung sowie die Möglichkeit zur Teilhabe am Auswahlprozess bleiben.

Insgesamt weisen die Resultate der vorgestellten Studie darauf hin, dass Informationsangebote eine große Bandbreite an Inhalten abdecken sollten und diese entsprechend der Priorisierung der einzelnen Qualitätsbereiche sowie ausgerichtet an die verschiedenen Adressatengruppen strukturiert und kategorisiert werden sollten. Somit können die differenten Nutzergruppen während des Entscheidungsprozesses angesichts ihrer individuellen Bedürfnisse wirksam gestärkt werden, adäquate Entscheidungen getroffen und die Zufriedenheit mit dieser Auswahl möglicherweise erhöht werden. Dies wiederum mag langfristig Einfluss auf die Qualität in der Langzeitpflege nehmen.

Literatur

Arbeitsgemeinschaft Berliner Koordinierungsstellen (ABK) (2007) Rund ums Alter. Verbraucherinformationen. Nr.12 Checkliste Pflegeheim. https://www.evangelisches-johannesstift.de/sites/default/files/altenhilfe/pdf/Informationsblaetter/Nr.12ChecklistePflegeheim.pdf. Zugegriffen: 28. November 2017

Bolz H (2016) Bedeutung und Ziele einer Befragung von Pflegekunden. Aus: Befragung von Pflegekunden. Zielsetzung – Inhalte – Planung – Umsetzung. Springer, Wiesbaden

Bundesministerium für Familie, Senioren, Frauen und Jugend (2000) Auf der Suche nach einem Heim. Leitfaden zur Wahl eines Pflegeplatzes

Curry A, Stark S (2000) Quality of service in nursing homes. Health services management research 13(4):205–215

Donabedian A. (1966) Evaluating the quality of medical care. The Milbank memorial fund quarterly 44(3):166–206

Duffy J, Duffy M, Kilbourne W (2001) A comparative study of resident, family and administrator expectations for service quality in nursing homes. Health Care Management Review 26(3):75–85

Engels D, Pfeuffer F (2007) Die Einbeziehung von Angehörigen und Freiwilligen in die Pflege und Beutreuung in Einrichtungen – Forschungsprojekt des Bundesministeriums für Familie, Senioren, Frauen und Jugend »Möglichkeiten und Grenzen einer selbsständigen Lebensführung in Einrichtungen«. Institut für Sozialforschung und Gesellschaftspolitik, Köln

Geraedts M, Brechtel T, Zöll R, Hermeling P (2012) Beurteilungskriterien für die Auswahl einer Pflegeeinrichtung. In: Böcken J, Braun B, Repschläger U (Hrsg) Gesundheitsmonitor 2011. Bürgerorientierung im Gesundheitswesen. Kooperationsprojekt der Bertelsmann Stiftung und der BARMER GEK, S 155–172. Verlag Bertelsmann Stiftung, Gütersloh

Hasseler M (2014) Heraus- und Anforderungen an eine systematische Qualitätsmessung und -berichterstattung in der Langzeitpflege. Vierteljahrs Hefte zur Wirtschaftsforschung, Duncker & Humblot, 83(4):67–85

Hibbard J, Peters E (2003) Supporting Informed Consumer Health Care Decision: Data Presentation Approaches that Facilitate the Use of Information in Choice. Annual Review of Public Health 24:413–433

IfD Allensbach (2009) Pflege in Deutschland. Ansichten der Bevölkerung über Pflegequalität und Pflegesituation. Ergebnisse einer Repräsentativbefragung. http://www.mk-kliniken.de/pdf/presse/Allensbach-Studie.pdf. Zugegriffen: 16. Oktober 2017

Josat S (2005) Welche Qualitätskriterien sind Angehörigen in der stationären Altenpflege wichtig? Eine Einzelfallstudie. Pflege 18(3):169–175

Josat S, Schubert HJ, Schnell MW, Köck C (2006) Qualitätskriterien, die Altenpflegeheimbewohnern und Angehörigen wichtig sind – Eine Literaturanalyse. Pflege 19(2):79–87

Kämmer K (2008) Altenhilfe in einer Gesellschaft des langen Lebens Pflegemanagement in Altenpflegeeinrichtungen (Vol 5). Schültersche Verlagsgesellschaft mbH & CoKg, Hannover

Kämmer K (2015) Pflegemanagment in Altenpflegeeinrichtungen – Zukunftsorientiert führen, konzeptionell steuern, wirtschaftlich lenken (Vol. 6). Schültersche Verlagsgesellschaft mbH & CoKg, Hannover

Kelle U, Metje B, Niggemann C (2014) Datenerhebung in totalen Institutionen als Forschungsgegenstand einer kritischen gerontologischen Sozialforschung. In: Amann A, Kolland F (Hrsg) Das erzwungene Paradies des Alters? Weitere Fragen an eine Kritische Gerontologie (Vol. 2). Springer VS, Wiesbaden, S 175–206

Klingenfeld H (1999) Heimübersiedlung und Lebenszufriedenheit älterer Menschen. Person- und Umweltfaktoren und ihr Einfluss auf die Anpassungsleistung an das Heimleben. Europäische Hochschulschriften, Reihe VI Psychologie, Bd 643. Europäischer Verlag der Wissenschaften, Frankfurt am Main

Mittnacht B (2010) Qualitätsentwicklung und Nachhaltigkeit im Kontext häuslicher Pflegearrangements: Entwicklungstrends und Perspektiven. Jacobs Verlag Düsseldorf

Nübling R, Kriz D, Kress G, Schrempp C, Löschmann C, Schmidt J (2004) Angehörigenbefragungen – Potentiale für das interne Qualitätsmanagement in Altenpflegeeinrichtungen. Gesundheitswesen 66:380–386

Rantz MJ, Zwygart-Stauffacher M, Popejoy L, Grando VT, Mehr DR, Hicks LL, Bostick J (1999) Nursing home care quality: A multidimensional theoretical model integrating the views of consumers and providers. Journal of nursing care quality 14(1):16–37

Roth G (2002) Qualität in Pflegeheimen. Forschungsgesellschaft für Gerontologie e.V. Expertise im Auftrag des Bundesministeriums für Familie, Senioren, Frauen und Jugend. Universität Dortmund, Institut für Gerontologie

Schenk L, Meyer R, Behr A, Kuhlmey A, Holzhausen M (2013) Quality of Life in Nursing Homes: Results of a Qualitative Resident Survey. Quality of Life Research 22:2929–2938

Schnell R, Hill PB, Esser E (1999) Methoden der empirischen Sozialforschung. 6. Aufl. Oldenbourg, München

Sonntag PT, Baer NR; Schenk L (2017) Weiterentwicklung der Qualitätsberichterstattung in der Langzeitpflege. Eine quantitative Versichertenbefragung. Endbericht für das ZQP und den AOK-Bundesverband. Zentrum für Qualität in der Pflege und AOK-Bundesverband, Berlin. https://www.zqp.de/wp-content/uploads/ZQP_Abschlussbericht_Qualitätskriterien.pdf

Strotbek J, Etgeton S, Palmowski S, Schuhen A, Schmuhl M (2017) Reformkonzept Verbraucher/ -innenorientierte Qualitätsberichterstattung in der Pflege – Anforderungen und Lösungsvorschläge mit besonderem Blick auf Lebensqualität, Personalausstattung und Erfahrungswissen. Weiße Liste, Bertelsmann Stiftung, Gütersloh

Stemmer R, Arnold J (2014) Expertise zur Eignung von Indikatoren zur Messung und Darstellung von Ergebnisqualität in der stationären Pflege im Bereich der sozialen Pflegeversicherung. IKJ ProQualitas GmbH, Mainz

Walter H (1995) Das Alter leben! Herausforderungen und neue Lebensqualitäten. Wissenschaftliche Buchgesellschaft, Darmstadt

Wingenfeld K, Engels D, Engel H, Franz S, Kleina T, Mehlan S (2011) Entwicklung und Erprobung von Instrumenten zur Beurteilung der Ergebnisqualität in der stationären Altenhilfe, Bielefeld und Köln

Qualitätsmessung mit Routinedaten in deutschen Pflegeheimen: Eine erste Standortbestimmung

Antje Schwinger, Susann Behrendt, Chrysanthi Tsiasioti, Kai Stieglitz, Thorben Breitkreuz, Thomas Grobe und Jürgen Klauber

© Der/die Autor(en) 2018
K. Jacobs et al. (Hrsg.), *Pflege-Report 2018*
https://doi.org/10.1007/978-3-662-56822-4_10

Zusammenfassung

In Kontrast zu 780.000 hochbetagten und multimorbiden Menschen in deutschen Pflegeheimen steht die umfassend untersuchte Fehlversorgung in diesen Einrichtungen. Der Optimierungsbedarf zur Versorgungstransparenz und -qualität ist erheblich. Ausgehend von der These, dass ein multidimensionaler, sektoren- und berufsübergreifender Blick auf die Versorgungsqualität im Pflegeheim erforderlich ist, testeten die Autoren erstmals in Deutschland die Nutzung von Routinedaten der Kranken- und Pflegekassen (AOK) für diesen Kontext. Hierfür wurden insgesamt sechs Kennzahlen zur Arzneimittelversorgung, zu nosokomialen Erkrankungen, zu Hospitalisierungen sowie zur haus- und fachärztlichen Versorgung im Pflegeheim entwickelt und empirisch getestet. Im Ergebnis zeigt sich, dass die Operationalisierung routinedatenbasierter Qualitätskennzahlen für das stationäre Pflegesetting machbar ist. Auch die zum Teil erheblichen Versorgungsunterschiede zwischen den Pflegeheimen werden transparent gemacht. Auf der Agenda stehen nun die methodische Schärfung und Risikoadjustierung, damit langfristig routinedatenbasierte Qualitätsindikatoren die Entwicklung der pflegeheiminternen Qualität und die Versorgungstransparenz für die Pflegekassen empirisch unterstützen können.

In contrast to 780,000 elderly and multimorbid people in German nursing homes, there is an extensively analysed poor care in these facilities. The need for an improved transparency and quality of care is considerable. Based on the assumption that a multidimensional, cross-sectoral and cross-occupational view of the quality of care in nursing homes is called for, the authors tested the use of routine data from health and nursing insurance funds (AOK) for the first time in Germany for this context. For this purpose, a total of six key data on provision of medicines, nosocomial diseases, hospitalisations and general and specialist care in nursing homes were developed and empirically tested. The results show that the operationalisation of routine data-based quality indicators for inpatient care setting is feasible. The sometimes considerable differences in care between nursing homes are also made transparent. Methodological sharpening and risk adjustment are now on the agenda so that routine data-based quality indicators can empirically support the development of nursing home quality and provide transparency for the nursing care insurance funds in the long run.

10.1　Einführung

Rund 780.000 Menschen leben heute dauerhaft in vollstationären Pflegeeinrichtungen und sind in der Regel hochbetagt, multimorbid und als besonders vulnerabel einzustufen (Statistisches Bundesamt 2017). Mehr als zwei Drittel der Pflegeheimbewohner besitzen neben somatisch bedingten Beeinträchtigungen eine eingeschränkte Alltagskompetenz, verbunden mit erheblichen kognitiven und kommunikativen Defiziten (Schwinger et al. 2017a). Sie sind stark abhängig von der Versorgung durch Dritte und erfahren durch die Aufgabe der eigenen Häuslichkeit und oftmals auch des sozialen Umfelds einen Verlust an Autonomie. Diese komplexen Bedarfslagen stehen einer umfassend untersuchten Fehlversorgung in deutschen Pflegeheimen gegenüber. Aufgezeigt werden u. a. eine unzureichende Wundversorgung, Schmerzerfassung und Dekubitusprophylaxe (MDS 2018), risikobehaftete Arzneiverordnungen, eine Fehlversorgung mit Psychopharmaka (Balzer et al. 2013; Schwinger et al. 2017a; Schwinger et al. 2016; Thürmann 2017), potenziell vermeidbare Krankenhauseinweisungen, Hospitalisierungen in der letzten Lebenswoche (Ramroth H 2006; Wiese et al. 2016) sowie eine defizitäre haus-, fach- und zahnärztliche Versorgung (Balzer et al. 2013; Kleina et al. 2017; Nitschke und Micheelis 2016; Rothgang et al. 2008; Rothgang et al. 2014; Schwinger et al. 2017a).

Das Potenzial für eine Verbesserung der Transparenz und Qualität des Versorgungsgeschehens in Pflegeheimen ist damit erheblich. Der Gesetzgeber hat als Reaktion die Vorgaben zur gesetzlichen Qualitätssicherung in der Langzeitpflege in den letzten zehn Jahren grundlegend weiterentwickelt (siehe auch Büscher et al, ▸ Kap. 4 im vorliegenden Band). Das Pflege-Neuausrichtungs-Gesetz (2012) stellte die Weichen für ein indikatorengestütztes Verfahren und richtete den Blick erstmals auf die *Ergebnis*qualität der Versorgung. Ausgangspunkt war ein vom Bundesministerium für Familie, Senioren, Frauen und Jugend (BMFSFJ) und vom Bundesgesundheitsministerium (BMG) beauftragtes Projekt, das ein Set von 15 pflegebezogenen Indikatoren zur Beurteilung der Ergebnisqualität in der stationären Langzeitpflege entwickelte (Wingenfeld et al. 2011). Die drei Pflegestärkungsgesetze (2015/2017) kon-

kretisierten die Rahmenvorgaben sowie die wissenschaftliche Weiterentwicklung dieser nach dem damaligen Studienautor benannten »Wingenfeld-Indikatoren«. Es zeichnet sich derzeit ab, dass zehn bis zwölf Indikatoren mit engem Bezug zur pflegerischen Versorgung im Pflegeheim implementiert werden (Broge et al., ▸ Kap. 12 im vorliegenden Band). Datengrundlage der neuen Ergebnisindikatoren bilden durch die Pflegeheime gesondert zu dokumentierende Angaben zur Qualitätssicherung. Der Einbezug von Routinedaten der gesetzlichen Kranken- und Pflegeversicherung (GKV und SPV) ist nicht vorgesehen.

Im Lichte der oben skizzierten Versorgungsdefizite in der vollstationären Langzeitpflege wirft dies die Frage auf, ob das Potenzial an Versorgungsoptimierung damit ausreichend durch empirische Bestandsaufnahmen gestützt wird. Die gesetzlichen Weiterentwicklungen drehen sich maßgeblich um die Qualität von Versorgungsergebnissen, die im engeren Sinne den SGB XI-Leistungserbringern zuschreibbar sind. Die These des vorliegenden Beitrags aber lautet: Da die Versorgungsdefizite multikausal und damit sektoren- und vor allem auch berufsgruppenübergreifend zu verorten sind, bedarf es auch einer sektoren- und berufsgruppenübergreifenden Herangehensweise bei der Messung der Ergebnisqualität. Dies reiht sich ein in den Forschungsstand zur Mehrdimensionalität von Pflegequalität, der neben adäquater pflegerischer Performanz i. e. S. deren wechselseitige Relation mit einer Vielzahl von Einrichtungsmerkmalen wie z. B. der Heimstruktur, Führungskultur, der intra- und interpersonellen Zusammenarbeit und dem Qualifikationsmix des Personals benennt (Gallagher und Rowell 2003; Heslop 2014; Nakrem et al. 2009; Savitz et al. 2005).

Die hier erprobten ersten Annäherungen an routinedatenbasierte Qualitätskennzahlen für die stationäre Langzeitpflege sind im ersten Schritt für den Einsatz in der internen Qualitätsentwicklung im Pflegeheim sowie für eine verbesserte Versorgungstransparenz für die Pflegekassen gedacht. Der Einsatz der Kennzahlen soll dazu dienen, Defizite aufzudecken, Erfolge von Maßnahmen zu messen sowie einen berufsgruppenübergreifenden Qualitätsdiskurs anzustoßen und empirisch zu unterlegen. Die ggf. mögliche weitere Nutzung einiger der routinedatenbasierten Indikatoren für die externe Qualitätsberichterstattung ist erst zu einem späteren Zeitpunkt – bei hinreichender Reifung der methodischen Fundierung der Indikatoren – zu diskutieren.

Nach einer Kurzerläuterung der verwendeten Daten elaboriert der Beitrag insgesamt sechs Kennzahlen für relevante Versorgungsaspekte im Bereich der Arzneimittelversorgung, für nosokomiale Erkrankungen, Hospitalisierungen sowie die haus- und fachärztliche Versorgung im Pflegeheim. International, insbesondere in Kanada und den USA, werden alle hier ausgewählten Versorgungsaspekte seit längerem als Indikatoren der externen Qualitätsberichterstattung in der Langzeitpflege herangezogen.[1] Je ausgewählter Kennzahl geht der Beitrag auf deren Relevanz für die Qualitätssicherung in der Pflege ein, skizziert deren Operationalisierung und führt die Ergebnisse der Analysen zusammen. Den Abschluss des Beitrags bildet eine kennzahlenübergreifende Diskussion zur möglichen Weiterentwicklung derartiger Kennzahlen hin zu routinedatenbasierten Qualitätsindikatoren für die stationäre Langzeitpflege.

10.2 Ausgewählte Versorgungsaspekte der stationären Langzeitpflege für eine routinedatenbasierte Qualitätsmessung

10.2.1 Dekubitus im Pflegeheim

Die Vermeidung und Behandlung von Druckgeschwüren (Dekubiti) sind zentrale Aufgaben der Pflege und Bestandteil der Qualitätsprüfungen des Medizinischen Dienstes der Krankenversicherung

(MDK) nach § 114 SGB XI. Die in Form von Pflege-Qualitätsberichten veröffentlichten Ergebnisse zeigten im Jahr 2016 bei 3,9 % der Pflegeheimbewohner in Deutschland einen Dekubitus; bei knapp der Hälfte der Bewohner (43,7 %) waren prophylaktische Maßnahmen erforderlich, von denen ein Viertel (19,3 %) diese Leistungen jedoch nicht erhielten (MDS 2018). In weiteren für den Beitrag rezipierten epidemiologischen Erhebungen variieren die Prävalenzen der (in der Einrichtung erworbenen) Dekubiti in deutschen Pflegeheimen zwischen rund 2 % und 4 % (DNQP 2017; Engelhart et al. 2009; Kottner et al. 2011; Wischnewski et al. 2011).[2]

Die Mehrzahl der Druckgeschwüre sind lagerungsbedingten Faktoren zuzuschreiben (Leffmann et al. 2005). Grunderkrankungen wie Diabetes mellitus und Inkontinenz, Beeinträchtigungen der Mobilität, der Durchblutung der Haut bzw. deren Schädigung gelten ebenso wie Stoffwechselstörungen, Dehydration (unzureichende Flüssigkeitszufuhr) und Malnutrition als wesentliche bewohnerspezifische Risikofaktoren (DNQP 2017; NPUAP et al. 2014). Dekubiti haben in Abhängigkeit vom Schweregrad erhebliche Folgen für die Betroffenen. Knochenabszesse und Sepsis durch infizierte Wunden, Schmerzen, ein unangenehmer Geruch sowie eine starke psychische Belastung können die Lebensqualität des Betroffenen erheblich mindern (DNQP 2015; Leffmann et al. 2005).

Gleichzeitig bestehen Standards für Prävention und Versorgung von Dekubitus im pflegerischen Setting, zu denen u. a. ein systematisches Risikoassessment ebenso wie Schulungen des Betroffenen und seiner Angehörigen, Bewegung sowie druckentlastende und -verteilende Maßnahmen zählen (DNQP 2015; DNQP 2017). Das deutsche Netzwerk für Qualitätsentwicklung in der Pflege geht im kürzlich aktualisierten Expertenstandard Dekubitusprophylaxe davon aus, »dass das Auftreten eines Deku-

---

1 Siehe z. B: Dekubitus – Kanada (HQO 2015), USA (CMS 2018); Harnwegsinfektion – USA (CMS 2018); Antipsychotika – Kanada (HQO 2015), USA (CMS 2018), Niederlande (Gezondheidszorg 2013); ärztliche Versorgung – Schweden (Sveriges Kommuner och Landsting och Socialstyrelsen 2015); ambulant-sensitive Hospitalisationen – Kanada (HQO 2015). Anzumerken ist, dass die Indikatoren in keinem der hier genannten Länder über Routinedaten (claims data) operationalisiert sind, sondern auf Eigendokumentation der Heime, Befragungen und Informationen aus Prüfungen der Aufsicht beruhen. In diesem Sinne wird im Beitrag also Neuland betreten.

2 Dieses Spektrum an Prävalenzangaben lässt sich zu einem großen Teil durch das variierende methodische Design der zugrunde liegenden Studien erklären (teils Ausschluss von leichten Dekubitusfällen, Einbezug ambulanter Einrichtungen, Messverfahren, Berechnung unterschiedlicher Prävalenzarten, Adjustierung, regionale Analysen etc.). Vgl. hierzu auch Kottner et al., Literaturstudie, S. 50–93, in DNQP 2017.

bitus weitgehend verhindert werden kann« (DNQP 2017, S. 19). Als unerwünschtes Ereignis in der Gesundheitsversorgung ist Dekubitus unter diesem Aspekt seit Jahren ein wichtiger Indikator im Kontext der Qualitätssicherung nach § 114 SGB XI ff.[3] Auch im bereits angesprochenen Forschungsprojekt von Wingenfeld et al. (2011) mit dem Ziel der Entwicklung indikatorengestützter Messverfahren zur Ergebnisqualität in der stationären Altenhilfe bildet die Dekubitusentstehung in Abhängigkeit von der Fähigkeit zum Positionswechsel im Bett zwei von 15 der empfohlenen Qualitätsindikatoren (Wingenfeld et al. 2011).

10.2.2 Harnwegsinfektionen im Pflegeheim

Harnwegsinfektionen (HWI) gehören zu den häufigsten nosokomialen Infektionen im Pflegeheim. Im Rahmen der HALT-2-Studie (Healthcare-associated infections in long-term care facilities, 2. Erhebung) des European Centre for Disease Prevention and Control (ECDC 2013) ergaben Punktprävalenzmessungen von Infektionen in deutschen Pflegeheimen, dass es sich bei knapp einem Drittel (28,4 %) aller aufgetretenen Infektionen um HWI handelte (0,8 % der 17.208 Pflegeheimbewohner der Studie), in 90,1 % lagen jedoch keine mikrobiologischen Befunde vor (Ruscher et al. 2015). Einigkeit besteht darin, dass betagte Pflegeheimbewohner, insbesondere Frauen, sowohl ein hohes Risiko für HWI aufweisen als auch ein hohes Risiko für Komplikationen, Folgeerkrankungen, rezidivierende Infektionen sowie die Ausbildung von Antibiotikaresistenzen (Becher et al. 2015; DGU 2017; KRINKO 2015; Wischnewski et al. 2011). Neben diesen intrapersonellen Risikofaktoren begünstigen unzureichende Präventivmaßnahmen, insbesondere zur Händehygiene und zum Umgang mit Blasenkathetern, das Entstehen von HWI. Die Kommission für Krankenhaushygiene und Infektionsprävention (KRINKO) aktualisierte erst 2016 ihre Empfehlungen zur Hängehygiene und bezog dabei

explizit auch Pflegeheime ein (KRINKO 2016). Auch wenn die Verantwortung für diese Infektionen nicht allein bei der pflegerischen Performanz liegt bzw. der Anteil der durch eine adäquate Pflege vermeidbaren Erkrankungsfälle nicht quantifizierbar erscheint (Wingenfeld et al. 2011), so können Harnwegsinfekte sehr wohl als »pflegeheimassoziierte Erkrankungen« bzw. »als ein Parameter der hygienischen Ergebnisqualität in Altenpflegeheimen« gesehen werden (Engelhart et al. 2009, S. 938, Ruscher et al. 2012).

Ein wichtiges Argument, einen entsprechenden Indikator zu bilden, lässt sich aus Surveillance-Systemen für nosokomiale Infektionen, in Deutschland gemäß § 23 Abs. 1 Infektionsschutzgesetz (IfSG), per se ableiten: Das Aufzeigen von in der Einrichtung erworbenen Infektionen führt langfristig zur Reduktion der Infektionsraten, selbst wenn die endemischen nosokomialen Infektionen, so KRINKO, nur partiell durch entsprechende Hygienemaßnahmen vermeidbar seien (KRINKO 2001).

10.2.3 Versorgung mit Antipsychotika im Pflegeheim

Im Jahr 2015 hatten rund drei von vier (73,0 %) der stationär versorgten Pflegebedürftigen im Alter von mindestens 60 Jahren eine im Sinne der Pflegeversicherung anerkannte eingeschränkte Alltagskompetenz (EA) und somit i. d. R. eine Demenz (☐ Tab. 10.1). Damit einher gehen psychische und Verhaltenssymptome wie Angst, Aggressivität oder Verhaltensweisen wie »Schreien« und »Umherwandern«, die – mit variierender Häufigkeit und Dauer – bei jedem Betroffenen im Erkrankungsverlauf auftreten (Cerejeira et al. 2012; James 2011). Die mit diesen Symptomen assoziierte Verabreichung von Antipsychotika für ältere, dementiell erkrankte Menschen ist mit erheblichen Risiken u. a. für zerebrovaskuläre Ereignisse und einer erhöhten Mortalität insgesamt sowie Nebenwirkungen wie Gangstörungen, Stürzen und weiterer kognitiver Beeinträchtigung behaftet (DGPPN und DGN 2016; Kirkham et al. 2017). Der entsprechende Medikationsnutzen gilt demgegenüber als moderat. Vor diesem Hintergrund empfiehlt die S3-Leitlinie »Demenzen« der Deutschen Gesellschaft für Psy-

---

3 Auch im Kontext der externen Qualitätssicherung im Krankenhaus nach § 137 SGB V (G-BA 2018) findet die Messung von Dekubita Eingang.

chiatrie und Psychotherapie, Psychosomatik und Nervenheilkunde (DGPPN) sowie der Deutschen Gesellschaft für Neurologie (DGN) nur einen kurzen, befristeten Einsatz spezifischer atypischer Antipsychotika in geringstmöglicher Dosis. Eine engmaschige Kontrolle des Behandlungsverlaufs ist dabei essentiell (DGPPN und DGN 2016). Als erstes Mittel der Wahl empfiehlt die Leitlinie nicht-medikamentöse Ansätze (u. a. Validation, kognitive Verfahren, sensorische Stimulation, Beschäftigungsangebote, Bewegungsförderung) (Bartholomeyczik et al. 2006; DGPPN und DGN 2016; James 2011). Die Wirksamkeit einiger Verfahren wie der verstehenden Diagnostik, der Schulung des Personals und der Angehörigen wie auch weiterer verhaltensbezogener Ansätze gilt als belegt (DGPPN und DGN 2016; Dickson et al. 2012). Ferner zeigen internationale und nationale Studien, dass Interventionen zur besseren Zusammenarbeit der versorgungsrelevanten Berufsgruppen Verordnungsraten von Antipsychotika bei herausforderndem, dementiell bedingtem Verhalten reduzieren können (Bartholomeyczik et al. 2010; Coon et al. 2014; Kuhlmey et al. 2010; Thürmann et al. 2010). Trotzdem schätzen Studien zum Einsatz von Antipsychotika in Pflegeheimen – je nach Betrachtung der Bewohner ohne oder mit Demenz – die Verordnungsraten auf 28 % bis 47 % (Bergner 2016; Mauleon et al. 2014; Molter-Bock et al. 2006; Richter et al. 2012). Aus einer Meta-Analyse von 43 internationalen Untersuchungen zur stationären Pflege sind Raten von 24 % bis 64 % bezogen auf dementiell erkrankte Pflegeheimbewohner bekannt (Kirkham et al. 2017).

Dies unterstreicht die hohe Relevanz des Ausmaßes des Antipsychotika-Einsatzes für die Qualitätssicherung in der stationären Langzeitpflege: Das Qualitätsziel ist grundsätzlich beeinflussbar. Gestützt wird dies erstens durch die gute Evidenz, dass das Absetzen der Antipsychotika bei den meisten Betroffenen keine wesentliche Symptomverschlechterung bedingt (Declercq et al. 2013). Es sind zweitens die Pflegekräfte, die im alltäglichen Umgang mit den teilweise herausfordernden Symptomen regelmäßig ärztliche Verordnungen initiieren (Schwinger et al. 2017b). Drittens sind eine Vielzahl der nicht-medikamentösen Ansätze pflegebezogen (z. B. verstehende Pflegeansätze, Validation) bzw. durch organisatorische Abläufe (z.B. Fallbe-

sprechungen, Austausch mit Ärzten) oder Strukturen (Betreuungs- und weitere Therapieangebote) auf Pflegeheimebene steuerbar.

10.2.4 Ärztliche Versorgung im Pflegeheim

Pflegebedürftige sind angesichts ihrer somatischen und psychischen (Multi-)Morbidität und gesundheitlichen Bedarfslagen in der Regel auf Unterstützung bei der Inanspruchnahme von ambulantärztlichen Leistungen angewiesen und oft nicht in der Lage, ihre Beschwerden adäquat zu kommunizieren (vgl. ▶ Abschn. 10.2.3). Mobilitäts- und kognitive Einschränkungen erfordern nicht selten eine Arztvisite im Pflegeheim. Die Bedeutung dieser Hemmnisse bei Arztkontakten wird durch zahlreiche Hinweise auf defizitäre ambulante haus- und fachärztliche Versorgung in der stationären Langzeitpflege unterstrichen. Problematisch sind insbesondere Polymedikation, risikobehaftete Verordnungen von für Ältere potenziell ungeeigneten Arzneimittel (sogenannte PRISCUS-Arzneiverordnungen) (Schwinger et al. 2017a; Schwinger et al. 2016) sowie eine Fehlversorgung mit Psychopharmaka und Antidementiva bei dementiellen Bewohnern (Balzer et al. 2013; Thürmann 2017). Aufgezeigte Defizite im Bereich Diagnostik und/oder Versorgung beziehen sich neben dementiellen Erkrankungen (Balzer et al. 2013) auf Depressionen (Gutzmann et al. 2017; Thürmann 2017) sowie Diabetes mellitus (Balzer et al. 2013; Schwarzkopf et al. 2017). Weitere »unmet needs« werden für die Bereich der Heilmittelversorgung und Mundgesundheit benannt (Kleina et al. 2017; Nitschke und Micheelis 2016; Rothgang et al. 2008; Rothgang et al. 2014). Mit Blick auf die Versorgungsdefizite wird immer wieder auf die hierfür ursächliche defizitäre Schnittstelle »ärztliche Versorgung im Pflegeheim«, d. h. die fehlende ärztliche Präsenz und die schlechte intra- und interprofessionelle Kommunikation hingewiesen (Balzer et al. 2013; Ruscher et al. 2012; SVR Gesundheit 2009; Wischnewski et al. 2011).

Der Gesetzgeber hat mit vielfältigen Anpassungen der Rahmenbedingungen das Problem zu adressieren versucht: Bereits 2008 wurden Kooperationsverträge zwischen Pflegeheimen und niedergelassenen (Zahn-)Ärzten ermöglicht (§ 119b SGB V), 2012 dann Zuschläge für Leistungen im Rahmen solcher Verträge eingeführt (§ 87 Abs. 2j SGB V), 2015 wurde die entsprechende »Kann«-Regelung zum Vertragsabschluss dann in eine »Muss«-Vorgabe umgewandelt. Die heutigen Rahmenvorgaben zur »kooperativen und koordinierten ärztlichen und pflegerischen Versorgung in stationären Pflegeheimen«[4] zielen u. a. auf die Optimierung der Arzt-Personal-Kommunikation durch feste Ansprechpartner für Pflegeeinrichtungen (§ 119b Abs. 2 SGB V). Dabei sind die Hausärzte für die »Durchführung und Koordination der medizinischen Versorgung der Versicherten in Abstimmung mit der stationären Pflegeeinrichtung und den ggf. beteiligten Fachärzten« verantwortlich (§ 2 Abs. 2 Satz 1 der Vereinbarung). Die Schnittstelle Arzt-Pflegeheim wird auch bei den derzeitigen MDK-Qualitätsprüfungen nach § 114a SGB XI berücksichtigt – jedoch allein fokussiert auf die Kooperation zwischen Arzt und Pflegepersonal bei Bewohnern mit chronischen Schmerzen (GKV-SV 2017).

10.2.5 Ambulant-sensitive Hospitalisierungen von Pflegeheimbewohnern

Unter ambulant-sensitiven Hospitalisierungen werden jene Krankenhauseinweisungen gefasst, die – so die zugrunde liegende These – durch »Vorsorge oder rechtzeitige Intervention im ambulanten Sektor« (Sundmacher und Schüttig 2015) nicht erforderlich wären. Nach US-amerikanischem Vorbild existiert seit einigen Jahren ein spezifischer deutscher Katalog ambulant-sensitive Behandlungsanlässe im Krankenhaus (ASK), basierend auf einer Kernindikationsgruppe (22 Krankheitsgruppen) und einer Gesamtindikationsliste (40 Krankheitsgruppen) (Sundmacher und Schüttig 2015; Weissman et al. 1992).

Die Ursachen für hohe ASK-Raten im Allgemeinen sind divers: Während der Zusammenhang von strukturellen Hürden im ambulanten Sektor und ASK mittlerweile als belegt gilt, steht die Klärung, inwieweit ASK-Raten tatsächlich ein Ausdruck von mangelnder ambulant-ärztlicher Behandlungsqualität sind, noch aus (Burgdorf und Sundmacher 2014; Rosano et al. 2013). Ferner kann der Patient selbst entscheidend dazu beitragen, das Motto ambulant vor stationär umzukehren. Zu den relevanten patientenbezogenen Faktoren zählen der sozioökonomische Status, die Morbidität, das Gesundheitsverhalten sowie individuelle Versorgungspräferenzen (Sundmacher und Schüttig 2015). Auch wenn zahlreiche nationale Studien bzw. Gutachten dieses Konzept seither aufgegriffen haben (Albrecht und Sander 2015; Fischbach 2016; Nagel et al. 2017), wurde eine spezifische Betrachtung der ASK-Fälle ausschließlich für Pflegebedürftige in deutschen Pflegeheimen bisher nicht adressiert. Demgegenüber geben mehrere internationale Studien Hinweise, dass potenziell vermeidbare Hospitalisierungen, zu denen ASK neben anderen zählen, in der stationären Langzeitpflege durchaus eine häufige Problematik und ein erhebliches Risiko für die Pflegebedürftigen darstellen (Burke et al. 2015; Kirsebom et al. 2015; Temple et al. 2017). Aufgrund der Risikostruktur der Pflegeheimbewohner können die Risiken eines Krankenhausaufenthalts erheblich sein. Neben somatischen Pathologien wie nosokomialen Infektionen (vgl. hierzu auch ▶ Abschn. 10.2.2), Nebenwirkungen von Arzneimittelswitches oder auch durch Bettlägerigkeit provozierte Beschwerden führt die Hospitalisierung, d. h. die Unterbringung in heimfernen Räumlichkeiten mit unbekanntem Personal und ungewohnten Abläufen, und auch die Rückkehr ins Pflegeheim nicht nur bei dementiellen Bewohnern zu sogenannten »transfer traumas« bzw. »relocation stress« – verbunden mit Orientierungslosigkeit, Depression und damit einer ggf. stark beeinträchtigten Lebensqualität (Keville 1993; Kirsebom et al. 2015). Daraus abgeleitet testet der vorliegende Beitrag auch die Verwendung der heimbezogenen Häufigkeit von ASK als Kennzahl in der routinedatenbasierten Qualitätsmessung im Pflegeheimsetting.

---

4 Anlage 27 zum Bundesmantelvertrag :»Vereinbarung nach § 119b Abs. 2 SGB V zur Förderung der kooperativen und koordinierten ärztlichen und pflegerischen Versorgung in stationären Pflegeheimen«.

10.3 Operationalisierung der Versorgungsaspekte auf Basis von Routinedaten der GKV und SPV

10.3.1 Datengrundlage

Für die Analysen wurden anonymisierte versichertenbezogene Abrechnungsdaten des Jahres 2015 der 11 regionalen AOK Pflege- und Krankenkassen ausgewertet. Enthalten sind Informationen über Alter und Geschlecht, das Vorliegen einer Pflegestufe und ggf. zusätzlich einer eingeschränkten Alltagskompetenz (wie diese vor Umsetzung des neuen Pflegebedürftigkeitsbegriffs im Jahr 2017 definiert war), ferner Informationen zur ambulant-ärztlichen, stationären, Arzneimittel- und Hilfsmittelversorgung. Die Analysen erfolgten quartalsbezogen. Für das erste Quartal wurden AOK-Versicherte (≥60 Jahre) erfasst, die bereits zu Quartalsbeginn (Januar) Leistungen der vollstationären Dauerpflege (§ 43 SGB XI)[5] beansprucht haben. Analog dazu bildeten die Monate April, Juli und Oktober jeweils den Referenzzeitraum für den Einschluss der AOK-Versicherten in den Quartalen II bis IV (2015). Dies stellt mit Blick auf die jeweils quartalsbezogene Grundgesamtheit sicher, dass keine Versicherten eingehen, die während des Quartals (z. B. in den ersten beiden Monaten) u. a. auch ambulant gepflegt wurden oder nicht pflegebedürftig waren. Im Quartalsverlauf verstorbene Pflegeheimbewohner sind hingegen eingeschlossen.

Um die eindeutige Zuordnung des Versicherten zu einem Pflegeheim zu gewährleisten, wurden Bewohner, die im Lauf des Jahres das Pflegeheim wechselten, aus der Datengrundlage entfernt. Weitere Bereinigungen betrafen den Ausschluss von Pflegeheimen ohne eindeutiges Institutskennzeichen und ohne Pflegetransparenzbericht der vollstationären Prüfung. Um eine ausreichende Anzahl an Fällen pro Pflegeheim für die empirischen Analysen sicherzustellen, wurden ausschließlich Pflegeheime mit mindestens 20 AOK-versicherten Pflegeheimbewohnern in jedem Quartal einbezogen. Die

---

5 Personen in vollstationären Einrichtungen der Hilfe für behinderte Menschen (§ 43a SGB XI)

□ **Tab. 10.1** Deskriptive Übersicht der Pflegeheimbewohner ab 60 Jahre sowie der Pflegeheime nach Träger und Größe (2015) (Anteile in %)

	Stichprobe	Pflegestatistik
Im Durchschnitt der Quartale		
Frauen	74,8	73,3
Männer	25,2	26,7
Alter		
60–70	6,4	6,9
70–80	18,4	20,5
80 Jahre und älter	75,3	72,6
Pflegestufe		
Pflegestufe 0	0,8	2,0
mit Pflegestufe I	37,1	38,1
mit Pflegestufe II	41,3	39,8
mit Pflegestufe III + Härtefälle	20,8	20,1
Eingeschränkte Alltagskompetenz (PEA) im Sinne des § 45a SGB XI (vor PSG II)	69,2	73,0
Jahreskennzahl		
Anteil verstorbener Pflegeheimbewohner	25,4	-
Verweildauer im Pflegeheim, in Monaten		
Mittlere Verweildauer	9,6	-
25. Perzentil	8,9	-
75. Perzentil	9,8	-
Im 1. Quartal 2015		
Träger		
öffentlich	5,0	4,8
freigemeinnützig	60,7	53,0
privat	33,9	42,2
Größe		
21–50 Plätze	10,3	27,9
51–150 Plätze	82,8	66,1
151 und mehr Plätze	6,9	6,0

Quelle: AOK-Daten 2015, Pflegestatistik 2015 (Statistisches Bundesamt 2017)

finale Stichprobe enthielt 5.622 vollstationäre Pflegeheime und 232.451 AOK-Versicherte. Damit gehen die Hälfte (50,4 %) aller deutschen Pflegeheime und fast jeder Dritte (31,4 %) bundesweit stationär Pflegebedürftige ab 60 Jahre in die Analysen ein. ◘ Tab. 10.1 gibt eine Übersicht über Charakteristika der Untersuchungspopulation sowie der Pflegeheime im Vergleich zur Pflegestatistik des Statistischen Bundesamtes.

10.3.2 Dekubitus im Pflegeheim

Die Operationalisierung der Kennzahl »Dekubitusfälle pro Pflegeheimbewohner« erfolgte mehrstufig. Explorative Auszählungen gaben einen Überblick über die Häufigkeit von Bewohnern mit einer Dekubitus-Diagnose und mit einer Verordnung geeigneter Verbandsmaterialien zur Wundversorgung bzw. von dekubitusspezifischen Hilfsmitteln im Durchschnitt der Quartale im Referenzjahr 2015. Inhaltlich ausschlaggebend für das Einbeziehen von Verbandsmaterial zur Wundversorgung sowie von Hilfsmitteln waren die Ausführungen in den Expertenstandards zur Dekubitusprophylaxe und zur Versorgung von chronischen Wunden sowie in den einschlägigen Leitlinien (DNQP 2015; DNQP 2017; NPUAP et al. 2014). Bei einem vorliegenden Dekubitus ab Grad II ist unbedingt und unverzüglich eine Wundversorgung mit geeignetem Verbandsmaterial durchzuführen und bei Bedarf durch druckverteilende Hilfsmittel zu ergänzen. Die jeweils zugrundeliegenden Definitionen und Klassifikationen zeigt ◘ Tab. 10.2. Zur Identifizierung der Dekubitusfälle als im Pflegeheim erworbene Erkrankungen werden ausschließlich die ambulant-ärztlichen Diagnosen mit Zusatzkennzeichen G (gesicherte Diagnose) betrachtet.

◘ Abb. 10.1 fasst die Ergebnisse der Operationalisierung zur Kennzahl »Dekubitusfälle je Bewohner im Jahr« zusammen. Der Anteil Pflegeheimbewohner mit Dekubitusdiagnose beträgt im Durchschnitt der Quartale 9,2 % und damit deutlich mehr als aus epidemiologischen Studien bekannt. Lediglich 4 % der Pflegeheimbewohner haben sowohl eine Verordnung eines Verbandsmaterials und eine Diagnose; eine dekubitusspezifische Hilfsmittelverordnung und Diagnose wiesen im Referenzjahr sogar nur 1,4 % auf. Anders formuliert findet sich bei 84,7 % der Bewohner mit Dekubitus-Diagnose keine (präventive und/oder behandlungsrelevante) Verordnung von dekubitusspezifischen Hilfsmitteln. Da davon auszugehen ist, dass bestimmte Hilfsmittel wie Weichlagerungskissen im Pflegeheim bereits verfügbar sind, bei Bedarf ausgeteilt und damit nicht in den Hilfsmittelverordnungsdaten erscheinen, andere wiederum präventiv verordnet werden (DNQP 2017), wird auf den Einbezug dieser Information zur Diagnosevalidierung über Routinedaten vorerst verzichtet. Für mehr als die Hälfte (56,6 %) der Bewohner mit Diagnose ist zudem keine Verordnung für Verbandsmaterial dokumentiert. Es ist insofern wahrscheinlich, dass es sich bei einem großen, jedoch nicht quantifizierbaren Anteil an Dekubitusdiagnosen um »inaktive« Diagnosen oder Fehlkodierungen handelt. Eine Operationalisierung des Dekubitus allein auf Basis der vertragsärztlichen Diagnosen erscheint insofern nicht angebracht.

Entschieden wurde sich vor diesem Hintergrund für eine Operationalisierung auf Basis von Diagnosen und Verordnungen von Verbandsmate-

---

◘ Tab. 10.2 Dekubitus – relevante Klassifikationen zur Identifizierung auf Routinedatenbasis

	Diagnose Dekubitus	Verbandsstoffe	Hilfsmittel
Klassifikation	ICD-10-GM	Pharmazentralnummer (PZN)	Hilfsmittelverzeichnis der GKV (HMV)
Definition	L89* – Dekubitalgeschwür und Druckzone	Hydroaktive Wundauflagen, vgl. Tab. 10.9 (Anhang)	Hilfsmittel gegen Dekubitus, Gruppe 11
Daten	Ambulante gesicherte Diagnosen	Ambulante Verordnungen	Ambulante Verordnungen

Quelle: WIdO

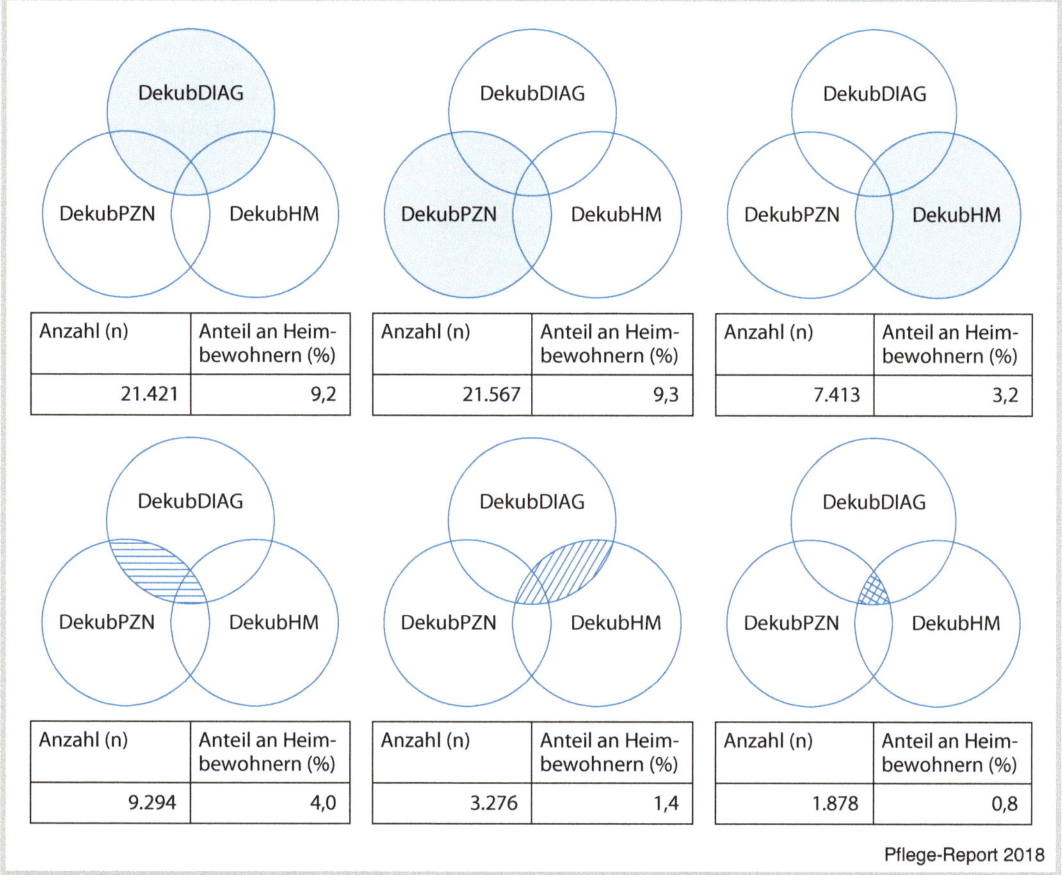

Pflege-Report 2018

Abb. 10.1 Häufigkeit von Dekubitus-Diagnosen (DIAG), Verordnungen von entsprechendem Verbandsmaterial (PZN) sowie von dekubitusspezifischem Hilfsmittel (HM) im Pflegeheim (2015, im Durchschnitt der Quartale) (Quelle: AOK-Daten 2015)

rial. **Tab. 10.6** listet die Merkmale der finalen Kennzahl auf. Zur Berechnung dieser Kennzahl wurde ferner auf ausschließlich neu aufgetretene Dekubitusfälle eingeschränkt. Solche liegen vor, wenn ein Bewohner in einem Quartal des Referenzjahres mindestens eine gesicherte ambulante Diagnose sowie mindestens eine Verordnung von Verbandsmaterial zur Wundversorgung aufweist. Zusätzlich darf der Bewohner im Vorquartal keine dieser ambulanten Diagnosen aufweisen (Inzidenzkriterium). Dieser Algorithmus limitiert die maximale Anzahl möglicher Dekubitusfälle pro Einwohner und Jahr auf zwei Ereignisse.

Die Referenzpopulation, d. h. die Versicherten, auf die sich die Dekubitusfälle beziehen, bilden alle Bewohner des Pflegeheims – unabhängig von ihren individuellen Risikofaktoren für Dekubiti. Unterschiede in den bewohnerindividuellen Verweildauern sind in der Stichprobe nicht groß, jedoch zu berücksichtigen: Bei dem Viertel der Pflegeheime mit den kürzesten Verweildauern (25%-Perzentil) verblieben die Bewohner rund neun Monate oder kürzer, bei dem Viertel der Pflegeheime mit den längsten Verweildauern (75%-Perzentil) mindestens zehn Monate (**Tab. 10.1**). Ohne eine Berücksichtigung dieser Zeiten wären Pflegeheime mit kurzen Verweildauern durch die Berechnung einer Kennzahl *unerwünschte Ereignisse in Relation zur Anzahl der Bewohner* rein rechnerisch im Vorteil: Bei ihnen gingen im Nenner mehr Bewohner ein als bei solchen mit längeren Verweildauern (weniger Bewohner je Pflegeheimplatz). Um entsprechende

Unterschiede zwischen den Einrichtungen auszugleichen, wurde je Pflegeheim die aufsummierte Gesamtverweildauer aller Bewohner in sogenannte Vollzeitäquivalente (Vollzeit-Verweildauer entspricht einem Jahr) umgerechnet. Die Kennzahl soll damit abbilden, wie viele unerwünschte Ereignisse (hier Dekubitus-Fälle) im Jahr je durchgängig belegten Pflegeheimplatz auftreten. Die im Folgenden verwendete Terminologie bei der Bezeichnung der Kennzahl lautet vereinfachend je Bewohner, meint jedoch den durchgängig belegten Pflegeheimplatz.

10.3.3 Harnwegsinfektionen im Pflegeheim

Analog zur Kennzahl »Dekubitus-Fälle je Bewohner« prüften explorative Auszählungen als ersten Schritt der Operationalisierung die Validität der Diagnose Harnwegsinfekt (HWI) in den Routinedaten. Dabei wurden neben den Diagnosedaten zusätzlich Verordnungen der für den Harnwegsinfekt indizierten Antibiotika einbezogen (◘ Tab. 10.3). Während *asymptomatische* Bakterien mit wenigen Ausnahmen nicht therapiert werden, zielt die Behandlung von *symptomatischen* Harnwegsinfektionen auf die Beseitigung der infektionsverursachenden Bakterien, auf die symptomatische Therapie sowie auf die Verhinderung einer Beeinträchtigung des Organsystems (Fünfstück 2011; DGU 2017). Die hier gewählte Validierung der Diagnosen setzt jedoch auf der Hypothese auf, dass bei betagten Menschen in Pflegeeinrichtungen angesichts von Alter, Morbidität und reduzierter Immunabwehr

regelhaft davon Abstand genommen wird, eine Spontanheilung abzuwarten und damit auf Medikation zu verzichten (vgl. auch DGU 2017). Durch die Validierung der Diagnosen sollen falsch-positive Fälle ausgeschlossen und die Spezifität der Messung erhöht werden. Eine behandelte (und damit symptomatische) Harnwegsinfektion, so die Annahme, ist mit hoher Wahrscheinlichkeit eine tatsächlich vorliegende Infektion. Zur spezifischen Betrachtung der im Pflegeheim aufgetretenen Harnwegsinfektionen sind die Haupt- und Nebendiagnosen aus Krankenhausaufenthalten der Bewohner kein Bestandteil der Analyse.

Im Durchschnitt der Quartale wiesen rund 7,5 % der Bewohner im Referenzjahr 2015 eine Harnwegsinfektion als ambulant-ärztliche gesicherte Diagnose auf; davon wurden 62,0 % (4,7 % aller Bewohner) antibiotisch therapiert (◘ Abb. 10.2). Umgekehrt wiesen 15,2 % eine Antibiotika-Verordnung auf, 30,7 % von ihnen zudem eine Harnwegsinfekt-Diagnose. In der HALT-2-Studie fielen die HWI-Prävalenz mit <1 % und die Antibiotikagabe mit 1,9 % bedeutend geringer aus. Knapp die Hälfte (44,9 %) der verordneten Antibiotika bezogen sich dort auf die Therapie von Harnwegsinfektionen (Ruscher et al. 2015). Der Vergleich ist jedoch nur bedingt möglich. Die HALT-2-Studie beinhaltete eine Primärerhebung in Kooperation mit rund 220 freiwillig teilnehmenden Pflegeeinrichtungen. Die HWI-Diagnostik erfolgte symptombasiert analog zu den McGeer-Surveillance-Kriterien, der Bezug der verabreichten Antibiotika auf die Infektion war hier direkt erfragbar. Demgegenüber ist im Rahmen der vorliegenden Sekundärdaten-

◘ Tab. 10.3 Harnwegsinfektion (HWI) – relevante Klassifikationen zur Identifizierung auf Routinedatenbasis

	Diagnose HWI	Antibiotika
Klassifikation	ICD-10-GM	ATC
Definition	N10 Akute tubulointerstittielle Nephritis N30.0 Akute Zystitis N30.9 Zystistis nicht näher bezeichnet N39.0 Harnwegsinfektion, Lokalisation nicht näher bezeichnet	Indizierte Antibiotika aus der Therapeutischen Hauptgruppe J01 Antibiotika zur systemischen Anwendung, vgl. ◘ Tab. 10.10 im Anhang
Daten	Ambulante gesicherte Diagnosen	Ambulante Verordnungen

Quelle: WIdO

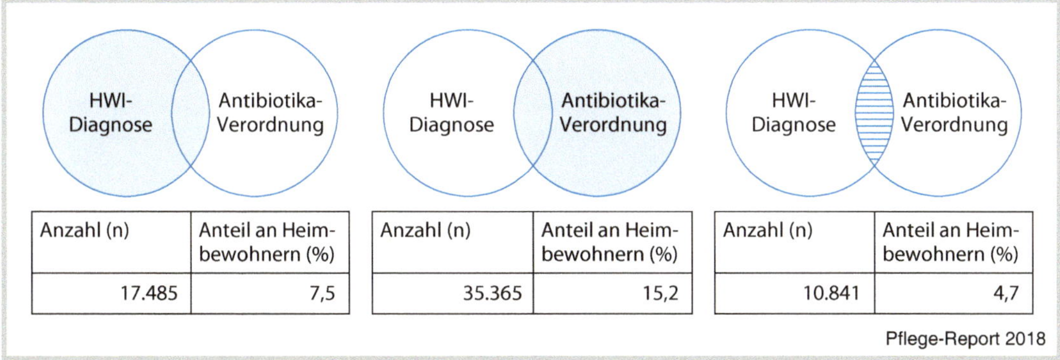

Abb. 10.2 Häufigkeit von Harnwegsinfekt (HWI)-Diagnosen und Verordnungen von indizierten Antibiotika im Pflegeheim (2015, im Durchschnitt der Quartale) (Quelle: AOK-Daten 2015)

analyse weder die symptomorientierte Validierung der Diagnose möglich noch geht daraus hervor, inwiefern die Antibiotika-Verordnung mit der Harnwegsinfektion assoziiert ist. Die Grundgesamtheit der auf Routinedatenbasis einbezogenen Pflegeheime ist zudem weitaus größer und heterogener – freiwillig teilnehmende Einrichtungen wie in der HALT-2-Studie sind i. d. R. auch die »guten Performer« (Selection Bias).

Da die ambulanten Diagnosedaten quartalsbezogen vorliegen, ist es maximal möglich, einen therapeutischen Zusammenhang zwischen Diagnose und Verordnung via Zeitnähe – Diagnose und Verordnung liegen im selben Quartal vor – als Proxy zu schätzen. Ein Ergebnis der HALT-2-Studie war zudem, dass 12,6 % der verabreichten systemischen Antibiotika rein prophylaktisch bei an sich beschwerdefreien Bewohnern zum Einsatz kam (Ruscher et al. 2015).

Die finale Kennzahl (**Tab. 10.6**) setzt folglich die Anzahl der (behandelten) HWI-Fälle zur Bewohnerschaft eines Pflegeheims in Relation. Ein HWI gilt als Fall, wenn innerhalb eines Quartals sowohl mindestens eine entsprechende HWI-Diagnose als auch zeitnah, d. h. im gleichen Quartal, mindestens eine Verordnung eines Antibiotikums vorliegt.

10.3.4 Versorgung mit Antipsychotika im Pflegeheim

Die Operationalisierung des Antipsychotika-Einsatzes erfolgte mit Hilfe der Wirkstoffgruppe »Antipsychotika« (N05A). Weiterhin testete die Operationalisierung, ob Personen mit Demenz auf Basis von vertragsärztlichen Diagnosen und auf Basis der MDK-Begutachtung zur Pflegebedürftigkeit – konkret der Feststellung einer eingeschränkten Alltagskompetenz (EA) im Sinne des § 45a SGB XI (vor PSG II) – identifiziert werden können. Der Hilfe- und Betreuungsbedarf von Menschen mit demenzbedingten Fähigkeitsstörungen, mit geistigen Behinderungen oder psychischen Erkrankungen wurde bis zur Einführung des neuen Pflegebedürftigkeitsbegriffs im Jahr 2017 zusätzlich zur eigentlichen Einstufung in die Pflegestufen gesondert geregelt und unter einer eingeschränkten Alltagskompetenz erfasst.[6] Demzufolge ist zum einen EA nicht mit Demenz gleichzusetzen, zum anderen erfüllen Personen mit beginnender bzw. leichter Demenz nicht zwangsläufig die Kriterien für eine EA. Angesichts der hier betrachteten Pflegeheimpopulation im Alter von mindestens 60 Jahren sind diesbezüglich jedoch hohe Übereinstimmungen zu erwarten.

---

6 Siehe hierzu die (letzte) vor Einführung des neuen Pflegebedürftigkeitsbegriff gültige Richtlinie des GKV-Spitzenverbandes zur Begutachtung von Pflegebedürftigkeit nach dem XI. Buch des Sozialgesetzbuchs (Begutachtungs-Richtlinien – BRi) vom 08.06.2009, geändert durch Beschluss vom 16.04.2013.

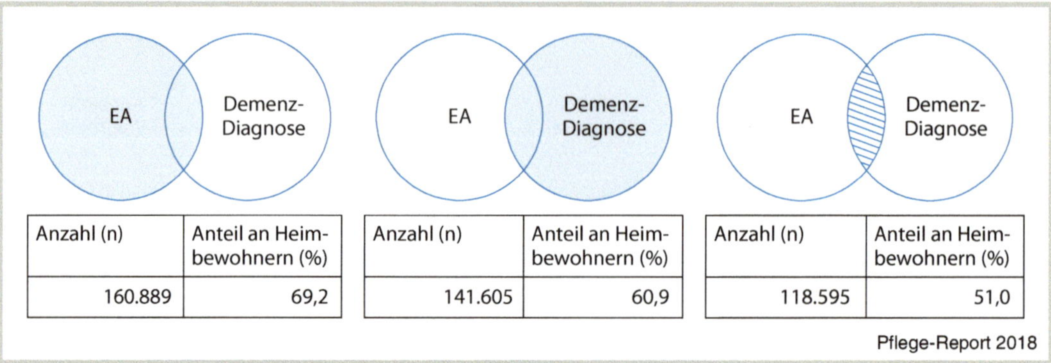

☐ **Abb. 10.3** Häufigkeit von Demenz-Diagnosen und eingeschränkter Alltagskompetenz (EA) (2015, im Durchschnitt der Quartale) (Quelle: AOK-Daten 2015)

Die in ☐ Abb. 10.3 dargestellte Häufigkeit von Diagnosen mit Hilfe der EA-Einstufung wirft folglich Fragen auf: Für etwas mehr als die Hälfte der Pflegeheimbewohner (51,0) fand sich im Durchschnitt der Quartale in den Routinedaten sowohl eine EA als auch eine Demenzdiagnose. Lediglich 73,7 % – also gerade einmal drei von vier – der Pflegeheimbewohner (ab 60 Jahre) mit eingeschränkter Alltagskompetenz (EA) hatten eine Demenz-Diagnose (☐ Tab. 10.4). Dass EA nicht mit Demenz gleichzusetzen ist, lässt sich zunächst rein rechtlich begründen. Die *Richtlinie zur Feststellung von Personen mit erheblich eingeschränkter Alltagskompetenz und zur Bewertung des Hilfebedarfs* zählt neben demenzbedingten Beeinträchtigungen auch dauerhafte Einschränkungen der Alltagskompetenz bei zugrundeliegenden geistigen Behinderungen und psychischen Erkrankungen zu den Gründen für eine EA (GKV-SV 2010).

Andersherum wiesen lediglich 83,8 % der Personen mit einer Demenz-Diagnose auch eine anerkannte eingeschränkte Alltagskompetenz auf (☐ Abb. 10.3). Vor diesem Hintergrund wurde bei den Analysen auf die EA-Einstufung des MDK aufgesetzt, da diese – anders als die vertragsärztlich dokumentierten Diagnosen – ausführlichen Regelungen unterworfen ist. Hierfür sprach auch, dass 40,6 % (☐ Tab. 10.8) der so definierten dementiell erkrankten Bewohner innerhalb eines Quartals eine entsprechende Verordnung haben, was im Prävalenzbereich der epidemiologischen Studien liegt (vgl. ▶ Abschn. 10.2.3).

Die finale Kennzahl (☐ Tab. 10.6) erfasst somit im Zähler die Summe aller Pflegeheimbewohner, die zu Beginn des Quartals eine EA und mindestens eine Antipsychotikaverordnung im gleichen Quartal aufwiesen. Über das gesamte Jahr können somit maximal vier Fälle (d. h. entsprechende Verordnungen) erfasst werden. Der Nenner der Kennzahl wird analog zur Kennzahl »Dekubitusfälle« (▶ Abschn. 10.3.2) berechnet. Ebenso wie der Zähler berücksichtigt der Nenner ausschließlich Pflegeheimbewohner mit EA zu Beginn des Quartals.

☐ **Tab. 10.4** Demenz – relevante Klassifikationen zur Identifizierung auf Routinedatenbasis

	ICD-10: Demenz
F00	Demenz bei Alzheimer-Krankheit
F01	Vaskuläre Demenz
F02	Demenz bei anderenorts klassifizierten Krankheiten
F03	Nicht näher bezeichnete Demenz
F051	Delir bei Demenz
G231	Progressive supranukleäre Ophthalmoplegie [Steele-Richardson-Olszewski-Syndrom]
G30	Alzheimer-Krankheit
G310	Umschriebene Hirnatrophie
G3182	Lewy-Körper-Demenz

Quelle: WIdO in Anlehnung an Schulz und Doblhammer 2012

10.3.5 Ärztliche Versorgung im Pflegeheim

Für die Berücksichtigung der ärztlichen Versorgung von Bewohnern wurden zwei Aspekte gewählt: Angesichts des gesetzlich formulierten Ziels einer über den Hausarzt koordinierten ambulanten Versorgung mit festen Ansprechpartnern in der stationären Langzeitpflege wird die Zahl der Hausärzte mit Kontakt zum jeweiligen Pflegeheim gemessen. Die Kennzahl zur hausärztlichen Versorgung erfasst die Anzahl der Hausärzte je 100 Bewohner eines Pflegeheims innerhalb eines Jahres (■ Tab. 10.6). Die Operationalisierung erfolgte mit Hilfe der vertragsärztlichen Abrechnungsinformationen als Resultat der Leistungserbringung des Hausarztes. Gezählt wurde der Arzt unabhängig davon, ob der Pflegeheimbewohner die Praxis des Arztes aufsuchte oder ob es sich um eine Arztvisite im Pflegeheim handelte.

Die oben aufgeführten Versorgungsdefizite im Bereich der Diagnostik und Therapie von Demenz und Depressionen wie auch die Fehlversorgung mit Psychopharmaka begründen ferner die Analyse zur

■ **Tab. 10.5** Ambulant-sensitive Hospitalisierungen – relevante Klassifikationen zur Identifizierung auf Routinedatenbasis

Krankheitsgruppe (Kerngruppe)	ICD-Codes
Infektiöse Darmkrankheiten	A01, A02, A04, A05, A07-A09
Krankheiten der Haut, Unterhaut und Hautanhangsgebilde	A46, L01, L02, L04, L08.0, L08.8, L08.9, L60.0, L72.1, L98.0
Mangelerkrankungen und Thalassämie	D50, D51, D52, D53.1, D56, E40-E64, R63.6
Diabetes mellitus	E10.2-E10.8, E10.9, E11, E13.6, E13.7, E13.9, E14, E16.2
Psychische und Verhaltensstörungen durch Alkohol oder Opioide	F10, F11
Depressionen	F32, F33
(Andere) Psychische und Verhaltensstörungen	F40, F41, F43, F45, F50.0, F50.2, F60
Schlafstörungen	G47
Erkrankungen der Weichteile und peripherer Nerven	G56.0, M67.4, M71.3, M75-M77, M79
Altersbedingter grauer Star und grüner Star (Glaukom)	H25, H40
HNO-Infektionen	H66, J01-J03, J06, J31, J32, J35
Andere Krankheiten des Kreislaufsystems	I05, I06, I08.0, I49.8, I49.9, I67.2, I67.4, I70, I73, I78, I80.0, I80.80, I83, I86, I87, I95, R00.0, R00.2, R47.0
Bluthochdruck und Folgeerkrankungen	I10-I15
Ischämische Herzkrankheiten	I20, I25.0, I25.1, I25.5, I25.6, I25.8, I25.9
Herzinsuffizienz	I50
Grippe und Pneumonie	J10, J11, J13, J14, J15.3, J15.4, J15.7, J15.8, J15.9, J16.8, J18.0, J18.1, J18.8, J18.9
Bronchitis, COPD und Bronchiektasie	J20, J21, J40-J44, J47
Krankheiten der Zähne und des Zahnhalteapparates sowie der Lippe und der Mundschleimhaut	K02, K04-K06, K08, K12, K13
Nicht-infektiöse Krankheiten des Magen-Darm-Trakts	K52.2, K52.8, K52.9, K57, K58, K59.0
Kniegelenksarthrose	M17.0, M17.1, M17.4, M17.5, M17.9
Rückenschmerzen, Dorsopathien	M42, M47, M53, M54
Krankheiten des Harnsystems	N30, N34, N39.0

Quelle: WIdO nach Sundmacher und Schüttig 2015

Inanspruchnahme von Neurologen, Nervenärzten oder Psychiatern. Die Kennzahl zur Versorgung durch diese Facharztgruppen betrachtet analog zur Antipsychotikaverordnung (▶ Abschn. 10.3.4) ausschließlich Pflegeheimbewohner mit EA. Fälle beim Neurologen, Nervenarzt oder Psychiater werden je Quartal berechnet, d. h. Pflegeheimbewohner mit anerkannter EA im Sinne des SGB XI mit mindestens einem Arztkontakt im Quartal bei einer der in ◘ Tab. 10.6 gelisteten Fachgruppen sind »ein Fall«. Dabei war irrelevant, ob der Bewohner den Facharzt aufsuchte oder umgekehrt. Die Referenzpopulation wird für die Betrachtung der hausärztlichen Versorgung wiederum analog zur Kennzahl »Dekubitusfälle« (▶ Abschn. 10.3.2) definiert und ebenfalls auf Pflegeheimbewohner mit EA eingeschränkt.

10.3.6 Ambulant-sensitive Hospitalisierungen von Pflegeheimbewohnern

◘ Tab. 10.5 listet alle 22 ambulant-sensitiven Krankheitsgruppen auf, die bei der Operationalisierung der Kennzahl ASK je 100 Bewohner pro Pflegeheim und Jahr Berücksichtigung fanden. Es handelt sich dabei um die Kernindikationsgruppen des deutschen ASK-Katalogs, denen insgesamt 163 Diagnosen zugeordnet sind. Betrachtet werden dabei ausschließlich die Hauptdiagnosen (stationäre Entlassungsdiagnosen), da diese gemäß Kodierrichtlinien im DRG-System den Krankenhausaufenthalt veranlassten (DKG et al. 2017).

Analog zum Vorgehen bei den anderen hier vorgestellten Kennzahlen konkretisierten auch im Falle der ASK zunächst explorative Analysen die Algorithmen der finalen Operationalisierung. Sie ergaben, dass im Durchschnitt der Quartale 19,8 % aller betrachteten Bewohner im Jahr 2015 im Krankenhaus versorgt wurden – 40,5 % dieser Bewohner mit Hospitalisierungen (d. h. 8,0 % aller Pflegeheimbewohner) waren im Durchschnitt der Quartale im Jahr 2015 definitionsgemäß nach Sundmacher et al. (2015) Patienten mit mindestens einem ASK (◘ Abb. 10.4). Ein Vergleich der ASK-Häufigkeit mit Erkenntnissen aus anderen Ländern (da für den deutschen Kontext keine Informationen zu ASK im stationären Pflegesetting zu finden sind) ist nur

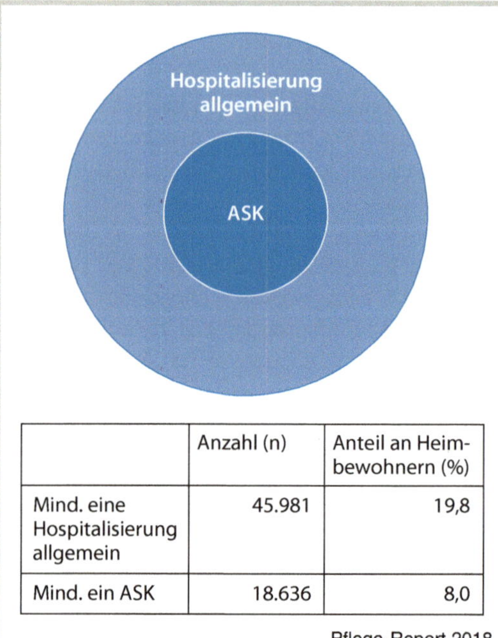

	Anzahl (n)	Anteil an Heimbewohnern (%)
Mind. eine Hospitalisierung allgemein	45.981	19,8
Mind. ein ASK	18.636	8,0

Pflege-Report 2018

◘ **Abb. 10.4** Häufigkeit von ambulant-sensitiven Krankenhausfällen (ASK) im Pflegeheim (2015, im Durchschnitt der Quartale) (Quelle: AOK-Daten 2015)

eingeschränkt möglich. Neben den variierenden Gesundheits- und Pflegesystemen unterscheiden sich nicht zuletzt die ASK-Kataloge und die Klassifikationsbasis selbst. Dem kanadischen Health Quality Ontario Institut (HQO) zufolge waren ein Drittel der Pflegeheimbewohner in der Region Ontario, Alberta und Yukon durchschnittlich einmal jährlich in einer Notaufnahme – ein Drittel von ihnen galt als potenziell vermeidbar (HQO 2016).

Um zu erfahren, welche Erkrankungen die ASK bei Pflegeheimbewohnern begründen, fokussierte eine Detailanalyse die ASK-Diagnosen im ersten Quartal 2015 (n = 22.754). ◘ Abb. 10.5 listet die häufigsten ASK-Diagnosen auf. An erster Stelle steht die Diagnose Herzinsuffizienz (17,6 %), gefolgt von der sonstigen chronischen obstruktiven Lungenkrankheit mit 7,9 % und der akuten Bronchitis mit 7,3 %. Auch Beschwerdebilder des Harnsystems sowie des metabolischen Systems gehören zu den abgerechneten ASK-Diagnosen.

Im Resultat der Operationalisierung deutet die heimindividuelle ASK-Rate als Kennzahl zur Mes-

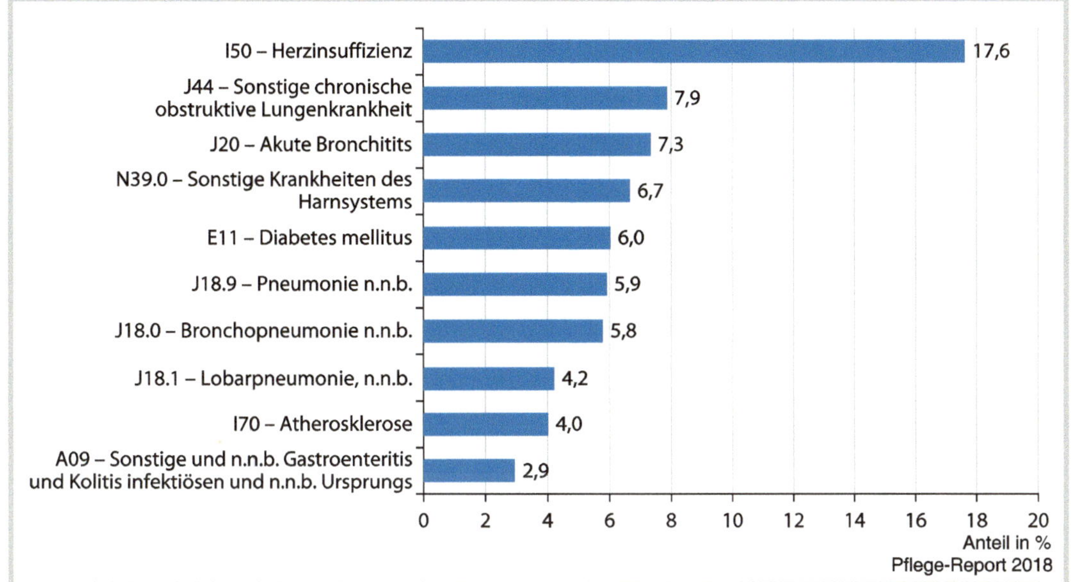

Abb. 10.5 Verteilung der zehn häufigsten Hauptdiagnosen ambulant-sensitiver Hospitalisierungen im Pflegeheim in % (im ersten Quartal 2015) (Quelle: AOK-Daten 2015)

sung der Ergebnisqualität in der stationären Langzeitpflege auf folgende Merkmale hin (**Tab. 10.6):** Ein ASK liegt immer dann vor, wenn eine der Diagnosen des von Sundmacher et al. (2015) definierten ASK-Katalogs (Kerngruppe) als Hauptdiagnose (Entlassungsdiagnose) einen vollstationären Krankenhausaufenthalt des Bewohners im Referenzjahr begründet. Anders als bei den bisherigen Kennzahlen kann ein Bewohner bei dieser Kennzahl rechnerisch mehr als vier ASK-Fälle im Jahr aufweisen. Die Referenzpopulation, auf die sich die erfassten ASK-Fälle beziehen, wird analog zur Operationalisierung der Kennzahl »Dekubitusfälle« gefasst.

10.4 Ergebnisse

Im Referenzjahr 2015 trat im Durchschnitt der Quartale bei 2,1 % der Bewohner ein neuer Dekubitus auf (**Tab. 10.8). Nach der hier gewählten Operationalisierung der Kennzahl (**Tab. 10.6) treten im Mittel 8,5 **Dekubitusfälle** je 100 Bewohner in Pflegeheimen neu auf (**Tab. 10.7). **Abb. 10.6 veranschaulicht, in welchem Umfang die Qualitätskennzahl zwischen den Pflegeheimen variiert: Beim

auffälligsten Viertel der Einrichtungen finden sich 11,9 oder mehr Dekubitusfälle je 100 Bewohner, bei dem Viertel mit den niedrigsten Raten hingegen lediglich 4,0 oder weniger Fälle. Das auffälligste Viertel der Pflegeheime hat damit mehr als dreimal so viele Dekubitusfälle wie jenes mit den niedrigsten Raten (Grenze des 75. Perzentil im Verhältnis zur Grenze des 25. Perzentil = 2,9). Bei 5 % der Pflegeheime (95. Perzentil) betrug die Rate sogar 19,8 Fälle oder mehr je 100 Bewohner. Mit Blick auf die bestehenden Standards für Prävention und Versorgung und die darauf basierende Einschätzung, dass das Auftreten eines Dekubitus weitgehend verhindert werden kann, liefern diese Ergebnisse somit einen wichtigen Hinweis auf die erhebliche Variation der Versorgungsqualität zwischen den Pflegeheimen.

Bei der Kennzahl **Harnwegsinfekte (HWI)** zeigt sich ein ähnliches Bild: Im Durchschnitt der Quartale haben 4,7 % der Bewohner nach der hier gewählten Operationalisierung (**Tab. 10.6) einen HWI (**Tab. 10.8). Das Wertespektrum der HWI-Fälle je 100 Bewohner und Jahr erstreckt sich von Null bis zum Maximalwert von 105,7 Infektionen; in 5 % der Pflegeheime werden 44,6 oder mehr Harnwegsinfekte je 100 Bewohnerjahre erfasst. Für

Tab. 10.6 Kennzahlen zur Ergebnisqualität in der stationären Langzeitpflege – Operationalisierung

	Dekubitusfälle je 100 Pflegeheimbewohner im Jahr	Harnwegsinfektionen (HWI) je 100 Pflegeheimbewohner im Jahr	Antipsychotikaverordnungen je 100 Pflegeheimbewohner mit EA* im Jahr	Behandelnde Hausärzte je 100 Pflegeheimbewohner im Jahr	Kontakte mit Neurologen, Nervenarzt oder Psychiater je 100 Pflegeheimbewohner mit EA* im Jahr	Ambulant-sensitive Krankenhausfälle je 100 Pflegeheimbewohner im Jahr
Fall	Dekubitus-Fälle werden je Quartal berechnet; ein inzidenter Dekubitusfall liegt vor, wenn ein Bewohner im selben Quartal (a) sowohl mind. eine gesicherte ambulante Dekubitus-Diagnose als auch mind. eine Verordnung von Verbandsmaterial UND (b) keine ambulante Dekubitus-Diagnose im Vorquartal aufweist.	Die HWI-Fälle werden je Quartal berechnet; ein Fall liegt vor, wenn ein Bewohner im Quartal (a) mind. eine gesicherte ambulante HWI-Diagnose UND (b) mind. eine Verordnung eines Antibiotikums aufweist.	Antipsychotika-Fälle werden je Quartal berechnet; ein Fall liegt vor, wenn ein Bewohner mit EA mindestens eine Antipsychotikaverordnung im Quartal aufweist.	Ein behandelnder Hausarzt ist ein Arzt der genannten Fachgruppen, der innerhalb des Quartals für mind. einen Bewohner des Pflegeheims eine Leistung abrechnete.	Fälle beim Neurologen, Nervenarzt oder Psychiater werden je Quartal berechnet: Ein Fall liegt vor, wenn ein Bewohner mit EA mind. einen Arztkontakt bei mind. einer der genannten Fachgruppen im Quartal aufweist.	ASK-Fälle werden je Quartal berechnet; ein Fall liegt vor, wenn ein Bewohner im Quartal mind. eine stationäre Hauptdiagnose (Entlassung) aus der Kerngruppe des ASK-Katalogs nach Sundmacher et al. (2015) aufweist.
Zähler	Anzahl der Dekubitus-Fälle im Referenzjahr; je Bewohner max. 2 /Jahr (Quartalsbezug und Inzidenzkriterium)	Anzahl der HWI-Fälle im Referenzjahr; je Bewohner max. 4/Jahr (Quartalsbezug)	Anzahl der Antipsychotika-Fälle im Referenzjahr, je Bewohner mit EA* max. 4/Jahr (Quartalsbezug)	Anzahl der Hausärzte im Referenzjahr	Anzahl der Fälle beim Neurologen, Nervenarzt oder Psychiater im Referenzjahr, je Bewohner mit EA* max. 4/Jahr (Quartalsbezug)	Anzahl der ASK-Fälle im Referenzjahr
Nenner	Anzahl der aufsummierten Pflegeheimtage aller Bewohner eines Heimes im Referenzjahr dividiert durch die Anzahl der Tage eines Jahres (365)	Anzahl der aufsummierten Pflegeheimtage aller Bewohner eines Heimes im Referenzjahr dividiert durch die Anzahl der Tage eines Jahres (365)	Anzahl der aufsummierten Pflegeheimtage aller Bewohner mit EA* eines Heimes im Referenzjahr dividiert durch die Anzahl der Tage eines Jahres (365)	Anzahl der aufsummierten Pflegeheimtage aller Bewohner eines Heimes im Referenzjahr dividiert durch die Anzahl der Tage eines Jahres (365)	Anzahl der aufsummierten Pflegeheimtage aller Bewohner mit EA* eines Heimes im Referenzjahr dividiert durch die Anzahl der Tage eines Jahres (365)	Anzahl der aufsummierten Pflegeheimtage aller Bewohner eines Heimes im Referenzjahr dividiert durch die Anzahl der Tage eines Jahres (365)
Kodes	ICD-10: L89*, PZN: Hydroaktive Wundauflagen, vgl. **** Tab. 10.9 (Anhang)	ICD-10: N10, N30.0, N30.9, N39.0, ATC: Antibiotika aus J01, vgl. **** Tab. 10.10 (Anhang)	ATC: N05A	Facharztgruppen: 01, 02, 03; vgl. **** Tab. 10.11 (Anhang)	Facharztgruppen: 58 , 59, 53, 51, vgl. **** Tab. 10.11 (Anhang)	Indikationen der Kerngruppe nach Sundmacher (2015), vgl. **** Tab. 10.5
Q-Ziel	Geringe Anzahl von Dekubitus-Fällen je 100 Bewohner im Jahr	Geringe Anzahl von Harnwegsinfekten je Bewohner und Jahr	Geringe Anzahl von Antipsychotika-Fällen je Bewohner mit EA* im Jahr	Wenig verschiedene Hausärzte je Heim im Jahr	Hohe Anzahl von Fällen beim Neurologen, Nervenarzt, Psychiater je Bewohner mit EA* im Jahr	Geringe Anzahl von ASK-Fällen je Bewohner im Jahr

Quelle: WIdO

◻ Tab. 10.7 Kennzahlen zur Ergebnisqualität in der stationären Langzeitpflege in Deutschland (2015, nicht adjustiert) (*EA – eingeschränkte Alltagskompetenz ** approximative jahresdurchschnittliche Anzahl der Bewohner im Sinne von Vollzeitäquivalenten, berechnet aus Angaben zu Bewohnerzahlen in Kalendermonaten [Bewohnerjahre])

	Operationalisierte Kennzahlfälle je 100 Bewohner im Jahr 2015					
	Anzahl Fälle neu aufgetretener Dekubiti	Anzahl Fälle (behandelter) Harnwegsinfektionen	Anzahl Antipsychotikafälle bezogen auf Bewohner mit EA*	Anzahl der behandelnden Hausärzte	Anzahl Neurologen-, Nervenarzt- oder Psychiater-Fälle bezogen auf Bewohner mit EA*	Anzahl ambulant-sensitiv eingestufter Hospitalisierungen
Pflegeheime	5.622	5.622	5.622	5.622	5.622	5.622
Bewohner Referenzpopulation (Nenner)**	229.881	229.881	159.103	229.881	159.103	229.881
Fälle (n, Zähler)	19.473	43.363	261.046	134.517	284.416	74.542
Minimum	0,0	0,0	9,3	2,0	0,0	0,0
25. Perzentil	4,0	10,1	131,9	40,6	44,8	21,6
Median	7,8	17,4	161,8	58,3	175,1	30,6
75. Perzentil	11,9	26,1	194,4	81,4	279,4	41,6
95. Perzentil	19,8	44,6	249,4	124,5	368,6	62,5
Maximum	43,5	105,7	403,5	218,7	408,1	119,6
Mittelwert über alle Pflegeheime	8,5	18,9	164,1	58,5	178,8	32,4
Standardabweichung	6,0	13,4	48,3	31,5	124,3	16,1
75./25. Perzentil	2,9	2,6	1,5	2,0	6,2	1,9

Quelle: AOK-Daten 2015

Pflege-Report 2018

ein Viertel der Pflegeheime (75. Perzentil) ergab sich mit mindestens 26,1 Fällen pro 100 Bewohner eine zweieinhalb mal so hohe Rate wie bei jenen 25 % der Pflegeheime mit den niedrigsten Raten mit maximal 10,1 Fällen (◻ Tab. 10.7 und ◻ Abb. 10.6). Unter der Annahme, dass es sich bei dieser Infektionserkrankung um einen »Parameter der hygienischen Ergebnisqualität« (Engelhart et al. 2009) im Pflegeheim handelt, ist die beobachtete Variation der HWI-Fälle im Pflegeheim als kritisches Ergebnis für die Versorgungsqualität zu verstehen und sollte weitergehend analysiert werden.

Die Ergebnisse zu den **Antipsychotikaverordnungen** je 100 Pflegeheimbewohner mit eingeschränkter Alltagskompetenz (EA) im Referenzjahr unterstreichen die Bedeutung dieser Kennzahl (◻ Tab. 10.7 und ◻ Abb. 10.6): Im Durchschnitt der Quartale hatten 40,6 % aller Bewohner mit EA mind. eine Antipsychotikaverordnung (◻ Tab. 10.8). Im Sinne der operationalisierten Kennzahl traten im auffälligsten Viertel der Pflegeheime (ab 75. Perzentil) 194,4 und mehr Antipsychotika-Fälle auf, d. h. dass in einem von vier Pflegeheimen durchschnittlich jeder Bewohner mit EA zumindest in knapp zwei Quartalen eine Antipsychotikaverordnung erhielt (◻ Tab. 10.7). Auffällig an dieser Kennzahl ist ferner, dass mit Blick auf den empfohlenen restriktiven Einsatz dieser Wirkstoffe auch in den Pflegeheimen mit den niedrigsten Raten (bis zum 25. Perzentil) bereits bis zu 131,9 Antipsychotika-Fälle pro 100 Bewohner und Jahr auftreten.

☐ Tab. 10.8 Anteil Bewohner, die je Quartal mindestens einmal von einem im Sinne der Kennzahl operationalisierten Zielereignis betroffen waren, im Durchschnitt der Quartale (2015))(*EA – eingeschränkte Alltagskompetenz)

	Anteil in %
Anteil Bewohner mit neu aufgetretenem Dekubitus	2,1
Anteil Bewohner mit behandelter Harnwegsinfektion	4,7
Anteil Bewohner mit mindestens einer Antipsychotikaverordnung, bezogen auf Bewohner mit EA*	40,6
Anteil Bewohner mit mindestens einem Kontakt zu einem Neurologen, Nervenarzt oder Psychiater, bezogen auf Bewohner mit EA*	30,6
Anteil Bewohner mit mindestens einer ambulant-sensitiv eingestuften Hospitalisierung	8,0

Quelle: AOK-Daten 2015

Pflege-Report 2015

Die Zahl der Fälle in Pflegeheimen ab dem 75. Perzentil der Verteilung liegen mit 195 Fällen und mehr um mindestens das 1,5-Fache höher, die 5 % auffälligsten Einrichtungen (ab 95. Perzentil) mit rund 250 und mehr knapp zweimal so hoch wie im am wenigsten auffälligen Viertel (bis 25. Perzentil). Diese Ergebnisse bestätigen folglich die Befunde aus zahlreichen Studien zur Antipsychotika-Fehlversorgung und geben Hinweise darauf, dass die Versorgungsrealität in allen hier betrachteten stationären Pflegeeinrichtungen häufig nicht einer leitliniengerechten Priorisierung nicht-medikamentöser Therapieansätze entspricht. Das Potenzial der Versorgungsoptimierung ist an dieser Stelle folglich erheblich.

Ferner wirft der Blick auf die hausärztliche Versorgung der Pflegeheimbewohner erhebliche Fragen hinsichtlich der effektiven Koordinierung zwischen Arztpraxen und Pflegeheimen auf (☐ Tab. 10.7 und ☐ Abb. 10.6): Durchschnittlich 58,5 unterschiedliche **Hausärzte je 100 Bewohner** im Pflegeheim gewährleisten die Hausarztversorgung. Die Ergebnisraten verweisen auf einen eklatant hohen Koordinierungsaufwand für das Pflegepersonal bzw. auf die dahinter zu vermutende defizitäre intraprofessionelle Kommunikation und die damit assoziierten Folgen, wie z. B. Defizite im Bereich Diagnostik und/oder Versorgung oder auch vermeidbare Krankenhauseinweisungen. Ferner verweisen die Ergebnisse wiederum auf eine ausgeprägte Heterogenität der hausärztlichen Versorgung. Beim auffälligsten Viertel der Pflegeheime sind mindestens 81,4 Ärzte je 100 Bewohner involviert, bei 5 % der Pflegeheime

sogar 124,5 Ärzte und mehr. Dass mehr Ärzte als Bewohner involviert sind, ist hierbei methodisch erklärbar. Für die Bildung der Referenzpopulation (Nenner) wurde auf »Vollzeit-Bewohner« normiert und damit werden faktisch mehr als 100 (echte) Personen betrachtet, die jeweils beim Einzug ins Pflegeheim ihren eigenen Hausarzt »mitbringen« können (vgl. ▶ Abschn. 10.3.2). Zudem besteht die Möglichkeit, dass Bewohner im Jahresverlauf ihren Hausarzt wechseln oder mehrere unterschiedliche Hausärzte in Anspruch nehmen (z. B. durch Inanspruchnahme eines weiteren Arztes während eines ambulanten notärztlichen Einsatzes).

Mit der Kennzahl zur Anzahl der **Kontakte mit Neurologen, Nervenärzten und Psychiatern** je 100 Bewohner mit EA (☐ Tab. 10.7 und ☐ Abb. 10.6) wurde ergänzend – exemplarisch – die Qualität der fachärztlichen Versorgung betrachtet. Im Durchschnitt der Quartale hatte lediglich rund jeder Dritte (30,6 %) der Bewohner mit EA mindestens einen Kontakt zu einem Vertragsarzt dieser Fachgruppe (☐ Tab. 10.8). Im Sinne der hier operationalisierten Kennzahl entfielen im Mittel 178,8 derartige Kontakte auf 100 Bewohner mit EA im Jahr, was bedeutet, dass die Betroffenen seltener als zweimal im Jahr (1,8 Kontakte je Bewohner) einen entsprechenden Facharzt sehen (☐ Tab. 10.7). Bei den Pflegeheimen mit den höchsten Kontaktraten (ab dem 95. Perzentil) zeigen die Analysen hingegen rund 370 entsprechende Arztkontakte je 100 Bewohner mit EA und damit eine fast kontinuierliche Betreuung über alle vier Quartale des Jahres hinweg. Die Pflegeheime mit Raten ab dem 75. Perzentil haben immerhin

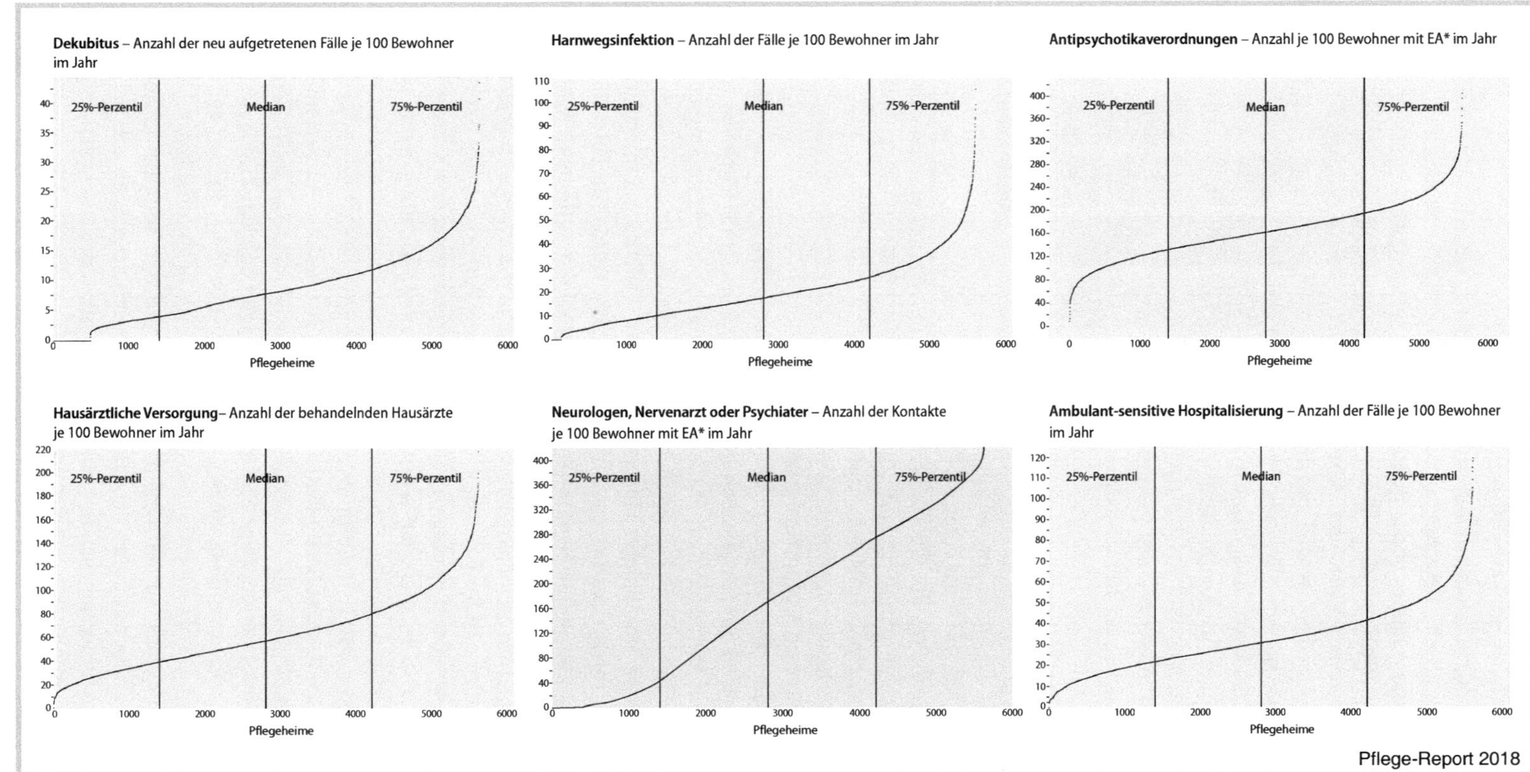

Abb. 10.6 Kennzahlen zur Ergebnisqualität in der stationären Langzeitpflege – Perzentilkurven für den Pflegeheimvergleich (2015, nicht adjustiert) (*EA = eingeschränkte Alltagskompetenz) (Quelle: AOK-Daten 2015)

noch mindestens 279,4 Kontakte dieser Art, während beim Viertel mit den niedrigsten Kontaktraten (bis zum 25. Perzentil) mit maximal 44,8 sehr wenige Kontakte auf die gleiche Bewohneranzahl mit EA zu beobachten sind – hier sieht der Betroffene im Mittel den Facharzt einmal alle zwei Jahre. Die Unterschiede zwischen dem Viertel der Pflegeheime mit den höchsten (hier die »besten«) und den niedrigsten (hier die »schlechtesten«) Raten sind bei dieser Kennzahl besonders hoch. Ausgehend von dieser erheblichen Variation der Kennzahl für die neurologische, nervenärztliche und psychiatrische Versorgung und ebenso angesichts des geringen Anteils der Pflegeheimbewohner mit EA, die im Referenzjahr überhaupt mit dieser Fachgruppe in Kontakt kamen, besteht hier Optimierungs-, gepaart mit weitergehendem Analysebedarf.

Auch für den Kontext der **ambulant-sensitiven Krankenhausfälle (ASK)** zeigte sich das Potenzial für die Optimierung der Versorgung: Pro Quartal wurden 8,0 % der Pflegeheimbewohner im Jahr 2015 aufgrund einer definitionsgemäß ambulant-sensitiven Indikation ins Krankenhaus eingewiesen (Tab. 10.8). Im Durchschnitt kommen 32,4 ambulant-sensitive Krankenhausfälle auf 100 Bewohner pro Jahr (Tab. 10.7). Auch bei dieser Kennzahl haben die Pflegeheime im auffälligen Viertel (ab dem 75. Perzentil) mit 41,6 und mehr Hospitalisierungen mehr als doppelt so hohe Raten wie jene in dieser Hinsicht unauffälligen Pflegeheime (bis zum 25. Perzentil) mit lediglich 21,6 oder weniger ambulant-sensitiven Krankenhausfällen (Tab. 10.7 und Abb. 10.6). In jenen 5 % der Einrichtungen mit den höchsten Raten (ab dem 95. Perzentil) entfielen 62,5 oder mehr ASK auf 100 Bewohner: Zwei von drei Bewohnern wurden demzufolge im Jahr 2015 mit ambulant-sensitiver Diagnose hospitalisiert bzw. wenige Bewohner mehrfach. Der Grundthese des ASK-Konzepts zufolge handelt es sich bei diesen Krankenhausaufenthalten mit hoher Wahrscheinlichkeit um vermeidbare Behandlungen, die für Bewohner unnötige Risiken für die somatische und psychische Gesundheit bedeuten. Auch wenn nicht alle dieser definitorisch »vermeidbaren« Fälle real vermeidbar sind, wirft dieses Ergebnis der starken Variation zwischen den Pflegeheimen wichtige Fragen für weitergehende Analysen zur Qualität und Steuerung der – insbesondere (fach-) ärztlichen – Versorgung im Pflegeheim auf.

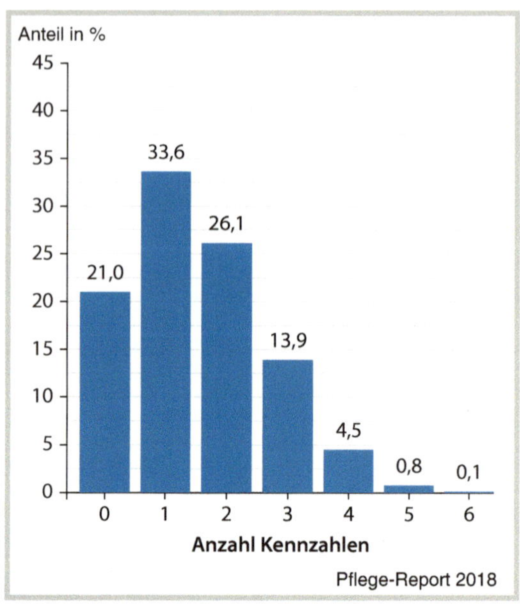

 Abb. 10.7 Pflegeheime mit Auffälligkeiten bei mehreren Kennzahlen – Anteil in % (2015, nicht adjustiert) (Quelle: AOK-Daten 2015)

Jede einzelne der operationalisierten Kennzahlen gibt damit Hinweise auf eine erhebliche Schwankung der Versorgungsqualität zwischen den Pflegeheimen. Um zu eruieren, ob sich die beobachteten Defizite bei spezifischen Pflegeheimen verdichten, wurden in einer zusätzlichen Analyse **die Anzahl der auffälligen Kennwerte auf Pflegeheimebene** ermittelt. Als auffällig wurden dabei Ergebnisse mit Werten ab dem 75. Perzentil eingestuft; mit Ausnahme der Kennzahl zur fachärztlichen Versorgung dort wurden aufgrund der umgekehrten Zielrichtung Werte ab dem 25. Perzentil als auffällig markiert. Abb. 10.7 zeigt zwei markante Ergebnisse: Mit einem Anteil von 19,3 % wies fast ein Fünftel aller Pflegeheime für drei und mehr der hier betrachteten sechs Kennzahlen Auffälligkeiten auf. Lediglich 21,0 % der Pflegeheime lagen demgegenüber bei keiner der sechs Kennzahlen im Bereich des »auffälligsten Viertels«. Bei einem Viertel (26,1 %) waren zwei Kennzahlen auffällig. Perspektivisch können die betrachteten routinedatenbasierten Kennzahlen folglich genutzt werden, gezielt Pflegeheime zu adressieren, bei denen sich die Hinweise auf Defizite verdichten.

10.5 Diskussion

Im vorliegenden Beitrag wurden insgesamt sechs Kennzahlen zur Qualität in der stationären Langzeitpflege auf Routinedatenbasis entwickelt und diese einem ersten empirischen Test unterzogen. Aus diesen Analysen ergeben sich zwei grundlegende Erkenntnisse: Erstens: Die Operationalisierung von Kennzahlen auf Basis der in den Routinedaten enthaltenen versichertenbezogenen Merkmale zur Messung der Outcome-Qualität ist realisierbar. Die Vergleiche der explorativen Analysen im Zuge der Operationalisierung (▶ Abschn. 10.3) passten – mit Ausnahme der HWI-Kennzahl – zu den gesichteten Befunden aus epidemiologischen Prävalenzstudien[7]. Bereits im jetzigen Stadium lassen sich aus den Ergebnissen wertvolle Schlüsse für die Versorgungsqualität in deutschen Pflegeheimen ziehen. Basierend auf Daten zu mehr als der Hälfte aller stationären Pflegeeinrichtungen stellte die erstmals in Deutschland durchgeführte Analyse eine starke Variation der Outcomes in den ausgewählten Versorgungsaspekten fest. Dies betraf jede Kennzahl mit Ausnahme des dementiell bedingten Antipsychotika-Einsatzes, bei dem nicht in erster Linie die Variation, sondern primär der Umfang der Verordnungshäufigkeit selbst ein relevanter Hinweis auf eine erforderliche Optimierung der pflegerischen und ärztlichen Versorgung ist. Erhebliche Unterschiede in der Versorgungsqualität lassen sich auch aus dem gehäuften Auftreten von gleich mehreren auffälligen Kennzahlraten je Pflegeheim ableiten.

Um die Aussagekraft der entwickelten Kennzahlen weiter abzusichern – dies ist die zweite Erkenntnis –, verbleiben verschiedene methodisch-konzeptionelle Herausforderungen. Dies betrifft zum einen die **Validierung der Aufgreifkriterien**. Zur Abweichung der diagnostizierten von der tatsächlichen Morbidität in der Bezugspopulation kommt bei Routinedatenanalysen die vertragsärztliche Abrechnungslogik hinzu und limitiert die Güte einer quasi-epidemiologischen Schätzung zusätzlich. Eine Unter- bzw. Übererfassung von Diagnosen durch die Leistungserbringer kann dann leicht zu einer Unter- bzw. Überschätzung der Erkrankungshäufigkeit (IGES 2012) führen. Vor diesem Hintergrund bezog der vorliegende Beitrag therapeutische Leistungsziffern (Verbandsmaterial zur Wundversorgung bzw. Antibiotika-Verordnung) für die Identifizierung von Dekubitus-Fällen und Harnwegsinfekten ein (interne Validierung). Daraus leitet sich der Bedarf einer weiteren Spezifizierung der Algorithmen ab: Erkrankungsfälle, aufgegriffen durch Diagnose in Kombination mit therapeutischer Verordnung, können auch als (positiver) Hinweis gewertet werden, dass eine Versorgung in dem jeweiligen Pflegeheim überhaupt stattfindet. Demgegenüber würden Pflegeheime ohne (adäquate) Versorgung dieser Erkrankungen (d. h. ohne Verordnungen von Verbandsmaterial bzw. Antibiotika bei dokumentierter Diagnose) anscheinend keine Fälle aufweisen.

Ferner ergeben sich aufgrund von Abweichungen zwischen vertragsärztlichen (gesicherten) Demenz-Diagnosen und der EA-Einstufung des MDK Hinweise auf die Notwendigkeit validierender Schritte für einen routinedatenbasierten Indikator zu Antipsychotikaverordnungen. Da mit den neuen Pflegegraden ab 2017 die Information über eine EA in den Abrechnungsdaten fehlt, wäre auch die alternative Verwendung des ebenso routinemäßig erstellten Datensatzes[8] zur MDK-Einstufung zu prüfen. Für die Präzisierung der Kennzahl zur hausärztlichen Versorgung bietet sich etwa der Test einer M2Q-Regel (in *mindestens 2* Quartalen des Referenzjahres) oder die Nutzung spezifischer EBM-Abrechnungspositionen zum Ausschluss von Notfall- und Vertretungskontakten an. Ferner ließe sich auf Basis der EBM-Dokumentation zwischen fachärztlichen Heimbesuchen und Behandlungen in der Facharztpraxis unterscheiden. Zu prüfen ist außer-

---

7 Die Forschungslage im Bereich qualitätsrelevanter Outcomeforschung in der stationären Langzeitpflege ist von einer hohen Heterogenität der Studiendesigns und Ergebnisse gekennzeichnet (Burston et al. 2014). Die Aufarbeitung von vergleichbaren Daten aus der aktuellen Forschungslandschaft zu intensivieren ist somit eine der Aufgaben für künftige Indikatorentwicklungen auf Routinedatenbasis.

8 Elektronischer Datenaustausch zwischen Kranken-/Pflegekassen (GKV/GPV) und Medizinischen Diensten der Krankenversicherung (MDK) nach den § 275 SGB V und § 18 SGB XI – Technische Anlage Version 1.4 Stand: 30.11.2016, gültig ab 01.01.2017.

dem, inwieweit das ASK-Konzept und das hier verwendete Indikationsset mit Blick auf multimorbide Bewohner in Pflegeheimen anzupassen und bspw. um weitere Diagnosen aus anderen ASK-Katalogen (wie durch Mangelernährung bedingte Beschwerdebilder, Dehydrierung oder Wundbrand (Purdy et al. 2009)) zu ergänzen ist. So legt Kanada z. B. eine ASK-Indikationsliste für den Qualitätsindikator zur Langzeitpflege zugrunde, der im Gegensatz zur deutschen Version Diagnosen zu Pneumonien, Grand-mal-Anfällen und Sturzverletzungen enthält (HQO 2017).

Ein weiterer wesentlicher Aspekt der methodischen Weiterentwicklung betrifft die Berücksichtigung der Risikostruktur im Pflegeheim, um faire Vergleiche von Pflegeheimen zu ermöglichen (**Risikoadjustierung**). Kennzahlenindividuell sind dabei folgende Fragen zu beantworten: Welche Merkmale im stationären Pflegesetting fördern das Auftreten der unerwünschten Ereignisse bzw. Auffälligkeiten? Welche dieser Merkmale sollte die Adjustierung berücksichtigen, welche sind gerade das Ziel einer Qualitätsverbesserung? Lassen sich die als relevant identifizierten Risikofaktoren für die Routinedatenanalyse übersetzen? Wie unterscheiden sich die Kennzahlen zur Qualitätsmessung, wie stark lassen sie sich durch Pflege im engen Sinne beeinflussen, wo wären sie auf einem Kontinuum zwischen *Performanz-* und *Struktur*parameter im Pflegeheim zu verorten? So handelt es sich bei einer hohen Rate an Dekubitus- und HWI-Fällen um unerwünschte gesundheitsbezogene Ereignisse für den Pflegeheimbewohner, die nachweislich durch adäquate pflegerische Leistung im engeren Sinne beeinflussbar, d. h. der Pflege zuschreibbar oder pflegesensitiv sind. Eine Antipsychotika-Überversorgung und eine hohe Rate von ASK als vermeidbare Hospitalisierungen ergeben sich als unerwünschte Ereignisse demgegenüber aus der Schnittstellenproblematik von ärztlich-pflegerischer Performanz vor dem Hintergrund und in Wechselwirkung mit den strukturellen Rahmenbedingungen und Organisationsprozessen des Pflegeheims. Die Kennzahlen zur Anzahl der hausärztlichen Akteure sowie der Bewohner-Facharzt-Kontakte sind im Gegensatz dazu eher als Strukturparameter zu verstehen. Dies hat Auswirkungen auf die Bedeutung der Risikoadjustierung: Diese ist immer

vor dem Hintergrund zu betrachten, welche Zuschreibbarkeit mit der jeweiligen Kennzahl intendiert ist. Um einen fairen Vergleich zu gewährleisten, sind beispielsweise bei pflegenahen Kennzahlen möglichst alle Faktoren zu adjustieren, die von Pflegekräften und Pflegeheim nicht zu verantworten sind. Mit Blick auf das Verfahren für die Risikoadjustierung plädieren zwei im Nachgang des Wingenfeld-Reports (2011) entstandene Expertisen mit Nachdruck für multivariate Verfahren der Adjustierung (Regressionen, hierarchisch-lineare Modelle (Stemmer und Arnold 2014; UBC 2017)). So gelten im Hinblick auf die Dekubitusentstehung neben der Mobilitätseinschränkung der Bewohner (einziges und dichotom erfasstes Adjustierungsmerkmal für Dekubitus bei Wingenfeld (2011)) zahlreiche weitere signifikante Faktoren wie Alter, Bereitschaft des Bewohners zur Dekubitusprophylaxe, terminale und andere Erkrankungen wie HWI, Wundgeschwüre, Diabetes mellitus und Parkinson sowie die Dauer von Krankenhausaufenthalten als relevante Risikofaktoren (Stemmer und Arnold 2014; UBC 2017).

Im Hinblick auf den einrichtungsübergreifenden Vergleich der HWI-Fälle als Qualitätsparameter ist ein Blasenverweilkatheter (Anteil im Pflegeheim zwischen 8,1 % und 15,9 %[9]) das wohl wichtigste, wenn auch hier nicht das einzige Adjustierungsmerkmal: Im Krankenhaus gelten bis zu 80 % aller Harnwegsinfektionen als katheter-assoziiert (CAUTI) (Loveday et al. 2014). Die Harnwegsinfektion ist in diesem Sinne eine Komplikation der Katheterisierung (KRINKO 2015); 70 % aller CAUTIS – unabhängig vom Versorgungssetting, in dem sie auftreten – sind KRINKO zufolge vermeidbar, primär durch Indikationsassessment, Vermeidung nicht indizierter Katheterisierungen, unnötig lange Verweildauern, adäquate Hygienemaßnahmen beim Legen und bei der Pflege des Kathetersystems sowie die Gewährleistung eines geschlossenen Drainagesystems (Engelhart et al. 2009; KRINKO 2015; Wischnewski et al. 2011; ZQP 2012). Für die Kennzahl zur Antipsychotika-Verordnung im Pflegeheim sind primär die unterschiedlichen einrichtungsspezifischen Prävalenzraten von psychischen und

---

9 10,2 % gemäß Wischnewski (2011), 8,1 % gemäß Engelhart (2009), 15,9 % gemäß ZQP (2012).

Verhaltenssymptomen (Indikationen für Antipsychotika) zu adjustieren. Da psychische und Verhaltenssymptome der Demenz in der ICD-Klassifikation – trotz ihrer Häufigkeit – nur indirekt Berücksichtigung finden (Zaudig 2000), wäre die Nutzung von Informationen des MDK-Pflegeberichts (Modul s3: Verhaltensweisen und psychische Problemlagen) zu prüfen.

Für beide Kennzahlen zur ärztlichen Versorgung wäre zu diskutieren, inwiefern hier von einer »Zuschreibbarkeit« ausgegangen werden kann oder ob es sich um reine Strukturparameter handelt. Stellt man sich auf den Standpunkt, dass die Pflegeheimleitung keinen Einfluss auf die Zahl der im Pflegeheim tätigen Ärzte hat, wäre eine Adjustierung nur interessant, um regionale Unterschiede besser zu verstehen Stellt man sich auf den Standpunkt, dass sich ein qualitativ gut geführtes Pflegeheim gerade dadurch auszeichnet, dass Pflegeheime aktiv mit Ärzten der Fachgruppe Neurologen, Psychiater und Nervenärzte kooperieren, müsste neben erkrankungsbedingten Einflussgrößen sicher u. a. auch die regionale Versorgungsdichte als Adjustierungsmerkmal herangezogen werden.

Bei aller Bedeutung einer angemessenen Risikoadjustierung im Rahmen der einrichtungsvergleichenden Qualitätsmessung auf Basis von Routinedaten bleibt festzuhalten, dass die Entwicklung eines methodisch in der Regel hochkomplexen und anspruchsvollen statistischen Adjustierungsmodells praktikabel bleibt. Die – methodisch inhärenten – Grenzen der Risikoadjustierung dürfen der hier anvisierten Qualitätsmessung jedoch nicht per se im Wege stehen. Erstens zeigen Erfahrungen, dass sowohl die Varianz als auch die grundlegende Bewertung der Einrichtungen auch nach Adjustierung im Großen und Ganzen bestehen bleiben. Zweitens ist die hier angestrebte Nutzung der Kennzahlen primär für die *interne* Qualitätstransparenz und nicht für die *externe* Qualitätsberichterstattung gedacht.

Neben einer Adjustierung der Ergebnisse sollte insbesondere der Echtbetrieb der routinedatenbasierten Qualitätsmessung im stationären Pflegesetting das sogenannte **Fallzahl-Prävalenz-Problem** im Blick haben: Eine geringe Häufigkeit von unerwünschten Ereignissen in Pflegeeinrichtungen mit wenigen Bewohnern beeinträchtigt die Reliabilität der Qualitätsmessung. Zur Begrenzung der Problematik schlossen die vorliegenden Analysen in einem ersten Schritt Pflegeheime mit weniger als 20 AOK-Versicherten je Quartal aus der Stichprobe aus. Die Entwicklung von geeigneten Indizes ist eine Möglichkeit, die Prävalenz der betrachteten Ereignisse, die Fallzahl und damit die Zuverlässigkeit der Messung zu erhöhen.

10.6   Fazit

Die Messung von Qualität in der stationären Langzeitpflege auf Basis von Routinedaten – das zeigt der Beitrag – ist machbar und weist auf erhebliche Unterschiede zwischen den Pflegeheimen hin. Die hier gewonnenen kennzahlenspezifischen Ergebnisse unterstreichen die Relevanz der ausgewählten Versorgungsaspekte und den Bedarf an versorgungsoptimierenden Maßnahmen. »Qualität« ist hier bewusst aus der Perspektive des Pflegeheimbewohners operationalisiert, d. h. seine Versorgungsqualität wurde bewertet. Welchen Akteuren die Ergebnisse zuschreibbar sind – ob nun primär den einzelnen Pflegekräften bzw. der Pflegeheimleitung oder den Ärzten –, wurde hier zunächst nicht in den Fokus gerückt. Gerade weil die Versorgungsdefizite multikausal und berufsgruppenübergreifend zu verorten sind, sollte sich auch die Herangehensweise bei der Messung der Versorgungsqualität daran orientieren. Gleichwohl muss bei der Weiterentwicklung der Indikatoren die Frage der jeweiligen Risikoadjustierung vor dem Hintergrund des intendierten Aussagegehalts bzw. intendierter Zuschreibungen in den Blick genommen werden. In der Gesamtschau stimmen die Ergebnisse – trotz des benannten methodischen Weiterentwicklungsbedarfs – optimistisch für eine weitere Schärfung der hier verwendeten routinedatenbasierter Qualitätsindikatoren bzw. für die Entwicklung weiterer Indikatoren. Das Potenzial derartiger sozialleistungsträger- und professionsübergreifenden Qualitätsindikatoren für die stationäre Langzeitpflege ist erheblich: Die routinedatenbasierte Umsetzung ist mit vergleichsweise geringem Aufwand verbunden; eine weitere Dokumentation durch die Pflegeheime ist nicht notwendig. Die Indikatoren schaffen Awareness für konkrete Pflegedefizite und können die pflegeheiminterne Qualitätssicherung, Qualitätszirkel mit weiteren Berufsgruppen sowie auch Vertragsverhandlungen zwischen Pflegekassen und Einrichtungen empirisch fundieren. Angestrebt ist nicht das Festlegen (normativ begründeter) referentieller Geltungsbereiche für »schlechte« Performanz, sondern der relationale Vergleich über die Pflegeheime hinweg und langfristig auch über die Zeit. Eine ggf. mögliche weitere Nutzung einiger der Indikatoren für die externe Qualitätsberichterstattung ist erst zu einem späteren Zeitpunkt – bei hinreichender Reifung der methodischen Fundierung

der Indikatoren – zu diskutieren. Was im Krankenhausbereich mit dem im WIdO entwickelten QSR-Verfahren[10] bereits seit Jahren etabliert ist, erweist sich im Pflegebereich national und international als Neuland. Auf der Agenda für eine zukünftige routinedatenbasierte Qualitätsmessung in der Pflege ist mit den hier vorgelegten Analysen jedoch der erste Schritt getan.

---

10 http://www.qualitaetssicherung-mit-routinedaten.de/

10.7   Anhang

Tab. 10.9 Verbandsmaterial für die Wundversorgung bei Dekubitus – einbezogene Produktgruppen nach PZN-Klassifikation zur Identifizierung der Dekubitusfälle auf Routinedatenbasis

PZN-Klassifikation: Gruppe	Anteil an allen einbezogenen PZN (in %, gesamt = 4.913)
Schaumverbände feinporig	37,2
Superabsorber/ Vlieskompresse mit Superabsorber	10,1
Hydrokolloide normal	9,9
Alginate	8,3
Folien/ semipermeable Transparentfolien	7,4
Hydrogel	6,2
Hydrofaser/ -fiber/ Aquafaser	4,6
Aktive Wundauflagen	4,6
Aktivkohleverbände	2,1
Hydrokolloidähnliche Wundauflagen	1,5
Wundspülungen konserviert	1,5
Honig-Produkte	1,5
Hydrophobe Wundauflagen	1,4
Saugspülkörper zur Nasstherapie	1,2
Sonstige Wundauflagen	0,7
Produkte zur Unterstützung der Wundreinigung	0,6
Moderne Post-OP-Verbände	0,5
Wundauflagen aus feuchter Zellulose/ Sonstige Wundauflagen	0,4
Hautschutzpräparate	0,2
Produkte für Spalthautentnahmestellen	0,1
Quelle: WIdO	

◘ Tab. 10.10 Indizierte Antibiotika zur Therapie der Harnwegsinfektion – einbezogene Wirkstoffe nach ATC-Klassifikation zur Identifizierung der HWI auf Routinedatenbasis

ATC-Code	Wirkstoff	ATC-Code	Wirkstoff
J01CG01	Sulbactam	J01DD13	Cefpodoxim
J01CR04	Sultamicillin	J01DD14	Ceftibuten
J01CR21	Ampicillin und Sulbactam	J01DE01	Cefepim
J01CR22	Amoxicillin und Clavulansäure	J01DH02	Meropenem
J01EA01	Trimethoprim	J01DH03	Ertapenem
J01EE01	Sulfamethoxazol und Trimethoprim	J01DH21	Imipenem und Cilastatin
J01XE01	Nitrofurantoin	J01EE01	Sulfamethoxazol und Trimethoprim
J01XE51	Nitrofurantoin, Kombinationen	J01GB01	Tobramycin
J01XX01	Fosfomycin	J01GB03	Gentamicin
J01XX07	Nitroxolin	J01GB06	Amikacin
J01CA01	Ampicillin	J01MA01	Ofloxacin
J01CA04	Amoxicillin	J01MA02	Ciprofloxacin
J01CR25	Piperacillin und Tazobactam	J01MA04	Enoxacin
J01DC02	Cefuroxim	J01MA06	Norfloxacin
J01DC04	Cefaclor	J01MA12	Levofloxacin
J01DD01	Cefotaxim	J01XX01	Fosfomycin
J01DD02	Ceftazidim	J01MA14	Moxifloxacin
J01DD04	Ceftriaxon	J01CA10	Mezlocillin
J01DD08	Cefixim	J01CA12	Piperacillin
Quelle: WIdO			

◘ Tab. 10.11 Haus- und fachärztliche Versorgung im Pflegeheim – einbezogene Facharztgruppen zur Identifizierung der Hausärzte und der Neurologen, Nervenärzte und Psychiater auf Routinedatenbasis

Fachgruppe	Bezeichnung
Hausarzt	
01	Hausarzt: Facharzt Allgemeinmedizin/ Innere und Allgemeinmedizin, Schwerpunkt Geriatrie
02	Hausarzt/Praktischer Arzt, obsolet
03	Hausarzt: Facharzt Innere Medizin und Schwerpunkt gesamte Innere Medizin
Neurologen, Nervenärzte, Psychiater	
51	Facharzt Nervenheilkunde, obsolet; Facharzt Neurologie und Psychiatrie, obsolet; Facharzt Neurologie, Psychiatrie und Psychotherapie, kammerindividuell, obsolet
53	Facharzt Neurologie, Schwerpunkt Geriatrie
58	Facharzt Psychiatrie und Psychotherapie; Facharzt Psychiatrie, obsolet; Schwerpunkt Geriatrie
59	Schwerpunkt Forensische Psychiatrie
Quelle: WIdO, in Anlehnung an KBV 2017	

Literatur

Albrecht M, Nolting H-D, Schliwen A (2012) Konzept zur Neuordnung der ärztlichen Bedarfsplanung. G&S Gesundheits- und Sozialpolitik 66:29–35. doi:10.5771/1611-5821-2012-5-29

Balzer K, Butz S, Bentzel J, Boulkhemair D, Lühmann D (2013) Beschreibung und Bewertung der fachärztlichen Versorgung von Pflegeheimbewohnern in Deutschland. Schriftenreihe Health Technology Assessment 125:1–320. doi:10.3205/hta000108L

Bartholomeyczik S et al. (2006) Rahmenempfehlungen zum Umgang mit herausforderndem Verhalten bei Menschen mit Demenz in der stationären Altenhilfe. http://siegel.dgppp.de/Rahmenempfehlungen_herausf_Verhaltene.pdf. Zugegriffen: 07. Juli 2017

Bartholomeyczik S et al. (2010) Sachbericht zum Projekt »Interdisziplinäre Implementierung von Qualitätsinstrumenten zur Versorgung von Menschen mit Demenz in Altenheimen« (InDemA). https://www.uni-wh.de/fileadmin/media/u/forschung/izvf/InDemA_Abschlussbericht_incl._Anhang_07.10.10.pdf. Zugegriffen: 25. Oktober 2016

Becher KF, Klempien I, Wiedemann A (2015) Harnwegsinfekte im Alter. Zeitschrift für Gerontologie und Geriatrie 48:588–594

Bergner S (2016) Psychopharmaka Verschreibungsmuster und unerwünschte Wirkung bei Älteren. Dissertationsarbeit in Vorbereitung. Universität Bonn. www.amts-ampel.de. Zugegriffen: 20. November 2016

Burgdorf F, Sundmacher L (2014) Potenziell vermeidbare Krankenhausfälle in Deutschland Analyse von Einflussfaktoren auf die Raten ambulant-sensitiver Krankenhauseinweisungen. Deutsches Ärzteblatt International 13:215-223

Burke RE, Rooks SP, Levy C, Schwartz R, Ginde AA (2015) Identifying potentially preventable emergency department visits by nursing home residents in the United States. J Am Med Dir Assoc 5:395–399

Cerejeira J, Lagarto L, Mukaetova-Ladinska EB (2012) Behavioral and psychological symptoms of dementia. Frontiers in Neurology 3. doi:doi.org/10.3389/fneur.2012.00073

CMS (2016) Long-Term Care Facility Resident Assessment Instrument 3.0 User's Manual – Version 1.14 October 2016. https://downloads.cms.gov/mwg-internal/de5fs-23hu73g7/progress?id=xSl2pmZbPDTK3A4QcySjawZiczUw1VaitkegsC5GJ7A,&dl. Zugegriffen: 20. Januar 2017

Coon JT et al. (2014) Interventions to Reduce Inappropriate Prescribing of Antipsychotic Medications in People With Dementia Resident in Care Homes: A Systematic Review. JAMDA 15:706–718 doi:10.1016/j.jamda.2014.06.012

Declercq T, Petrovic M, Azermai M, Vander Stichele R, De Sutter AI, van Driel ML, Christiaens T (2013) Withdrawal versus continuation of chronic antipsychotic drugs for behavioural and psychological symptoms in older people with dementia. Cochrane Database Syst Rev:Cd007726. doi:10.1002/14651858.CD007726.pub2

DGPPN und DGN (2016) S3-Leitlinie »Demenzen« – Langversion – Januar 2016. https://www.dgppn.de/_Resources/Persistent/ade50e44afc7eb8024e7f65ed3f44e995583c3a0/S3-LL-Demenzen-240116.pdf. Zugegriffen: 22. Januar 2018

DGU (2017) Interdisziplinäre S3 Leitlinie – Epidemiologie, Diagnostik, Therapie, Prävention und Management unkomplizierter, bakterieller, ambulant erworbener Harnwegsinfektionen bei erwachsenen Patienten – Aktualisierung 2017. http://www.awmf.org/uploads/tx_szleitlinien/043-044k_S3_Harnwegsinfektionen_2017-05.pdf. Zugegriffen: 02. März 2018

Dickson K, Lafortune L, Kavanagh J, Thomas J, Mays N, Erens B (2012) Non-drug treatments for symptoms in dementia: an overview of systematic reviews of non-pharmacological interventions in the management of neuropsychiatric symptoms and challenging behaviours in patients with dementia. Policy Research Unit in Policy Innovation Research, London

DKG, GKV-Spitzenverband, PKV, InEK GmbH (2017) Deutsche Kodierrichtlinien. Allgemeine und Spezielle Kodierrichtlinien für die Verschlüsselung von Krankheiten und Prozeduren. www.dkgev.de. Zugegriffen: 05. März 2018

DNQP (2015) Expertenstandard Pflege von Menschen mit chronischen Wunden – 1. Aktualisierung. Schriftenreihe des Deutschen Netzwerks für Qualitätsentwicklung in der Pflege, Osnabrück

DNQP (2017) Expertenstandard Dekubitusprophylaxe in der Pflege – 2. Aktualisierung 2017. Osnabrück

Engelhart S, Lauer A, Simon D, Exner U, Heudorf U, Exner M (2009) Wiederholte Prävalenzuntersuchungen Pflegeheim-assoziierter Infektionen als Instrument zur Erfassung der hygienischen Ergebnisqualität. Bundesgesundheitsblatt – Gesundheitsforschung – Gesundheitsschutz 52:936–944

Fischbach D (2016) Krankenhauskosten ambulant-sensitiver Krankenhausfälle in Deutschland. Gesundheitswesen 3:168–174

Fünfstück R (2011) Harnwegsinfektionen bei alten Menschen. http://www.p-e-g.de/archiv_tmp/bad_honnef_symposium_2011/Fuenfstueck.pdf. Zugegriffen: 02. März 2018

Gallagher RM, Rowell PA (2003) Claiming the future of nursing through nursing-sensitive quality indicators. Nurs Adm Q 4:273–284

Gutzmann H, Schäufele M, Kessler E-M, Rapp MA (2017) Psychiatrische und psychotherapeutische Versorgung von Pflegebedürftigen. In: Jacobs K, Kuhlmey A, Greß S, Klauber J, Schwinger A (Hrsg) Pflege-Report 2017 – Schwerpunkt: Die Versorgung der Pflegebedürftigen. Schattauer Verlag, Stuttgart, S 107–117

Hasseler M, Stemmer R, Macsenaere M, Arnold J, Weidekamp-Maicher M (2016) Entwicklung eines wissenschaftlich basierten Qualitätsverständnisses für die Pflege- und Lebensqualität. Abschlussbericht. https://www.gkv-spitzenverband.de/mwg-internal/de5fs23hu73g7/progress?id=Vu9ZwuSY4iHzGk-RNvy83n_jWqCBWUolaOVCyk4Yrf8,&dl. Zugegriffen: 02. Januar 2018

Heslop L (2014) Nursing-sensitive indicators: a concept analysis. J Adv Nurs 11:2469–2482

HQO (2015) LTC Indicator Review Report. The review and selection of indicators for long-term care public reporting. November 2015. http://www.hqontario.ca/System-Performance/Measuring-System-Performance/Measuring-Long-Term-Care-Homes. Zugegriffen: 06. März 2018

HQO (2016) Long-Term Care Impressions and Observations 2015/16 Quality Improvement Plans. www.hqontario.ca

IGES (2012) Bewertung der Kodierqualität von vertragsärztlichen Diagnosen – Eine Studie im Auftrag des GKV-Spitzenverbands in Kooperation mit der BARMER GEK. https://www.gkv-spitzenverband.de/media/dokumente/krankenversicherung_1/aerztliche_versorgung/verguetung_und_leistungen/klassifikationsverfahren/9_Endbericht_Kodierqualitaet_Hauptstudie_2012_12-19.pdf. Zugegriffen: 02. März 2018

Inspectie voor de Gezondheidszorg (2013) Kwaliteitsdocument 2013. Verpleging, Verzorging en Zorg Thuis. http://www.igz.nl/Images/Kwaliteitsdocument-VVT-2013_tcm294-329148.pdf. Zugegriffen: 07. Oktober 2016

James AJ (2011) Herausforderndes Verhalten bei Menschen mit Demenz – Einschätzen, verstehen und behhandeln, 1. Auflage. Verlag Hans Huber, Bern

Kirkham J, Velkers C, Maxwell C, Gill S, Rochon P, Seitz D (2017) Antipsychotic Use in Dementia: Is There a Problem and Are There Solutions? The Canadian Journal of Psychiatry 62:170–181. doi:10.1177/0706743716673321

Kirsebom M, Hedström M, Pöder U, Wadensten B (2015) Transfer of nursing home residents to emergency departments: organizational differences between nursing homes with high vs. low transfer rates. Nursing Open 4:41–48. doi:10.1002/nop2.68

Kleina T, Horn A, Suhr R, Schaeffer D (2017) Zur Entwicklung der ärztlichen Versorgung in stationären Pflegeeinrichtungen – Ergebnisse einer empirischen Untersuchung. [Current Status of Medical Care for Nursing Home Residents in Germany – Results of an Empirical Study] 79:382-387. doi:10.1055/s-0035-1549971

Klose J, Rehbein I (2016) Ärzteatlas 2016 – Daten zur Versorgungsdichte von Vertragsärzten. https://www.wido.de/fileadmin/wido/downloads/pdf_ambulaten_versorg/wido_amb_pub-aerzteatlas2016_0716.pdf. Zugegriffen: 02. März 2018

KRINKO (2001) Mitteilung der Kommission für Krankenhaushygiene und Infektionsprävention zur Surveillance (Erfassung und Bewertung) von nosokomialen Infektionen (Umsetzung von § 23 IfSG). Bundesgesundheitsblatt – Gesundheitsforschung – Gesundheitsschutz 44:523–536

KRINKO (2015) Prävention und Kontrolle Katheter-assoziierter Harnwegsinfektionen. Empfehlung der Kommission für Krankenhaushygiene und Infektionsprävention (KRINKO) beim Robert Koch-Institut. Bundesgesundheitsblatt – Gesundheitsforschung – Gesundheitsschutz 58:641–650

KRINKO (2016) Händehygiene in Einrichtungen des Gesundheitswesens Empfehlung der Kommission für Krankenhaushygiene und Infektionsprävention (KRINKO) beim Robert Koch-Institut (RKI). Bundesgesundheitsblatt – Gesundheitsforschung – Gesundheitsschutz: 59:1189–1220

Kuhlmey A, Sibbel R, Fischer T (2010) Wirksamkeit der deutschen Version der Serial Trial Intervention zur ursachebezogenen Reduktion von herausforderndem Verhalten bei Menschen mit Demenz (STI – D) gefördert durch das Bundesministerium für Gesundheit im Rahmen des «Leuchtturmprojekt Demenz». https://medsoz.charite.de/fileadmin/user_upload/microsites/m_cc01/medsoz/STI-D_Projektbericht.pdf. Zugegriffen: 10. Juli 2017

Leffmann C, Anders J, Heinemann A, Leutenegger M, Pröfener F (2005) Dekubitus. Geundheitsberichterstattung des Bundes. Oktoberdruck, Berlin

Loveday HP et al. (2014) Epic3: national evidencebased guidelines for preventing healthcare-associated infections in NHS hospitals in England. J Hosp Infect 1–70

Mauleon dA et al. (2014) Associated Factors with antipsychotic use in Long-Term Institutional Care in eight European Countries: results from the RightTimePlaceCare Study. JAMDA 15:812-818. doi:10.1016/j.jamda.201406.015

MDS (2018) Qualität in der ambulanten und stationären Pflege. 5. Pflege-Qualitätsbericht des MDS nach §114a Abs. 6 SGB XI https://www.mds-ev.de/richtlinien-publikationen/pflegeversicherung/mds-pflege-qualitaetsberichte.html. Zugegriffen: 05. März 2018

Molter-Bock E, Hasford J, Pfundstein T (2006) Psychopharmakologische Behandlungspraxis in Münchener Altenpflegeheimen. Z Gerontol Geriat 39:336–343

Nakrem S, Vinsnes AG, Harkless GE, Paulsen B, Seim A (2009) Nursing sensitive quality indicators for nursing home care: International review of literature, policy and practice. Int J Nurs Stud 6:848–857

Naumann C, Augustin U, Sundmacher L (2015) Ambulant-sensitive Krankenhausfälle in Deutschland: Eine Analyse auf Kreisebene für die Jahre 2006–2009. Gesundheitswesen:e91–e105

Nitschke I, Micheelis W (2016) Krankheits- und Versorgungsprävalenzen bei Älteren Senioren mit Pflegebedarf. In: Jordan R, Micheelis W, Institut der Deutschen Zahnärzte (Hrsg) Fünfte Deutsche Mundgesundheitsstudie (DMS V). Deutscher Zahnärzte Verlag, Köln, S 557–578

NPUAP, EPUAP, PPPIA (2014) Prevention and Treatment of Pressure Ulcers. Quick Reference Guide. 2. Auflage. www.epuap.org. Zugegriffen: 05. März 2018

Purdy S, Griffin T, Salisbury C, Sharp D (2009) Ambulatory care sensitive conditions: terminology and disease coding need to be more specific to aid policy makers and clinicians. Public health 123:169–173. doi:10.1016/j.puhe.2008.11.001

Ramroth H, Specht-Leible N, König HH, Brenner H (2006) Hospitalizations during the last months of life of nursing home residents: a retrospective cohort study from Germany. BMC Health Serv Res 6:https://doi.org/10.1186/1472-6963-1186-1170

Richter T, Mann E, Meyer G, Haastert B, Kopke S (2012) Prevalence of psychotropic medication use among German and Austrian nursing home residents: a comparison of 3 cohorts. Journal of the American Medical Directors Association 13:187.e187-187.e113. doi:10.1016/j.jamda.2011.03.007

Rothgang H, Borchert L, Müller R, Unger R (2008) GEK-Pflegereport 2008. Schwerpunkt: Medizinische Versorgung in Pflegeheimen. Asgard-Verlag, St. Augustin

Rothgang H, Müller R, Mundhenk R, Unger R (2014) BARMER GEK Pflegereport 2014: Schwerpunkt: Zahnärztliche Versorgung Pflegebedürftiger. Asgard-Verlag, St. Augustin

Ruscher C, Kraus-Haas M, Nassauer A, Mielke M (2015) Healthcare-associated infections and antimicrobial use in long term care facilities (HALT-2). Deutsche Ergebnisse der zweiten europäischen Prävalenzerhebung. Bundesgesundheitsblatt – Gesundheitsforschung – Gesundheitsschutz 58:436–451

Ruscher C, Schaumann R, Mielke M (2012) Herausforderungen durch Infektionen und mehrfachresistente Bakterien bei alten Menschen in Heimen. Bundesgesundheitsblatt – Gesundheitsforschung – Gesundheitsschutz 55:1444–1452. doi:0.1007/s00103-012-1555-7

Savitz LA, Jones CB, Bernard S (2005) Quality Indicators Sensitive to Nurse Staffing in Acute Care Settings. In: Henriksen K, Battles JB, Marks ES, Lewin DI (Hrsg) Advances in Patient Safety: From Research to Implementation. Agency for Healthcare Research and Quality Rockville, S 375–385

Schulz A, Doblhammer G (2012) Aktueller und zukünftiger Krankenbestand von Demenz in Deutschland auf Basis der Routinedaten der AOK. In: Günster C, Klose J, Schmacke N (Hrsg) Versorgungs-Report 2012. Schwerpunkt: Gesundheit im Alter. Schattauer, Stuttgart, S 161–171

Schwarzkopf L, Holle R, Schunk M (2017) Effects of Nursing Home Residency on Diabetes Care in Individuals with Dementia: An Explorative Analysis Based on German Claims Data. Dement Geriatr Cogn Dis Extra 7:41–51

Schwinger A, Jürchott K, Tsiasioti C (2017a) Pflegebedürftigkeit in Deutschland. In: Jacobs K, Kuhlmey A, Greß S, Klauber J, Schwinger A (Hrsg) Pflege-Report 2017 – Schwerpunkt: Die Versorgung der Pflegebedürftigen. Schattauer, Stuttgart, S 255–303

Schwinger A, Jürchott K, Tsiasioti C, Rehbein I (2016) Pflegebedürftigkeit in Deutschland. In: Jacobs K, Kuhlmey A, Greß S, Klauber J, Schwinger A (Hrsg) Pflege-Report 2016 – Schwerpunkt: Die Pflegenden im Fokus. Schattauer, Stuttgart, S 275–328

Schwinger A, Tsiasioti C, Klauber J (2017b) Herausforderndes Verhalten bei Demenz: Die Sicht der Pflege. In: Jacobs K, Kuhlmey A, Greß S, Klauber J, Schwinger A (Hrsg) Pflege-Report 2017 – Schwerpunkt: Die Versorgung der Pflegebedürftigen. Schattauer, Stuttgart, S 131–151

Statistisches Bundesamt (2017) Pflegestatistik 2015 – Pflege im Rahmen der Pflegeversicherung – Deutschlandergebnisse. https://www.destatis.de/DE/Publikationen/Thematisch/Gesundheit/Pflege/PflegeDeutschlandergebnisse5224001159004.pdf?__blob=publicationFile. Zugegriffen: 02. März 2018

Stemmer R, Arnold J (2014) Expertise zur «Eignung von Indikatoren zur Messung und Darstellung von Ergebnisqualität in der stationären Pflege im Bereich der sozialen Pflegeversicherung". https://www.ikj-mainz.de/tl_files/Downloads/Pulikationen/Expertise %20Ergebnisqualitaetsindikatoren %20stationaere %20Pflege_Stemmer %20& %20Arnold_2014.pdf. Zugegriffen: 02. Januar 2018

Sundmacher L, Schüttig W (2015) Which hospitalisations are ambulatory care-sensitive, to what degree, and how could the rates be reduced? Results of a group consensus study in Germany. Health Policy 11:1415–1423

Sveriges Kommuner och Landsting och Socialstyrelsen (2015) Beskrivning av indikatorerna i Öppna jämförelser – Vård och omsorg om äldre 2015. http://www.socialstyrelsen.se/SiteCollectionDocuments/2016-3-1-Bilaga %20 2-Beskrivning %20av %20indikatorerna.pdf. Zugegriffen: 17. Januar 2017

Temple BA, Krishnan P, O'Connell B, Grant LG, Demczuk' L (2017) Emergency department interventions for persons with dementia presenting with ambulatory care-sensitive conditions: a scoping review protocol. JBI Database System Rev Implement Rep 2:196–201

Thürmann P (2017) Einsatz von Psychopharmaka bei Pflegebedürftigen. In: Jacobs K, Kuhlmey A, Greß S, Klauber J, Schwinger A (Hrsg) Pflege-Report 2017 – Schwerpunkt: Die Versorgung der Pflegebedürftigen. Schattauer, Stuttgart, S 119–129

Thürmann P, Jaehde U, Bernard S, Schröder F (2010) Abschlussbericht zum Projekt Arzneimitteltherapiesicherheit in Alten- und Pflegeheimen: Querschnittsanalyse und Machbarkeit eines multidisziplinären Ansatzes. https://www.bundesgesundheitsministerium.de/filead-

min/dateien/Publikationen/Gesundheit/Sonstiges/
Abschlussbericht_Arzneimitteltherapiesicherheit_in_Al-
ten-_und_Pflegeheimen_Querschnittsanalyse_und_
Machbarkeit_eines_multidisziplinaeren_Ansatzes.pdf.
Zugegriffen: 25. Oktober 2016

UBC (2017) Abschlussbericht zum Forschungsprojekt Modellhafte Pilotierung von Indikatoren in der stationären
Pflege (MoPIP). https://www.gkv-spitzenverband.de/
mwg-internal/de5fs23hu73g7/progress?id=TK42E98TvcE
dV7cFjeP9Ef9UBrm5M9E-WkaQRra760Q,&dl. Zugegriffen:
02. Januar 2018

Wiese C, Ittner K, Lassen C (2016) Weniger ist oft mehr. Palliativer Notfall bei geriatrischen Patienten. MMW Fortschritte
der Medizin 158:82–86

Wingenfeld K, Kleina T, Franz S, Engels D, Mehlan S, Engel H
(2011) Entwicklung und Erprobung von Instrumenten
zur Beurteilung der Ergebnisqualität in der stationären
Altenhilfe. Abschlussbericht. https://www.bmfsfj.de/blob
/93206/2dda7f65c418478da3260d2f7996daa2/ab-
schlussbericht-stationaere-altenhilfe-data.pdf. Zugegriffen: 02. Februar 2018

Wischnewski N, Mielke M, Wendt C (2011) Healthcare-associated infections in long-term care facilities (HALT) – Ergebnisse aus Deutschland im Rahmen einer europäischen
Prävalenzstudie. Bundesgesundheitsblatt – Gesundheitsforschung – Gesundheitsschutz 54:1147–1152.
doi:10.1007/s00103-011-1363-5

ZQP (2012) Qualität und Gesundheit in der stationären Altenhilfe – eine empirische Bestandsaufnahme. Abschlussbericht. https://www.zqp.de/wp-content/uploads/
Abschlussbericht_Qualitaet_Gesundheit_Stationaeren_
Altenhilfe.pdf

Qualität in der ambulanten Pflege

Andreas Büscher und Moritz Krebs

© Der/die Autor(en) 2018
K. Jacobs et al. (Hrsg.), *Pflege-Report 2018*
https://doi.org/10.1007/978-3-662-56822-4_11

Zusammenfassung

Die Entwicklung und Sicherstellung pflegerischer Qualität wird nicht erst seit der Einführung der Pflegeversicherung intensiv diskutiert. Im Zuge dieser Auseinandersetzung zeigt sich, dass insbesondere in der ambulanten Versorgung unterschiedliche Ansichten darüber bestehen, wie Pflegequalität zu definieren, zu entwickeln und zu sichern ist. Dieser Beitrag stellt daher zentrale Merkmale sowie Rahmenbedingungen ambulanter Pflege dar, zeigt auf, welche unterschiedlichen Formen der Pflege und Unterstützung in der häuslichen Versorgung zum Tragen kommen und wie die Diskussion um die Qualität der ambulanten Pflege durch die unterschiedlichen Perspektiven der beteiligten Akteure bestimmt wird. Daran anschließend werden Ansatzpunkte für eine weitere Diskussion um die Qualität in der ambulanten Pflege aufgezeigt.

The development and assurance of the quality of nursing care has been discussed intensively before the introduction of long-term care insurance. The course of this debate revealed differing opinions of how to define, develop and assure nursing care quality, particularly in home- and community-based care. This chapter summarizes core aspects and legislative frameworks of home and community care in Germany. It outlines the varying forms of nursing care and other types of support in home care and describes how the discussion on nursing care quality is influenced by different stakeholders' perspectives. Finally, approaches to developing and assuring the quality of professional home care providers will be discussed.

11.1 Einleitung

Der Vorrang der ambulanten vor einer stationären Versorgung gilt seit langem als gesundheits- und sozialpolitische Maxime und trifft den Wunsch der meisten Menschen, im Fall von Krankheit und Pflegebedürftigkeit so lange wie möglich in der häuslichen Umgebung zu verbleiben. Vor diesem Hintergrund wäre zu erwarten, dass es eine intensive Auseinandersetzung um die Qualität der häuslichen Versorgung gibt und die Vorstellungen darüber, wie eine wünschenswerte häusliche Versorgungskonstellation beschaffen sein sollte und welche Rolle professionelle ambulante Pflegedienste darin spielen können, deutlich ausgeprägt sind. Auch wenn sich hierzu im Zuge der Weiterentwicklung der Qualitätsprüfungen im SGB XI (vgl. §§ 114ff SGB XI) durchaus Anzeichen wiederfinden, bezieht sich die Diskussion zur Qualität der Pflege dennoch im Wesentlichen auf die institutionalisierte Versorgung in Krankenhäusern und Pflegeheimen.

Einer der Gründe für die nachrangige Betrachtung der Qualität der ambulanten Pflege ist sicherlich, dass die Zuschreibung einer professionellen Verantwortung für die Versorgungsqualität leichter fällt, wenn die professionellen Akteure eine tatsächliche Steuerungsverantwortung haben und das Geschehen maßgeblich beeinflussen können. Dies ist in Krankenhäusern und Pflegeheimen, in denen sich die Adressaten der Pflege rund um die Uhr aufhalten, der Fall. Hinzu kommt, dass das institutionelle Umfeld in der Regel im Sinne professioneller Versorgungsprozesse gestaltet ist. In der ambulanten Pflege bestehen jedoch umgekehrte Voraussetzungen. Die professionellen Akteure sind nur in zeitlich äußerst begrenzter Form in häuslichen Pflegearrangements präsent. Dort ist das Umfeld in erster Linie nach individuellen Möglichkeiten und Vorlieben der Haushaltsmitglieder und nicht unter pflegepraktischen Gesichtspunkten gestaltet. Diese und noch weitere Charakteristika der ambulanten Pflege haben eine Auswirkung auf die Qualität der Versorgung. Sie werden im folgenden Beitrag skizziert, bevor Ansatzpunkte für die zukünftige Diskussion um die Qualität in der ambulanten Pflege aufgezeigt werden.

11.2   Charakteristika der ambulanten Pflege

Ein wesentliches Ziel der ambulanten Pflege besteht darin, Menschen, die wegen einer Krankheit, Beeinträchtigung oder Behinderung der Unterstützung durch andere Personen bedürfen, den Verbleib in der eigenen Wohnung zu ermöglichen. Ambulante Pflegedienste verfolgen dieses Ziel jedoch nicht allein, sondern sind Teil eines Gesamtumfeldes der häuslichen Pflege, in dem vor allem die familiale Pflege den größten Beitrag leistet, aber auch weitere Akteure involviert sind. Die Qualität der häuslichen Pflege kann daher nicht auf die Qualität der ambulanten Pflegedienste reduziert werden und liegt auch nicht allein in ihrer Verantwortung. Vielmehr bedeutet häusliche Pflege, innerhalb eines ausbalancierten und leistbaren Kontinuums gesundheitliche und soziale Bedürfnisse von Menschen in ihrer häuslichen Umgebung durch angemessene und qualitativ hochwertige gesundheitliche und soziale Dienste durch formell und informell Pflegende unter Anwendung von Technologie zu befriedigen (WHO 2008).

Diese Sichtweise macht zwei wichtige Aspekte der ambulanten pflegerischen Versorgung deutlich: Sie ist weder eindeutig dem Gesundheitswesen noch dem Sozialwesen zuzuordnen, sondern sieht sich der Herausforderung ausgesetzt, sowohl zur gesundheitlichen wie auch zur sozialen Versorgung beizutragen. Dieser Zwiespalt zieht sich auch durch ihre historische Entwicklung, in der mal die lebensweltliche Alltagsbegleitung, mal die Unterstützung und Sicherstellung von Diagnostik und Therapie die wesentlichen politischen Zielsetzungen bildeten (Moers 1997; Hackmann 2001). Zum anderen erfolgt häusliche Pflege sowohl auf formeller wie auf informeller Basis. Die informelle Pflege wird im Wesentlichen von pflegenden Familienangehörigen erbracht. Dem informellen Sektor steht der formelle Pflegesektor gegenüber, in dem die Pflege im Rahmen bezahlter Arbeitsverhältnisse erbracht wird und zu dem vor allem die ambulanten Pflegedienste zählen. Daneben gibt es eine zunehmende Anzahl anderer Anbieter, z. B. von pflegebegleitenden oder haushaltsnahen Dienstleistungen, die ebenfalls dem formellen Sektor zuzurechnen und in häusliche Pflegearrangements eingebunden sind. Nicht zu ignorieren sind darüber hinaus die Hilfen, die eher einer Grauzone zuzurechnen sind, aber in der Diskussion um die ambulante pflegerische Versorgung nicht ignoriert werden können: die Hilfen, die von Frauen aus vorwiegend osteuropäischen Ländern in deutschen Pflegehaushalten erbracht werden (Larsen et al. 2009; Neuhaus et al. 2009).

Aus der problematischen Zuordnung zwischen Gesundheits- und Sozialwesen sowie dem Verhältnis zwischen formeller und informeller Pflege erwachsen einige Herausforderungen und Spannungsfelder, die in der bisherigen Diskussion um die Qualität der ambulanten Pflege bislang nur unzureichend Berücksichtigung gefunden haben, z. B.

- hinsichtlich der Frage der familialen gegenüber der öffentlichen Verantwortung (ausgeübt durch die Pflegedienste),
- die Abgrenzung und Zuständigkeit zwischen formeller und informeller Pflege,
- die Entscheidung, ob es eine lokale oder nationale Verantwortung gibt und ob diese durch die Regierung, den Markt oder Verbände im Rahmen von Selbstverwaltung wahrgenommen wird und
- hinsichtlich der Wahl- und Wunschrechte der Menschen im Sinne der individuellen Selbstbestimmung gegenüber einem professionellen Diktat (Burau et al. 2007).

11.3 Häusliche Pflegearrangements

Bevor die Qualität professioneller ambulanter Pflegedienste eingehender betrachtet wird, soll im Folgenden kurz der Blick auf weitere Formen der Pflege und Unterstützung geworfen werden. Die Situation in den Pflegehaushalten, der Zeitpunkt und der Grund der Inanspruchnahme professioneller Hilfe, die Wünsche der pflegebedürftigen Menschen und ihrer Angehörigen und ihr Kenntnisstand zur Pflegesituation sind in hohem Maße heterogen und durch lebensweltliche Aspekte charakterisiert. Die Diskussion über die Bedeutung der Lebenswelt pflegebedürftiger Menschen wurde bereits in den 1990er Jahren intensiv geführt (Braun und Schmidt 1997), geriet jedoch wieder in Vergessenheit. Bei chronischer Krankheit und Pflegebedürftigkeit verändert sich die Lebenswelt der beteiligten Personen erheblich, insbesondere in Bezug auf die Möglichkeiten, sich im Raum zu bewegen, Zeit und soziale Beziehungen zu gestalten sowie hinsichtlich der Vorstellungen über Alltagsorganisation und -bewältigung (Schaeffer und Moers 2011).

In einem lebensweltlichen Verständnis steht daher auch weniger die Frage der Qualität der Pflege im Vordergrund, sondern die eines gelingenden Alltags. Verantwortlich für dieses Gelingen sind nicht primär einzelne Akteure, sondern das gesamte Setting und die Lebenswelt, die den Alltag darstellt. Dazu gehören die informellen, familialen Helfer ebenso wie die formellen Dienstleister. Den Anteil des informellen Hilfesystems an der Herstellung des Alltags, an der Bewältigung von Krankheit, Behinderung und Pflegebedürftigkeit sichtbar zu machen und die familialen Helfer dazu zu qualifizieren, sollte eine der wesentlichen Aufgaben sein, mit denen sich professionelle Helfer aber seit jeher schwer tun, da sie sich in Konkurrenz sehen oder den Beitrag der informellen Pflege für selbstverständlich halten (Zeman 1997; Büscher 2007). Wünschenswert wäre demgegenüber eine familienorientierte Unterstützung, durch die das gesamte Pflegearrangement stabilisiert und bestärkt wird.

Durch die Einschaltung eines Pflegedienstes wird aus einem vormals informellen ein gemischtes Pflegearrangement, in dem formelle und informelle Helfer eingebunden sind. Ein Blick in die Pflegestatistik (Statistisches Bundesamt 2017) verdeutlicht, dass sich die Zahl der Haushalte vergrößert, in denen neben pflegenden Angehörigen auch ambulante Pflegedienste Leistungen erbringen. Das Verhältnis von formeller und informeller Pflege ist dabei keineswegs spannungsfrei und die Einschaltung formeller Pflege bringt nicht immer eine Stabilisierung des Gesamtarrangements oder eine Verbesserung der Pflegesituation mit sich (Ward-Griffin und McKeever 2000).

Nicht vergessen werden darf in der Betrachtung die Perspektive des pflegebedürftigen Menschen, der den Ausgangspunkt der Begegnung zwischen formeller und informeller Pflege bildet. Ein Ansatz zum Verständnis der komplexen Beziehungen in häuslichen Pflegearrangements ist der »six senses framework« nach Nolan et al. (2001), in dem der Versuch unternommen wird, wesentliche Kriterien zur Gestaltung eines häuslichen Pflegearrangements aus der Perspektive des pflegebedürftigen Menschen, der pflegenden Familienangehörigen und der Mitarbeiter formeller Dienste zu beschreiben. Die »six senses« umfassen:

- Sicherheit hinsichtlich der essenziellen physiologischen und psychologischen Bedürfnisse sowie vor Bedrohung, Schaden oder Schmerz,
- Kontinuität in der persönlichen Biografie und eine konsistente Versorgung innerhalb etablierter Pflegebeziehungen durch bekannte Pflegepersonen,
- Zugehörigkeit durch die Bildung und/oder Aufrechterhaltung bedeutsamer und gegenseitiger Beziehungen,
- Zielgerichtetheit hinsichtlich der Fähigkeit, Ziele und Herausforderungen zu identifizieren sowie Ermessensspielraum für eigene Entscheidungen zu haben,
- Etwas erreichen können im Hinblick auf bedeutsame Ziele sowie
- Bedeutsamkeit im Sinne der Anerkennung und Wertschätzung als Person und des Gefühls der Wichtigkeit der eigenen Existenz und Handlungen.

11.4 Rahmenbedingungen ambulanter Pflegedienste

Der Beitrag ambulanter Pflegedienste in häuslichen Pflegearrangements erfolgt vor dem Hintergrund festgelegter gesetzlicher Rahmenbedingungen. Um ihre Leistungen mit den Pflegekassen abrechnen zu können, benötigen sie einen Versorgungsvertrag, dessen Abschluss u. a. an die Bedingung gekoppelt ist, dass die Dienste eine Gewähr für eine leistungsfähige und wirtschaftliche pflegerische Versorgung bieten und sich verpflichten, ein einrichtungsinternes Qualitätsmanagement umzusetzen (vgl. § 112 SGB XI). Darüber hinaus sind im SGB XI Regelungen hinsichtlich der Qualitätssicherung und Qualitätsprüfung festgeschrieben (§§ 113ff SGB XI).

Eine wichtige Rolle für die Tätigkeit ambulanter Pflegedienste spielen die Möglichkeiten, die eigenen Leistungen abzurechnen. Diese orientieren sich nach § 36 SGB XI am Begriff der Pflegebedürftigkeit. Nach der Einführung des neuen Begriffs der Pflegebedürftigkeit zum 01.01.2017 steht jedoch eine Anpassung der entsprechenden Rahmenvereinbarungen an diesen erweiterten Begriff zum Ende des Jahres 2017 noch aus. So besteht weiterhin ein verrichtungsorientiertes Verständnis professioneller Pflege, was zum einen zu einer systembedingten Einengung des professionellen Handlungsspielraums führt, zum anderen den Pflegebedürftigen und ihren Angehörigen vermittelt, dass es sich bei der »Dienstleistung Pflege« um ein Produkt handelt, das individuell, einem Baukastenprinzip ähnlich, zusammengestellt werden kann (Büscher et al. 2005). Die Wirklichkeit vieler häuslicher Pflegearrangements gestaltet sich jedoch deutlich komplexer und bedarf einer über Alltagsverrichtungen hinausgehenden Unterstützung.

Die meisten ambulanten Pflegedienste erbringen darüber hinaus auch Leistungen der häuslichen Krankenpflege nach § 37 SGB V, die ärztlich verordnet werden müssen. Dies geschieht auf der Grundlage von Richtlinien, die vom Gemeinsamen Bundesausschuss der Ärzte und Krankenkassen nach § 92 SGB V beschlossen werden (G-BA 2017).

In der Versorgungspraxis zeigt sich, v. a. auf Leitungsebene, sehr deutlich, dass die Frage, wie etwas finanziert werden kann, Vorrang gegenüber der Überlegung hat, was in einer gegebenen Situation gut oder angemessen wäre (Slotala 2011). Überlegungen zur Qualitätsentwicklung befinden sich somit in einem dauerhaften Zielkonflikt mit Wirtschaftlichkeitserwägungen. Die ambulanten Pflegedienste agieren unter einem erheblichen Problemdruck, der sich auf Aspekte der Wirschaftlichkeit und Marktentwicklung, die Personalsituation sowie die Strukturen und das Spektrum der Leistungserbringung bezieht (Büscher und Horn 2010).

Vor diesem Hintergrund bezieht sich einer der Diskussionspunkte im bestehenden System der Qualitätsprüfungen und Qualitätsberichterstattung darauf, diese in Übereinstimmung mit dem vorhandenen Leistungsspektrum zu gestalten und nicht durch die Qualitätsprüfungen von einem Qualitätsniveau auszugehen, das im geltenden Leistungsrecht keine Entsprechung findet.

11.5 Qualität der ambulanten Pflege

Was bedeuten die Rahmenbedingungen und Charakteristiken nun für die Diskussion um die Qualität der ambulanten Pflege? Im Rahmen einer Perspektivenwerkstatt des Zentrums für Qualität in der Pflege (ZQP) wurde eine neue Ordnung für die Qualitätsdiskussion anhand getrennt zu betrachtender und zu diskutierender Bereiche vorgeschlagen (ZQP 2013; Büscher und Klie 2013):

- Qualität professionellen Pflegehandelns – dahinter verbirgt sich eine Schärfung des fachlichen Profils der ambulanten Pflege hinsichtlich zukünftiger Aufgaben, die sich aus dem erweiterten Verständnis des neuen Begriffs der Pflegebedürftigkeit ergeben und die Grundlage für eine Erweiterung des derzeit begrenzten Leistungsspektrums sind.
- Partizipative Aushandlung und Vereinbarung von Zielen und Maßnahmen in Hilfeplänen – Ausmaß und Inhalt ambulanter Pflege kommunikativ auszuhandeln und sich darüber zu verständigen ist angesichts oftmals unterschiedlicher Vorstellungen der Angehörigen eines Pflegehaushalts und der Mitarbeiter eines professionellen Pflegedienstes notwendig. Die letztliche Entscheidung liegt beim pflegebedürftigen Menschen, jedoch ist es Aufgabe der professionellen Dienste, die aus fachlicher

Sicht wichtigen Aspekte der Situation aufzuzeigen, ein entsprechendes Unterstützungsangebot zu unterbreiten und somit die Entscheidung zu unterstützen.

- Individuelle Pflegebedürftigkeit und Teilhabe als Ausgangspunkt zur Einschätzung von Pflegequalität – dieser Aspekt verweist darauf, in Zukunft die Qualität der Pflege nicht nur institutionell (also mit Bezug auf professionelle Leistungserbringer) zu betrachten, sondern auch die individuelle Situation der pflegebedürftigen Menschen in den Blick zu nehmen, Veränderungen zu erfassen und anschließend zu prüfen, ob Veränderungen die Konsequenz fortschreitender Krankheitsprozesse, individueller Entscheidungen oder unzureichender professioneller Versorgung sind.
- Objektive und subjektive Parameter der Lebensqualität – Aspekte des Wohlbefindens und der Sicherheit haben eine entscheidende Bedeutung für die subjektive Wahrnehmung der Qualität der Versorgung. Ihre Sicherstellung ist eine schwierige Aufgabe, die über externe Qualitätsprüfungen nur bedingt sichergestellt werden kann.
- Lokale Infrastruktur – die Lebensqualität pflegebedürftiger Menschen kann nicht losgelöst von ihrer lokalen Umwelt betrachtet werden und ist in hohem Maße von dieser bestimmt. Entsprechend sollten Fragen des Lebens mit Pflegebedürftigkeit und der Qualität häuslicher Versorgung Themen auf der lokalen und kommunalpolitischen Agenda sein.

Vor dem Hintergrund dieser Überlegungen bezieht sich die Diskussion um die Qualität der ambulanten Pflege vor allem auf die Qualität professionellen Pflegehandelns und die partizipative Aushandlung und Vereinbarung von Zielen und Maßnahmen. Das professionelle Pflegehandeln und der Verantwortungsbereich ambulanter Pflegedienste werden vorrangig durch die vertraglichen Vereinbarungen zwischen Pflegedienst und Pflegehaushalt bestimmt. Es kann jedoch aus fachlichen Erwägungen erwartet werden, dass insbesondere zu Beginn einer Pflegesituation eine umfassende Einschätzung der Situation und eine entsprechende Kommunikation mit Pflegebedürftigen und Angehörigen stattfindet. Sollte es im Verlauf der Pflegesituation Veränderungen geben, die eine fachliche Bewertung erfordern (wie z. B. Verschlechterungen der Gesamtsituation, Neuauftreten von Risiken), sollte seitens des Pflegedienstes darauf eingegangen werden. Leistungsrechtlich sollten Möglichkeiten geschaffen werden, begründete, über die vereinbarten Leistungen hinausgehende Maßnahmen mit den Kostenträgern abrechnen zu können.

Die Frage der Verantwortung bezieht sich darüber hinaus auch auf die unterschiedlichen Regelungen in SGB V und SGB XI. Während die Verantwortung für die Einschätzung der Situation im SGB XI weitgehend dem ambulanten Pflegedienst obliegt, erfolgt dies für Leistungen im SGB V im Vorfeld durch den verordnenden Arzt. Diese Situation ist so lange unter Qualitätsgesichtspunkten unproblematisch, wie es zwischen Pflegedienst, Pflegehaushalt und behandelndem Arzt eine weitgehende Übereinstimmung in der Einschätzung der anzugehenden Problemlagen gibt. Ist dies nicht der Fall, sind Konflikte programmiert. Ein möglicher Weg wäre die Übertragung ärztlicher Tätigkeiten auf Berufsangehörige der Alten- und Krankenpflege (G-BA 2011). Ob diese Auseinandersetzung zukünftig berufsrechtlich oder leistungsrechtlich geführt werden wird, lässt sich nur bedingt prognostizieren. Für ambulante Pflegedienste können daraus jedoch in beiden Fällen Handlungsoptionen oder Handlungsdruck entstehen.

Zeichnen im SGB XI die Vertragsparteien nach § 113 SGB XI für die Maßstäbe und Grundsätze verantwortlich, so ist es innerhalb des SGB V der Gemeinsame Bundesausschuss, der die maßgeblichen Bestimmungen zur Qualitätssicherung erlässt. Angesichts der Größenordnung, in der ambulante Pflegedienste Leistungen nach SGB V erbringen, erscheint es zumindest bemerkenswert, dass die maßgeblichen Qualitätsbestimmungen vorrangig innerhalb der Gremien des SGB XI diskutiert und vereinbart werden. Hier besteht eine strukturelle Schieflage, über die es sich vertiefend nachzudenken lohnt.

Da die qualitätsrelevanten Pflegeprobleme der Nutzer ambulanter Pflegedienste oftmals sektorübergreifenden Charakter haben, ist es angezeigt, bei Fragen der Qualitätsentwicklung die unterschiedlichen Ansätze aus dem Gesundheitswesen und der pflegerischen Versorgung zu berücksichtigen. Für die weiteren Auseinandersetzungen bedeutet das, nicht nur im Rahmen der ärztlichen Versorgung, sondern auch in der Pflege sektorübergreifende Verfahren der Qualitätssicherung zu entwickeln. Da es hierzu derzeit jedoch kaum Ansatzpunkte gibt, auf denen sich aufbauen ließe, sollte im Zuge der Weiterentwicklung der Qualitätssicherung in der ambulanten Pflege die Diskussion mit hausärztlichen Vertretern und den Akteuren der Selbstverwaltung im SGB V geführt werden.

Die Qualität in der Pflege ist das Ergebnis von Prozessen zwischen Leistungserbringer und Adressat der pflegerischen Handlungen. Für die Adressaten der Leistungen eines Pflegedienstes ist es zudem vorrangig, wie sie die Qualität in ihrer jeweiligen Situation wahrnehmen. Daher ist neben den strukturellen Aspekten der Qualität des professionellen Pflegehandelns auch die fachliche Weiterentwicklung entscheidend. Dies macht es erforderlich, Ziele in Form von Standards, Leitlinien, Handlungsempfehlungen o. ä. festzulegen. Entsprechend sollte es auch für ambulante Pflegedienste selbstverständlich sein, sich mit den Ergebnissen des eigenen Handelns auseinanderzusetzen, diese zu bewerten und auf Basis der Ergebnisse das eigene Handeln ggf. neu auszurichten. Dabei kommt dem internen Qualitätsmanagement eine vorrangige Bedeutung zu. Es ist eine der Grundannahmen der Qualitätslehre, dass Qualität nicht von außen in eine Organisation hineingeprüft werden kann, sondern dass diese intern hergestellt werden muss. Entsprechend sollten Leistungserbringer darum bemüht sein, ihre Prozesse so zu gestalten, dass formulierte Qualitätsziele erreicht werden können.

Ein Blick in die nationale und internationale Literatur bringt eine Vielzahl möglicher Themen und Ansatzpunkte für die Qualitätsentwicklung in der ambulanten Pflege hervor. Neben den bereits erwähnten »six senses« werden Fragen der Sicherheit auch von anderen Autoren adressiert und dienen als Überbegriff für unterschiedliche Themen wie z. B. den Umgang mit Medikamenten. Angesprochen werden darüber hinaus Fragen eines umfassenden und angemessenen Assessments der Situation, der Versorgungskoordination, Patientenedukation im Sinne einer Förderung des Selbst-

managements, der Kompetenz der professionellen Dienstleister und der individuellen Lebensqualität (Leff et al. 2015). Auch Aspekte des Zugangs und der generellen Verfügbarkeit ambulanter Pflegeleistungen sowie ihrer Effektivität, Koordination, Angemessenheit, Kontinuität und Patientenzentriertheit, Rechtzeitigkeit und Nachhaltigkeit werden diskutiert. Nicht zuletzt konnten Hinweise auf die Bedeutung der Stabilisierung häuslicher Pflegearrangements und der Beratung und Edukation für die Qualität der ambulanten Pflege identifiziert werden (Hasseler et al. 2013).

Es fehlt also nicht an möglichen Bereichen, Dimensionen und Kriterien, anhand derer Qualitätsfragen der häuslichen Pflege insgesamt und der Qualität der ambulanten Pflegedienste im Besonderen konkretisiert werden könnten. Eine Rangfolge der verschiedenen Ergebnisbereiche dürfte jedoch nur schwerlich zu begründen sein, da ihre Wichtigkeit in hohem Maße von der individuellen Situation des pflegebedürftigen Menschen abhängt. Es spricht jedoch nichts dagegen, innerhalb eines ambulanten Pflegedienstes oder eines Verbandes einzelne Bereiche herauszugreifen und ihnen verstärkte Aufmerksamkeit zukommen zu lassen. Hier bieten sich natürlich auch die Bereiche an, zu denen bereits Qualitätsinstrumente vorliegen. Somit lässt sich die Aufmerksamkeit auf zentrale Bereiche lenken, die Kompetenz der Mitarbeiterinnen und Mitarbeiter erhöhen und die leistungsrechtliche Verankerung voranzutreiben.

11.6 Fazit

Es konnte gezeigt werden, dass die Diskussion um die Qualität der ambulanten Pflege eine Vielzahl von Facetten umfasst. Im Rahmen der Entwicklung der zukünftigen Verfahren für Qualitätsprüfungen nach § 114 SGB XI und die Qualitätsdarstellung nach § 115 Abs. 1a SGB XI in der ambulanten Pflege wird die Qualität des professionellen Pflegehandelns im Mittelpunkt stehen. Dabei ist es erstrebenswert, dass die Maßgaben des externen Prüfgeschehens die richtigen Impulse für die interne Qualitätsentwicklung in den ambulanten Pflegediensten geben und es somit zu einer stärkeren Harmonisierung zwischen Prüfung und dem alltäglichen Pflegegeschehen kommt. Die durch die Pflege-Transparenzvereinbarung (PTV-A) bedingte dokumentationsorientierte Prüfung hat den Blick eher auf die Dokumentation als auf die Gestaltung von Pflegeprozessen gerichtet.

Darüber hinaus sollte jedoch auch der nicht durch ambulante Pflegedienste geleisteten Pflege im häuslichen Umfeld verstärkte Aufmerksamkeit gewidmet werden. Die Pflege durch Familienangehörige stellt nach wie vor den größten Teil der pflegerischen Versorgung in Deutschland sicher. Sie zu unterstützen, zu flankieren und eine Prävention gegenüber Fehlentwicklungen zu leisten, die zur Überlastung pflegender Angehöriger oder zu problematischen Konstellationen führen können, ist eine wichtige Aufgabe, um die Qualität der häuslichen Versorgung mittel- und langfristig zu sichern.

Literatur

Braun U, Schmidt R (Hrsg) (1997) Entwicklung einer lebensweltlichen Pflegekultur. Transfer-Verlag, Regensburg

Burau V, Theobald H, Blank RH (2007) Governing Home Care. A Cross-National Comparison. Edward Elgar, Cheltenham (UK)

Büscher A, Boes C, Budroni H, Hartenstein A, Holle B (2005) Finanzierungsfragen der häuslichen Pflege. Eine qualitative Untersuchung zur Einführung personenbezogener Budgets. Abschlussbericht. Private Universität Witten/Herdecke, Witten

Büscher A (2007) Negotiating helpful action. A susbtantive theory of the relationship between formal and informal care. Acta Universitatis Tamperensis 1206. Tampere University Press, Tampere

Büscher A, Horn A (2010) Bestandsaufnahme zur Situation in der ambulanten Pflege. Ergebnisse einer Expertenbefragung. P10-145. Veröffentlichungsreihe des Instituts für Pflegewissenschaft an der Universität Bielefeld. IPW, Bielefeld

Büscher A, Klie T (2013) Perspektivenwerkstatt 2013. Qualitätsentwicklung und Lebensweltorientierung in der häuslichen Pflege. Abschlussbericht für das ZQP. ZQP, Berlin

G-BA (Gemeinsamer Bundesausschuss) (2011) Beschluss des Gemeinsamen Bundesausschusses über eine Richtlinie über die Festlegung ärztlicher Tätigkeiten zur Übertragung auf Berufsangehörige der Alten- und Krankenpflege zur selbständigen Ausübung von Heilkunde im Rahmen von Modellvorhaben nach § 63 Abs. 3c SGB V

G-BA (Gemeinsamer Bundesausschuss) (2017) Richtlinie des Gemeinsamen Bundesausschuss über die Verordnung von häuslicher Krankenpflege (Häusliche Krankenpflege Richtlinie) in der Neufassung vom 17. September 2009, zuletzt geändert am 16. März 2017. Veröffentlicht im Bundesanzeiger BAnz AT 01.06.2017 B3

Hackmann M (2001) Zur Geschichte der Gesundheitsförderung in der ambulanten Pflege. In: Gehring M, Kean S, Hackmann M, Büscher A. Familienbezogene Pflege. Huber, Bern, S 209–219

Hasseler M, Görres S, Fünfstück M (2013) Indikatoren zur Messung von Struktur-, Prozess- und Ergebnisqualität sowie Lebensqualität in der ambulanten pflegerischen Versorgung. Expertise im Auftrag des GKV-Spitzenverbandes. GKV-Spitzenverband, Berlin

Larsen C, Joost A, Heid S. (Hrsg) (2009) Illegale Beschäftigung in Europa. Die Situation in Privathaushalten älterer Personen. Rainer Hampp Verlag, München

Leff B, Carlson CM, Saliba D, Ritchie C (2015) The invisible Homebound: Setting quality-of-care standards for home-based primary and palliative care. Health Affairs; 34(1):21–29

MDS (Medizinischer Dienst des Spitzenverbandes Bund der Krankenkassen) (2014) 4. Pflege-Qualitätsbericht des MDS nach § 114a, Abs. 6 SGB XI. Qualität in der ambulanten und stationären Pflege. MDS, Essen

Moers M (1997) Ambulante Pflege in Deutschland – auf dem Weg zur Gemeinwesenorientierung? Pflege; 10(2):101–112

Neuhaus A, Isfort M, Weidner F (2009) Situation und Bedarfe von Familien mit mittel- und osteuropäischen Haushaltshilfen. Deutsches Institut für angewandte Pflegeforschung, Köln

Nolan M, Davies S, Grant G (Hrsg) (2001) Working with older people and their families. Key issues in policy and practice. Open University Press, Buckingham

Schaeffer D, Ewers M (Hrsg) (2002) Ambulant vor stationär. Perspektiven für eine integrierte ambulante Pflege Schwerkranker. Huber, Bern

Schaeffer D, Moers M (2011) Bewältigung chronischer Krankheiten – Herausforderungen für die Pflege. In: Schaeffer D, Wingenfeld K (Hrsg) Handbuch Pflegewissenschaft. Juventa, Weinheim, S 329–364

Slotala L (2011) Ökonomisierung der ambulanten Pflege. Eine Analyse der wirtschaftlichen Bedingungen und deren Folgen für die Versorgungspraxis ambulanter Pflegedienste. Springer VS, Wiesbaden

Statistisches Bundesamt (2017) Pflegestatistik 2015. Pflege im Rahmen der Pflegeversicherung. Deutschlandergebnisse. Wiesbaden

Ward-Griffin C, McKeever P (2000) Relationships between nurses and family caregivers: Partners in Care? Advances in Nursing Science; 22(3):89–103

WHO (World Health Organization) (2008) Regional Office for Europe. The solid facts. Home Care in Europe. Edited by Tarricone R & Tsouros AD. WHO Europe, Kopenhagen

Zeman P (1997) Häusliche Pflegearrangements. Interaktionsprobleme und Kooperationsperspektiven von lebensweltlichen und professionellen Hilfesystemen. In: Braun U, Schmidt R (Hrsg) Entwicklung einer lebensweltlichen Pflegekultur. Transfer-Verlag, Regensburg, S 97–112

ZQP (2013) (Zentrum für Qualität in der Pflege). Perspektivenwerkstatt 2013. ZQP-Fokus: Qualität in der häuslichen Pflege. ZQP, Berlin

Anforderungen an ein sektorenübergreifendes Qualitätsverständnis in der stationären Altenpflege

Björn Broge, Constance Stegbauer, Rebekka Woitzik und Gerald Willms

© Der/die Autor(en) 2018
K. Jacobs et al. (Hrsg.), *Pflege-Report 2018*
https://doi.org/10.1007/978-3-662-56822-4_12

Zusammenfassung
Mit der geplanten Einführung von Indikatoren zur Messung der Versorgungsqualität wird ein neuer Weg der Qualitätssicherung in der stationären Altenpflege beschritten. Gemessen werden zukünftig bewohnerrelevante Versorgungsergebnisse. Allerdings sind die Indikatoren im sektoralen Verständnis alleiniger pflegerischer Verantwortung für die Versorgung konzipiert, d. h. eine möglicherweise angemessene gemeinsame Betrachtung medizinischer und pflegerischer Aspekte ist derzeit (noch) nicht angedacht. Der Beitrag thematisiert einerseits die Relevanz medizinischer Versorgungsaspekte für Pflegeheimbewohner und diskutiert andererseits, auf Grundlage von Erfahrungen im SGB V-Bereich, grundlegende Problematiken, die mit der Einführung indikatorengestützter, sektorenübergreifender Qualitätsmessungen zusammenhängen.

The implementation of indicators for measuring the quality of care is breaking new ground in quality assurance of inpatient nursing care for the elderly in Germany. In the future, care outcomes relevant to nursing home residents will be measured. However, the indicators were designed in a sectoral understanding of a sole nursing responsibility for care, thus leaving the – possibly appropriate – joint consideration of both medical and nursing care aspects a desideratum for the future. The paper discusses on the one hand the relevance of medical aspects of care for residents of nursing homes and on the other fundamental problems in introducing indicator-based, cross-sectoral quality measurements on the basis of experience in the SGB V (German Social Code, Book Five) area.

12.1 Ausgangslage

Ebenso wie in anderen Feldern der Gesundheitsversorgung sind auch im Bereich der Pflege große Anstrengungen des Gesetzgebers zur Weiterentwicklung der Qualität zu beobachten. Mit dem Qualitätsausschuss gemäß § 113b SGB XI werden dabei vom Ansatz her ähnliche Strukturen wie im SGB V geschaffen. Ebenso ist dort nun auch ein Einsatz von Indikatoren für die Messung der Qualität in der stationären Altenpflege geplant (§ 113, Abs. 1a SGB XI). Während im SGB V allerdings eine sektorenübergreifende Herangehensweise gefordert wird (§ 137a, Abs. 3 SGB V), ist hiervon in Bezug auf die stationären Altenpflege im SGB XI-Bereich nicht die Rede.

Dabei ist die Ausgangslage der Qualitätssicherung in der stationären Altenpflege noch kom plexer: Im Regelungsbereich des SGB V verläuft die Sektorengrenze vor allem zwischen stationärer und ambulanter medizinischer Versorgung. Bereits hier sind Übergänge zwischen den beiden Systemen, z. B. aufgrund unterschiedlicher Vergütungssysteme, eine wesentliche Ursache von Versorgungsproblemen, obwohl beide Systeme dem gleichen gesetzlichen Rahmen unterliegen. In der stationären Altenpflege kommt nun ein weiterer Sektor mit einem anderen gesetzlichen Regelungsrahmen (SGB XI) hinzu. Vor dem Hintergrund, dass die medizinische Versorgung ein elementarer Baustein der Versorgung pflegebedürftiger Menschen ist und eine Reihe von Überschneidungen zwischen pflegerischen und medizinischen Tätigkeiten bestehen, verwundert es zumindest, dass ein rein sektorbezogener Ansatz zur Sicherung und Weiterentwicklung der Qualität in der stationären Altenpflege gewählt wurde. Daher soll zunächst etwas genauer betrachtet werden, ob und wie die Qualitätssicherung in der stationären Altenpflege strukturiert ist und welche aktuellen Entwicklungen geplant sind.

- **Einbeziehung von Ergebnissen
  in die Qualitätsbetrachtung**

Bisher, d. h. seit nunmehr weit über 15 Jahren, fokussiert die Qualitätssicherung in der Pflege allein auf Struktur- und Prozessqualität. Eine solche Betrachtungsweise hat zunächst den Vorteil der Klarheit: Jeder Leistungserbringer kann sofort erkennen, was von ihm erwartet wird. Eine leistungserbringer- oder gar sektorenübergreifende Betrachtung ist in diesem Fall nicht notwendig, um die Qualität zu beurteilen. Umgekehrt hat sich die übermäßige Fokussierung auf Vorgaben für Strukturen und Prozesse als Sackgasse erwiesen. Zum einem ist es nicht möglich, für alle in unterschiedlichen Situationen auftretenden Anforderungen notwendige Lösungsschritte vorab zu definieren, zum anderen kann der Versuch, dies dennoch und möglichst umfassend zu erreichen, dazu führen, dass die eigentlichen Versorgungsziele außer Acht geraten und die handelnden Personen demotiviert werden. Nicht zuletzt diese Erkenntnis hat dazu geführt, dass in der Pflege mit der geplanten Einführung der sogenannten »Wingenfeld-Indikatoren« erstmals auch die Ergebnisqualität in stationären

Langzeitpflegeeinrichtungen gemessen werden soll (Wingenfeld et al. 2011).

Ein überaus positiver Effekt der Einbeziehung von Ergebnissen in die Qualitätsbetrachtung ist, dass nun die Bewohner stärker in den Fokus der Qualitätsbetrachtung gestellt werden können (vgl. hierzu z. B. das Konzept der »Value Based Healthcare« (Porter und Teisberg 2006; Putera 2017)).

Die angestrebte Abbildung von Versorgungsergebnissen durch die geplanten Indikatoren ist also sehr gut nachvollziehbar. Allerdings ist sie nur dann wirklich angemessen, wenn damit auch die wesentlichen Qualitäts- oder Versorgungsprobleme aus Bewohnersicht abgebildet werden können – und eben dies ist im Zusammenhang mit der Einführung der indikatorengestützten Qualitätsmessung in der Pflege kritisch zu beleuchten.

In diesem Kontext soll nachfolgend zunächst Bezug genommen werden auf die Relevanz der medizinischen Versorgung in stationären Pflegeeinrichtungen. Auf dieser Grundlage wird die Forderung nach einer sektorenübergreifenden, d. h. die medizinische und pflegerische Versorgung übergreifenden Qualitätsbetrachtung in der Pflege abgeleitet. Basierend auf den Erfahrungen der gesetzlich verpflichtenden Qualitätssicherung im Bereich des SGB V werden Herausforderungen und Hemmnisse auf dem Weg zu einer sektorenübergreifenden Betrachtung dargelegt. Dabei werden mögliche Lösungsansätze skizziert.

12.2 Schnittstellen der medizinischen und pflegerischen Versorgung

Pflegebedürftige Menschen sind zumeist nicht nur in ihrer Selbstständigkeit beeinträchtigt, sondern sie leiden oft an verschiedenen, zum Teil chronischen Erkrankungen. Diese Kombination macht eine kontinuierliche medizinische Versorgung durch verschiedene Ärzte notwendig, gleichzeitig erschweren erhebliche körperliche und psychische Beeinträchtigungen die eigenständige Inanspruchnahme von ambulanter ärztlicher Versorgung oder notwendigen Therapien.

Pflegebedürftige in stationären Altenpflegeeinrichtungen leiden häufig an Erkrankungen des Herz-Kreislauf-Systems (> 70 %), des Urogenitalsystems (> 50 %), des Nervensystems (≥ 40 %) und an muskuloskelettalen Erkrankungen (≥ 50 %). Psychische Erkrankungen haben unter Pflegebedürftigen ebenfalls eine hohe Prävalenz (> 60 %) (Balzer et al. 2013). Weitere Gesundheitsprobleme wie Mangelernährung, Ernährung mittels einer PEG-Sonde (5 bis 10 %), Stuhl- oder Harninkontinenz (70 bis 80 %) und Obstipation (30 bis 40 %) gehen ebenfalls oft mit einem medizinischen Handlungsbedarf einher (Balzer et al. 2013). Der hohe medizinische Versorgungsbedarf zeigt sich besonders deutlich in der Verordnung von Medikamenten. So nehmen fast 60 % der Pflegebedürftigen in stationären Einrichtungen mehr als fünf wirkstoffverschiedene Medikamente ein (Kleina et al. 2017; Schwinger et al. 2017) und fast 20 % der verordneten Medikamente stehen auf der PRISCUS-Liste (Schwinger et al. 2017), sie sind also für ältere Menschen potenziell ungeeignet und sollten dementsprechend nur unter sehr strenger Indikationsstellung verordnet werden.

Die medizinische Versorgung von Pflegebedürftigen ist also ein wesentlicher Teil der Versorgung, der in der Pflege berücksichtigt werden muss und entscheidend zur Qualität der Versorgung beitragen kann. Die medizinische Versorgung wird aber im SGB V geregelt und durch die Krankenversicherungen finanziert. Mit dieser anderen gesetzlichen Grundlage und dem anderen Kostenträger liegt die Verantwortung für die medizinische Versorgung und deren Qualität bei anderen Entscheidungsträgern als die Verantwortung für die pflegerische Versorgung.

■ **Probleme an der Schnittstelle von pflegerischer und medizinischer Versorgung**

Wesentlich für eine gute medizinische Versorgung von Pflegebedürftigen ist zunächst die primärärztliche Versorgung, die aber mit der pflegerischen Versorgung Hand in Hand gehen muss. Allerdings sind Heimbesuche für niedergelassene Ärzte nicht sonderlich attraktiv (Bleckwenn et al. 2017) – sei es, weil hier ein vergleichsweise hoher Aufwand für die Patienten erforderlich ist, der nicht gesondert vergütet wird, oder weil die Organisation von Heimbesuchen schwierig ist und Spontanbesuche kaum möglich sind. Auch die Heime leiden darunter, dass die ärztliche Versorgung unter den gegebenen Bedingungen, d. h. unter der zuweilen unüberschau-

baren Menge beteiligter medizinischer Versorger, die sich im schlechtesten Fall für jeden Bewohner individuell darstellt, kaum zu koordinieren ist – was auch von der ärztlichen Seite bemängelt wird (Bleckwenn et al. 2017). Überlastungen und knappe personelle Ressourcen, zumal an fachlich qualifiziertem Personal, tun auf der Seite der Heime ein Übriges (Specht-Leible et al. 2003).

Es wundert daher nicht, dass besonders die Versorgung durch Fachärzte in verschiedenen Studien als problematisch beschrieben wird (Balzer et al. 2013; Kleina et al. 2017; Laag et al. 2014; Schwinger et al. 2017). In einem viel zitierten HTA wird Unter- und Fehlversorgung von Pflegeheimbewohnern hinsichtlich ungenauer Diagnostik demenzieller Erkrankungen, Unterversorgung mit Antidementiva, Fehlversorgung mit Psychopharmaka (insbesondere Neuroleptika), Unterversorgung mit Heilmitteln und hinsichtlich regelmäßiger augenärztlicher Untersuchungen bei Patienten mit Diabetes mellitus festgestellt (Balzer et al. 2013).

Die Probleme einer unzureichenden primärärztlichen Versorgung zeigen sich auch an der Schnittstelle zum stationären Sektor: Einweisungen akut erkrankter Bewohner durch das Pflegeheim ins Krankenhaus erscheinen nicht immer nötig und in einigen Fällen auch im Vorfeld vermeidbar. Vor allem die Notfallversorgung von pflegebedürftigen Menschen ist in den letzten Jahren zunehmend in den Fokus gerückt (Groening et al. 2017). Ursächlich dafür scheint u. a. die anderweitig geführte Debatte um die überfüllten Notaufnahmen der Krankenhäuser, in denen sehr stark in ihrer Selbstständigkeit eingeschränkte, insbesondere auch demente Patienten eine besondere Herausforderung darstellen (Groening et al. 2017; Singler et al. 2016). Beispielsweise werden geriatrische Patienten, die in Notaufnahmen vorstellig werden, häufiger hospitalisiert (Singler et al. 2016), haben aber oftmals deutlich geringere Liegezeiten (vgl. die Hinweise bei Bienstein et al. (2015) und Kada et al. (2011)). Ebenso gibt es Hinweise darauf, dass zu viele Bewohner in der letzten Lebenswoche bzw. in der Sterbephase noch in ein Krankenhaus überwiesen werden (Ramroth et al. 2006; Wiese et al. 2016) – auch dies ist eine Problematik, die sich im Zusammenhang mit Notfallsituationen nochmals verschärft darstellt (Heppner et al. 2015).

Der kursorische Überblick zeigt, dass die Versorgung von Pflegebedürftigen und damit letztlich auch die Beurteilung der Qualität der Versorgung grundsätzlich als sozialleistungsträgerübergreifende Aufgabe wahrzunehmen ist. Dementsprechend sollten Indikatoren entwickelt und etabliert werden, die die Ergebnisse des gemeinsamen medizinisch-pflegerischen Versorgungshandelns messen.

■ **Die sektorale Problematik in der Qualitätssicherung**

Obwohl die vorstehend beschriebenen sektorenübergreifenden Qualitätsprobleme aus Sicht der Pflegeheimbewohner gravierend sein können, finden sie bisher weder in der Qualitätssicherung des SGB V noch des SGB XI explizit Berücksichtigung. Und auch mit der Einführung der Wingenfeld-Indikatoren werden letztlich keine sektorenübergreifenden Versorgungsergebnisse gemessen, sondern ausschließlich die Qualität der pflegerischen Versorgung – exklusive der medizinischen Versorgung.

Begründbar ist eine enge Fokussierung sektoraler Qualitätsbetrachtungen unter den systemischen Voraussetzungen sektoraler Eigenständigkeit – und damit einer Sichtweise, die zumindest im Bereich der medizinischen Versorgung, also im SGB-V-Bereich, zum tradierten Selbstverständnis der Leistungserbringer gehört. Diese sektorale Trennung zwischen ambulant und stationär ist tief in das Versorgungssystem eingebrannt: eigenständige Versorgungssettings, eigenständige (rechtliche) Grundlagen und Verantwortlichkeiten, eigenständige Vergütungs- und Abrechnungssysteme usw. (Willms et al. 2013). Zwar hat der Gesetzgeber 2007 mit Blick auf patientenbezogene Behandlungsergebnisse eine Neuausrichtung der Qualitätssicherung der medizinischen Versorgung in Richtung sektorenübergreifender Betrachtungen in Gang gesetzt, aber faktisch müssten auch die genannten systemischen Voraussetzungen reformiert werden, damit dies erfolgreich umgesetzt werden kann. Solange beispielsweise »Krankenhausplanung« eigenständig bleibt und nicht zugleich auch sektorenübergreifende regionale Versorgungsplanung ist, die mit entsprechenden regionalen Verantwortlichkeiten sowie mit rechtlichen und finanziellen Reformen einhergeht, kann sich auch keine sektorenübergreifende Qualitätssicherung etablieren. D. h.

auch gut zehn Jahre nach der gesetzlichen Einführung sektorenübergreifender Versorgungsperspektiven bleiben die Qualitätsmessungen auf sektorale Verantwortlichkeiten von Leistungserbringern bzw. einzelne Einrichtungen fokussiert, was dazu führt, dass längerfristige Ergebnisbetrachtungen im SGB-V-Bereich, allen sektorenübergreifenden Willensbekundungen zum Trotz, noch immer selten sind.

Auch die Qualitätssicherung in der stationären Altenpflege fokussiert bisher die Leistung von einzelnen Einrichtungen und damit vorrangig Struktur- und Prozessqualität. Mit der geplanten Einführung von Indikatoren zur Messung von Versorgungsergebnissen ist analog zur Problemstellung im SGB-V-Bereich zu fragen, ob die sektorale, d. h. hier allein die pflegerische Versorgung betreffende Perspektive ausreichend ist, um die Qualitätsprobleme der Versorgung von Pflegebedürftigen zu adressieren. Dies ist mit Verweis auf die bereits genannten Schnittstellen zur medizinischen Versorgung zweifelhaft: Der Rückzug der Qualitätssicherung auf Aspekte, die möglichst vollständig der pflegerischen Verantwortung unterliegen, führt für pflegebedürftige Menschen dazu, dass wichtige Aspekte ihrer Versorgungsqualität erst gar nicht betrachtet werden.

Tatsächlich wurde für die gesetzlich verpflichtende Qualitätssicherung in der Pflege die Messung einer sektorenübergreifenden – d. h. also die pflegerische und die medizinische Versorgung übergreifenden – Qualität nicht einmal angedacht. Dies spiegelt sich bereits im Entwicklungsbericht zu den Wingenfeld-Indikatoren wider. Hier reicht bereits der Verdacht, dass ein Ergebnis bestimmter, auch sehr pflegesensitiver Indikatoren nicht allein von einer Pflegeeinrichtung zu verantworten ist, als Ausschlussgrund. Allerdings geht aus dem Bericht hervor, dass diese Beschränkung auch auf eine Erwartungshaltung der Auftraggeber zurückgeht (Wingenfeld et al. 2011, S. 15f) – einen im engeren Sinne wissenschaftlichen Grund gibt es dafür nicht.

12.3 Herausforderungen einer sektorenübergreifenden Betrachtung

So wichtig und richtig eine sektorenübergreifende Betrachtung der Versorgungsqualität für Pflegebedürftige ist, so schwierig wird deren Umsetzung sein. Nachfolgend soll auf Basis der Erfahrungen im Bereich des SGB V angedeutet werden, wo hier die Kernprobleme liegen. Ausgangspunkt der Überlegungen ist, dass eine sektorenübergreifende Betrachtung die Messung von Ergebnissen zumindest dann erfordert, wenn es sich um eine komplexe Qualität handelt, die nicht allein durch das Handeln einzelner Personen oder Einrichtungen verantwortet werden kann. Hinzu kommt, dies sei am Rande bemerkt, dass »Ergebnisse« für Patienten oder Bewohner im Regelfall relevanter, aussagekräftiger und besser verständlich und damit auch geeigneter zur öffentlichen Qualitätsdarstellung sind, wenn mit letzterer bezweckt ist, dass dadurch bewusst Auswahlentscheidungen beeinflusst werden sollen.

Insofern geht es also darum, den in der Pflege begonnenen Weg einer Implementierung und Weiterentwicklung der Ergebnismessung gut zu heißen, aber auch konsequent weiter zu beschreiten. Hier sind nicht nur messmethodische Probleme anzugehen (z. B. Auswahl der Datenquellen, statistische Methoden), sondern es ist auch zu fragen, wie mit den Ergebnissen umgegangen werden soll und ob die gegenwärtig dabei beschrittenen Wege im Sinne einer Förderung der bestmöglichen Versorgungsqualität für Bewohner überhaupt erfolgreich sein können.

- **Externe Qualitätssicherung im Bereich des SGB V**

Im Bereich des SGB V existieren verschiedene Maßnahmen zur Qualitätssicherung (vgl. §§ 135 ff. SGB V). Nachfolgend wird die externe, datengestützte Qualitätssicherung auf Grundlage von § 137a SGB V genauer betrachtet, weil hier viele Parallelen zu den Entwicklungen im Bereich der Pflege zu erkennen sind. Ihren Ursprung hat diese im Bereich der stationären Versorgung im Jahr 2001. Seit 2004 unterliegt sie dem Regelungsbereich des Gemeinsamen Bundesausschusses (G-BA).

Sie betrifft im stationären Bereich alle an der Regelversorgung teilnehmenden Krankenhäuser und umfasste zunächst zehn Qualitätssicherungsverfahren (QS-Verfahren), also im Regelfall medizinische Prozeduren, deren Durchführungsqualität in den klassischen Qualitätsdimensionen (Struktur-, Prozess- und Ergebnisqualität) gemessen und abgebildet wurde. Gegenwärtig werden 266 Indikatoren in 26 QS-Verfahren erhoben und dargestellt. Die Datengrundlage der Qualitätssicherung wird von den gegenwärtig bundesweit gut 1.550 Krankenhäusern selber erstellt. Neben etwa 2,5 Millionen speziell für die Zwecke der Qualitätssicherung erfassten Dokumentationen stationärer Behandlungsfälle (von insgesamt etwa 20 Millionen) werden automatisierte Statistiken über die Zahl der insgesamt pro Haus behandelten Fälle und über die durchschnittliche Schwere der Behandlungsfälle eines Hauses (Risikostatistik) erhoben. Die Daten selber unterliegen einem aufwendigen Qualitätssicherungsprozess, der unter anderem stichprobenhafte Vor-Ort-Prüfungen in den Häusern umfasst (IQTIG 2017).

Auf Grundlage der erhobenen Daten werden einmal jährlich Berichte auf Ebene der Häuser, Länder und auf Bundesebene erstellt. Häuser, deren Werte außerhalb eines festgelegen Referenzbereichs liegen, werden in den so genannten Strukturierten Dialog einbezogen. Die Referenzbereiche der Indikatoren in den einzelnen QS-Verfahren werden von verschiedenen Gruppen, bestehend aus Fachexperten, jährlich auf ihren Aktualisierungsbedarf hin überprüft. Nur für wenige Indikatoren (etwa 10 % der 266 Indikatoren) ist es dabei allerdings möglich, leitlinienbasierte, trennschafte Werte zwischen guter und schlechter Qualität zu definieren. Für die meisten Indikatoren wird daher auf Basis empirischer Verteilungsmerkmale (Perzentilwerte) festgelegt, welche Häuser in den strukturierten Dialog einbezogen werden. Die Entscheidung, ob beispielsweise die 5 % oder die 10 % der Häuser mit den schlechtesten Ergebnissen zu einem Indikator in den strukturierten Dialog gehen sollen, hängt unter anderem davon ab, als wie schwerwiegend ein Qualitätsproblem eingeschätzt wird und wie viele Häuser dann in den strukturierten Dialog einbezogen werden müssten.

Der strukturierte Dialog selber besteht zumeist aus einem Hinweis oder der Anforderung einer schriftlichen Stellungnahme. Sofern es hierdurch nicht abschließend möglich ist, die Gründe für die Auffälligkeit zu klären, können Vertreter des Krankenhauses zu einer Besprechung mit den Fachexperten auf Bundesebene eingeladen werden oder es wird eine Begehung der Häuser durchgeführt (im Jahr 2016 fanden insgesamt 282 solcher Besprechungen und 19 Begehungen bei insgesamt 15.858 statistischen Auffälligkeiten statt (IQTIG 2017)). Werden Qualitätsprobleme identifiziert, so wird eine Zielvereinbarung erstellt. Im Jahr 2016 wurden auf diese Weise insgesamt 1.121 Zielvereinbarungen erstellt (IQTIG 2017). Nach Abschluss des strukturierten Dialogs werden die Ergebnisse unter anderem als Teil der Qualitätsberichte der Krankenhäuser veröffentlicht.

Die vom Gesetzgeber vorgesehene Evaluation eingeführter qualitätssichernder Maßnahmen im Bereich des SGB V (§ 137b SGB V) wurde bisher noch nicht umgesetzt. Gemessen an den Ergebnissen der Qualitätssicherung selbst ist das allgemeine Qualitätsniveau hoch und es werden weiterhin Verbesserungen erreicht. Allerdings ist fraglich, ob die nach wie vor primär sektorbezogene Betrachtungsweise der Indikatoren ein tatsächliches Bild über die Gesundheitsversorgung der Bevölkerung geben kann. Daher besteht seit Längerem die Forderung nach einer sektorenübergreifenden Messung insbesondere der Ergebnisqualität. Der eigentliche Erfolg, beispielsweise einer Hüftoperation, ist letztlich nicht der erfolgreiche und zeitlich sehr beschränkte Prozess im Krankenhaus, sondern der Patient, der nach einem wesentlich außerhalb des Krankenhauses verlaufenden Heilungsprozesses, mutmaßlich mithilfe ambulanter Reha-Therapie, am Ende wieder »gesund« ist, d. h. über ein funktionierendes Hüftgelenk verfügt. Dieses für Patienten hochrelevante Ergebnis aber lässt sich nicht abschließend im Krankenhaus messen. Genau diese Langzeitbetrachtung von patientenrelevanten Endpunkten ist der Grund für die Notwendigkeit einer sektorenübergreifenden – und das heißt hier: den Patienten betrachtenden, den stationären und ambulanten Sektor übergreifenden – Qualitätsperspektive.

Seit 2009 arbeitet der G-BA am Aufbau einer sektorenübergreifenden Qualitätssicherung und dieser Prozess ist immer noch nicht abgeschlossen.

Im Jahr 2017 wurden erstmals Daten für ein sektorenübergreifendes QS-Verfahren erhoben. Die lange Vorbereitungszeit ist auch dadurch bedingt, dass erst verschiedene inhaltliche und rechtliche Voraussetzungen für eine sektorenübergreifende Qualitätssicherung geschaffen werden mussten. Auf inhaltlicher Seite sind dies beispielsweise die Verbesserung der Datenvalidität, die Erschließung neuer Datenquellen (Routinedaten, Patientenbefragungen), die Reduzierung der Erhebungsaufwände für die Krankenhäuser und die Verbesserung der Aussagekraft der Qualitätsindikatoren (bessere Evidenzbasierung, Ausrichtung an relevanten Qualitätspotenzialen, Risikoadjustierung und Verbesserung der Reliabilität bzw. Diskriminationsfähigkeit). Auf rechtlicher Seite wurden beispielsweise Richtlinien formuliert und Maßnahmen durchgeführt, um Bestimmungen des Datenschutzes umzusetzen (Aufbau einer Vertrauensstelle), neue Datenquellen zu erschließen (Änderung der gesetzlichen Grundlagen für die Nutzung von Routinedaten der Krankenkassen) und eine Finanz- und Organisationsgrundlage für die Umsetzung qualitätssichernder Maßnahmen auf Länderebene zu schaffen (Richtlinie für die sektorenübergreifende Qualitätssicherung).

- **Indikatorengestützte Qualitätsmessung im Kontext der stationären Altenpflege**

Die Voraussetzungen der indikatorengestützen Qualitätsmessung in der Pflege sind auf den ersten Blick ähnlich. Die Einführung der Indikatoren betrifft zunächst gut 11.000 Heime (mit vollstationärer Pflege) und nicht ganz 800.000 Bewohner (Destatis 2017). Je nach noch ausstehender Entscheidung des Qualitätsausschusses Pflege steht zu erwarten, dass ab 2019 Informationen zur Berechnung von 10 bis 12 Indikatoren erhoben[1] und später bundesweit vergleichend dargestellt werden. Datengrundlage werden zunächst ausschließlich gesondert zu dokumentierende Angaben zu Heimbewohnern sein, die von den Einrichtungen für alle ihre Bewohner zweimal jährlich an eine fachlich

---

1 Mit einiger Sicherheit werden Indikatoren zum Erhalt der Mobilität und der Selbstständigkeit, zu Dekubitus, Sturzfolgen, unbeabsichtigtem Gewichtsverlust und zu freiheitsentziehenden Maßnahmen dabei sein.

unabhängige Datenauswertungsstelle auf Bundesebene übermittelt werden. Eine Nutzung von Routinedaten wie im SGB-V-Kontext ist bisher nicht vorgesehen bzw. sie wäre auch mit im Folgenden noch zu schildernden Problemen behaftet.

Auf den zweiten Blick gibt es allerdings doch einige, für die Qualitätsmessung und -darstellung gewichtige Unterschiede. Die wesentlichen Problemkreise sind dabei Datengrundlagen, messmethodische Herausforderungen sowie Fragen der Darstellung bzw. des Umgangs mit den Ergebnissen der Qualitätsmessung. Diese Problemkreise können unabhängig von der visionären Vorstellung, die sektorenübergreifende Versorgungsqualität von Pflegeheimbewohnern zu messen, geschildert werden.

Zwar sind die (Krankenhaus-)Fälle (Patienten) der Qualitätssicherung im SGB-V-Bereich theoretisch mit Bewohnern von Pflegeeinrichtungen zu vergleichen, da beide in den jeweiligen Einrichtungen bestimmte Versorgungsleistungen erhalten, an die in Bezug auf Prozesse und Ergebnisse gewisse Qualitätsanforderungen gestellt werden, und zumindest auf Ebene der einzelnen QS-Verfahren in den Krankenhäusern, z. B. bestimmte Eingriffe, handelt es sich um Vollerhebungen analog zu den Erhebungen in den Pflegeheimen. Aber: In den QS-Verfahren der Krankenhäuser – und auch in der sektorenübergreifenden Perspektive – wird zumeist die Qualität einzelner, klar definierter medizinischer Prozeduren gemessen. Demgegenüber steht ein oft multimorbider Pflegeheimbewohner mit sehr unterschiedlichem und oft auch sehr komplexem Pflegebedarf, der selbst der »Fall« ist, für den aber im sektorspezifischen Denken derzeit keine medizinisch beeinflussten kurativen Endpunkte gemessen werden. Angesichts dieser Voraussetzung, den Bewohner in der Qualitätssicherungsperspektive mit einem »Fall« gleichzusetzen, wäre es konsequent, alle »fallbezogen« relevanten Parameter in die Messung der Versorgungsqualität einzubeziehen, und dies hieße: auch seine medizinische Versorgung in den Blick zu nehmen. Dies aber ist, wie oben beschrieben, derzeit weder möglich noch vorgesehen.

Dass die Messung der medizinischen Versorgung von Bewohnern stationärer Pflegeeinrichtungen überaus aufschlussreiche Ergebnisse zutage

fördert, konnte in einem jüngst durchgeführten Forschungsprojekt gezeigt werden. Hierfür wurden anonymisierte bewohner- bzw. patientenbezogene Informationen aus dem SGB XI und dem SGB V zusammengeführt und eine ganzen Reihe von (durchaus auch sehr pflegesensitiven) Indikatoren berechnet (▶ Kap. 10). Abgesehen vom Erkenntnisgewinn ist hervorzuheben, dass hier anonymisierte Routinedaten genutzt wurden, d. h. dass kein zusätzlicher Erhebungsaufwand auf Seiten der Heime bestand. Solche Betrachtungen sind gegenwärtig allerdings nur in anonymer Form im Rahmen von Forschungsprojekten möglich. Für Qualitätssicherungszwecke müssten abgerechnete Leistungen sowohl bestimmten Einrichtungen als auch konkreten Patienten/Bewohnern zugeordnet werden können, sodass datenschutzrechtliche Fragen zu klären sind. Für die im SGB-V-Bereich analog bestehende (interne) Problematik zwischen stationären und ambulanten Abrechnungsdaten hat der Gesetzgeber eine Lösung geschaffen, die die Zusammenführung von personenbezogenen Daten aus beiden Abrechungskontexten ermöglicht: Er hat eine sogenannte Vertrauensstelle geschaffen, die in einem komplizierten Ver- und Entschlüsselungsprozess die Versichertendaten pseudonymisiert, damit die Abrechnungsdaten im Kontext der Qualitätssicherung nutzbar sind. Hierin ist zumindest ein möglicher Weg angedeutet, wie Routinedaten des SGB V im Kontext der Qualitätssicherung der Pflege genutzt werden können.

■ **Risikoadjustierung und kleine Fallzahlen**
Wie aus dem Projektabschlussbericht der »Pilotierung von Indikatoren in der stationären Pflege (MoPIP)« (UBC 2017) sowie aus dem zweiten Zwischenbericht des Projektes zur »Entwicklung der Instrumente und Verfahren für Qualitätsprüfungen nach §§ 114 ff. SGB XI und die Qualitätsdarstellung nach § 115 Abs. 1a SGB XI in der stationären Pflege« hervorgeht, werden dort auch zwei messmethodische Problemstellungen adressiert, die auch im Bereich des SGB V von erheblicher Bedeutung sind.

Soweit es nämlich um Ergebnismessungen und »faire« Einrichtungsvergleiche geht, ist es von entscheidender Bedeutung, dass die Datengrundlage konsistent ist, also die jeweiligen Bewohner der

Heime vergleichbar sind – zumindest dann, wenn mit dem Vergleich Sanktionen verbunden sind (Broge et al. 2014). Selbst für die weit weniger komplexen »Fälle« der stationären Qualitätssicherung hat sich der Begriff der Risikoadjustierung als zentrale Voraussetzung fairer Einrichtungsvergleiche zu einem der wichtigsten Schlagworte der gesundheitspolitischen Diskussion entwickelt. Gemeint ist, dass Unterschiede in der Morbidität der Patienten, die Einfluss auf betrachtete Endpunkte haben, bei den Ergebnisdarstellungen für einzelne Einrichtungen berücksichtigt werden müssen. Wie zentral diese Forderung ist, mag daran erkennbar sein, dass sie sogar in den gesetzlichen Formulierungen zur datenbasierten Qualitätssicherung in den § 137a, Abs. 3 SGB V aufgenommen wurde. Der Aufwand, der für eine Risikoadjustierung betrieben wird, ist dabei enorm gestiegen und übersteigt teilweise den Aufwand für die Entwicklung von Indikatoren deutlich, wie etwa an der Entwicklung einer Risikoadjustierung für das QS-Verfahren Dekubitusprophylaxe erkennbar ist (aQua 2015a).

Der enorme Bedeutungszuwachs ist dabei natürlich (auch) der Tatsache geschuldet, dass die Ergebnisse der Qualitätssicherung im SGB V mit Sanktionen verknüpft sein können. Im Vordergrund steht zwar noch immer das »Bad-Apple-Prinzip«, das negative Sanktionen bei schlechten Ergebnissen vorsieht, aber aktuell wird zunehmend auch über finanzielle Zuschläge für überdurchschnittlich gute Qualität diskutiert (vgl. Klakow-Franck 2017). Weil also die Ergebnisse mit Konsequenzen verknüpft sind, werden die früheren, einfachen Stratifizierungen der Patientengruppen, z. B. nach Alter und Geschlecht oder dem allgemeinen Gesundheitszustand (etwa nach ASA-Klassifikation), zunehmend durch komplizierte Algorithmen, z. B. über Komorbiditäten und frühere Krankheitsereignisse, ersetzt. Faktisch zeigt sich hier, dass eine derart umfassende Berücksichtigung von Vorerkrankungen der Patienten bei gleichzeitig aufwandsarmer Datenerhebung ohne die Nutzung von Routinedaten nur schwer vorstellbar ist.

Bei den derzeit existierenden vergleichenden Qualitätsdarstellungen der Pflegeheime scheint dies bemerkenswerterweise kein wirklich diskutiertes Problem zu sein. Dies mag allerdings auch damit

zu tun haben, dass die stichprobenartig erhobenen Daten der externen Prüfung zwar Folgen für die Heime haben können (Stichwort: Maßnahmenbescheide), aber aus methodischen Gründen keine valide Aussagekraft über die Qualität der Heime haben und dass überdies mehr oder weniger alle Heime in der Gesamtschau über zahllose durchschnittsgemittelte Struktur- und Prozessparameter sehr gute »Noten« erhalten. Mit Einführung der auf Vollerhebung der Bewohner basierenden Indikatoren wird sich beides ändern, zumal der Großteil der Indikatoren Versorgungsergebnisse misst (Wingenfeld 2015). Dementsprechend wird die Einführung bzw. Entwicklung von Risikoadjustierungen zumindest für die Ergebnisindikatoren unumgänglich sein, wobei sicherlich zu prüfen sein wird, welche und wie viele Faktoren welche Ergebnisse in welchem Ausmaß beeinflussen.

Vorab jedenfalls kann festgehalten werden, dass eine Risikoadjustierung der Ergebnisindikatoren für Pflegeheimbewohner mit all ihren höchst individuellen Pflegebedarfen und auch Bedürfnissen sowie auch all ihrer Morbiditäten (und den daraus erwachsenden medizinischen Bedarfen) eine sehr anspruchsvolle wissenschaftliche Aufgabe sein wird. Dies gilt umso mehr, da derzeit eben gerade keine Routinedaten dafür genutzt werden können und bewohnerindividuelle Risikofaktoren eigenverantwortlich und »händisch« von den Heimen dokumentiert und übermittelt werden, wodurch nicht nur der Dokumentationsaufwand, sondern auch der Unsicherheitsfaktor in Bezug auf die Verlässlichkeit der Angaben steigt. Dies wiederum macht externe Plausibilitätskontrollen erforderlich, die ihrerseits ebenso »händisch«, z. B. im Rahmen der externen Qualitätsprüfung durch die Prüfdienste, durchgeführt werden müssen.

Der zweite messmethodische Problemkreis, der ebenso im SGB V-Kontext von Bedeutung ist und sich vermutlich in der stationären Altenpflege noch deutlicher stellt, ist die Problematik kleiner Fallzahlen. Dahinter steht die messmethodische Tatsache, dass geringe Fallzahlen und niedrige Häufigkeiten von Ereignissen statistisch zuverlässige Aussagen über die Ergebnisqualität erschweren (sog. »Fallzahl-Prävalenz-Problem«, vgl. Heller 2010; König et al. 2014). Im SGB-V-Bereich werden deshalb seit jeher die Ergebnisse für Krankenhäuser mit weniger als 20 Fällen gesondert ausgewiesen.[2] Selbst wenn man davon ausgeht, dass Heime mit weniger als 20 Bewohnern prozentual die Ausnahme sind (ca. 10 %), so ist die absolute Zahl von ca. 1.100 Heimen doch eine recht große Anzahl. Und auch hier richten sich die Ergebnisindikatoren auf Ereignisse, die ihrerseits alles andere als häufig sind, wie zum Beispiel das Auftreten eines Dekubitus.

Unabhängig von der Datenvalidität und den Überprüfungsmöglichkeiten ist das Problem kleiner Fallzahlen auch im SGB-V-Bereich so hoch, dass vermehrt Wege gesucht werden, die Datenbasis zu erhöhen. Zum einen wurden die Ausschlussgründe für bestimmte Patientengruppen verringert, um mehr »Fälle« in die Berechnung einbeziehen zu können, was dann allerdings zu einer Intensivierung der Risikoadjustierungen führen muss. Zum anderen wurde überlegt, Indizes zu bilden, in denen verschiedene Ereignisse (z. B. unterschiedliche Komplikationen) zu einer Ereignisgruppe (Komplikationen) zusammengefasst werden. Anhand exemplarischer empirischer Berechnungen konnte gezeigt werden, dass sich hierdurch die Diskriminationsfähigkeit von Qualitätsindikatoren erheblich verbessert (aQua 2016). Analog wäre es vorstellbar, auch für die ergebnisbezogenen Pflegeindikatoren Indizes zu bilden, in denen z. B. Stürze und Dekubitus als »unerwünschte Ereignisse« zusammengefasst werden.

■ **Umgang mit Ergebnissen**

Die geschilderten messmethodischen Probleme sind vor allem deswegen relevant, weil die Ergebnisse mit öffentlichen Qualitätsdarstellungen und -vergleichen und ggf. mit Sanktionen – seien sie positiv oder negativ – verknüpft werden.

Im Pflegebereich ist der Umgang mit den Ergebnissen bisher noch nicht abschließend thematisiert worden. In den Pilotprojekten, in denen bereits Daten zur Ergebnisqualität erfasst werden, dienen die Indikatorenergebnisse dem internen Qualitätsmanagement – und dies durchaus mit Erfolg (Albert et al. 2012; Wingenfeld 2016). Die Nutzung von Ergebnissen als Grundlage für interne Verbesserungsprozesse oder ggf. als Anlass für externe Beratungen ist sicherlich ein erfolgversprechender Weg im Umgang mit Qualitätsproblemen in der Pflege. Geplant ist allerdings auch eine öffentliche Darstellung der Ergebnisse – und hierin liegt natürlich die absehbare Gefahr, dass »schlechte« Ergebnisse eine Abschreckungswirkung für zukünftige Bewohner haben könnten, was zumindest auf Seiten der Heimbetreiber zu einer kritischen Haltung führen wird.

12.4 Diskussion

Ergebnisindikatoren werden allgemein als wichtiger Bestandteil der Qualitätsmessung betrachtet. Nur mit ihnen ist eine »menschenzentrierte«, sektorenübergreifende Beurteilung der Qualität möglich. In den letzten Jahren hat es erhebliche methodische Fortschritte in Bezug auf die Erhebung und Messung von Indikatoren gegeben, die in einem kontinuierlichen Weiterentwicklungsprozess der Indikatoren berücksichtigt werden müssen.

Im Alltag der existierenden Qualitätssicherung im SGB-V-Bereich kann bisher nur ein geringer Teil der relevanten Ergebnisindikatoren verwendet werden, nämlich diejenigen, bei denen eine eindeutige Verantwortungszuschreibung zur Einrichtung möglich ist. Und hierauf zielen zunächst auch die zukünftigen Indikatoren zur Messung der Versorgungsqualität der stationären Pflegeeinrichtungen. Die Probleme unseres Gesundheitswesens liegen allerdings gerade auch an den Schnittstellen und Übergängen zwischen verschiedenen Sektoren, also dort, wo eine Verantwortungszuordnung oft nicht eindeutig möglich ist: bei den »Patienten« (SGB V) zwischen der ambulanten und der stationären Versorgung und bei den »Bewohnern« (SGB XI) zwischen pflegerischer und medizinischer Versorgung. Im SGB-V-Bereich scheint sich diese Erkenntnis

---

2 Wobei die Wahl von 20 Fällen als Grenze willkürlich gezogen und stark vereinfachend ist. Tatsächlich ist das Ausmaß des Fallzahl-Prävalenz-Problems, zumindest bezogen auf die Indikatoren der stationären Qualitätssicherung, wesentlich größer. In einer Prüfung der Qualitätsindikatoren durch das aQua-Institut wurde ermittelt, dass für 44 % der Qualitätsindikatoren kein Krankenhaus die Mindestfallzahl erreicht hatte, die erforderlich wäre, damit die Ergebnisse die geforderte statistische Genauigkeit aufweisen. Für 85 % der Qualitätsindikatoren erreichten weniger als die Hälfte der Krankenhäuser diese Fallzahl (aQua 2015b). Die im Text dargestellte Systematik dient der Veranschaulichung der Problematik.

beim Gesetzgeber langsam durchzusetzen, sodass beispielsweise versucht wird, zumindest in Teilbereichen der Versorgung, wie z. B. dem Entlassmanagement des Krankenhauses, eine Zuordnung der Verantwortung gesetzlich zu regeln (vgl. § 39 SGB V). In der Umsetzung wirft dies jedoch viele Detailfragen dahingehend auf, bis wohin genau die Verantwortung der einzelnen Sektoren in diesem arbeitsteiligen Prozess gehen kann.

In dieser Gemengelage spielen die existierenden sektoralen Qualitätssicherungssysteme mit ihren primär auf negative Sanktionen ausgelegten Maßnahmen bisher keine konstruktive Rolle – zumindest nicht im SGB-V-Bereich. Einrichtungen lernen vor allem, ihre Ressourcen dahin zu lenken, zu erklären, warum sie für ein bestimmtes Ergebnis nicht verantwortlich sind. Es ist ihnen auch kaum zu verdenken: Wer der Qualitätsmessung unterliegt, hat im Regelfall kein positives Feedback zu erwarten. Allein die vermeintlich schwarzen Schafe sind Gegenstand qualitätssichernder Maßnahmen. Die Wertschätzung oder gar Förderung guter Qualität dagegen wird mit dem Hinweis abgelehnt, dass alle Menschen die gleiche Versorgungsqualität erhalten sollen und es daher nicht angezeigt sei, die ohnehin schon guten Einrichtungen weiter zu fördern. Dadurch wird verhindert, dass Qualitätsmessung als etwas Positives empfunden wird, an

dem man gerne teilhaben möchte. Gerade eine solche Haltung wäre aber in unserem arbeitsteiligen Gesundheitssystem wichtig, um auch Probleme an komplexen Schnittstellen mit vielen Beteiligten bewältigen zu können. Insofern wäre der mit den Indikatoren in den Pilotprojekten der Pflege beschrittene Weg, die Indikatoren intern für das QM zu nutzen oder externe Beratungen daran zu knüpfen, ein Beispiel, an dem sich der SGB-V-Bereich orientieren könnte.

Unabhängig aber von der Ausrichtung der Qualitätssicherungssysteme ist die Frage, wie diese – als Grundlage für eine Steuerung sektorenübergreifender Probleme – besser verzahnt werden könnten. Eine mögliche Lösung dieses Problems könnte im Aufbau von regionalen, sektorenübergreifenden Versorgungskonzepten liegen (Schrappe 2015; SVR-G 2007). Ein wesentliches neues Element dieser Versorgungsformen müsste sein, dass die Qualitätsbetrachtung (je nach Bedarf) alle an einem Versorgungsaspekt Beteiligten zusammenbringt. Allerdings existieren derzeit noch wenige Beispiele für die konkrete organisatorische Umsetzung eines solchen Modells.

In der Pflege ist derzeit ohnehin noch Abwarten angesagt, da die Ergebnisse einer ganzen Reihe von Projekten zur Reformierung der Qualitätssicherung in der Pflege noch ausstehen.

Literatur

Albert N, Marx A (2012) Vortrag am 20. September 2012: Ergebnisorientiertes Qualitätsmodell Münster – EQMS. Caritasverband für die Diözese Münster e. V.

aQua (2015a) Weiterentwicklung der Risikoadjustierung für den Leistungsbereich Pflege: Dekubitusprophylaxe. Abschlussbericht (Stand: 26. August 2015). aQua – Institut für angewandte Qualitätsförderung und Forschung im Gesundheitswesen GmbH, Göttingen

aQua (2015b) Allgemeine Methoden im Rahmen der sektorenübergreifenden Qualitätssicherung im Gesundheitswesen nach § 137a SGB V. Version 4.0 (Stand: 17. Februar 2015). aQua – Institut für angewandte Qualitätsförderung und Forschung im Gesundheitswesen GmbH, Göttingen

aQua (2016) Arthroskopie am Kniegelenk. Entwicklung von Risikoadjustierungsmodellen (Stand: 20. Mai 2016). aQua – Institut für angewandte Qualitätsförderung und Forschung im Gesundheitswesen GmbH, Göttingen

Balzer K, Butz S, Bentzel J, Boulkhemair D, Lühmann D (2013) Beschreibung und Bewertung der fachärztlichen Versorgung von Pflegeheimbewohnern in Deutschland. Deutsche Agentur für Health Technology Assessment des Deutschen Instituts für Medizinische Dokumentation und Information (DAHTA), Köln

Bienstein C, Bohnet-Joschko S (2015) Innovative Versorgung von akut erkrankten Bewohnern und Bewohnerinnen im Altenheim. Abschlussbericht zum gleichnamigen Forschungsvorhaben, gefördert vom Ministerium für Gesundheit, Emanzipation, Pflege und Alter des Landes Nordrhein-Westfalen innerhalb des Europäischen Fonds für regionale Entwicklung. Department für Pflegewissenschaft, Fakultät für Gesundheit, Witten

Bleckwenn M, Ashrafnia D, Schnakenberg R, Weckbecker K (2017) Dringende Hausbesuche in Altenheimen – ein Status Quo aus hausärztlicher Sicht. Gesundheitswesen. doi:10.1055/s-0043-110852

Broge B, Kaufmann-Kolle P, Kazmaier T, Pauletzki J, Willms G, Szecseny J (2014) Stand und Perspektiven der externen gesetzlichen Qualitätssicherung nach § 137a SGB V. Gesundheits- und Sozialpolitik 68(4–5):57–64

Destatis (2017) Pflegestatistik 2015. Pflege im Rahmen der Pflegeversicherung. Deutschlandergebnisse. Statistisches Bundesamt, Wiesbaden

Groening M, Grossmann F, Hilmer T, Singler K, Somasundaram R, Wilke P (2017) Ältere Notfallpatienten: Blickschärfung notwendig. Deutsches Ärzteblatt 114(11):A 512-5

Heller G (2010) Qualitätssicherung mit Routinedaten – Aktueller Stand und Weiterentwicklung. In: Klauber J, Geraedts M, Friedrich J (Hrsg) Krankenhaus-Report 2010 – Schwerpunkt: Krankenhausversorgung in der Krise? Schattauer, Stuttgart, S 239–254

Heppner J, Singler K, Gosch M, Doviak P (2015) Wann ist genug genug? Dtsch Med Wochenschr 140:1780–1782

IQTIG (2017) Qualitätsreport 2016. Institut für Qualitätssicherung und Transparenz im Gesundheitswesen, Berlin

Kada O, Brunner E, Likar R, Pinter G, Leutgeb I, Francisci N et al (2011) Vom Pflegeheim ins Krankenhaus und wieder zurück… Eine multimethodale Analyse von Krankenhaustransporten aus Alten- und Pflegeheimen. Zeitschrift für Evidenz, Fortbildung und Qualität im Gesundheitswesen 105(10):714–722

Klakow-Franck R (2017) Qualitätsindikatoren in Relation zur Rechtsicherheit. Gesundheitspolitisches Forum des Fördervereins für ärztliche Fortbildung in Hessen e. V. Frankfurt am Main am 8. Mai 2017. www.laekh.de/images/Aerzte/Fortbildung/Foerderverein/Vortraege/2017_05_08_Klakow_Franck.pdf. Zugegriffen: 12. Februar 2018

Kleina T, Horn A, Suhr R, Schaeffer D (2017) Zur Entwicklung der ärztlichen Versorgung in stationären Pflegeeinrichtungen – Ergebnisse einer empirischen Untersuchung. Gesundheitswesen 79(5):382–387

König T, Barnewold L, Heller G (2014) Risikoadjustierung und Fallzahl-Prävalenz-Problem. Qualitätsreport 2013. AQUA – Institut für angewandte Qualitätsförderung und Forschung im Gesundheitswesen, Göttingen, S 215–221

Laag S, Müller T, Mruc M (2014) Verantwortung gemeinsam tragen – Die ärztliche Versorgung von Pflegeheimpatienten braucht eine Neuordnung. In: Repschläger U, Schulte C, Osterkamp N (Hrsg) Gesundheitswesen aktuell 2014. BARMER GEK, Köln, S 292–308

Porter ME, Teisberg EO (2006) Redefining Health Care: Creating Value-based Competition on Results. Harvard Business School Press, Boston

Putera I (2017) Redefining Health: Implication for Value-Based Healthcare Reform. Cureus 9(3):e1067

Ramroth H, Specht-Leible N, König HH, Brenner H (2006) Hospitalizations during the last months of life of nursing home residents: a retrospective cohort study from Germany. BMC Health Serv Res 6:70

Schrappe M (2015) Qualität 2030. Die umfassende Strategie für das Gesundheitswesen. Medizinisch Wissenschaftliche Verlagsgesellschaft, Berlin

Schwinger A, Jürchott K, Tsiasioti C (2017) Pflegebedürftigkeit in Deutschland In: Jacobs K, Kuhlmey A, Greß S, Schwinger A, Klauber J (Hrsg) Pflege-Report 2017 – Schwerpunkt: Die Versorgung der Pflegebedürftigen. Schattauer, Stuttgart, S 255–303

Singler K, Dormann H, Dodt C, Heppner HJ, Püllen R, Burkhardt M et al (2016) Der geriatrische Patient in der Notaufnahme. Notfall + Rettungsmedizin 19(6): 496–499

Specht-Leible N, Bender M, Oster P (2003) Die Ursachen der stationären Aufnahme von Alten- und Pflegeheimbewohnern in einer geriatrischen Klinik. Z Gerontol Geriatr 36(4):274–279

SVR-G (2007) Kooperation und Verantwortung – Voraussetzungen einer zielorientierten Gesundheitsversorgung. Gutachten 2007. Sachverständigenrat zur Begutachtung der Entwicklung im Gesundheitswesen, Bonn

UBC (2017) Abschlussbericht zum Forschungsprojekt Modellhafte Pilotierung von Indikatoren in der stationären Pflege

(MoPIP) (SV14-9015), Stand: 28. Februar 2017. UBC-Zentrum für Alterns-und Pflegeforschung; UBC-Zentrum für Sozialpolitik, Bremen

Wiese CHR, Ittner KP, Lassen CL (2016) Weniger ist oft mehr. Palliativer Notfall bei geriatrischen Patienten. MMW Fortschritte der Medizin 158(S3):82–86

Wingenfeld K (2016) Vortrag auf dem Hauptstadtkongress 2016 in Berlin am 9. Juni 2016: Ergebnisqualität in der stationären Langzeitpflege: Erfahrungen aus drei Projekten und aktuelle Weiterentwicklungen. Institut für Pflegewissenschaft an der Universität Bielefeld

Wingenfeld K (2015) Qualitätsunterschiede sichtbar machen. Neues Verfahren zur Ermittlung von Ergebnisqualität. Die Schwester Der Pfleger 54(7):82–85

Wingenfeld K, Kleina T, Franz S, Engels D, Mehlan S, Engel H (2011) Entwicklung und Erprobung von Instrumenten zur Beurteilung der Ergebnisqualität in der stationären Altenhilfe. Abschlussbericht. Institut für Pflegewissenschaft an der Universität Bielefeld (IPW); Institut für Sozialforschung und Gesellschaftspolitik GmbH (ISG), Bielefeld/Köln

Willms G, Bramesfeld A, Pottkämper K, Broge B, Szecsenyi J (2013) Aktuelle Herausforderungen der externen Qualitätssicherung im deutschen Gesundheitswesen. Z Evid Fortbild Qual Gesundhwes 107(8):523–527

Qualitätssicherung in der Langzeitpflege durch Wahlentscheidungen der Betroffenen? Eine ökonomische Perspektive

Stefan Greß

© Der/die Autor(en) 2018
K. Jacobs et al. (Hrsg.), *Pflege-Report 2018*
https://doi.org/10.1007/978-3-662-56822-4_13

Zusammenfassung

Der Gesetzgeber hat in der sozialen Pflegeversicherung Wahlentscheidungen der Betroffenen auf dem Leistungsmarkt einen hohen Stellenwert eingeräumt. Pflegebedürftige bzw. deren Angehörige können ihre Wahlentscheidungen derzeit jedoch nur auf der Grundlage unvollständiger Informationen treffen. Ohne aussagefähige Informationen über wichtige Struktur-, Prozess- und Ergebnisparameter läuft eine Qualitätssicherung über individuelle Wahlentscheidungen ins Leere. Die Gründe für die eingeschränkte Funktionsfähigkeit von Wahlentscheidungen auf dem Leistungsmarkt blieben jedoch auch bei einer nachhaltigen Verbesserung der Informationsgrundlage weitgehend bestehen.

The legislator has accorded a high priority in the long term care insurance system to the decisions of persons concerned, but patients and their relatives are currently only able to make their choice on the benefits market on the basis of incomplete information. Without meaningful information about important structure, process and outcome parameters, quality assurance is rendered meaningless by individual decisions. However, even if the information basis were improved in a sustainable way, the reasons for the limited effectiveness of individual decisions on the benefits market would largely remain unchanged.

13.1 Einleitung

Aus ökonomischer Sicht dienen die Steuerungsmechanismen Markt und Wettbewerb dazu, dass Verbraucher durch ihre Wahlentscheidungen Unzufriedenheit signalisieren können. Qualitativ unzureichende Leistungsangebote bzw. Leistungsanbieter würden demnach auf einem Markt nicht nachgefragt werden und müssten ihre Qualität verbessern oder aus dem Markt ausscheiden. Die Funktionsfähigkeit dieses Mechanismus ist jedoch nicht voraussetzungslos. Insbesondere muss auf der Nachfrageseite der »Homo oeconomicus« über hinreichende Informationen und Handlungsoptionen verfügen und diese in geeigneter Art und Weise verarbeiten können, um unterschiedliche Leistungsangebote miteinander vergleichen zu können.

Dieser Beitrag geht der Frage nach, inwieweit Wahlentscheidungen auf der Nachfrageseite dazu führen können, die Qualität in der Langzeitpflege zu sichern.[1] Dazu stellt er die Bedeutung von Wahl-

---

1 In diesem Beitrag werden die Ausführungen des Autors aus einem früheren Aufsatz ergänzt und aktualisiert (Greß 2017).

entscheidungen der Verbraucher einschließlich der Voraussetzungen für deren Funktionsfähigkeit auf der Nachfrageseite dar. Im zweiten Schritt wird dieses Konzept auf den Markt für Leistungen der Langzeitpflege angewandt. Im Anschluss wird analysiert, inwieweit die Wahlentscheidungen hinsichtlich dieses Leistungsangebots dem Idealbild der Steuerung durch Markt und Wettbewerb entsprechen. Aus den Grundproblemen des vorherrschenden Steuerungsmodells in der gesetzlichen Pflegeversicherung werden Überlegungen abgeleitet, wie die Wahlentscheidungen möglichst optimiert werden können und wie wirksam ergänzende Steuerungsmechanismen sind. Die abschließende Diskussion fasst die zentralen Erkenntnisse dieses Beitrags zusammen.

13.2 Voraussetzungen für die Wirksamkeit von Wahlentscheidungen

Aus ökonomischer Sicht ist der Steuerungsmechanismus Markt der zentrale Allokationsmechanismus, um knappe Ressourcen alternativen Verwendungsmöglichkeiten möglichst effizient zuteilen zu können. Im Zentrum dieses Mechanismus steht der einzelne Verbraucher, der durch seine Wahlentscheidungen auf der Grundlage seiner Präferenzen den individuellen Nutzen optimiert. Nur der Verbraucher ist danach in der Lage, individuelle Abwägungen zu Kosten und Nutzen alternativer Verwendungsmöglichkeiten zu treffen. Insofern ist es zentral für die Wirksamkeit von Wahlentscheidungen, dass der Verbraucher seine Entscheidungen ohne Eingriffe von Dritten auf der Grundlage seiner individuellen Vorlieben treffen kann. Mit anderen Worten: Die Funktionsfähigkeit des Marktes hängt davon ab, dass eine möglichst weitreichende Konsumentensouveränität bei der Wahlentscheidung auf der Grundlage individueller Präferenzen bzw. Vorlieben herrscht. Eingriffe von Dritten – insbesondere des Staates – sind in dieser Logik begründungspflichtig, weil sie individuelle Abwägungen zumindest in Teilen außer Kraft setzen (Rice und Unruh 2016).

Für die Funktionsfähigkeit des Marktes ist allerdings nicht nur entscheidend, dass Verbraucher in ihren Wahlentscheidungen nicht von Dritten beeinflusst werden. Es müssen vielmehr weitere Voraus-

setzungen auf der Nachfrageseite erfüllt sein. *Erstens* müssen die Konsumenten gut über die Kosten und die Eigenschaften von Gütern und Dienstleistungen informiert sein. Diese Informationen müssen zum einen verfügbar und mit vertretbarem Aufwand zugänglich sein – zum anderen müssen die Verbraucher aber auch in der Lage sein, den Gehalt der zugänglichen Informationen verstehen und verarbeiten zu können. *Zweitens* müssen Verbraucher in der Lage sein, die Konsequenzen ihrer Wahlentscheidungen abzuschätzen und im Vergleich zu Alternativen abzuwägen. Dies ist insbesondere dann relevant, wenn Entscheidungen nur sehr selten getroffen werden und deswegen die Sammlung von Erfahrungswissen nur sehr eingeschränkt möglich ist. *Drittens* müssen Verbraucher rational entscheiden. Das bedeutet im Wesentlichen, dass die Betroffenen ihre Entscheidungen auf der Grundlage ihrer jeweiligen Präferenzen treffen und sich durch die Entscheidung nicht selbst schaden. Zur Rationalität des Entscheidungsverhaltens gehört aber auch, dass Entscheidungen vorausschauend getroffen werden (Rice und Unruh 2016).

13.3 Wahlentscheidungen und pflegerische Versorgung

Individuelle Wahlentscheidungen spielen in der pflegerischen Versorgung eine herausragende Rolle. In diesem Zusammenhang fällt auf, dass der Gesetzgeber den Versicherungsmarkt und den Leistungsmarkt in der gesundheitlichen und in der pflegerischen Versorgung in sehr unterschiedlicher Art und Weise reguliert hat.

In der Pflegeversicherung spielen Wahlentscheidungen auf dem *Versicherungsmarkt* allenfalls indirekt eine Rolle. Die wettbewerbliche Orientierung des Versicherungsmarkts ist gering, weil die Versicherten keine eigenständige Wahlentscheidung für eine Pflegekasse treffen bzw. getroffen haben. In der Krankenversicherung haben Wahlentscheidungen dagegen im Grundsatz eine große Bedeutung, weil die Versicherten zwischen unterschiedlichen gesetzlichen Krankenversicherungen entsprechend ihren individuellen Vorlieben wählen können. Dieser Wahlmechanismus ist in der Pflegeversicherung außer Kraft gesetzt, weil die Versicherten immer in der gleichen Kranken- und Pflegekasse versichert sind.

Ganz anders ist die Situation auf dem *Leistungsmarkt*. Im Rahmen der Krankenversicherung haben die Versicherten zwar im Grundsatz auch die freie Wahl zwischen unterschiedlichen Leistungsanbietern wie Ärzten und Krankenhäusern. Von einem Markt kann aber nur eingeschränkt die Rede sein, weil die finanziellen Konsequenzen der Wahlentscheidungen der Versicherten hier ausgesprochen gering sind. Dies ist die Konsequenz dessen, dass die gesetzliche Krankenversicherung sich an der Deckung des Bedarfs gesundheitlicher Versorgung der gesetzlich Versicherten orientiert. Im Gegensatz dazu finanziert die gesetzliche Pflegeversicherung nur einen Teil des Bedarfs an Pflegeleistungen der Versicherten.

Diese subsidiäre Ausrichtung der Pflegeversicherung hat zur Konsequenz, dass Entscheidungen der Versicherten auf dem Leistungsmarkt weitreichende finanzielle Konsequenzen für die Betroffenen selbst haben. Diese Entscheidungen finden auf drei Ebenen statt. Erstens müssen sich Pflegebedürftige in der ambulanten pflegerischen Versorgung zwischen Pflegesachleistung und Pflegegeld bzw. einer Kombinationsleistung entscheiden. Zweitens müssen Pflegebedürftige am Übergang zwischen ambulanter und stationärer pflegerischer Versorgung in ihre Entscheidung über einen Verbleib in der eigenen Häuslichkeit oder einen Umzug in ein Pflegeheim mit einbeziehen, dass bei einer stationären Versorgung ein Eigenanteil zu leisten ist. Ist die Entscheidung für eine stationäre Versorgung gefallen, dürfte drittens die Entscheidung über Ort und Art der Unterbringung nicht unwesentlich von der Höhe des Eigenanteils abhängig sein.

Aus ökonomischer Sicht sind damit ein Teil der Voraussetzungen für die effektive Steuerung des Leistungsmarkts auf der Grundlage von Wahlentscheidungen der Betroffenen im Grundsatz vorhanden. Individuelle Abwägungen zwischen Kosten und Nutzen der zur Verfügung stehenden Alternativen würden damit auch zur Qualitätssicherung beitragen. Leistungsanbieter mit einer unattraktiven Relation von Preis und Qualität würden auf einem funktionierenden Leistungsmarkt nicht nachgefragt und müssten entweder ihr Angebot verbessern oder aus dem Markt ausscheiden.

13.4 Wahlentscheidungen auf dem Leistungsmarkt

Trotz der aus ökonomischer Sicht zumindest in Teilen vorliegenden Voraussetzungen für eine effektive Steuerung des Leistungsmarkts durch den Verbraucher sind dessen Wahlentscheidungen nur sehr eingeschränkt in der Lage, die Qualität der pflegerischen Versorgung zu sichern. Die Ursachen hierfür liegen erstens in einer sehr eingeschränkten Rationalität der Wahlentscheidungen, zweitens in einer massiven Einschränkung der Konsumentensouveränität und drittens in der sehr begrenzten Verfügbarkeit von Informationen.

■ **Eingeschränkte Rationalität der Wahlentscheidungen**

Rational wäre aus Sicht des Verbrauchers – mithin des Pflegebedürftigen –, die Entscheidung vor Eintritt der Pflegebedürftigkeit langfristig vorzubereiten. Diese Entscheidungsvorbereitung müsste darin bestehen, dass die Verbraucher zeitlich deutlich vor Eintritt der Pflegebedürftigkeit Informationen über potenzielle Pflegearrangements, deren Vor- und Nachteile sowie Preise einholen. Nach aktuellen Befragungsdaten suchen immerhin 45 % der befragten Nutzerinnen und Nutzer der Onlinesuchportale der »Weissen Liste« zu Pflegeanbietern vorausschauend und ohne Handlungsdruck nach Informationen über Pflegeanbieter. 31 % der Befragten waren wegen einer akuten Pflege- und Notsituation auf der Suche nach Informationen (Strotbek et al. 2017, S. 28). Es ist allerdings offen, ob die befragte Stichprobe tatsächlich repräsentativ für die Grundgesamtheit der Betroffenen ist. Es ist vielmehr davon auszugehen, dass es eher als unangenehm empfunden wird, sich mit verschiedenen Pflegearrangements – womöglich noch außerhalb der eigenen Häuslichkeit – zu befassen und dies daher verdrängt bzw. aufgeschoben wird. Daher überrascht es auch nicht, dass in einer anderen Befragung der Anteil derjenigen, die schon selbst Maßnahmen für die eigene pflegerische Versorgung getroffen haben, eher niedrig ist (Zok 2015).

Die grundsätzlichen und häufig mit langfristigen Konsequenzen verbundenen Entscheidungen auf dem Leistungsmarkt – ob in der häuslichen oder in der stationären Langzeitpflege – geschehen daher häufig kurzfristig unter Zeitdruck. Gerade beim Übergang aus der akuten stationären oder rehabilitativen Versorgung müssen Entscheidungen häufig dringlich getroffen werden – zumal dann, wenn das Angebot freier stationärer Versorgungseinrichtungen begrenzt und eine ambulante Versorgung nicht oder nicht mehr möglich ist.

Außerdem ist die Entscheidungsfähigkeit der Betroffenen in dieser Situation häufig bereits stark eingeschränkt. Dies ist vor allem der Fall, wenn die Pflegebedürftigkeit aufgrund kognitiver Einschränkungen eintritt – schließlich handelt es sich um eine Bevölkerungsgruppe, die sowohl gesundheitlich als auch sozial vulnerabel ist (Ewers et al. 2017, S. 243). Zudem spielt bei der Entscheidung über eine Pflegeeinrichtung häufig die regionale Erreichbarkeit – besonders für die Angehörigen – eine größere Rolle als öffentlich zugängliche Qualitätsindikatoren (Kumpunen et al. 2014).

■ Einschränkung der Konsumentensouveränität bei der Wahlentscheidung

Die Effektivität von Wahlentscheidungen auf dem Leistungsmarkt wird – ökonomisch formuliert – auch durch eine massive Einschränkung der Konsumentensouveränität beeinträchtigt. Gerade bei der Wahl unterschiedlicher Pflegearrangements ist die Souveränität der eigenen Entscheidungen sehr begrenzt. Aus einer gesundheitswissenschaftlichen Perspektive besteht ein »Ungleichgewicht zwischen Ressourcen und Anforderungen« (Ewers et al. 2017, S. 237). Die oben angesprochene Dringlichkeit der Entscheidungen in einer belastenden Entscheidungssituation und die Einschränkungen der eigenen Gesundheitskompetenz führen dazu, dass Pflegebedürftige im Regelfall bei der Entscheidung auf die Unterstützung durch Angehörige, Freunde oder institutionelle organisierte Pflegeberatung angewiesen sind.

Gerade Angehörige haben aber nicht zwingend die gleichen Präferenzen und Interessen wie die Pflegebedürftigen selbst. Angehörige haben neben dem Interesse an einer qualitativ hochwertigen pflegerischen Versorgung auch eigene finanzielle Interessen. Diese können darin bestehen, das Vermögen des Pflegebedürftigen – und damit potenziell das eigene Erbe bzw. das eigene Vermögen – vor dem Zugriff der Sozialhilfeträger zu schützen.

Auf den ersten Blick widersprechen aktuelle Befunde zum Informationsbedürfnis von Pflegebedürftigen und deren Angehörigen dieser Analyse. Danach identifizieren 36 % der Pflegebedürftigen und 34,1 % der Angehörigen Kosten als entscheidenden »Qualitätsbereich« (vgl. Abbildung 9.2 im Beitrag von Sonntag et al., ▶ Kap. 9 in diesem Band). Von divergierenden Interessen zwischen Pflegebedürftigen und Angehörigen kann auf den ersten Blick demzufolge nicht gesprochen werden. Aus den Befragungsdaten geht aber nicht hervor, welche Kriterien bei der Auswahl von Pflegeeinrichtungen letztlich entscheidend sind und inwieweit Pflegebedürftige die Interessen ihrer Angehörigen bei der Auswahl internalisieren.

Dieser Interessengegensatz ist noch deutlicher zwischen Pflegebedürftigen auf der einen Seite und Sozialhilfeträgern auf der anderen Seite zu konstatieren. Pflegebedürftige mit einem Anspruch auf Hilfe zur Pflege haben ein Interesse an einer möglichst qualitativ hochwertigen Einrichtung, während der Sozialhilfeträger vor allem ein Interesse an der Begrenzung der Eigenanteile hat. In der Summe begünstigt die Einschränkung der Konsumentensouveränität durch Dritte – seien es Angehörige oder Sozialhilfeträger – den Preiswettbewerb zu Lasten des Qualitätswettbewerbs auf dem Leistungsmarkt.

■ Begrenzte Verfügbarkeit von Informationen für die Wahlentscheidung

Letztlich werden die Wahlentscheidungen durch die mangelnde Verfügbarkeit aussagefähiger Informationen über die Qualität unterschiedlicher Leistungsanbieter massiv beeinträchtigt. Die vorliegenden Informationen sind für die Betroffenen schwer zu überschauen, wenig aussagekräftig und wenig nutzerfreundlich aufbereitet (Ewers et al. 2017).[2] Es ist daher wenig überraschend, dass nach einer kürzlich veröffentlichten Erhebung zur Gesundheitskompetenz in Deutschland 58,6 % der Befragten Informationsdefizite über die Qualität von Alten-

---

2 Zu der Veröffentlichung der Ergebnisse der Qualitätsprüfungen im Rahmen der Pflege-Transparenzvereinbarungen (PTV) und der Vergabe einer Schulnote für die Qualität der Pflegeleistungen vgl. ausführlich den Beitrag von Büscher et al. in diesem Band (▶ Abschn. 4.3).

und Pflegeheimen identifiziert haben. Etwas niedriger lag der Wert mit 55,5 % der Befragten bei Informationsdefiziten über die Qualität von ambulanten Pflegediensten. Diese Werte sind insofern auffällig, als nur die Informationsdefizite über Anlaufstellen bei Verdacht auf Behandlungsfehler (61,0 %) noch etwas höher eingeschätzt wurden. Die Informationsdefizite über die Qualität von Krankenhäusern (38,9 %) und von Ärzten (34,2 %) wurden als deutlich geringer empfunden (Schaeffer et al. 2016, S. 70).

Vor diesem Hintergrund müssen auch Beratungsangebote – etwa durch die Pflegestützpunkte oder wie im Pflegestärkungsgesetz III vorgesehen durch die Kommunen – ins Leere laufen (Greß 2016). Zudem scheuen Pflegebedürftige vor allem wegen sozialer oder psychischer Barrieren ohnehin den Weg in Beratungsstellen (Ewers et al. 2017). Letztlich verbleibt für den Pflegebedürftigen als aussagefähiger Vergleichsparameter vor allem der Preis (Geraedts et al. 2011).

13.5 Lösungsansätze

Vor dem Hintergrund der oben beschriebenen Beeinträchtigungen der Wahlentscheidungen auf dem Leistungsmarkt – vor allem in Hinblick auf eine Begünstigung des Preiswettbewerbs zu Lasten des Qualitätswettbewerbs – stellt sich die Frage, inwieweit die Rahmenbedingungen für diese Wahlentscheidungen verbessert bzw. durch Steuerungsansätze durch den Staat bzw. Verbände ergänzt werden können.

Zur Optimierung der Wahlentscheidungen werden insbesondere Ansätze diskutiert, tatsächlich aussagefähige Informationen über relevante Qualitätsparamater bzw. Qualitätsunterschiede zu veröffentlichen. Dabei müsste das Informationsinteresse von Pflegebedürftigen im Vordergrund stehen und als Grundlage für die rechtzeitige Vorbereitung von Entscheidungen dienen können (Strotbek et al. 2017).

Die Veröffentlichung aussagefähiger Informationen über relevante Qualitätsparamater ist für die Optimierung von Wahlentscheidungen auf dem Leistungsmarkt notwendig – aus Sicht des Autors aber nicht hinreichend. Die Einschränkung der

Konsumentensouveränität durch Dritte bliebe bestehen, weil deren Interesse an der Wahlentscheidung der Pflegebedürftigen nicht neutralisiert wird. Das wird auch so bleiben, solange durch die Pflegeversicherung nur ein Teil des Bedarfs finanziert wird und das Budgetprinzip das Bedarfsprinzip dominiert. Als Konsequenz ist festzuhalten, dass die Funktionsfähigkeit der Qualitätssicherung für die pflegerische Versorgung über Wahlentscheidungen der Betroffenen auch dann weiterhin eingeschränkt bleiben wird, wenn aussagefähige, verständliche und vergleichbare Informationen vorliegen.

Demzufolge müssten staatliche und verbandliche Steuerungsmechanismen gezielt eingesetzt werden, um die Qualität in der Langzeitpflege sichern zu können. Die bisherigen Erfahrungen sind jedoch nicht in allen Bereichen positiv. Beispielhaft lässt sich dies an dem Prozess um die Implementation der in Überarbeitung befindlichen Pflegenoten zeigen. Die geringe Aussagekraft dieser Informationen für die Nutzer lässt sich nicht zuletzt darauf zurückführen, dass das letztlich implementierte System Ergebnis eines Aushandlungsprozesses war und sich im Ergebnis nicht an den sachlichen Notwendigkeiten, sondern an der Zustimmung der beteiligten Akteure orientierte.

Auch in anderen Bereichen führt ein Mix aus staatlicher und verbandlicher Steuerung nicht unbedingt zu einer sinnvollen Kompensation der Defizite des Marktes bei der Sicherung von Qualität in der pflegerischen Versorgung. Dies lässt sich im Hinblick auf die Personalausstattung in der stationären Pflege illustrieren. Es ist empirisch gut belegt, dass der Strukturparameter Personalausstattung ein wichtiger Bestimmungsfaktor für den Ergebnisparameter Pflegequalität ist (vgl. den Beitrag von Greß und Stegmüller, ▶ Kap. 14 in diesem Band). Pflegebedürftige können aus den veröffentlichten Informationen jedoch nicht erkennen, wie sich dieser Strukturparameter zwischen unterschiedlichen Einrichtungen unterscheidet. Dazu müssten Informationen über die Betreuungsrelation von Pflegebedürftigen zu Pflegekräften und die Fachkraftquote in den einzelnen Einrichtungen öffentlich verfügbar sein. Dies ist allerdings nicht der Fall.

13.6   Diskussion

Der Gesetzgeber hat im Gegensatz zur gesetzlichen Krankenversicherung in der sozialen Pflegeversicherung dem Wettbewerb auf dem Leistungsmarkt einen hohen Stellenwert eingeräumt. Ein funktionierender Wettbewerb setzt jedoch nicht nur eine hohe Markttransparenz voraus, sondern auch einen souveränen und rational handelnden Verbraucher. Diese Voraussetzungen sind auf dem Leistungsmarkt in der ambulanten wie der stationären Pflege bisher nur sehr eingeschränkt erfüllt. Pflegebedürftige bzw. deren Angehörige können ihre Wahlentscheidungen derzeit nur auf der Grundlage unvollständiger Informationen treffen. Ohne aussagefähige Informationen über wichtige Struktur-, Prozess- und Ergebnisparameter läuft eine Qualitätssicherung über individuelle Wahlentscheidungen und damit auch das Steuerungspotenzial des Marktes ins Leere.

Zentrale verbandliche Steuerungsmechanismen haben die Defizite des Steuerungsmechanismus Markt im Hinblick auf die Sicherung der Qualität der pflegerischen Versorgung bisher nur unvollständig kompensieren können. Dies lässt sich nicht nur am Beispiel des für die pflegerische Ergebnisqualität hoch relevanten Strukturparameters Personalausstattung in der stationären pflegerischen Versorgung illustrieren. Auch die Entwicklung von transparenten und relevanten Qualitätsindikatoren ist bisher an den Interessengegensätzen der Vertragspartner gescheitert.

Selbst wenn es gelingen sollte, transparente und aussagefähige Qualitätsindikatoren zu entwickeln und für den Verbraucher verfügbar und damit auch für eine unabhängige Pflegeberatung nutzbar zu machen, bleibt der Wettbewerb auf dem Leistungsmarkt eingeschränkt funktionsfähig. Anders formuliert wäre der Verbraucher im Idealfall deutlich besser informiert und besser beraten – die Wahlentscheidungen auf dem Leistungsmarkt würden dennoch weiter durch Dritte zu Gunsten des Preiswettbewerbs und zu Ungunsten des Qualitätswettbewerbs beeinflusst werden.

Angehörige und Sozialhilfeträger würden erst dann das Interesse an der Wahl eines möglichst preiswerten Anbieters verlieren, wenn die finanziellen Konsequenzen der Wahlentscheidungen für die Pflegebedürftigen nachhaltig reduziert würden. Dies würde allerdings bedeuten, dass sich der Leistungsumfang in der Pflegeversicherung ähnlich wie in der Krankenversicherung am Bedarf und nicht am zur Verfügung stehenden Budget orientieren würde. Mit anderen Worten müsste die Konstruktion der Pflegeversicherung als Teilleistungsversicherung auf den Prüfstand gestellt werden (Lüngen 2012).

Von einer Ausweitung des Leistungsumfangs in der Pflegeversicherung würden allerdings in erster Linie die kommunalen Haushalte durch eine Entlastung der Sozialhilfeträger sowie die Generation der Erben profitieren. Umgekehrt würden die Beitragszahler in der sozialen Pflegeversicherung belastet werden – was zumindest unter den derzeitigen Rahmenbedingungen der Beitragskalkulation vor allem niedrige und mittlere Einkommen und in geringerem Ausmaß die Versicherten mit hohem Einkommen sowie den Personenkreis der Privatversicherten betreffen würde.

Literatur

Ewers M, Schaeffer D, Meleis AI (2017) Teach more, do less. Förderung von Health Literacy als Aufgabe der Pflege. In: Schaeffer D, Pelikan JM (Hrsg) Health Literacy. Stand und Perspektiven. Hogrefe, Bern, S 237–257

Geraedts M, Brechtel T, Zöll R, Hermeling P (2011) Beurteilungskriterien für die Auswahl einer Pflegeeinrichtung. In: Böcken J, Braun B, Repschläger U (Hrsg) Gesundheitsmonitor 2011. Bertelsmann-Stiftung, Gütersloh, S 155–172

Greß S (2017) Qualitätssicherung im und durch den Markt für Pflege. In: Spiecker gen. Döhmann I, Wallrabenstein A (Hrsg) Pflegequalität im Institutionenmix. Peter Lang, Frankfurt am Main, S 51–63

Deutscher Bundestag (2016) Schriftliche Stellungnahme zum Entwurf eines Dritten Gesetzes zur Stärkung der pflegerischen Versorgung (PSG III). Deutscher Bundestag, Ausschuss für Gesundheit, Berlin. Ausschussdrucksache 18(14)0204(9)

Kumpunen S, Trigg T, Rodrigues R (2014). Public reporting in health and long-term care to facilitate provider choice. WHO, Copenhagen

Lüngen M (2012) Vollversicherung in der Pflege – Quantifizierung von Handlungsoptionen. Hochschule Osnabrück.

Rice T, Unruh L (2016) The Economics of Health Reconsidered. Fourth Edition. Health Administration Press, Chicago

Schaeffer D, Vogt D, Berens E-M, Hurrelmann K (2016) Gesundheitskompetenz der Bevölkerung in Deutschland. Universität Bielefeld, Fakultät für Gesundheitswissenschaften

Strotbek J et al. (2017) Reformkonzept Verbraucherorientierte Qualitätsberichterstattung in der Pflege. Anforderungen und Lösungsvorschläge mit besonderem Blick auf Lebensqualität, Personalausstattung und Erfahrungswissen. Bertelsmann-Stiftung, Gütersloh

Zok K (2015) Wahrnehmungen zur eigenen Pflegebedürftigkeit. Einstellungen der älteren Bevölkerung zur häuslichen und zur stationären Pflege. WIdOmonitor 12(2):1–15

Personalausstattung, Personalbemessung und Qualität in der stationären Langzeitpflege

Stefan Greß und Klaus Stegmüller

© Der/die Autor(en) 2018
K. Jacobs et al. (Hrsg.), *Pflege-Report 2018*
https://doi.org/10.1007/978-3-662-56822-4_14

Zusammenfassung

Die Entwicklung von Mindeststandards zur Personalbemessung in den USA ist aus deutscher Sicht insofern vorbildhaft, als dass zumindest die Empfehlungen auf der Basis umfangreichen Datenmaterials zum Zusammenhang von Personalausstattung und Pflegequalität beruhen. Die tatsächlich umgesetzten Mindeststandards in den einzelnen Bundesstaaten liegen teilweise deutlich unter diesen Empfehlungen – was durch politische und finanzielle Restriktionen erklärbar sein dürfte. Die empirischen Erfahrungen aus den USA zeigen darüber hinaus, dass Einrichtungen ohne entsprechende Vorgaben zur Erfüllung der gesetzlichen Mindeststandards vor allem in die Neueinstellung von Pflegehilfskräften, also in vergleichsweise gering qualifiziertes Personal investieren. Vor diesem Hintergrund würde in Deutschland die Entwicklung eines Verfahrens zur Personalbemessung allein weder die Personalausstattung in den Einrichtungen hinreichend erhöhen noch die Pflegequalität verbessern. Dazu müssten die zuständigen Behörden in den Bundesländern dazu verpflichtet werden, die Einhaltung des postulierten bundesweit einheitlichen Personalbedarfs einschließlich einer ambitionierten Fachkraftquote zu überprüfen und ggf. auch zu sanktionieren.

From a German perspective, the development of minimum standards for personnel allocation in the USA is exemplary in so far as the recommendations are based on extensive data on the connection between staffing and nursing care quality. The minimum standards actually implemented in the individual states are in some cases significantly lower than these recommendations – which is probably due to political and financial restrictions. The empirical experience from the USA also shows that nursing facilities without the requirements for meeting the legal minimum standards invest primarily in recruiting new nursing assistants, i. e. in comparatively low-skilled personnel. Against this backdrop, the sole development of a personnel allocation procedure in Germany would neither sufficiently increase staffing levels in the facilities nor improve nursing care quality. To this end, the authorities in the federal states would have to be obliged to check compliance with the postulated uniform personnel requirements throughout Germany, including an ambitious ratio of skilled workers, and – if necessary – to sanction non-compliance.

14.1   Hintergrund

Mit dem Pflegestärkungsgesetz II hat der Gesetzgeber erstmals ein Verfahren zur Entwicklung eines Systems der Personalbemessung in der stationären Langzeitpflege gesetzlich verankert. Gemäß § 113c SGB XI soll bis zum 30. Juni 2020 ein strukturiertes, empirisch abgesichertes und valides Verfahren auf der Basis des durchschnittlichen Versorgungsaufwands für direkte und indirekte pflegerische Maßnahmen unter Berücksichtigung der fachlichen Ziele des neuen Pflegebedürftigkeitsbegriffs entwickelt werden.

Vor diesem Hintergrund analysiert dieser Beitrag den Zusammenhang zwischen Maßnahmen zur gesetzlichen Personalbemessung und Pflegequalität. Die vorliegende Evidenz bezieht sich ausschließlich auf gesetzliche Maßnahmen zur Personalbemessung in den USA. Trotz der unterschiedlichen Voraussetzungen – insbesondere im Hinblick auf die Qualifikation der Pflegekräfte – lassen sich wertvolle Schlussfolgerungen für den Zusammenhang zwischen Personalausstattung und Pflegequalität sowie im Hinblick auf die Implementation von Maßnahmen zur gesetzlichen Personalbemessung in Deutschland ableiten.[1]

14.2   Zusammenhang gesetzliche Personalbemessung und Pflegequalität

In diesem Abschnitt gehen wir der Frage nach, welche Effekte Maßnahmen zur gesetzlichen Personalbemessung auf die Qualität der Versorgung in der stationären Langzeitpflege haben. Die vorliegende Evidenz bezieht sich ausschließlich auf einschlägige Forschungen im US-amerikanischen Versorgungskontext.[2] Ähnliche Studien mit vergleichbarer me-

thodischer Qualität aus Deutschland liegen derzeit nicht vor.

14.2.1 Maßnahmen zur gesetzlichen Personalbemessung in den USA

In den USA gilt seit 1987 ein landesweiter Standard für die Personalbemessung in Pflegeheimen, die von den öffentlichen Versicherungsprogrammen Medicaid und Medicare zertifiziert sind. Dieser Minimumstandard sieht allerdings weder spezifische Relationen zwischen Pflegekräften und Pflegebedürftigen noch eine bestimmte Mindestanzahl von Pflegestunden pro Pflegebedürftigen vor. Es ist lediglich vorgeschrieben, dass 24 Stunden am Tag und sieben Tage in der Woche eine ausgebildete Pflegekraft vor Ort sein muss. Seit der Einführung des landesweiten Mindeststandards haben insgesamt 37 Bundesstaaten weitergehende Standards etabliert. In den verbleibenden Bundesstaaten gilt der landesweite Mindeststandard (Bowblis 2011; Chen und Grabowski 2015).

Die Regelungen in den Bundesstaaten unterscheiden sich erheblich im Hinblick darauf, wie viele Stunden direkte Pflegeleistungen pro Tag pro Pflegebedürftigen erbracht werden müssen. Die Bandbereite reicht von 1,78 Stunden in Montana bis hin zu 3,7 Stunden in Maine (Bowblis 2011; Harrington et al. 2012).[3] Selbst die obere Bandbreite der Mindeststandards in den Bundesstaaten liegt noch deutlich unter den Empfehlungen einer interdisziplinär zusammengesetzten Expertenkommission, die im Jahr 1999 im so genannten Hartford-Report auf der Grundlage der seinerzeit vorliegenden Evidenz eine Untergrenze von 4,55 Stunden direkter Pflege pro Pflegebedürftigem empfohlen hat. Bestandteil der Empfehlungen in dem Report war allerdings auch das dringende Votum, die finanzielle Ausstattung der Pflegeheime und die Bezahlung der Pflegekräfte zu verbessern. In einer weiteren Empfehlung auf Basis von Daten über den Zusammenhang von Personalausstattung und

---

1 Dieser Beitrag beruht auf einem ausführlicheren Gutachten, das die Autoren im Auftrag der Vereinten Dienstleistungsgewerkschaft (ver.di) im Jahr 2016 veröffentlicht haben (Greß und Stegmüller 2016).

2 Die Vorgaben zur gesetzlichen Personalbemessung beruhen auf umfangreichem Studienmaterial zum Zusammenhang von Personalbesetzung und Pflegequalität (vgl. hierzu insbesondere die Reviews von Bostick et al. 2006; Collier und Harrington 2008; Spilsbury et al. 2011).

3 Die entsprechenden Werte sind für Einrichtungen mit 100 Pflegebedürftigen standardisiert und basieren auf formalen Arbeitszeiten ohne Berücksichtigung von Ausfallszeiten wie Urlaub oder Krankheit.

◘ Tab. 14.1 Überblick über gesetzliche Standards zur Personalbemessung in den USA (Quelle: Eigene Berechnungen auf der Basis von Collier und Harrington 2008; Harrington et al. 2012; Lin 2014)

	Charakter	Summe[a]	Relation[b]	Fachkräfte[c]	Fachkraftquote[d]
USA	Status quo[e]	3,9	1:2,1	1,5	39 %
Hartford-Kommission	Empfehlung	4,55	1:1,8	1,7	37 %
CMS	Empfehlung	4,1	1:2,0	1,35	33 %

[a] Gesamtstunden direkter Pflege pro Pflegebedürftigem pro Tag in einer Einrichtung mit 100 Pflegebedürftigen
[b] Umrechnung in Relation Pflegekraft pro Pflegebedürftigem auf der Basis eines Acht-Stunden-Arbeitstages
[c] Gesamtstunden direkter Pflege pro Tag durch RNs und LPNs
[d] Anteil Gesamtstunden direkter Pflege durch RNs und LPNs
[e] Tatsächliche Ausstattung der Einrichtungen im Jahr 2010

Pflege-Report 2018

Pflegequalität empfahl das Center of Medicare and Medicaid Services im Jahr 2001 eine Untergrenze von 4,1 Stunden direkter Pflege pro Pflegebedürftigem – davon 1,35 Stunden durch Pflegefachkräfte (Collier und Harrington 2008). Dieses Mindestniveau wird zumindest im landesweiten Durchschnitt nicht erreicht (vgl. ◘ Tab. 14.1 und Harrington et al. 2012).

14.2.2 Gesetzliche Personalbemessung und Pflegequalität in den USA

Der Einfluss der oben beschriebenen gesetzlichen Standards zur Personalbemessung ist in den USA umfangreich untersucht worden. Die identifizierten Studien unterscheiden sich vor allem danach, welche Bundesstaaten jeweils eingeschlossen wurden. Am umfassendsten ist natürlich der Ansatz, sämtliche Bundesstaaten mit gesetzlich vorgeschriebenen Mindeststandards zu untersuchen (Bowblis 2011; Park und Stearns 2009).

Danach führen Mindeststandards wie erwartet zu Neueinstellungen in Pflegeeinrichtungen. Die Anzahl von direkten Pflegestunden pro Pflegebedürftigem steigt signifikant. Eingestellt werden vor allem Pflegehilfskräfte (certified nursing assistants (CNAs)), während der Anstieg von Fachkräften (registered nurses (RNs) und licensed practice nurses (LPNs)) deutlich geringer ist – die Fachkraftquote sinkt. Diese Verschlechterung des Skills-Mixes tritt jedoch nicht in solchen Pflegeeinrichtungen auf, die in überdurchschnittlichem Ausmaß

vom öffentlichen Versicherungsprogramm Medicaid abhängig sind (Bowblis 2011).

Der Effekt von Mindeststandards in der Personalbemessung auf die Pflegequalität ist insgesamt als ambivalent zu beurteilen. Einerseits sind höhere Mindeststandards mit geringeren Inzidenzen von Druckgeschwüren und Hautausschlägen assoziiert. Ein umgekehrter Effekt ist für das Auftreten von Inkontinenz und Gewichtsveränderungen nachzuweisen (Bowblis 2011). Durchgängig sind jedoch höhere Mindeststandards mit einer geringeren Anzahl von Mängelrügen assoziiert (Park und Stearns 2009).[4]

Auch zeigt sich, dass Einrichtungen mit einer größeren Abhängigkeit von Medicaid besser abschneiden als Einrichtungen, in denen vor allem Selbstzahler leben. Die Erklärung für diesen Effekt dürfte darin liegen, dass Medicaid zusätzliche Finanzmittel für zusätzliches Personal zur Verfügung stellt – höhere Marktpreise zur Finanzierung von zusätzlichem Personal jedoch nicht realisierbar sind (Bowblis 2011).

Eine vergleichsweise aktuelle Studie hat sich auf die Effekte gesetzlicher Mindeststandards in den Bundesstaaten Arkansas, Delaware, Florida, Iowa, Maine, Mississippi, Ohio und Kalifornien beschränkt. Positive Effekte auf die Pflegequalität

---

4 Bei den jährlichen Inspektionen der Pflegeeinrichtungen werden insgesamt 180 mögliche Mängel geprüft. Die Inspektion führt zu einer Einstufung der jeweiligen Einrichtung von der Stufe A (isolierte Mängel, keine Gefährdung der Pflegebedürftigen: 0 Punkte) bis hin zur Stufe L (aktuelle Gefährdung der Pflegebedürftigen in großem Maßstab: 150 Punkte).

(Anzahl von Mängelrügen, Anteil von Pflegebedürftigen von Druckgeschwüren und Kontrakturen) lassen sich nur dann messen, wenn die gesetzliche Personalbemessung auch zur Neueinstellung von registered nurses – also den Pflegekräften mit dem höchsten Qualifikationsniveau – führt. Die Neueinstellung von Pflegekräften mit niedrigerem Qualifikationsniveau führte erwartungsgemäß zu keiner Verbesserung der Pflegequalität (Lin 2014). Zu ähnlichen Ergebnissen kommt eine Studie in den Bundesstaaten Ohio, Kansas, Maine, Mississippi und South Dakota. Danach führt nur die Neueinstellung von registered nurses zu einem Rückgang von Druckgeschwüren und Harnwegsinfekten (Konetzka et al. 2008). Umgekehrt ist ein niedriger Anteil von Fachkräften mit einer höheren Anzahl von Mängelrügen, vermeidbaren Krankenhauseinweisungen, einer vermehrten Verordnung von Antidepressiva und einem Anstieg von Fixierungen assoziiert (Collier und Harrington 2008).

Der Effekt der Einführung von Standards zur Personalbemessung in Ohio und Kalifornien ist durchaus zwiespältig. Einerseits ist die Anzahl der Pflegestunden pro Pflegebedürftigem wie vom Gesetzgeber gefordert signifikant und nachhaltig angestiegen. Dies gilt besonders für Einrichtungen, die vor Verschärfung der Personalstandards besonders weit von den neuen Mindeststandards entfernt waren. Gleichzeitig geht dieser Anstieg andererseits auch hier vor allem auf die zusätzliche Einstellung von geringer qualifizierten LPNs und CNAs zurück. Das bedeutet, dass vor allem Beschäftigte mit einem geringeren Qualifikationsniveau und mit niedrigeren Lohnkosten eingestellt wurden. Der Skills-Mix in den Einrichtungen hat sich demnach auch hier verschlechtert. Vor diesem Hintergrund ist es dann auch wenig überraschend, dass nur ein geringer Effekt der Mindeststandards im Hinblick auf harte Qualitätsindikatoren gemessen werden konnte. Zwar ist der Anteil der Pflegebedürftigen mit Muskelkontrakturen nach der Einführung der Mindeststandards genauso zurückgegangen wie die Anzahl der Mängelrügen – ein signifikanter Einfluss auf andere harte Indikatoren für Pflegequalität (Anteil der Pflegebedürftigen mit Druckgeschwüren, antipsychotischer Medikation, Kathetern und Fixierungen) konnte nicht gemessen werden (Chen und Grabowski 2015).

Lediglich in Florida führte auch die Neueinstellung von CNAs zu einer Verbesserung der Pflegequalität in Form von weniger Mängelrügen (Hyer et al. 2011). Dieser Sondereffekt wird damit begründet, dass die Umsetzung der Standards zur Personalbemessung von einer umfassenden politischen Strategie zur Verbesserung der Qualität in Pflegeheimen begleitet wurde. Mit anderen Worten hängt die Wirksamkeit der Einführung von gesetzlichen Standards zur Personalbemessung auch davon ab, ob diese Standards wirkungsvoll überprüft und hinreichend finanziert werden (Bowblis 2011; Hyer et al. 2009).

Eine weitere wichtige Erkenntnis trägt eine Studie zum Zusammenhang zwischen gesetzlichen Vorgaben zur Personalbemessung, Skills-Mix und Pflegequalität aus dem Bundesstaat Kalifornien bei. Danach führt ein höherer Anteil von Fachkräften nur dann zu positiven Auswirkungen auf die Pflegequalität, wenn das Beschäftigungsniveau innerhalb der Pflegeeinrichtung insgesamt – auch unter Berücksichtigung von Pflegehilfskräften – hoch ist. Wenn das Beschäftigungsniveau insgesamt niedrig ist und bleibt – hier operationalisiert als unter dem gesetzlichen Mindeststandard liegend –, dann führt auch die vereinzelte Neueinstellung von Fachkräften (in diesem Fall von RNs) nicht zu positiven Effekten auf die gemessene Pflegequalität. Dieser Effekt lässt sich dadurch erklären, dass Fachkräfte zwar eine entscheidende Rolle für die Qualitätssicherung in einer Pflegeeinrichtung spielen – in den USA durch die herausgehobene Bedeutung von RNs noch mehr als in Deutschland –, diese aber dazu auf einen hinreichenden Personalbestand zur Erfüllung der täglichen Aufgaben angewiesen sind. Insbesondere schwerwiegende Mängel lassen sich demnach trotz hoher Fachkraftquote bei einem nicht adäquaten Personalbestand nicht hinreichend vermeiden (Kim et al. 2009).

14.2.3 Übertragbarkeit und Schlussfolgerungen

Aus Sicht der Autoren lassen sich aus den oben dargestellten Erkenntnissen trotz aller Unterschiede zwischen den USA und Deutschland – vor allem hinsichtlich der Qualifizierung von Pflegekräften[5] – die folgenden drei zentralen Schlussfolgerungen ableiten:

Erstens führen gesetzliche Vorgaben für Mindeststandards bei der Personalbemessung grundsätzlich zu einer verbesserten Personalausstattung in Pflegeheimen. Die gilt vor allem in denjenigen Einrichtungen, die vor Einführung der Mindeststandards besonders weit von den extern gesetzten Werten entfernt waren.

Zweitens entstehen positive Effekte auf die Pflegequalität vor allem durch die Neueinstellung von Pflegefachkräften. Die Einrichtungen in den USA investieren zur Erfüllung der Mindeststandards jedoch vor allem in die Neueinstellung von Pflegehilfskräften. Dies gilt zumindest dann, wenn der Gesetzgeber die Fachkraftquote auf dem niedrigen US-amerikanischen Niveau ansetzt und keine hinreichenden zusätzlichen Mittel zur Finanzierung von Fachkräften zur Verfügung stellt. Eine fachlich hochwertige Versorgung setzt daher die Vorgabe einer ambitionierten Fachkraftquote und eine hinreichende Finanzierung der Einrichtungen voraus. Im Rahmen des deutschen Finanzierungssystems würde dies bedeuten, dass sowohl die Versicherungsträger als auch die Träger der Sozialhilfe und die Pflegebedürftigen selbst zusätzliche finanzielle Belastungen zur Finanzierung einer adäquaten Personalausstattung in den Einrichtungen tragen müssten.

Drittens ist die Entwicklung der Mindeststandards zur Personalbemessung in den USA aus deutscher Sicht insofern vorbildhaft, als dass zumindest die Empfehlungen auf der vorliegenden Evidenz und auf der Basis umfangreichen Datenmaterials zum Zusammenhang von Personalausstattung und Pflegequalität beruhen. Die Mindeststandards in den einzelnen Bundesstaaten liegen allerdings teilweise deutlich unter diesen Empfehlungen – was durch politische und finanzielle Restriktionen erklärbar sein dürfte – und haben daher für die Entwicklung von vergleichbaren Mindeststandards in Deutschland nur eine eingeschränkte Vorbildfunktion.

---

5 Zu berücksichtigen ist einerseits, dass das Qualifikationsniveau der RNs deutlich oberhalb der fachschulisch ausgebildeten Pflegekräfte in Deutschland liegt. Andererseits verfügen die LPNs, die in den USA zu den Fachkräften gezählt werden, über ein deutlich geringeres Ausbildungsniveau als die Fachkräfte in Deutschland.

14.3　Anforderungen an gesetzliche Personalbemessung in der stationären Langzeitpflege

Der Bundesgesetzgeber hat mit dem neuen § 113c SGB XI erstmals die Entwicklung und Erprobung eines wissenschaftlich fundierten Verfahrens zur einheitlichen Bemessung des Personalbedarfs in Pflegeeinrichtungen normiert. Dies soll bis spätestens zum 30. Juni 2020 erfolgen. Im Laufe des Gesetzgebungsprozesses sind die Regelungen zum Verfahren aber auch im Hinblick auf die Anforderungen an eine einheitliche Personalbemessung deutlich ausführlicher und konkreter gefasst worden (Deutscher Bundestag 2015). Danach soll gemäß § 113c Abs. 1 SGB XI ein strukturiertes, empirisch abgesichertes und valides Verfahren auf der Basis des durchschnittlichen Versorgungsaufwands für direkte und indirekte pflegerische Maßnahmen unter Berücksichtigung der fachlichen Ziele des neuen Pflegebedürftigkeitsbegriffs entwickelt werden. Ziel ist die Ermittlung einheitlicher Maßstäbe, die insbesondere Qualifikationsanforderungen, quantitative Bedarfe und die fachliche Angemessenheit der Maßnahmen berücksichtigen.

Die Formulierungen des Gesetzes decken sich weitgehend mit dem wissenschaftlichen Verständnis, wonach Personalbemessungssysteme auf einem fachlichen Verständnis aufbauen müssen, das dem aktuellen Stand des Wissens entspricht. Zudem sollten Berechnungsverfahren und Bezugsgrößen einbezogen werden, die so weit wie möglich wissenschaftlich abgesichert sind. Die Einführung eines neuen Pflegebedürftigkeitsbegriffs stellt in diesem Zusammenhang eine wichtige Rahmenbedingung für die Entwicklung eines umfassenden Instruments zur Abbildung des Personalbedarfs und damit zur Personalbemessung dar, weil mit dem neuen Pflegebedürftigkeitsbegriff ein deutlich umfassenderer Leistungsbedarf abgebildet werden kann. Letztlich muss ein Personalbemessungssystem praktikabel und transparent sein – sowohl für die Aufsichtsbehörden als auch für die Vertragspartner (Wingenfeld 2010, S. 17).

Alleine die »Etablierung und Erprobung eines wissenschaftlich fundierten Verfahrens zur einheitlichen Bemessung des Personalbedarfs in Pflegeeinrichtungen« gemäß § 113c SGB XI wird jedoch weder die Personalausstattung in den Einrichtungen verbessern noch positive Effekte auf die Pflegequalität nach sich ziehen. Weitere entscheidende Faktoren für die Effektivität von Personalbemessungssystemen sind aus Sicht der Autoren vor allem die Durchsetzungsfähigkeit bzw. Sanktionierbarkeit von Personalbemessungssystemen, deren Finanzierbarkeit und die Einheitlichkeit der Umsetzung in den Bundesländern.

Erstens müssten daher die zuständigen Behörden in den Bundesländern dazu verpflichtet werden, die Einhaltung des postulierten Personalbedarfs regelmäßig und regelhaft zu überprüfen und ggf. auch zu sanktionieren. Mögliche Sanktionen könnten – ähnlich wie in den USA – spürbare Geldstrafen bis hin zum Entzug der Zulassung sein. Außerdem sollten die Landesbehörden dazu verpflichtet werden, die Personalausstattung in den Einrichtungen als Qualitätsindikator zu veröffentlichen.

Die Erfahrungen aus den USA zeigen zweitens, dass die Verschärfung der gesetzlichen Standards und deren Überprüfung bzw. Sanktionierung allein nicht zu den gewünschten Auswirkungen auf Personalausstattung und Pflegequalität führen. Dort sehen sich die Einrichtungen offensichtlich nicht in der Lage, die zusätzlichen Kosten durch steigende Preise – insbesondere für die Selbstzahler – zu refinanzieren. Diese Situation lässt sich durchaus mit der Situation in Deutschland vergleichen. Verschärfte Standards in der Personalbemessung müssen daher hinreichend Berücksichtigung in den Pflegesatzverhandlungen zwischen Einrichtungen und Kostenträgern finden. Andernfalls werden insbesondere Einrichtungen mit starker regionaler Konkurrenz und mit angespannter finanzieller Situation nicht in der Lage sein, die geforderten zusätzlichen Stellen zu schaffen oder vor allem in preiswerte Hilfskräfte investieren.

Eine hinreichende Finanzierung verschärfter Personalstandards würde mittel- bis langfristig zu finanziellen Belastungen für alle Finanzierungsträger führen. Im gegenwärtigen Finanzierungssystem wären dies vor allem die Träger der Pflegeversicherung (gesetzlich und privat), die Träger der Sozialhilfe und letztlich auch die Pflegebedürftigen selbst. Die Höhe der mittel- bis langfristigen finanziellen Belastungen für die Finanzierungsträger wird da-

von abhängen, welche Standards bei der Personalbemessung etabliert werden und in welcher Geschwindigkeit die notwendigen Stellen besetzt werden können. In diesem Zusammenhang ist außerdem auf die ernstzunehmende Gefahr zu verweisen, dass wissenschaftlich abgeleitete Standards zur Personalbemessung aus Finanzierungsgründen nur in abgeschwächter Form Eingang in landesrechtliche Regulierungen finden werden.

Auch vor diesem Hintergrund ist daher aus Sicht der Autoren die Einheitlichkeit der Umsetzung eine wichtige Voraussetzung für die Festlegung von Mindeststandards zur Personalbemessung. Sowohl in Deutschland als auch in den USA führt die Zuständigkeit der Bundesländer für die Personalstandards zu einem »Flickenteppich« unterschiedlicher Regelungen. Es ist jedoch nicht ersichtlich, aus welchen inhaltlichen Gründen sich Vorgaben zur Personalbemessung in einzelnen Bundesländern bzw. Bundesstaaten unterscheiden sollten. Es ist vielmehr anzunehmen, dass die dargestellten Unterschiede politische bzw. vor allem finanzielle Gründe haben. Diese Unterschiede sind nicht mehr zu rechtfertigen, wenn ein empirisch abgeleiteter Personalstandard verfügbar ist.

14.4 Fazit

Die Evidenz aus den USA zu den Auswirkungen gesetzlicher Personalbemessung in der Langzeitpflege zeigt, dass positive Effekte auf die Pflegequalität vor allem durch die Neueinstellung von Pflegefachkräften entstehen. Es besteht jedoch die Gefahr, dass Einrichtungen zur Erfüllung der Mindeststandards vor allem in die Neueinstellung von Pflegehilfskräften investieren. Eine fachlich hochwertige Versorgung setzt daher die Vorgabe einer ambitionierten Fachkraftquote und eine hinreichende Finanzierung der Einrichtungen voraus. Im Rahmen des deutschen Finanzierungssystems würde dies bedeuten, dass sowohl die Versicherungsträger als auch die Träger der Sozialhilfe und die Pflegebedürftigen selbst zusätzliche finanzielle Belastungen zur Finanzierung einer adäquaten Personalausstattung in den Einrichtungen tragen müssten.

Die Entwicklung der Mindeststandards zur Personalbemessung in den USA ist aus deutscher Sicht insofern vorbildhaft, als dass zumindest die Empfehlungen auf der vorliegenden Evidenz und auf der Basis umfangreichen Datenmaterials zum Zusammenhang von Personalausstattung und Pflegequalität beruhen. Die Mindeststandards in den einzelnen Bundesstaaten liegen teilweise deutlich unter diesen Empfehlungen – was durch politische und finanzielle Restriktionen erklärbar sein dürfte – und haben daher für die Entwicklung von vergleichbaren Mindeststandards in Deutschland nur eine eingeschränkte Vorbildfunktion.

Grundsätzlich ist zu begrüßen, dass mit dem PSG II der Gesetzgeber erstmals die Entwicklung und Erprobung eines wissenschaftlich fundierten Verfahrens zur einheitlichen Bemessung des Personalbedarfs in Pflegeeinrichtungen normiert. Die derzeitigen Reglungen sind in diesem Zusammenhang völlig ungenügend. Allein die Entwicklung eines wissenschaftlich validierten Verfahrens zur Personalbemessung wird jedoch weder die Personalausstattung in den Einrichtungen erhöhen noch die Pflegequalität verbessern. Dazu müssten erstens die zuständigen Behörden in den Bundesländern dazu verpflichtet werden, die Einhaltung des postulierten Personalbedarfs zu überprüfen und ggf. auch zu sanktionieren. Zweitens müssten verschärfte Standards in der Personalbemessung daher hinreichend Berücksichtigung in den Pflegesatzverhandlungen zwischen Einrichtungen und Kostenträgern finden. Drittens ist die Einheitlichkeit der Umsetzung in den Bundesländern eine wichtige Voraussetzung für die Festlegung von Mindeststandards zur Personalbemessung, um den bestehenden, sachlich nicht zu rechtfertigenden »Flickenteppich« von landesgesetzlichen Reglungen auch in der Zukunft zu verhindern.

Literatur

Bostick JE, Rantz MJ, Flesner MK, Riggs CJ (2006). Systematic review of studies of staffing and quality in nursing homes. J Am Med Dir Assoc 7(6):366–376

Bowblis JR (2011) Staffing Ratios and Quality: An Analysis of Minimum Direct Care Staffing Requirements for Nursing Homes. Health Services Research 46(5):1495–1516

Chen MM, Grabowski DC (2015) Intended and Unintended Consequences of Minimum Staffing Standards for Nursing Homes. Health Economics 24(7):822–839

Collier E, Harrington C (2008) Staffing Characteristics, Turnover Rates, and Quality of Resident Care in Nursing Facilities. Research in Gerontological Nursing 1(3):157–170

Deutscher Bundestag (2015) Beschlussempfehlung und Bericht des Ausschusses für Gesundheit (14. Ausschuss) zu dem Gesetzentwurf der Bundesregierung – Drucksachen 18/5926, 18/6182, 18/6410 Nr. 2 – Entwurf eines Zweiten Gesetzes zur Stärkung der pflegerischen Versorgung und zur Änderung weiterer Vorschriften (Zweites Pflegestärkungsgesetz – PSG II). Berlin, Drucksache 18/6688 vom 11.11.2015

Greß S, Stegmüller K (2016) Gesetzliche Personalbemessung in der stationären Altenpflege: Gutachterliche Stellungnahme für die Vereinte Dienstleistungsgewerkschaft (ver.di). Fulda, pg-papers: Diskussionspapiere aus dem Fachbereich Pflege und Gesundheit 1/2016

Harrington C et al (2012) Nursing Home Staffing Standards and Staffing Levels in Six Countries. Journal of Nursing Scholarship 44(1):88–98

Hyer K, Temple A, Johnson CE (2009) Florida's efforts to improve quality of nursing home care through nurse staffing standards, regulation, and Medicaid reimbursement. J Aging Soc Policy 21(4):318–337.

Hyer K et al (2011) The Influence of Nurse Staffing Levels on Quality of Care in Nursing Homes. The Gerontologist 51(5):610–616

Kim H, Harrington C, Greene WH (2009) Registered nurse staffing mix and quality of care in nursing homes: a longitudinal analysis. Gerontologist 49(1):81–90

Konetzka RT, Stearns SC, Park J (2008) The staffing-outcomes relationship in nursing homes. Health Serv Res 43(3):1025–1042
Lin H (2014) Revisiting the relationship between nurse staffing and quality of care in nursing homes: An instrumental variables approach. Journal of Health Economics 37:13–24
Park J, Stearns SC (2009) Effects of state minimum staffing standards on nursing home staffing and quality of care. Health Serv Res 44(1):56–78
Spilsbury K, Hewitt C, Stirk L, Bowman C (2011) The relationship between nurse staffing and quality of care in nursing homes: A systematic review. International Journal of Nursing Studies 48(6):732–750
Wingenfeld K (2010) Grundlagen der Personalbemessung in vollstationären Pflegeeinrichtungen. GKV-Spitzenverband der Pflegekassen, Berlin

Qualität und Qualifikation: Schwerpunkt Akademisierung der Pflege

Ingrid Darmann-Finck und Bernd Reuschenbach

© Der/die Autor(en) 2018
K. Jacobs et al. (Hrsg.), *Pflege-Report 2018*
https://doi.org/10.1007/978-3-662-56822-4_15

Zusammenfassung
Die hochschulische Erstausbildung ist im Pflegeberufegesetz 2017 erstmals berufsgesetzlich regelhaft verankert worden. Die neuen Regelungen führen zu einer Vereinheitlichung, einer Stärkung des hochschulischen Anteils und damit einer Normalisierung der erstausbildenden Pflegestudiengänge. Nationale Evaluationsstudien belegen einen Zugewinn insbesondere an wissenschaftsorientierten Kompetenzen durch eine hochschulische Erstausbildung. In internationalen Studien konnte eine Verbesserung der Patientenergebnisse durch die Einbindung von Pflegenden auf Bachelorniveau in die direkte Pflege festgestellt werden. Eine forcierte Integration von hochschulisch qualifizierten Pflegefachpersonen in den Qualifikationsmix ist daher auch in Deutschland zur Sicherung der Versorgungsqualität dringend erforderlich.

Higher education in initial nursing training was first enshrined in professional law in the Nursing Care Reform Act of 2017. The new regulations provided standardisation, strengthening of the academic share and thus normalisation of the nursing courses of study that provide initial training. National evaluation studies show a notable increase in scientific competence through initial higher education. International studies showed that patient outcomes improved when nurses with a Bachelor degree were involved in direct nursing care. In order to ensure the quality of nursing care in Germany, it is therefore urgently required to accelerate the integration of academically qualified nursing staff into the qualification mix.

15.1 Einleitung

Nicht nur der demografische und epidemiologische Wandel sowie die damit verbundene Zunahme von chronisch kranken und multimorbiden alten Menschen, sondern auch die Diversität der Gesellschaft führen zu einer wachsenden Komplexität der pflegerischen Versorgung (RKI 2015). Durch diese Komplexität steigen die Anforderungen an die berufliche Pflege, zugleich werden neue Formen der Kooperation zwischen Medizin und Pflege und eine stärkere Verantwortungsübernahme durch die

Pflege empfohlen (SVR 2007, 2014; WR 2012). Aus ethischen und ökonomischen Gründen müssen in der direkten Pflege Kompetenzen zur Realisierung einer evidenzbasierten Pflege gegeben sein (Köpke und Meyer 2013). Mit der Etablierung einer hochschulischen Erstausbildung und der Einbindung der Absolventinnen und Absolventen in die direkte pflegerische Versorgung ist die Erwartung verbunden, den genannten Anforderungen besser gerecht werden zu können. Seit 2003 bzw. 2004 ist in den pflegerischen Berufsgesetzen die Möglichkeit vorgesehen, modellhaft eine hochschulische Pflegeerstausbildung zu erproben. Ca. 60 Studiengänge existieren derzeit (Lademann et al. 2016). Nach der erfolgreichen Evaluation der Modellstudiengänge (exempl. Darmann-Finck et al. 2014) wurde nun die hochschulische Pflegeerstausbildung in Teil 3 (»Hochschulische Pflegeausbildung«) des 2017 verabschiedeten Pflegeberufegesetzes (PflBG 2017) als zweiter Weg zur Berufszulassung regelhaft verankert. In diesem Beitrag werden zunächst Eckpunkte der Konzeption der erstausbildenden Studiengänge vorgestellt. Des Weiteren wird der Nutzen ermittelt, den eine hochschulische Erstausbildung für die Kompetenzentwicklung der Studierenden hat. Damit der zu verzeichnende Kompetenzzuwachs zu einer Verbesserung von Patientenergebnissen führt, müssen die Absolventinnen und Absolventen tatsächlich auch in der direkten Pflege tätig werden. Mögliche Aufgabenprofile werden gekennzeichnet und Desiderate zur Verbesserung der beruflichen Einmündung abgeleitet.

15.2 Strukturelle und curriculare Konzeption hochschulischer Erstausbildung

Gemäß § 37 PfleBRefG sind mit der hochschulischen Erstausbildung neben den auch für die berufliche Ausbildung vorgesehenen Zielen noch erweiterte Ausbildungsziele verknüpft. Als besondere Kompetenzen werden die Fähigkeiten zur

- Steuerung und Gestaltung hochkomplexer Pflegeprozesse,
- Mitgestaltung der Weiterentwicklung der gesundheitlichen und pflegerischen Versorgung auf der Basis von vertieftem Wissen über Grundlagen der Pflegewissenschaft und gesellschaftlichen und normativ-institutionellen Rahmenbedingungen,
- Übertragung forschungsgestützter Problemlösungen und neuer Technologien auf der Basis des neuesten Stands gesicherter Erkenntnisse,
- Entwicklung und Implementation wissenschaftsbasierter innovativer Lösungsansätze zur Verbesserung im eigenen beruflichen Handlungsfeld auf der Grundlage eines kritisch-reflexiven und analytischen Zugangs und

- Mitwirkung an Qualitätsmanagementkonzepten, Leitlinien und Expertenstandards

genannt. Diese Bildungsziele des Pflegestudiums spiegeln sich schon jetzt in den meisten Studienprogrammen wider. Betrachtet man die in den Studienprogrammen festgehaltenen Intentionen, so lässt sich sowohl eine Vertiefung der im Rahmen der beruflichen Ausbildung angestrebten Kompetenzen mit Fokus auf Wissenschaftsbasierung als auch eine Verbreiterung der Kompetenzen mit Fokus auf institutionelle und gesundheitssystemische Gestaltung erkennen. Um diese – zum Teil über eine Erstausbildung deutlich hinausgehenden – Kompetenzen aufbauen zu können, werden die Studiengänge die Möglichkeit ausschöpfen müssen, das Bachelorstudium auf sieben oder acht Semester auszulegen.

Nachdem die hochschulische Erstausbildung auf der Basis der Modellklauseln stets auch die Vorgaben für die berufliche Ausbildung, etwa bezogen auf die Abschlussprüfungen, zu erfüllen hatte, werden nun mit den Paragraphen §§ 37–39 PflBG (2017) eigenständige rechtliche Grundlagen für die Konzeption von erstausbildenden Studiengängen in der Pflege geschaffen. Es wird auf ein primärqualifizierendes, praxisintegrierendes Pflegestudium abgehoben, bei dem die Hochschulen für die Durchführung des theoretischen und praktischen Unterrichts wie auch die Koordination und Begleitung der praktischen Einsätze zuständig sind. In § 67 PfleBG (2017) wird die Fortführung von erstausbildenden Studiengängen in Kooperation mit Pflegeschulen bis Ende 2031 geregelt. Eine Fortführung ist möglich, sofern der Anteil der Lehrveranstaltungen an der Hochschule deutlich überwiegt. Das Anliegen des Bundesrates, die ausbildungsintegrierenden Studiengänge als dauerhaftes, alternatives Studienmodell zu etablieren (BMG/BMFSFJ 2016, S. 138 und 150), hat die Bundesregierung mit Verweis auf die Evaluation der Modellstudiengänge, wonach der Erwerb von Kompetenzen auf Hochschulniveau am besten durch ein rein hochschulisches Modell erreicht werden kann, abgelehnt (BMG/BMFSFJ 2016, S. 150). Das BMFSFJ und das BMG evaluieren bis zum 31. Dezember 2029 die Wirkung des § 67 und die hochschulische Ausbildung insgesamt auf wissenschaftlicher Grundlage

(PflBG § 68, Abs. 3). Derzeit wird die Mehrzahl der Pflegestudiengänge noch in Kooperation mit Pflegeschulen durchgeführt, wobei das Ausmaß der Kooperation variiert (Lademann et al. 2016). Während bei einigen Studiengängen die Pflegeschulen lediglich für ausgewählte Aspekte der praktischen Studienanteile zuständig sind, übernehmen die Pflegeschulen bei anderen Studiengängen auch größere Teile des theoretischen und praktischen Unterrichts und vor allem die Inhalte, die bisher laut Berufsgesetz verpflichtend waren (Darmann-Finck et al. 2014). Mit dem neuen Modell der primärqualifizierenden Studiengänge erfolgt damit eine Normalisierung und Qualitätssicherung der hochschulischen Erstausbildung.

Im Unterschied zur beruflichen Ausbildung gibt es künftig in der hochschulischen Erstausbildung keinen Träger der praktischen Ausbildung mehr, mit dem die Studierenden einen Ausbildungsvertrag schließen, vielmehr absolvieren die Studierenden Praktika, die als Studienleistungen angerechnet werden (PflBG § 38, Abs. 4). Für die Studierenden resultiert aus dieser Regelung, dass sie keine Ausbildungsvergütung erhalten. In der Praxis werden somit zukünftig Studierende ohne Vergütung, mit erhöhtem Bildungsanspruch und betreut durch eine Hochschule, auf Auszubildende mit Ausbildungsvergütung treffen, deren Tätigkeit teilweise im Stellenplan angerechnet wird. Die Praxiseinsätze entsprechen in Umfang und Struktur der beruflichen Ausbildung (PflBG § 7), ein geringer Anteil kann auf Grundlage von landesrechtlichen Genehmigungen durch praktische Lerneinheiten an Hochschulen ersetzt werden. Die Hochschulen müssen Kooperationsvereinbarungen mit Pflegeeinrichtungen schließen, um die erforderlichen Praxiseinsätze zu garantieren.

Die Gestaltung der Lehr-/Lernprozesse im Rahmen dieser praktischen Studienanteile haben die Hochschulen als besondere Herausforderung angenommen. Um sicherzustellen, dass die Studierenden Kompetenzen auf hochschulischem Niveau erwerben, haben die Hochschulen umfassende und spezifische Lehr-/Lernangebote für die praktische Ausbildung entwickelt, implementiert und zum Teil evaluiert (Darmann-Finck und Muths 2014; Evers et al. 2017). Beispiele für hochschulische Lehr-/Lernangebote arbeitsbezogenen Lernens sind Transferaufgaben (Kühme und Narbei 2017), Projektseminare (Darmann-Finck und Muths 2014) oder Skills-Labs (Fesenfeld et al. 2017). Alle Angebote haben gemeinsam, dass sie mit einem hohen Lehraufwand verbunden sind, um Studierende zu begleiten, ihnen Rückmeldungen zu geben oder Reflexionsgespräche zu moderieren. Eine von der Dekanekonferenz Pflegewissenschaft ins Leben gerufene Arbeitsgruppe entwickelt derzeit hochschul- und einrichtungsübergreifende Standards für die Praxiseinrichtungen, die Praktikumsplätze für Studierende anbieten (Darmann-Finck et al. 2017).

Hinsichtlich der inhaltlichen und curricularen Gestaltung der theoretischen und praktischen Lehre an den Hochschulen weisen die Studienangebote bislang eine große Heterogenität auf (Darmann-Finck et al. 2014). Instrumente zur stärkeren Vereinheitlichung und Standardisierung stellen das »Kerncurriculum Pflegewissenschaft für pflegebezogene Studiengänge« (Hülsken-Giesler et al. 2010), der »Fachqualifikationsrahmen für hochschulische Abschlüsse in der Pflege« (Hülsken-Giesler und Korporal 2013) und zukünftig auch die entsprechende Anlage der Ausbildungs- und Prüfungsverordnung (PflAPrV) sowie die Empfehlungen der Fachkommission nach PflBG § 53 dar. Inzwischen liegen außerdem einige Arbeiten vor, die hochschuldidaktische mit pflegedidaktischen Ansätzen verknüpfen (Beaugrand et al. 2017; Hülsken-Giesler 2013; Reiber 2012; Walter 2011; Greb 2003) oder in denen Studiengangkonzepte umfassend vorgestellt und begründet werden (Elsbernd und Bader 2017). Eine Zusammenfassung der strukturellen und inhaltlichen Qualitätsanforderungen an Studienprogramme leisteten jüngst Backhaus et al. (2017).

Aktuell sind die meisten Studiengänge an Fachhochschulen angesiedelt. Ein stärkerer Ausbau von Studiengängen an Universitäten in Anbindung an medizinische Fakultäten, u. U. in Kombination mit der Vermittlung von erweiterten Kompetenzen zur Ausübung heilkundlicher Tätigkeiten, wäre wünschenswert – sofern eine gewisse Unabhängigkeit dieser Studiengänge von der medizinischen Fakultät sichergestellt wird (WR 2012).

15.3 Auswirkungen auf die Kompetenzentwicklung und Patientenoutcomes

Die von den Studiengängen formulierten Kompetenz- und Bildungsziele greifen die sich verändernden Anforderungen des Praxisfeldes auf. Im Rahmen der Evaluation der Modellstudiengänge in Nordrhein-Westfalen (Darmann-Finck et al. 2014) wurden die Kompetenzziele der Pflegestudiengänge umfassend analysiert und kategorisiert. Demnach qualifiziert die hochschulische Bildung für

- die Anwendung wissenschaftlichen Wissens auf dem jeweils aktuellen Entwicklungsstand,
- die Umsetzung klinischer Kompetenzen auf Bachelorniveau,
- die Fähigkeit zum Aufbau und zur Reflexion von Arbeitsbündnissen und
- die Förderung von interprofessionellem Lernen und Handeln.

Im Rahmen der Evaluation der Modellstudiengänge in NRW galt es zu prüfen, ob diese intendierten Bildungsziele erreicht werden (Reuschenbach 2014). Hierzu wurden Methoden der Selbst- und Fremdeinschätzung der von den Absolventinnen und Absolventen erworbenen Kompetenzen genutzt. Die Kompetenzen stellen im Sinne des systemtheoretischen Versorgungsmodells (Pfaff 2003) den Output dar, das Outcome wird durch die Wirksamkeit im Praxisfeld abgebildet, z. B. im Hinblick auf den Patientennutzen. Die Ergebnisse der Kompetenzdiagnostik (Reuschenbach 2014) verdeutlichen, dass das Studium aus Sicht der Absolventinnen und Absolventen, der Lehrenden, der Studierenden, der Kolleginnen und Kollegen und der Arbeitgeber zu einer Ausweitung der im Rahmen einer beruflichen Ausbildung erworbenen Kompetenzen führt. Gegenüber beruflich Ausgebildeten sind aus Sicht der Befragten Absolventinnen und Absolventen der Pflegestudiengänge eher in der Lage, wissenschaftliche Forschungsergebnisse für die Praxis nutzbar zu machen. Die hochschulische Bildung befähigt außerdem eher zur kritischen Reflexion von Standards und Ritualen, ermöglicht eine stärkere Fallorientierung und damit eine angemessenere Lösung insbesondere von ungewöhnlichen und komplexen Fällen. Des Weiteren fallen Studienabsolventinnen

und -absolventen dadurch auf, dass sie eine ausgeprägtere berufspolitische Orientierung haben und im Umgang mit anderen Berufsgruppen stärker ihre Kompetenzen einbringen. Die Wirksamkeit des Studiums auf das wissenschaftliche Handeln und die standesbezogene Kompetenz wird auch in einem weiteren Evaluationsprojekt bestätigt (Reichardt et al. 2016). In den Interviews mit Praktikerinnen und Praktikern stellt sich heraus, dass es den Befragten ohne hochschulische Bildung schwerfällt, geeignete Einsatzfelder für die hochschulisch gebildeten Pflegenden zu benennen (Darmann-Finck et al. 2014). Dies ist vermutlich der Tatsache geschuldet, dass der Anteil akademischer Pflegender unter den beruflich Pflegenden sehr gering ist und es noch an Vorbildern für einen qualifikationsadäquaten Einsatz in der Praxis mangelt.

Insgesamt verdeutlichen die Ergebnisse, dass die intendierten Bildungsziele in der Breite erreicht wurden. Diese Output-Messung ist jedoch nur ein Surrogat für den Nachweis einer Wirksamkeit im Praxisfeld. Für Deutschland fehlt es an Forschung, mit der der Einfluss hochschulischer Bildung auf patientenbezogene Endpunkte (Outcome) überprüft wird. Eine im Rahmen der Evaluation der nordrhein-westfälischen Studiengänge durchgeführte Synthese der internationalen Studien (Darmann-Finck et al. 2014, S. 21 ff.) belegt die positive Wirkung für Patientinnen und Patienten und bestätigt damit frühere Überblicksarbeiten (Darmann-Finck 2012). Demnach deuten zehn Studien auf einen positiven Zusammenhang zwischen dem Anteil an Pflegenden mit Bachelorabschluss am Gesamtpflegepersonal und einer Abnahme negativer Patientenoutcomes hin. Beispielsweise sinken mit steigendem Anteil der Beschäftigten mit Bachelorabschluss die Aufenthaltsdauer im Krankenhaus, die Mortalitätsrate, postoperative Komplikationen und Dekubitusraten (ebd.). Eine aktuelle Vergleichsstudie mit knapp 13.000 Pflegenden in 243 Krankenhäusern kommt zu dem Ergebnis, dass ein 10 %iger Anstieg von Pflegefachpersonen mit Bachelorabschluss die Wahrscheinlichkeit für postoperative Mortalität um 11 % reduziert. Außerdem fällt die Bewertung der Klinik durch Patientinnen und Patienten umso positiver aus, je höher der Anteil an hochschulisch qualifizierten Pflegenden ist

(Aiken et al. 2017). Die Interpretation der Studien muss die Besonderheiten des jeweiligen Gesundheitssystems berücksichtigen, dennoch legen die Ergebnisse nahe, dass durch die Einführung eines hochschulischen Qualifikationsniveaus und die Nutzung dieser Expertise in der direkten Versorgung eine Verbesserung der Patienten- und Bewohnerversorgung in Deutschland zu erwarten ist.

15.4 Arbeitsfelder und qualifikationsgerechte Einmündung auf dem Arbeitsmarkt

Bislang steht die Integration von hochschulisch qualifizierten Pflegefachpersonen in den Qualifikationsmix in Deutschland noch ganz am Anfang, wie die noch raren Absolventenstudien oder -befragungen (exempl. Büker und Strupeit 2016) ebenso wie die Befragungen von Krankenhausleitungen (Tannen et al. 2016) oder Untersuchungen des Qualifikationsmix' in Krankenhäusern (Darmann-Finck et al. 2016) ergeben. Derzeit verfügt nur ca. 0,5 % des Gesamtpflegepersonals über ein abgeschlossenes Hochschulstudium (Simon 2016). Vielfach fehlen auf Seiten des Pflegemanagements systematische Ansätze einer organisationell abgesicherten Einbindung der studierten Pflegefachpersonen (Lüftl und Kerres 2011; Darmann-Finck et al. 2016), viele Arbeitgeber haben nur vage oder unrealistische Vorstellungen von deren Kompetenzen und Einsatzmöglichkeiten (Heyelmann 2015; Simon und Flaiz 2015). Dennoch wächst die Anzahl an Leuchttürmen für durchdachte Einmündungskonzepte von Bachelor- und Masterabsolventinnen und -absolventen (z. B. Andree 2014; Stemmer et al. 2017). Die Einmündung in die direkte Patientenversorgung wird u. a. durch den ab 01.01.2017 geltenden neuen Tarifvertrag erleichtert, der tarifliche Eingruppierungsmöglichkeiten enthält die sich an den Kompetenzzielen des PflBG orientieren (DBfK 2017). Ein höheres Gehalt der Pflegefachpersonen mit Bachelorabschluss gegenüber Pflegefachpersonen mit beruflicher Ausbildung im Umfang von 70 bis 80 € pro Monat – je nach Jahren an Berufserfahrung – ist vorgesehen, wenn Tätigkeitsfelder besetzt werden, in denen die hochschulischen Kompetenzen zum Einsatz kommen können.

Verschiedene Verbände und Fachgesellschaften haben in den letzten Jahren Vorschläge zum Einsatz von Pflegefachpersonen mit hochschulischer Ausbildung veröffentlicht (exempl. DPR/DGP 2015). In diesen Papieren wird davon ausgegangen, dass Pflegefachpersonen mit hochschulischer Ausbildung insbesondere für die Steuerung und Durchführung der Pflege von Menschen mit »hochkomplexen« Pflegesituationen zuständig sein sollen. Davon abgesehen, dass hochkomplexe Pflegesituationen bereits Kompetenzen auf Master- oder Weiterbildungsniveau voraussetzen, mangelt es außerdem an einer empirischen und theoretischen Fundierung der besonderen Komplexität. Mit Blick auf den spezifischen in ▶ Abschn. 15.2 dargestellten Kompetenzzugewinn durch eine hochschulische Erstausbildung könnten vor allem diejenigen zu pflegenden Menschen besonders von einer pflegerischen Versorgung durch hochschulisch qualifizierte Pflegefachpersonen profitieren, die aufgrund von spezifischen gesundheitlichen, sozialen und psychischen Konstellationen nicht anhand von Standards versorgt werden können. Um diese Personengruppe zukünftig besser identifizieren zu können, ist weitere Forschung und eine stärkere Operationalisierung der besonderen Komplexität und der »Nicht-Standardisierbarkeit« notwendig. Hochschulisch qualifizierte Pflegefachpersonen könnten dann bei diesen Personengruppen und ihren Bezugspersonen die Pflegeprozessverantwortung, die Fallsteuerung sowie die Anleitung und Beratung verantworten (Darmann-Finck 2016). Diese Aufgaben sind mit einer Anreicherung der Tätigkeiten (job enlargement) sowie zusätzlichen Entscheidungsbefugnissen (job enrichment) verbunden. Allerdings gibt es auch Hinweise darauf, dass nicht alle hochschulisch qualifizierten Pflegefachpersonen bereit und in der Lage sind, Aufgaben mit besonderer fachlicher Verantwortung zu übernehmen (Darmann-Finck et al. 2016).

15.5 Ausblick

Mit dem neuen Pflegeberufegesetz ist die hochschulische Erstausbildung in der Pflege neben der beruflichen Ausbildung in die Regelausbildung überführt worden. Damit konnten sich Ärzteverbände und ärztliche Fachgesellschaften, die gegen die Empfehlungen des WR, 10 bis 20 % eines Ausbildungsjahrgangs hochschulisch auszubilden, Stellung bezogen haben, nicht durchsetzen (Gerst und Hibbeler 2012; Deutscher Hochschulverband 2012). Deren Argumente richteten sich weniger auf Versorgungsanforderungen, sondern primär auf die Absicherung der eigenen Position und fokussierten mögliche Ansprüche der hochschulisch Qualifizierten, ärztliche Aufgaben übernehmen zu wollen, und eine durch die Gehälter der studierten Pflegenden evozierte Kostenerhöhung im Gesundheitswesen.

Auch wenn die hochschulische Erstausbildung im Regelsystem etabliert wurde, ist sie noch längst nicht Normalität. Vor dem Hintergrund steigender Anforderungen ist in den nächsten Jahren der Ausbau pflegebezogener Studienplätze dringend erforderlich. Die mit dem neuen Pflegeberufegesetz geschaffenen Regelungen erfordern die Neukonzeption eines Großteils der bestehenden Studiengänge. Die Länder müssen zukünftig die Finanzmittel für die Einrichtung und Unterhaltung dieser recht kostenintensiven Studiengänge bereitstellen. Im Unterschied zur beruflichen Ausbildung ist eine Refinanzierung der theoretischen und praktischen Lehre und der praktischen Studienanteile nicht im Berufsgesetz vorgesehen. Die Folgen dieser Regelungen sind in den nächsten Jahren genau zu beobachten und müssen vermutlich durch ergänzende politische Entscheidungen aufgefangen werden (z. B. Beteiligung der hochschulischen Erstausbildung am Ausbildungsfonds). Die berufliche Einmündung der Absolventinnen und Absolventen sowie der Nutzen einer pflegerischen Versorgung durch hochschulisch qualifizierte Pflegefachpersonen ist im Hinblick auf patientenbezogene Endpunkte und die dadurch zu erzielende Kostenentlastung des Gesundheitssystems analog zu internationalen Studien zu evaluieren.

Innerhalb der Berufsgruppe der Pflegenden gibt es gegenwärtig zum Teil Unsicherheiten, Ängste und manchmal auch Widerstände. Durch die Einführung eines neuen Qualifikationsniveaus in den Qualifikationsmix kommt es zu einer weiteren Ausdifferenzierung von Aufgaben- und Verantwortungsbereichen. Angesichts der Herausforderungen insbesondere durch die Versorgung von Menschen mit komplexen und unklaren Pflegesituationen stellt die Bachelorqualifikation und die damit verbundene Fähigkeit zur Entwicklung innovativer, wissensbasierter Lösungen eine notwendige Ergänzung der schon bestehenden Auffächerung von Qualifikationen etwa durch Fachweiterbildungen dar. Die Akzeptanz sollte durch sachliche Aufklärung und Transparenz gefördert werden.

Literatur

Aiken LH, Sloane D, Griffiths P, Rafferty AM, Bruyneel L, McHugh, M; Maier CB, Moreno-Casbas T, Ball JE, Ausserhofer A, Sermeus W, the RN4CAST Consortium (2017) Nursing skill mix in European hospitals: cross-sectional study of the association with mortality, patient ratings, and quality of care. BMJ Qual Saf 26(7):559–568

Andree J (2014) Implementierung akademischer Pflegekräfte. Wie lassen sich akademische Pflegekräfte sinnvoll in der Pflegepraxis integrieren? Logos, Berlin

Backhaus J, Bonato M, Evers T, Helmbold A,Latteck ÄD, Mijatovic A, Störkel F (2017) Qualitätsanforderungen an die hochschulische Ausbildung in den Gesundheitsfachberufen. Pflege & Gesellschaft 22(4):373–377

Beaugrand A, Latteck ÄD, Mertin M., Rolf A (2017) Lehr-Lernmethoden im dualen Studium. Kohlhammer, Stuttgart

Büker C, Strupeit S (2016) Pflege-dual-Absolventen: Potenzial wird genutzt. Die Schwester/Der Pfleger 56(3):92–95

Bundesministerium für Gesundheit, Bundesministerium für Familie, Senioren, Frauen und Jugend (BMG/BMFSFJ) (2016) Gesetzentwurf der Bundesregierung. Entwurf eines Gesetzes über den Pflegeberuf (Pflegeberufsgesetz-PflGB). https://www.bmfsfj.de/blob/77270/a53f5a0dc4ef96b88a1acb8930538079/entwurf-pflegeberufsgesetz-data.pdf. Zugegriffen: 16. November 2017

Darmann-Finck I (2012) Wirkungen einer akademischen Erstausbildung von professionell Pflegenden im Spiegel internationaler Studien. Pflege & Gesellschaft 17(3):216–232

Darmann-Finck I, Baumeister A, Greiner AD (2016) Qualifikationsmix in der stationären Versorgung im Krankenhaus. Projektbericht. http://www.public-health.uni-bremen.de/mitglieder/ingrid-darmann-finck/publikationen/?publ=6505. Zugegriffen: 16. November 2017

Darmann-Finck I (2016) Aufgabenfelder hochschulisch ausgebildeter Pflegender. Pflegezeitschrift 69(6):362–364

Darmann-Finck I, Helmbold A, Reuschenbach B (2017) Lehreinrichtungen der hochschulischen Pflegeausbildung – Überlegungen zur Entwicklung eines Qualitätsstandards. Pflege & Gesellschaft 22(3):273–277

Darmann-Finck I, Muths S, Görres S, Adrian C, Bomball J, Reuschenbach B (2014) Inhaltliche und strukturelle Evaluation der Modellstudiengänge zur Weiterentwicklung der Pflege- und Gesundheitsfachberufe in NRW. Abschlussbericht vom Dezember 2014.http://www.mgepa.nrw.de/mediapool/pdf/pflege/20150528_NRW-Abschlussbericht-End-26_05_2015.pdf. Zugegriffen: 10. November 2017

Darmann-Finck I, Muths S (2014) Analyse der Ansätze zur Theorie-Praxis-Verknüpfung. In: Darmann-Finck I, Muths S, Görres S, Adrian C, Bomball J, Reuschenbach B. Inhaltliche und strukturelle Evaluation der Modellstudiengänge zur Weiterentwicklung der Pflege- und Gesundheitsfachberufe in NRW. Abschlussbericht vom Dezember 2014, S 132–161.http://www.mgepa.nrw.de/mediapool/pdf/pflege/20150528_NRW-Abschlussbericht-End-26_05_2015.pdf. Zugegriffen: 10. November 2017

Darmann-Finck I, Muths S (2016) Lernen am Arbeitsplatz – Konzepte für das betriebliche Bildungspersonal. In: Brinker-Meyendriesch E, Arens F (Hrsg). Diskurs Berufspädagogik, Pflege und Gesundheit. wvb, Berlin, S 188–209

Deutscher Berufsverband für Pflegeberufe (DBfK) (2017) Infoblatt Entgeltordnung TVöD 2017 – Anlage. https://www.dbfk.de/media/docs/download/Allgemein/Infoblatt-Entgeltordnung-TVoeD-2017_Anhang.pdf. Zugegriffen: 16. November 2017

Deutscher Hochschulverband (2012). Brauchen technische Assistentenberufe einen Bachelor? https://www.hochschulverband.de/pressemitteilung.html?&cHash=c2cf5c9e8f75df7eb348c5338af416d5&tx_ttnews%5Btt_news%5D=138#_. Zugegriffen: 15. Dezember 2017

Deutscher Pflegerat (DPR), Deutsche Gesellschaft für Pflegewissenschaft (DGP) (2016) Arbeitsfelder akademisch ausgebildeter Pflegefachpersonen. http://www.deutscher-pflegerat.de/Fachinformationen/2015-04-17-DGP-Papier_final.pdf. Zugegriffen: 16. November 2017

Elsbernd A, Bader K (2017) Curriculares Konzept für einen primärqualifizierenden Bachelorstudiengang »Pflege«. Jacobs, Lage

Evers T, Helmbold A, Latteck ÄD, Störkel F (2017) Lehr-Lern-Konzepte zur klinischen Kompetenzentwicklung. Leske+Budrich, Opladen

Gerst T, Hibbeler B. auf dem Weg in die Akademisierung. Deutsches Ärzteblatt 2012, 109 (49) 2458-2461

Greb U (2003) Identitätskritik und Lehrerbildung. Ein hochschuldidaktisches Konzept für die Fachdidaktik Pflege. Mabuse Verlag, Frankfurt am Main

Fesenfeld A, Schellhoff M, Schumacher J (2017) Lernbereich Training und Transfer im Studienbereich Pflege. In: Evers T, Helmbold A, Latteck ÄD, Störkel F. (Hrsg.). Lehr-Lernkonzepte zur klinischen Kompetenzentwicklung. Best-Practice-Beispiele aus den Modellstudiengängen NRW. Budrich, Opladen Berlin Toronto, S 181–197

Heyelmann L (2015) Nach dem Pflege-Studium in die Altenpflege? Die Erwartungen der Arbeitgeber. Mabuse, Frankfurt a. M.

Hülsken-Giesler M, Korporal J (2013) Fachqualifikationsrahmen Pflege für die hochschulische Bildung. Purschke und Hensel, Berlin

Hülsken-Giesler M (2013) Hochschuldidaktik – eine Einführung. In: Ertl-Schmuck E, Greb U (Hrsg). Pflegedidaktische Handlungsfelder. Beltz, Weinheim Basel, S 66–89

Hülsken-Giesler M, Brinker-Meyendriesch E, Keogh J, Muths S, Sieger M, Stemmer R, Stöcker G, Walter A (2010) Kerncurriculum Pflegewissenschaft für pflegebezogene Studiengänge – eine Initiative zur Weiterentwicklung der hochschulischen Pflegebildung in Deutschland. Pflege & Gesellschaft 15(3)216–236

Köpke S, Meyer G (2013) Aktuelle Entwicklungen in der Pflegeforschung. In: Zängl P (Hrsg) Pflegeforschung trifft Pflegepraxis. Springer VS, Wiesbaden, S 51–63

Kühme B, Narbei E (2017) Entwicklung von pflegedidaktisch reflektierten Transferaufgaben. In: Evers T, Helmbold A, Latteck ÄD, Störkel F. (Hrsg) Lehr-Lernkonzepte zur klinischen Kompetenzentwicklung. Best-Practice-Beispiele aus den Modellstudiengängen NRW. Budrich, Opladen Berlin Toronto, S 29–44

Lademann J, Latteck ÄD, Mertin M, Müller K, Müller-Fröhlich C, Ostermann R, Thielhorn U, Weber P (2016) Primärqualifizierende Pflegestudiengänge in Deutschland – eine Übersicht über Studienstrukturen, -ziele und -inhalte. Pflege und Gesellschaft 21(4):330–345

Lüftl K, Kerres A (2012) »Ich denk mal, dass andere Bereiche (…) die mit Handkuss nehmen«. Einschätzungen von Pflegedienstleitungen zum Einsatz von Absolventen des dualen Pflegestudiengangs in der direkten Pflege. Zeitschrift für Pflegewissenschaft 12(01):39–50

Pfaff H (2003) Versorgungsforschung - Begriffsbestimmung, Gegenstand und Aufgaben. In: Pfaff H, Schrappe M, Lauterbach K, Engelmann U, Halber M (Hrsg) Gesundheitsversorgung und Disease Management. Huber, Bern, S 13–23

Pflegeberufereformgesetz (PflBRefG) (2017) https://www.bgbl.de/xaver/bgbl/start.xav?startbk=Bundesanzeiger_BGBl&jumpTo=bgbl117s2581.pdf#__bgbl__%2F%2F*%5B%40attr_id%3D%27bgbl117s2581.pdf%27%5D__1510844300455. Zugegriffen: 16. November 2017

Reiber K (2012) Hochschuldidaktik für gesundheitsbezogene Studiengänge – eine theoretische Grundlegung. Tübinger Beiträge zur Hochschuldidaktik. https://publikationen.uni-tuebingen.de/xmlui/bitstream/handle/10900/43953/pdf/reiber.pdf?sequence=1&isAllowed=y. Zugegriffen: 10. November 2017

Reichardt C, Wernecke F, Giesler M, Petersen-Ewert C (2016) Psychometrische Erfassung der Kompetenzen am Beispiel von Studierenden und Auszubildenden der Pflege. Pflege 29(5):257–265

Reuschenbach B (2014) Kompetenzanalyse. In: Darmann-Finck I, Muths S, Görres S, Adrian C, Bomball J, Reuschenbach B. Inhaltliche und strukturelle Evaluation der Modellstudiengänge zur Weiterentwicklung der Pflege- und Gesundheitsfachberufe in NRW. Abschlussbericht vom Dezember 2014, S 30–59. http://www.mgepa.nrw.de/mediapool/pdf/pflege/20150528_NRW-Abschlussbericht-End-26_05_2015.pdf. Zugegriffen: 10. November 2017

RICHTLINIE 2013/55/EU DES EUROPÄISCHEN PARLAMENTS UND DES RATES vom 20. November 2013 zur Änderung der Richtlinie 2005/36/EG über die Anerkennung von Berufsqualifikationen und der Verordnung (EU) Nr. 1024/2012 über die Verwaltungszusammenarbeit mit Hilfe des Binnenmarkt-Informationssystems (»IMI-Verordnung«), Artikel 31. http://www.kmk.org/fileadmin/Dateien/pdf/ZAB/Richtlinien_der_EU/Aenderung_RL_2005_36EG_2013_11_20_RL_2013_55EU.pdf. Zugegriffen: 16. November 2017

RKI Robert-Koch Institut (2015) Gesundheit in Deutschland. Gesundheitsberichterstattung des Bundes. Gemeinsam getragen vom RKI und Destatis. Welche Auswirkungen hat der demografische Wandel auf Gesundheit und Gesundheitsversorgung? In: RKI. Gesundheit in Deutschland 2015, Kapitel 09. https://www.rki.de/DE/Content/Gesundheitsmonitoring/Gesundheitsberichterstattung/GBEDownloadsGiD/2015/09_gesundheit_in_deutschland.pdf?__blob=publicationFile. Zugegriffen: 18. Dezember 2017

SVR Sachverständigenrat zur Begutachtung der Entwicklung im Gesundheitswesen (2014) Bedarfsgerechte Versorgung – Perspektiven für ländliche Regionen und ausgewählte Leistungsbereiche. http://www.svrgesundheit.de/fileadmin/user_upload/Gutachten/2014/SVR-Gutachten_2014_Langfassung.pdf. Zugegriffen: 10. November 2017

SVR Sachverständigenrat zur Begutachtung der Entwicklung im Gesundheitswesen (2007) Kooperation und Verantwortung – Voraussetzungen einer zielorientierten Gesundheitsversorgung. http://dipbt.bundestag.de/dip21/btd/16/063/1606339.pdf. Zugegriffen: 10. November 2017

Simon A, Flaiz B (2015) Der Bedarf hochschulisch qualifizierter Pflegekräfte aus Sicht der Praxis – Ergebnisse einer Expertenbefragung. Pflege & Gesellschaft 20(2):154–172

Simon M (2016) Ökonomische Dimensionen der Etablierung einer hochschulischen Erstausbildung in der Pflege. In: Deutsche Gesellschaft für Pflegewissenschaft (DGP) / Dekanekonferenz Pflegewissenschaft (Hrsg). Die Zukunft der Gesundheitsversorgung – der Beitrag akademisierter Pflegender. Berlin, S 38–42. http://dg-pflegewissenschaft.de/wp-content/uploads/2017/05/WEB_Einzelseiten_DGP_Tagungsdokumentation.pdf. Zugegriffen: 10. November 2017

Stemmer R, Remmel-Faßbender R, Schmid M, Reinhold W, Anderl-Dollaw B (2017) Aufgabenverteilung und Versorgungsmanagement im Krankenhaus gestalten: Von erfolgreicher Praxis lernen. medhochzwei, Heidelberg

Tannen A, Feuchtinger J, Strohbücker B, Kocks A (2016) Survey zur Einbindung von Pflegefachpersonen mit Hochschulabschlüssen an deuten Universitätskliniken – Stand 2015. ZEFQ 120:39–46

Verband der PflegedirektorInnen der Unikliniken (VPU) (2015). Einsatz akademisch ausgebildeter Pflegefachpersonen in der Praxis. http://www.vpu-online.de/de/pdf/presse/2015-05-29_abschlussbericht.pdf. Zugegriffen: 16. November 2017

Walter A (2011) Welche Anforderungen stellen berufsqualifizierende gesundheitsbezogene Studiengänge an die Hochschuldidaktik? Pflegewissenschaft 13(1):40–44

Wissenschaftsrat (WR) (2012) Empfehlungen zu hochschulischen Qualifikationen für das Gesundheitswesen. https://www.wissenschaftsrat.de/download/archiv/2411-12.pdf. Zugegriffen: 16. Dezember 2017

Daten und Analysen

Pflegebedürftigkeit in Deutschland

Antje Schwinger und Chrysanthi Tsiasioti

© Der/die Autor(en) 2018
K. Jacobs et al. (Hrsg.), *Pflege-Report 2018*
https://doi.org/10.1007/978-3-662-56822-4_16

Zusammenfassung
Der Beitrag beschreibt die Entwicklung von Pflegebedürftigkeit und Angebotsstrukturen der gesetzlichen Pflegeversicherung in Deutschland. Die Analysen basieren auf der amtlichen Statistik der gesetzlichen Pflegeversicherung sowie auf der Pflegestatistik des Statistischen Bundesamtes. Dargestellt werden die Pflegeprävalenz und Inanspruchnahme von Pflegeleistungen – im Zeitverlauf und nach Regionen differenziert – sowie die Zahl und Struktur der Pflegeheime und -dienste inklusive der Qualifikation des Pflegepersonals sowie der Heimentgelte.

The article describes the development of care dependency and supply structures of the statutory nursing care insurance system in Germany. The analyses are based on the official statistics of statutory nursing care insurance and on the nursing care statistics of the Federal Statistical Office. The authors present the prevalence and utilisation of nursing care services – over time and by region – as well as the number and structure of nursing homes and services, including the qualifications of the nursing staff and nursing home fees.

16.1 Einführung

16.1.1 Der neue Pflegebedürftigkeitsbegriff

Mit dem 1. Januar 2017 wurde ein neuer Pflegebedürftigkeitsbegriff eingeführt. Dies war notwendig, da seit Einführung der sozialen Pflegeversicherung vor mehr als 20 Jahren lediglich die Absicherung von somatisch bedingten Einschränkungen (wie z. B. der Körperpflege, der Mobilisation etc.) im Fokus des gesetzlich definierten Pflegebegriffs stand. Seit Anfang des Jahrtausends wurden zwar zunehmend Ergänzungen am Gesetz vorgenommen, die Leistungsansprüche auch für kognitive bedingte Bedarfslagen definierten, die aus einer so genannten »eingeschränkten Alltagskompetenz im Sinne des § 45a SGB XI (vor PSG II)« resultierten. Erst mit Einführung des neuen Pflegebedürftigkeitsbegriffs und des dazugehörigen neuen Pflege-Begutachtungsinstruments wurde jedoch die Bemessung der Leistungsansprüche auf ein und dieselbe Grundlage gestellt – unabhängig davon, ob es sich um somatische oder kognitive Einschränkungen handelt.

Pflegebedürftig im Sinne des XI. Sozialgesetzbuches (SGB XI) sind Personen, die dauerhaft gesundheitlich bedingte Beeinträchtigungen der Selbständigkeit aufweisen und deshalb der Hilfe durch andere bedürfen. Maßgeblich sind dabei Beeinträchtigungen in folgenden sechs Bereichen (siehe § 14 SGB XI):

1. **Mobilität:** z. B. Beeinträchtigungen bei der Fortbewegung innerhalb des Wohnbereichs, beim Treppensteigen, beim Positionswechsel im Bett;

2. **Kognitive und kommunikative Fähigkeiten:** z. B. Beeinträchtigungen bei der örtlichen und zeitlichen Orientierung, beim Erinnern an wesentliche Ereignisse oder Beobachtungen, beim Verstehen von Sachverhalten und Informationen;
3. **Verhaltensweisen und psychische Problemlagen:** z. B. motorisch geprägte Verhaltensauffälligkeiten (Umherwandern), nächtliche Unruhe, physisch aggressives Verhalten gegenüber anderen Personen, verbale Aggression, Wahnvorstellungen, Ängste;
4. **Selbstversorgung:** z. B. Beeinträchtigungen beim Waschen, beim An- und Auskleiden, beim Benutzen einer Toilette sowie beim Essen und Trinken;
5. **Bewältigung von und selbständiger Umgang mit krankheits- oder therapiebedingten Anforderungen und Belastungen:** z. B. Beeinträchtigungen bei der eigenständigen Einnahme von Medikamenten, bei Arztbesuchen, in Bezug auf das Einhalten einer Diät;
6. **Gestaltung des Alltagslebens und sozialer Kontakte:** z. B. Beeinträchtigungen bei der Gestaltung des Tagesablaufs und Anpassung an Veränderungen, beim Sichbeschäftigen.

Je nachdem, wie schwer die Beeinträchtigung der Selbständigkeit ist, erhalten die Pflegebedürftigen heute einen von fünf Pflegegrade: Pflegegrad 1: geringe Beeinträchtigungen der Selbständigkeit oder der Fähigkeiten, Pflegegrad 2: erhebliche Beeinträchtigungen, Pflegegrad 3: schwere Beeinträchtigungen, Pflegegrad 4: schwerste Beeinträchtigungen, Pflegegrad 5: schwerste Beeinträchtigungen mit besonderen Anforderungen an die pflegerische Versorgung (§ 15 Abs. (3) SGB XI).

Die hier dargestellten Ergebnisse beziehen sich auf die Zeit vor dem 1. Januar 2017. Sie reflektieren die Pflegestufen, die unter dem alten somatisch und »minuten«bezogenen Pflegebegriff galten: Personen in der Pflegestufe I (erheblich Pflegebedürftige) benötigen mindestens einmal täglich und für mindestens 45 Minuten Hilfe bei ihrer Köperpflege, Ernährung oder Mobilität. In der Pflegestufe II (Schwerpflegebedürftige) benötigen die Betroffenen mindestens dreimal täglich zu verschiedenen Tageszeiten insgesamt mindestens zwei Stunden Hilfe bei diesen Verrichtungen. In der Pflegestufe III (Schwerstpflegebedürftige) wird von einem mindestens vierstündigen Hilfebedarf rund um die Uhr – auch nachts – ausgegangen. Darüber hinaus müssen alle Personen einen Hilfebedarf auch bei der hauswirtschaftlichen Versorgung aufweisen. Analysen mit Bezug auf die Zeit vor 2017 unterscheiden folglich weiterhin auch zwischen Pflegebedürftigen ohne und mit so genannter eingeschränkter Alltagskompetenz. Der Gesetzgeber hatte im Sinne von Übergangsregeln bis zur Umsetzung des neuen Pflegebedürftigkeitsbegriffs auch für Personen mit demenzbedingten Fähigkeitsstörungen, geistigen Behinderungen oder psychischen Erkrankungen, die dauerhaft zu einer erheblichen Einschränkung der Alltagskompetenz führen, Ansprüche auf Leistungen der Pflegeversicherung eingeführt (§ 45a SGB XI, Stand vor PSG II). Ein Anspruch auf Pflegeleistungen aufgrund von eingeschränkter Alltagskompetenz konnte zusätzlich zu einer Pflegestufe vorliegen. Etwas vereinfacht gesprochen erfasste die Pflegestufe die somatisch orientierten Defizite bei der Köperhygiene, der Ernährung sowie der Mobilität. Die Einstufung als Person mit eingeschränkter Alltagskompetenz zeigte hingegen an, ob die Person darüber hinaus aufgrund von demenzbedingten Fähigkeitsstörungen, geistigen Behinderungen oder psychischen Erkrankungen dauerhaft so beeinträchtigt ist, dass sie zusätzlich einen erheblichen allgemeinen Betreuungsbedarf aufweist.

16.1.2 Datengrundlage

Die Analysen basieren auf der amtlichen Statistik der gesetzlichen Pflegeversicherung sowie auf der Pflegestatistik des Statistischen Bundesamtes. Beide Statistiken sind stichtagsbezogen und stellen damit den Stand am Ende des jeweils ausgewiesenen Jahres dar. Eine Ausnahme ist die Darstellung des Jahres 2017, für das zum Datum des Redaktionsschlusses allein Informationen bis Mitte des Jahres 2017 vorlagen (BMG 2017).

Die amtliche Statistik PG2 »Leistungsempfänger nach Pflegestufen, Altersgruppen und Geschlecht« ist Teil der Geschäfts- und Rechnungsergebnisse der sozialen Pflegeversicherung und

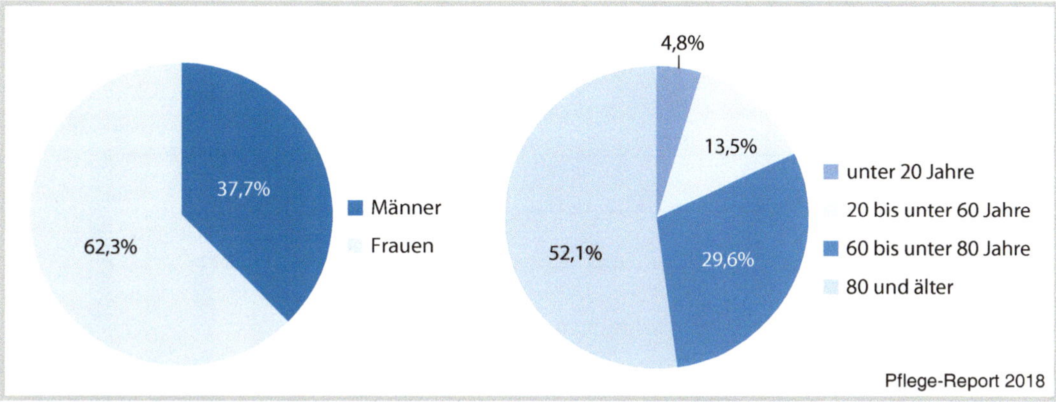

◘ **Abb. 16.1** Überblick zur Pflegebedürftigkeit in Deutschland (1. HJ 2017) (Quelle: Amtliche Statistik PG 2)

umfasst alle gesetzlich versicherten pflegebedürftigen Leistungsempfänger. Sie enthält Informationen über Alter und Geschlecht, die Schwere der Pflegebedürftigkeit (bis ins Jahr 2016 folglich weiterhin Pflegestufen) und über die Pflegesettings der Betroffenen. Auch Personen in Stufe 0, d. h. Personen, die eine vormals im Sinne des SGB XI anerkannte eingeschränkte Alltagskompetenz unterhalb einer Pflegestufe aufwiesen, wurden in den Jahren 2008 bis 2016 in der PG2-Statistik berücksichtigt. Informationen darüber, ob Personen zusätzlich zu einer Pflegestufe eine eingeschränkte Alltagskompetenz aufweisen, wurden jedoch nur für die Berichtsjahre 2015 und 2016 erhoben.

Die Pflegestatistik ist eine wiederkehrende bevölkerungsbezogene Statistik und erfasst damit anders als die PG2 zusätzlich auch privat versicherte Pflegebedürftige. Sie wird seit 1999 alle zwei Jahre erhoben und stellt eine Vollerhebung aller Leistungsempfänger, Leistungsanbieter und des Personals, das im Sinne des SGB XI tätig ist, dar (§ 109 (1) SGB XI, PflegeStatV). Auch in dieser Statistik sind Informationen über Alter und Geschlecht, die Schwere der Pflegebedürftigkeit und über die Pflegesettings der Betroffenen enthalten. Die Pflegestatistik bietet anders als die PG2 die Möglichkeit, Ergebnisse auch nach Regionen zu differenzieren.

16.2 Prävalenz der Pflegebedürftigkeit

16.2.1 Pflegebedürftige nach Alter und Geschlecht

Mitte des Jahres 2017 waren laut amtlicher Statistik der gesetzlichen Pflegeversicherung 3,1 Mio. Personen in Deutschland pflegebedürftig. Rund zwei Drittel (62,3 %) der Pflegebedürftigen sind Frauen (1,9 Mio. Pflegebedürftige). Mehr als die Hälfte der Pflegebedürftigen (52,1 %) ist mindestens 80 Jahre alt (1,6 Mio. Pflegebedürftige). Von Pflegebedürftigkeit sind aber auch Kinder und Jugendliche bis 19 Jahre (150 Tsd. Personen bzw. 4,8 % der Pflegebedürftigen) und weitere Personen unter 60 Jahren (420 Tsd. Personen bzw. 13,5 %) betroffen (◘ Abb. 16.1)

Mit zunehmendem Alter steigt die Wahrscheinlichkeit, pflegebedürftig zu sein, grundsätzlich an (◘ Abb. 16.2). Bei Kindern und Jugendlichen sowie bei Personen im erwerbsfähigen Alter ist rund einer von hundert gesetzlich Krankenversicherten pflegebedürftig. Erst in den höheren Altersgruppen ab 60 Jahre steigt der Anteil der Pflegebedürftigen deutlich an. Sind bei den 60- bis 65-Jährigen nur 2,8 von 100 gesetzlich Krankenversicherten pflegebedürftig, so ist dies bei den 75- bis 79-Jährigen bereits mehr als jeder Zehnte (11,1 %) und bei den 80- bis 84-Jährigen jeder Fünfte (21,4 %) in dieser Altersgruppe. Danach verdoppelt sich die Prävalenzrate nahezu: Bei den 85- bis 89-Jährigen sind 40,2 % und bei den

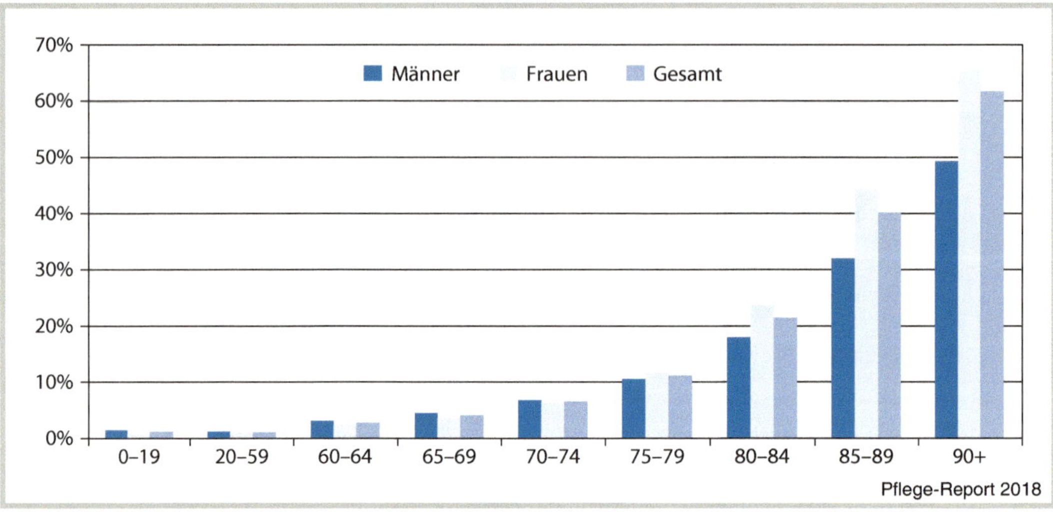

Abb. 16.2 Anteil der Pflegebedürftigen an den gesetzlich Versicherten nach Alter und Geschlecht (1. HJ 2017) (Quelle: Amtliche Statistik PG 2, Amtliche Statistik KM 6)

über 90-Jährigen mit 61,7 % sogar die Mehrzahl der Personen in diesem Alter pflegebedürftig.

Zudem unterscheidet sich die Pflegeprävalenz zwischen Männern und Frauen mit zunehmendem Alter immer stärker (■ Abb. 16.2): Bei Personen im Alter von höchstens 80 Jahren liegt diese noch relativ eng beieinander. In den folgenden Altersgruppen sind die Frauen zunehmend deutlich stärker betroffen: Während z. B. bei den 85- bis 90-jährigen Männern 32,0 % pflegebedürftig sind, gilt dies bei den gleichaltrigen Frauen für 44,5 %. Bei den über 90-jährigen Männern ist schließlich etwa jeder Zweite (49,3 %) betroffen, bei den gleichaltrigen Frauen hingegen sind es beinahe zwei von drei (65,5 %).

16.2.2 Veränderung der Pflegebedürftigkeit im Zeitverlauf

Die Zahl der Pflegebedürftigen ist innerhalb der letzten zehn Jahre deutlich angestiegen: Mitte des Jahres 2017 waren im Durchschnitt 4,3 % der gesetzlich versicherten Bundesbürger pflegebedürftig. Zehn Jahre zuvor (2007) waren dies noch 2,9 %, was einem Anstieg um knapp die Hälfte (48,8 %) entspricht. Bereinigt man die Werte um die fortschreitenden Alterungsprozesse der Gesellschaft und legt für alle Jahre die Alters- und Geschlechtsstruktur

der GKV-Versicherten im Jahr 2017 zugrunde, dann zeigt sich folgendes Bild (■ Abb. 16.3): der Anteil der Pflegebedürftigen ist deutlich schwächer gestiegen und hätte 2007 bereits bei 3,4 % gelegen, was nur noch einen Anstieg um etwas mehr als ein Viertel (27,9 %) bedeutet. Die beobachtete Zunahme der Pflegebedürftigen innerhalb der letzten zehn Jahre geht dementsprechend zu einem großen Anteil auf die Entwicklung der Alters- und Geschlechtsstruktur der Bevölkerung zurück.

Die Veränderungen sind zudem durch die Erweiterung des anspruchsberechtigten Personenkreises zu erklären. Seit Mitte des Jahres 2008 sind Personen, die zwar keinen Hilfebedarf im Sinne der damaligen somatisch ausgerichteten Pflegestufen, dafür aber bei ihrer Alltagsbewältigung aufweisen, ebenfalls leistungsberechtigt. Für diese überwiegend dementiell erkrankten Personen konnten Pflegeheime mit Inkrafttreten des Pflege-Weiterentwicklungsgesetzes zusätzliche Betreuungspersonen einstellen. Ab 2013 erhielten durch das Pflege-Neuausrichtungs-Gesetz dann auch ambulant versorgte Demenzkranke die Möglichkeit, zusätzliches Pflegegeld und Pflegesachleistungen zu beziehen. Bereits 2008 und 2013 wurde die Pflegeversicherung folglich für weitere Personenkreise geöffnet, nämlich für solche, die aufgrund ihrer eher kognitiv ausgerichteten Defizite keinen Hilfebedarf im Sinne der Pfle-

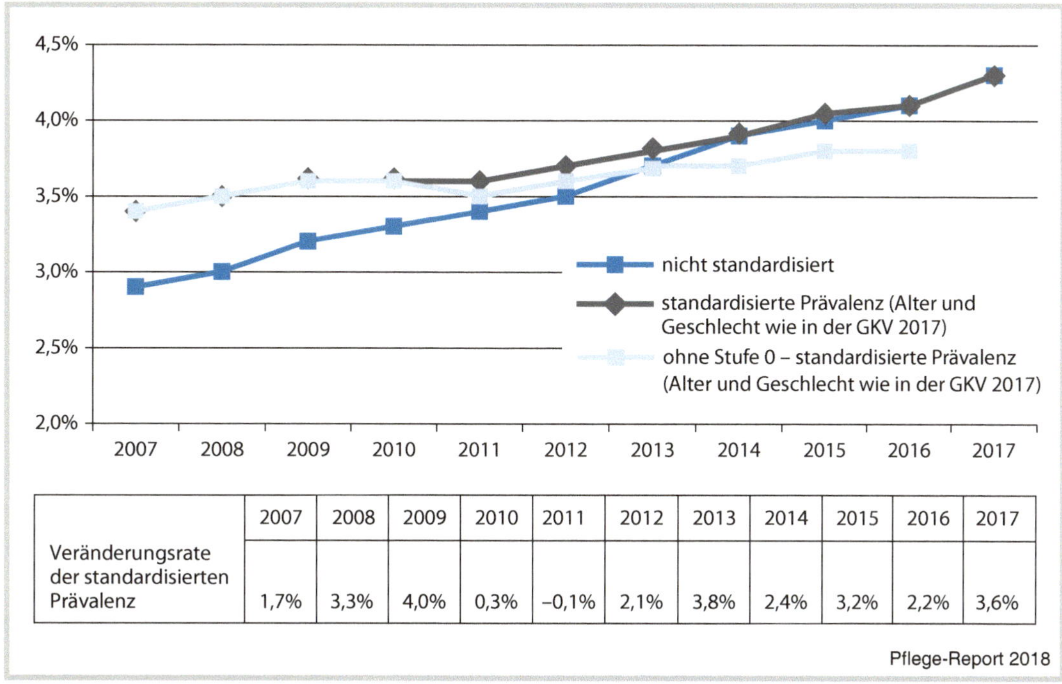

	2007	2008	2009	2010	2011	2012	2013	2014	2015	2016	2017
Veränderungsrate der standardisierten Prävalenz	1,7%	3,3%	4,0%	0,3%	−0,1%	2,1%	3,8%	2,4%	3,2%	2,2%	3,6%

Abb. 16.3 Anteil der Pflegebedürftigen an den gesetzlich Versicherten im Zeitverlauf (2007–1. HJ 2017) (Quelle: Amtliche Statistik PG 2, standardisiert mit der Amtlichen Statistik KM 6)

gestufe I erreichten. Bis zum Jahr 2016 kann man diesen Effekt bereinigen, indem man die aufgrund dieser Leistungsreform hinzugekommenen Pflegebedürftigen – die der so genannten »Pflegestufe 0« – herausrechnet (Abb. 16.3). Der standardisierte Anteil Pflegebedürftiger hätte ohne Personen mit Pflegestufe 0 im Jahr 2016 bei 3,8 % gelegen. Der Anteil der Personen mit Pflegebedarf wäre ohne Ausweitung des anspruchsberechtigten Personenkreises von 2007 bis 2016 somit lediglich um 15 % gestiegen.

Mit Einführung des neuen Pflegebedürftigkeitsbegriffs im Januar 2017 war die Erwartung verbunden, dass der Zugang zu Leistungen der Pflegeversicherung weiter verbessert wird. Abb. 16.3 zeigt, dass sich seit Einführung der neuen fünf Pflegegrade im ersten Halbjahr 2017 der Anteil der Pflegebedürftigen um 3,6 % erhöht hat (bezogen auf Ende 2016). Es zeigen sich folglich ähnliche Veränderungsraten, wie man sie bereits 2009 und/oder 2013 beobachten konnte. Eine abschließende Bewertung der Bedeutung des neuen Pflegebedürftigkeitsbegriffs für die Entwicklung der Zahl der Pflegebedürftigen bleibt insofern abzuwarten.

16.2.3 Schwere der Pflegebedürftigkeit

Abb. 16.4 zeigt die Veränderung der Schwere der Pflegebedürftigkeit vor und nach Einführung des neuen Pflegebedürftigkeitsbegriffs. Bis zur Einführung der neuen Pflegegrade am 01. Januar 2017 wurden bei der Schwere der Pflegebedürftigkeit definitorisch drei Stufen unterschieden. Zu beobachten war eine Abnahme der Pflegeschwere über die vergangenen Jahre, d. h. der Anteil der Personen mit Pflegestufe I war von 53,1 % im Jahr 2007 auf 58,7 % im Jahr 2016 gestiegen, während der Anteil mit Pflegestufe II und III im gleichen Zeitraum gesunken war. Es wäre jedoch zu kurz gegriffen, dies als Abnahme der »Pflegemorbidität« in der Bevölkerung zu interpretieren. Vielmehr ist zu beachten, dass sich die soziodemografischen Determinanten, die Pflegebedürftigkeit bedingen (insbesondere die sozialen Lebenslagen), die Angebote für Pflege im häuslichen Umfeld, aber auch die Information über und die Akzeptanz von Angeboten der Pflegeversicherung über den Betrachtungszeitraum verändert haben werden. Mit Einführung des neuen Pflegebedürf-

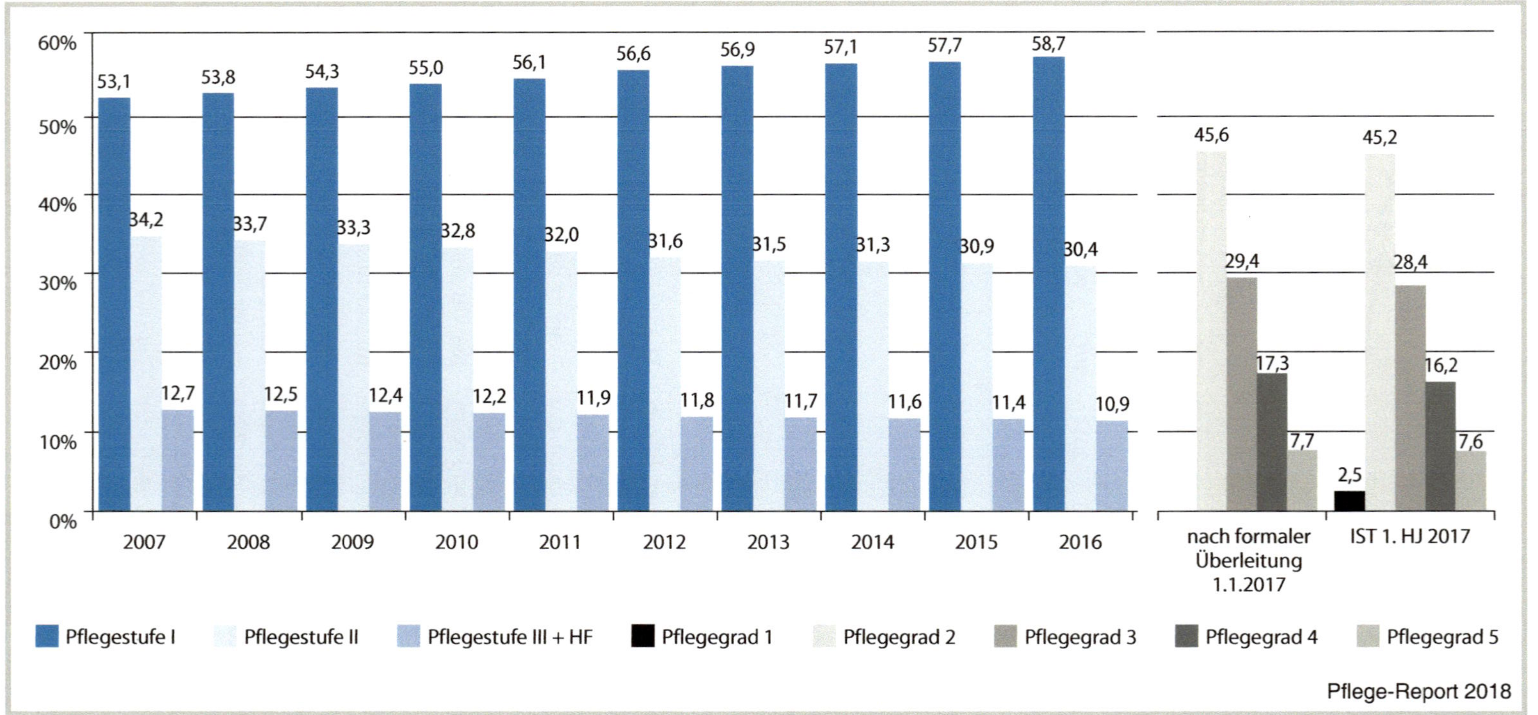

Abb. 16.4 Anteil der Pflegebedürftigen nach Schwere der Pflegebedürftigkeit im Zeitverlauf (2007–1. HJ 2017); Personen mit ausschließlich eingeschränkter Alltagskompetenz (Pflegestufe 0) sind nicht berücksichtigt (bis 2016) (Quelle: Amtliche Statistik der PG 2)

tigkeitsbegriffs erfolgte ein »Datenbruch«, der eine Fortschreibung dieses Trends erst einmal beendet.

Mit Einführung des neuen Pflegebedürftigkeitsbegriffs werden mit Blick auf die Schwere der Pflegebedürftigkeit fünf Pflegegrade unterschieden. Mitte des Jahres 2017 hatten laut amtlicher Statistik PG2 2,5 % der Pflegebedürftigen »geringe Beeinträchtigungen der Selbständigkeit oder der Fähigkeiten« (Pflegegrad 1), 45,2 % »erhebliche Beeinträchtigungen« (Pflegegrad 2) und 28,4 % »schwere Beeinträchtigungen« (Pflegegrad 3). Ein weiteres Viertel (23,8 %) der Pflegebedürftigen hatte »schwerste Beeinträchtigungen« (Pflegegrad 4 und 5) und 7,6 % »besondere Anforderungen an die pflegerische Versorgung« (Pflegegrad 5) (◘ Abb. 16.4).

Der Übergang von Pflegestufen auf Pflegegrade erfolgte im Rahmen einer durch den Gesetzgeber vorgegebenen formalen Überleitung (§ 140 Abs. 2 SGB XI). Pflegebedürftige, die ausschließlich einer Pflegestufe zugeordnet waren, wurden mit dem Jahreswechsel 2016/2017 automatisch in den nächsthöheren Pflegegrad überführt (»einfacher Stufensprung«). Personen, die darüber hinaus zusätzlich zur Pflegestufe auch eine eingeschränkte Alltagskompetenz aufwiesen, wurden hingegen zwei Pflegegrade höher eingruppiert (»doppelter Stufensprung«). Hatte ein Betroffener beispielsweise ausschließlich die Pflegestufe I, so erhielt er ab dem 1.1.2017 den Pflegegrad 2. Personen, die neben der Pflegestufe eine anerkannte eingeschränkte Alltagskompetenz hatten, wurden dem Pflegegrad 3 zugeordnet.

◘ Abb. 16.4 zeigt die Verteilung der Pflegegrade nach Überleitung. Der Pflegegrad 1 kann bei der formalen Überleitung qua Definition nicht besetzt sein. Die durch den Gesetzgeber definierte Überleitung ist als pragmatische Lösung des Übergangs vom alten zum neuen Pflegebedürftigkeitsbegriff zu verstehen. Tatsächlich hätten bei faktischer Neubegutachtung nicht alle Pflegebedürftigen einen solchen einfachen oder doppelten Stufensprung absolviert. Empirische Ergebnisse zu den tatsächlich zu erwartenden Übergängen zwischen Pflegestufe und Pflegegrad aus Modellprojekten (Kimmel et al. 2015; Rothgang et al. 2015) wurden in den entsprechenden Endberichten leider nicht publiziert. Damit wurde versäumt, Transparenz über die Entwicklung der Pflegegradestruktur zu schaffen. Es ist

davon auszugehen, dass die formale Überleitung – in der Gesamtschau aller Betroffenen – eher »großzügig« angesetzt war (Rothgang und Kalwitzki 2015). Dies bedeutet, dass die in ◘ Abb. 16.4 dargestellte Schwere der Pflegebedürftigkeit zwar aus leistungsrechtlicher Sicht korrekt ist (d. h. die Zahl der Personen, die Leistungen je Pflegegrad beziehen, korrekt dargestellt ist), dies aber nicht der heutigen »Pflegemorbidität« (d. h. der Beeinträchtigung der Selbständigkeit in den sechs Bereichen, die sich aufgrund der Begutachtung dahinter verbirgt; ▶ Abschn. 16.1.1) entspricht. Dies ist für die Interpretation der Beobachtung des weiteren Verlaufs der Pflegeschwere von großer Bedeutung. Vergleicht man die Ergebnisse der formalen Überleitung und der tatsächlich Mitte des Jahres 2017 vorliegenden Einstufungsstruktur, wie sie in ◘ Abb. 16.4 dargestellt ist, so sieht man bereits einen leichten Rückgang der Pflegeschwere. Die Annäherung der heutigen – durch die formale Überleitung bestimmte – Pflegegradestruktur an die »tatsächliche« wird aber erst abgeschlossen sein, wenn alle Personen, die bereits am 31. Dezember 2016 pflegebedürftig waren, verstorben sind oder eine höhere Einstufung erhalten haben. (Eine Zurückstufung bei Wiederholungsprüfung wurde für diese Personengruppe durch § 140 Abs. 3 SGB XI ausgeschlossen.) Aufgrund der langjährigen Verweildauer in der Pflegebedürftigkeit (siehe Schwinger et al. 2017) wird dieser »Austauschprozess« noch lange nicht abgeschlossen sein.

16.2.4 Schwere der Pflegebedürftigkeit nach Versorgungsform

Die Pflegeschwere unterscheidet sich deutlich zwischen den Versorgungsbereichen ambulant und stationär (◘ Abb. 16.5). Während in der ambulanten Pflege mehr als die Hälfte (52,0 %) der Pflegebedürftigen einen Pflegegrad 2 haben, trifft dies in vollstationären Pflegeheimen lediglich auf jeden vierten Bewohner (24,7 %) zu. Ferner sind Pflegegrad 4 mit 28,6 % und Pflegegrad 5 mit 16,5 % im vollstationären Setting deutlich überproportional besetzt.

Vor Einführung des neuen Pflegebedürftigkeitsbegriffs zeigten sich auch bezogen auf die Pflegestufen und das Vorliegen einer eingeschränkten

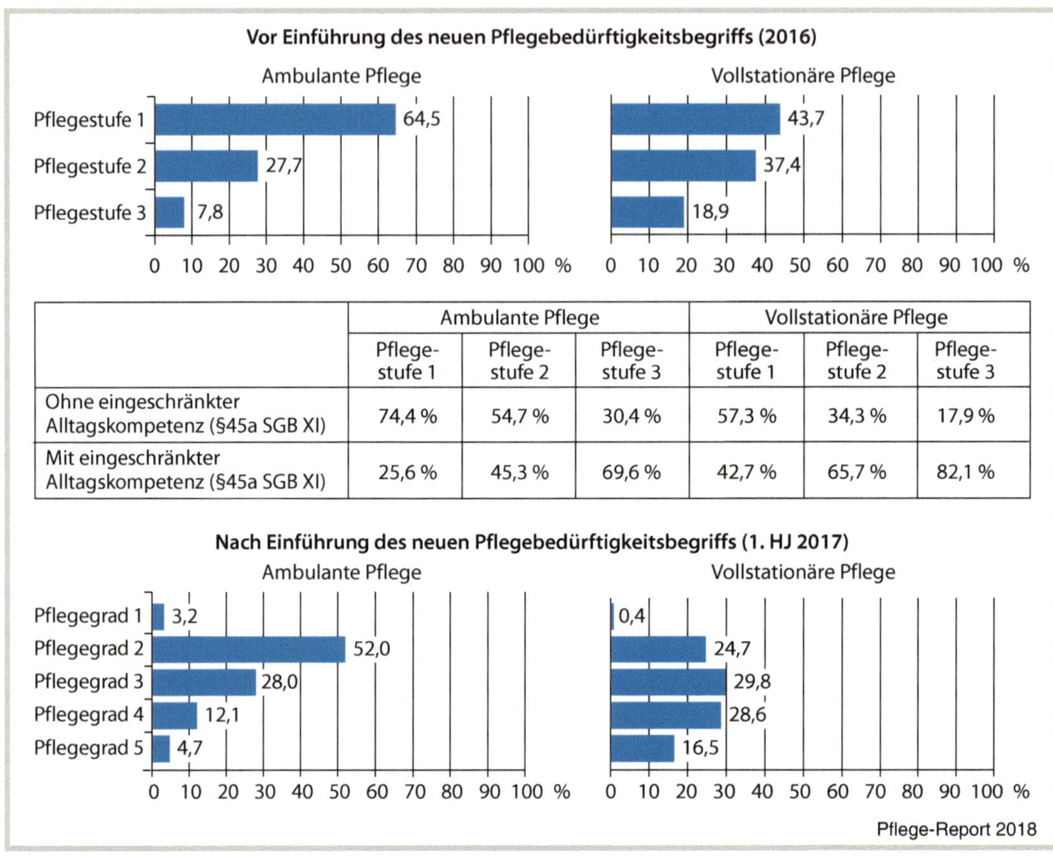

	Ambulante Pflege			Vollstationäre Pflege		
	Pflege-stufe 1	Pflege-stufe 2	Pflege-stufe 3	Pflege-stufe 1	Pflege-stufe 2	Pflege-stufe 3
Ohne eingeschränkter Alltagskompetenz (§45a SGB XI)	74,4 %	54,7 %	30,4 %	57,3 %	34,3 %	17,9 %
Mit eingeschränkter Alltagskompetenz (§45a SGB XI)	25,6 %	45,3 %	69,6 %	42,7 %	65,7 %	82,1 %

Abb. 16.5 Anteil der Pflegebedürftigen nach Schwere der Pflegebedürftigkeit innerhalb der Versorgungsform (1. HJ 2017) (Quelle: Amtliche Statistik PG 2)

Alltagskompetenz erhebliche Unterschiede zwischen den Versorgungsbereichen ambulant und stationär. Im Jahr 2016 hatten im häuslichen Kontext mehr als zwei Drittel der Pflegebedürftigen (64,5 %) einen Unterstützungsbedarf in Höhe der Pflegestufe I, im stationären Setting mit 43,7 % jedoch nur etwas weniger als die Hälfte. Die Pflegestufe III hingegen war im vollstationären Kontext mit 18,9 % mehr als doppelt so oft besetzt wie im ambulanten mit 7,8 %. Auch der Anteil von Personen mit eingeschränkter Alltagskompetenz war im stationären Kontext deutlich höher. In der Stufe I waren 42,7 %, in Pflegestufe II zwei Drittel (65,6 %) und in der Stufe III 82,1 % betroffen. Im ambulanten Versorgungskontext hingegen waren in Stufe I lediglich jeder Vierte (25,6 %), in Stufe II fast die Hälfte (45,3 %) und in Stufe III 69,6 % der Pflegebedürftigen kognitiv eingeschränkt (**Abb. 16.5).

**Abb. 16.6 zeigt analog die Verteilung der Pflegeschwere in den Settings. Man sieht, dass 96,2 % der Personen mit Pflegegrad 1 im häuslichen Umfeld betreut werden, ebenso 86,3 % aller Personen mit Pflegegrad 2 und 73,8 % aller mit Pflegegrad 3. Erst ab Pflegegrad 4 nähert sich der Anteil von Personen zwischen ambulanter bzw. stationärer Pflege an (55,8 % ambulant zu 44,2 % stationär). Personen, die »schwerste Beeinträchtigungen mit besonderen Anforderungen an die pflegerische Versorgung« (Pflegegrad 5) aufweisen, werden überwiegend (54,0 %) in vollstationärer Pflege betreut.

Vor Einführung des neuen Pflegebedürftigkeitsbegriffs stellte sich dies wie folgt dar (**Abb. 16.6): 79,0 % der Personen mit Pflegestufe I wurden häuslich versorgt, 21,0 % vollstationär. Von den häuslich Versorgten der Pflegestufe I hatten 25,6 % zusätzlich eine eingeschränkte Alltagskompetenz, bei den

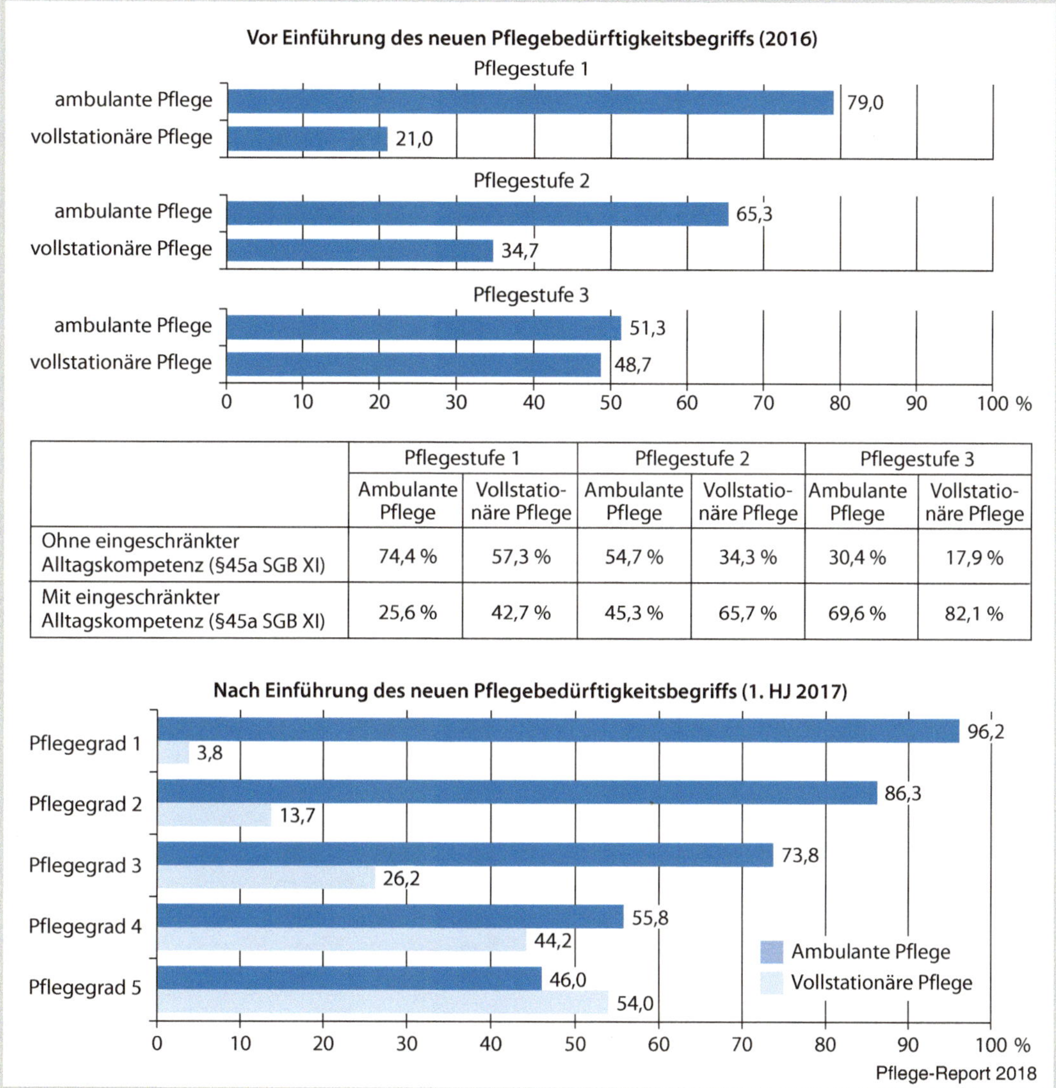

	Pflegestufe 1		Pflegestufe 2		Pflegestufe 3	
	Ambulante Pflege	Vollstationäre Pflege	Ambulante Pflege	Vollstationäre Pflege	Ambulante Pflege	Vollstationäre Pflege
Ohne eingeschränkter Alltagskompetenz (§45a SGB XI)	74,4 %	57,3 %	54,7 %	34,3 %	30,4 %	17,9 %
Mit eingeschränkter Alltagskompetenz (§45a SGB XI)	25,6 %	42,7 %	45,3 %	65,7 %	69,6 %	82,1 %

Abb. 16.6 Anteil der Pflegebedürftigen nach Versorgungsform innerhalb der Schwere der Pflegebedürftigkeit (1. HJ 2017) (Quelle: Amtliche Statistik PG 2)

stationär Versorgten waren es 42,7 %. In der Pflegestufe II lebten rund zwei von drei Pflegebedürftigen (65,3 %) in der eigenen Häuslichkeit, der Anteil Personen mit eingeschränkter Alltagskompetenz (i. d. R. Demenzkranke) betrug mit 45,3 % fast die Hälfte. Personen mit Pflegestufe III wurden genauso häufig ambulant wie stationär versorgt. Die Mehrzahl der Pflegebedürftigen mit Stufe III – 69,6 % ambulant und 82,1 % stationär – hatten zudem demenzbedingte Alltagseinschränkungen.

16.3 Versorgungsformen bei Pflegebedürftigkeit nach Regionen

16.3.1 Pflegeprävalenz nach Region

Neben der amtlichen Statistik der gesetzlichen Pflegeversicherung liefert auch die Pflegestatistik – zeitlich jedoch verzögert – Informationen über den Stand der Pflegebedürftigkeit in Deutschland. Während die Pflegeprävalenz bezogen auf die gesetzlich

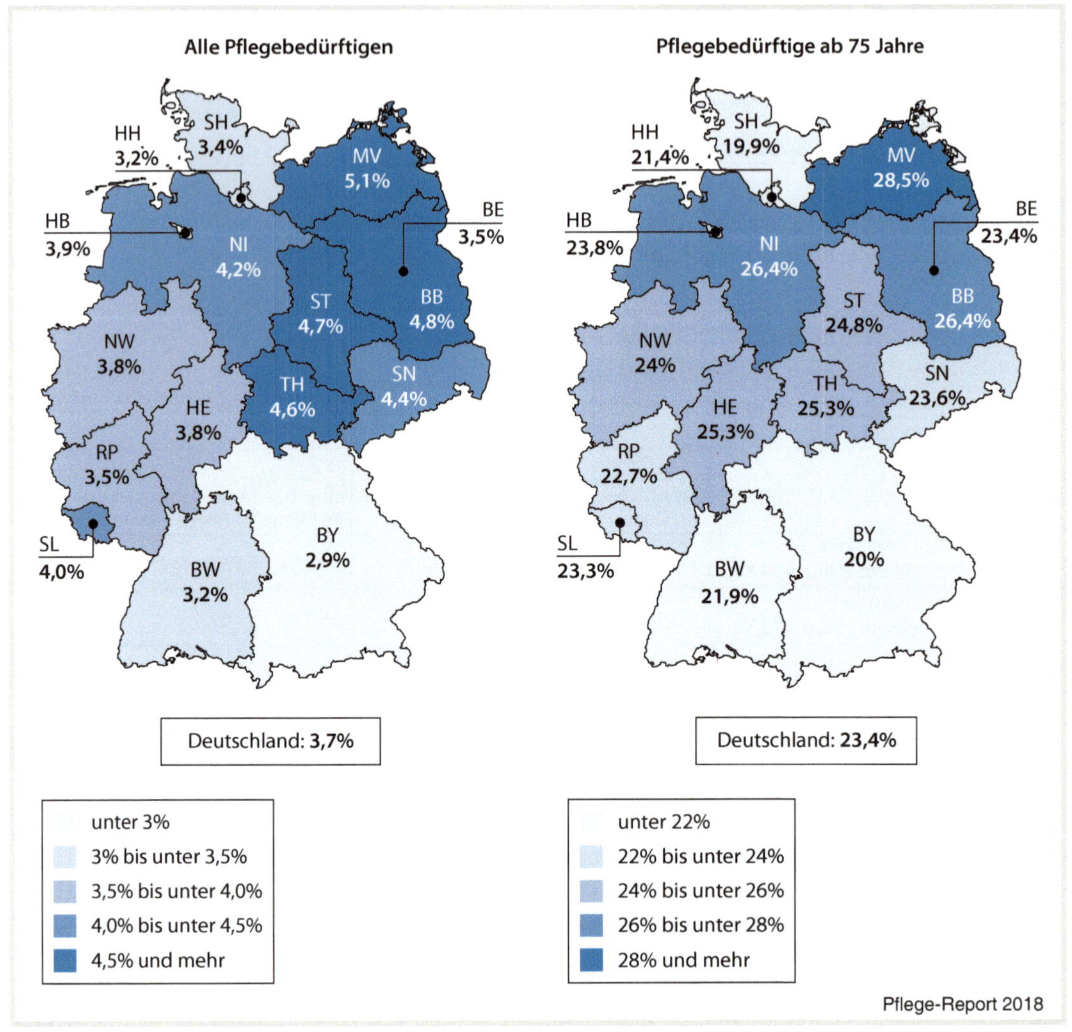

◻ Abb. 16.7 Anteil der Pflegebedürftigen nach Bundesländern (2015) (Quelle: Pflegestatistik 2015 [Statistisches Bundesamt 2017])

Versicherten Ende des Jahres 2015 bei 4,0 % lag, weist die bevölkerungsbezogene Pflegestatistik einen etwas geringeren Anteil von 3,7 % aus. Gleichzeitig differenziert die Pflegestatistik nach Regionen und macht deutlich, dass der Anteil Pflegebedürftiger regional stark schwankt: So sind in Bayern nur 2,9 %, in Mecklenburg-Vorpommern dagegen 5,1 % der Bevölkerung auf Pflegeleistungen angewiesen (◻ Abb. 16.7 links). Betrachtet man die Bevölkerung ab 75 Jahre – in diesem Alter ist im Durchschnitt bereits fast jeder vierte (23,4 %) Bundesbürger pflegebedürftig –, nähern sich die Pflegeprävalenzen

zwar an. Letztlich zeigt sich aber ein ähnliches Bild: Bundesländer wie Mecklenburg-Vorpommern, Brandenburg und Niedersachen haben weiterhin deutlich überdurchschnittlich mehr Pflegebedürftige, Bundesländer wie Bayern und Schleswig-Holstein deutlich weniger bezogen auf die Bevölkerung ab 75 Jahre (◻ Abb. 16.7 rechts).

Blickt man kleinräumiger auf Kreisebene, zeigt sich, dass innerhalb der Bundesländer eher eine geringe Varianz der Prävalenz auftritt. Ausnahmen stellen etwa die Bundesländer Niedersachsen und Nordrhein-Westfalen dar (◻ Abb. 16.8).

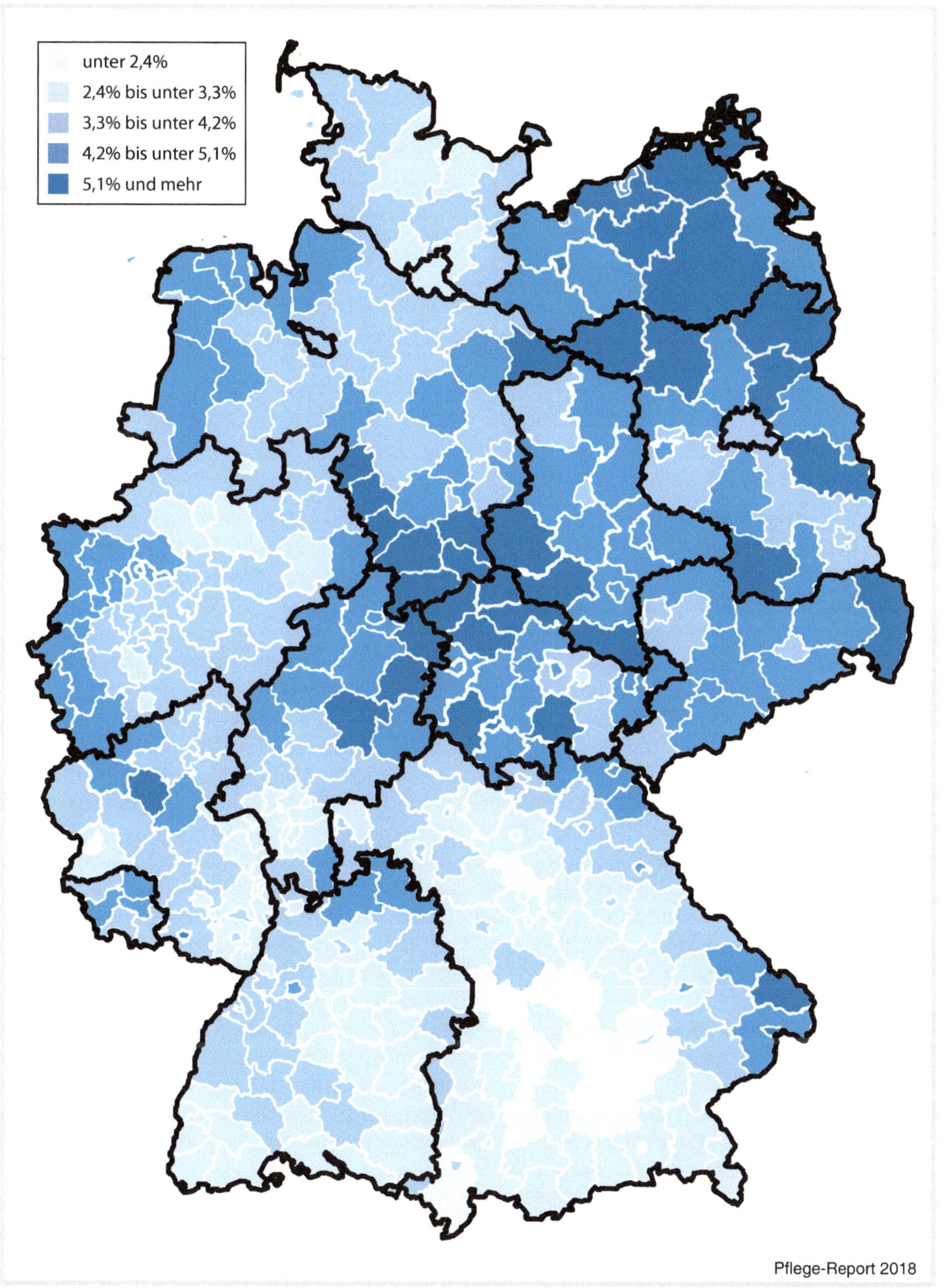

Abb. 16.8 Anteil der Pflegebedürftigen nach Kreisen (2015) (Quelle: Pflegestatistik 2015 [Statistisches Bundesamt 2017])

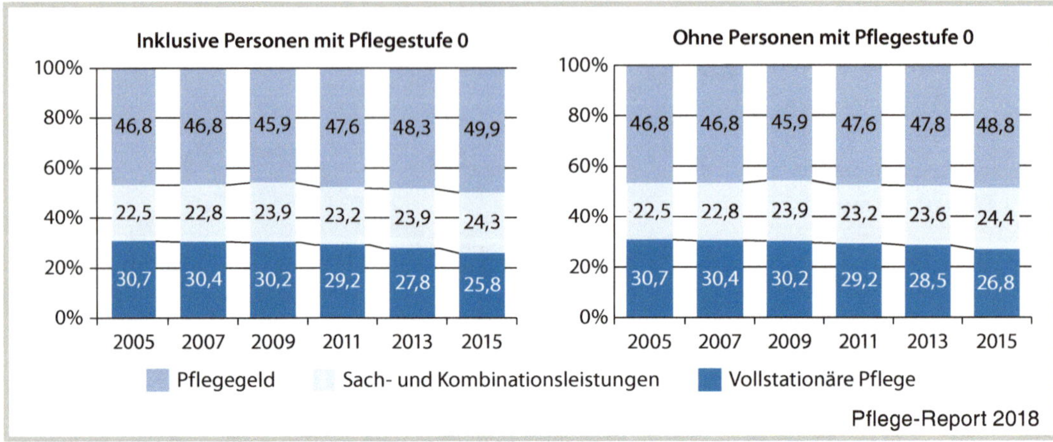

☐ Abb. 16.9 Anteil Pflegebedürftiger nach Versorgungsform im Zeitverlauf (2005–2015) (Quelle: Pflegestatistik 2005-2015 [Statistisches Bundesamt 2007–2017])

16.3.2 Versorgungsformen im Zeitverlauf

Laut Pflegestatistik wurden Ende des Jahres 2015 die Hälfte (49,9 %) der Pflegebedürftigen allein durch Angehörige versorgt, d. h. die Betroffen bezogen ausschließlich Pflegegeld (im Sinne des § 37 SGB XI). Ein weiteres Viertel (24,3 %) wurde ebenfalls in der häuslichen Umgebung gepflegt, nahm jedoch unterstützend Leistungen von Pflegediensten in Anspruch (Sach- oder Kombinationsleistung im Sinne des § 36 bzw. 38 SGB XI). Damit wurde 2015 lediglich jeder vierte Pflegebedürftige (25,8 %) in einem stationären Pflegeheim versorgt. Zehn Jahre zuvor (2005) belief sich dieser Anteil auf 30,7 %, was eine Abnahme von vollstationär versorgten Pflegebedürftigen bis 2015 um 16,2 % bedeutet (☐ Abb. 16.9).

Die Veränderung des Versorgungsmixes ist wiederum zu einem Teil durch das Hinzukommen von Personen mit der Pflegestufe 0 zu erklären, welche die Pflegestatistik seit 2013 erfasst. Lässt man die Personengruppe bei der Darstellung außen vor, so zeigt sich, dass der Anteil von Pflegebedürftigen in Pflegeheimen bei 26,8 % (anstatt bei 25,8 %), der Anteil der allein mithilfe von Pflegegeld gepflegten Personen bei 48,8 % (anstatt bei 49,9 %) liegt. Personen, die Anspruch auf eine Pflegestufe 0 hatten, wurden folglich überwiegend allein durch Angehörige betreut. Die Versorgung im vollstationären

Sektor ist damit laut Pflegestatistik auch ohne Berücksichtigung dieser Personengruppen mit 13 % deutlich rückläufig (☐ Abb. 16.9).

16.3.3 Versorgungsformen nach Alter und Geschlecht

☐ Abb. 16.10 veranschaulicht, dass die Versorgungsformen alters- und geschlechtsspezifisch sehr unterschiedlich sind. Kinder und Jugendliche werden nahezu immer durch Angehörige versorgt. Bei den Personen im Alter von 20 bis 59 Jahren trifft dies auf 71,2 % bei den Männern und 72,4 % bei den Frauen zu. Auch Pflegebedürftige zwischen 60 und 80 Jahren sind noch überwiegend in der eigenen Häuslichkeit. Während der Anteil mit vollstationärer Pflege bei den Männern mit rund 22 % in den Altersgruppen zwischen 60 und 80 Jahre stabil bleibt, steigt dieser bei den Frauen in diesem Alterssegment etwas an und liegt bei den 75- bis 79-Jährigen bei 24,5 %. Dieser Trend setzt sich in der Gruppe der 80- bis 84-Jährigen fort. In der zehnten Lebensdekade werden 44,5 % der pflegebedürftigen Frauen und 31,7 % der pflegebedürftigen Männer vollstationär versorgt. Während in den jüngeren Jahren (bis zur Altersgruppe 65 bis 69 Jahre) demzufolge Männer deutlich häufiger als Frauen im Pflegeheim leben, kehrt sich dieses Verhältnis ab einem Alter von 70 Jahren um.

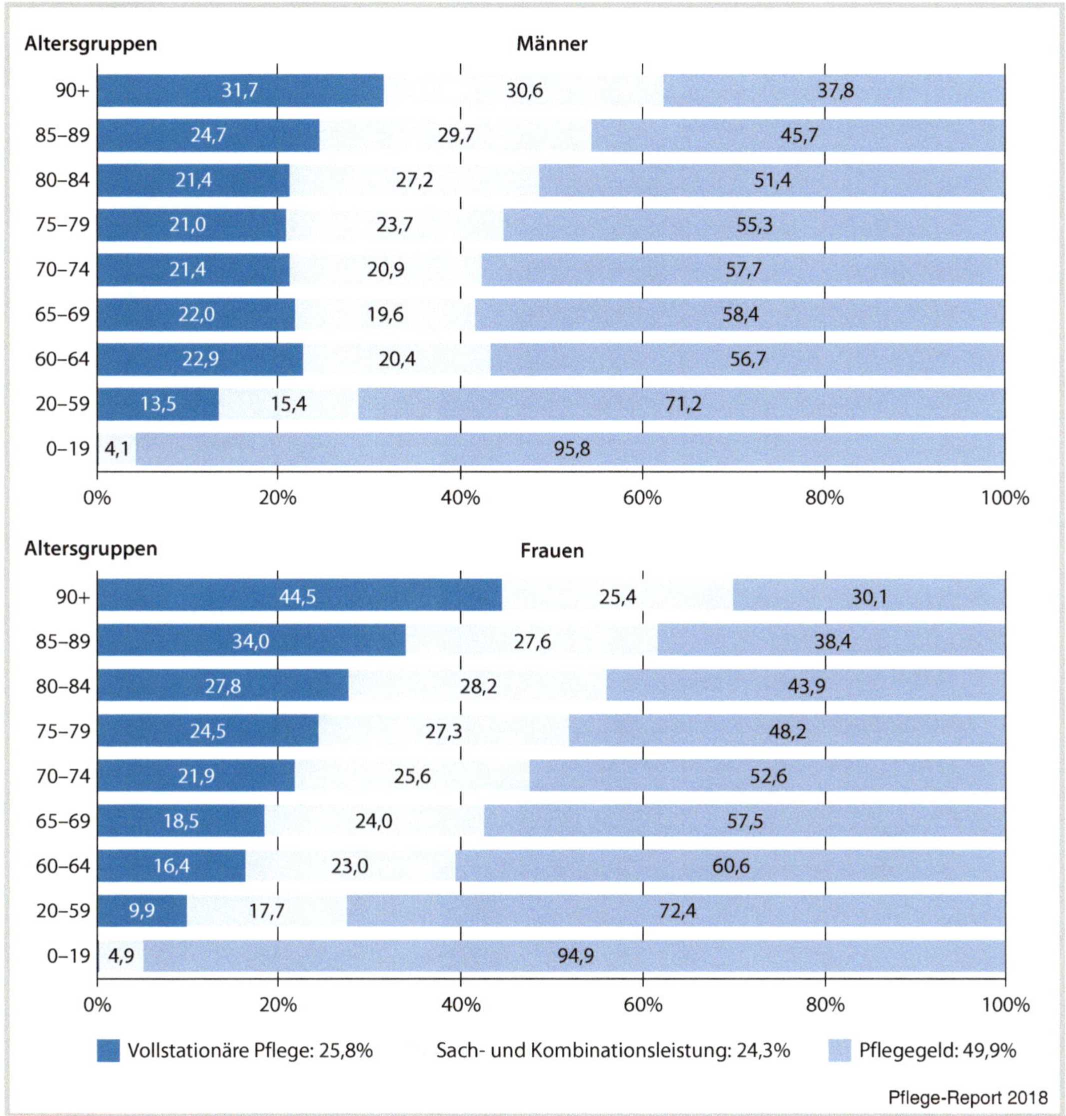

Abb. 16.10 Anteil Pflegebedürftiger nach Versorgungsform, Alter und Geschlecht (2015) (Quelle: Pflegestatistik 2015 [Statistisches Bundesamt 2017])

Betrachtet man die Geschlechtsunterschiede je Versorgungsform und Altersgruppe, so zeigt sich folgendes Bild (■ Abb. 16.11): Da insgesamt deutlich mehr Frauen als Männer pflegebedürftig sind (siehe auch ■ Abb. 16.1), überwiegt deren Anteil je Versorgungsbereich. Anschaulich wird aber, dass in allen Versorgungsbereichen in den unteren Lebensdekaden bis 60 Jahre der Anteil der Pflegebedürfti-gen männlichen Geschlechts höher ist. Bezogen auf die jeweilige Versorgungsform zeigt sich ferner, dass pflegebedürftige Männer bis zu einem Alter von 70 Jahren häufiger im Heim, über 70-Jährige häufiger in der eigenen Häuslichkeit gepflegt werden. Deutlich wird in ■ Abb. 16.11 zudem, dass in Pflegeheimen die älteren Jahrgänge überwiegend weiblich sind.

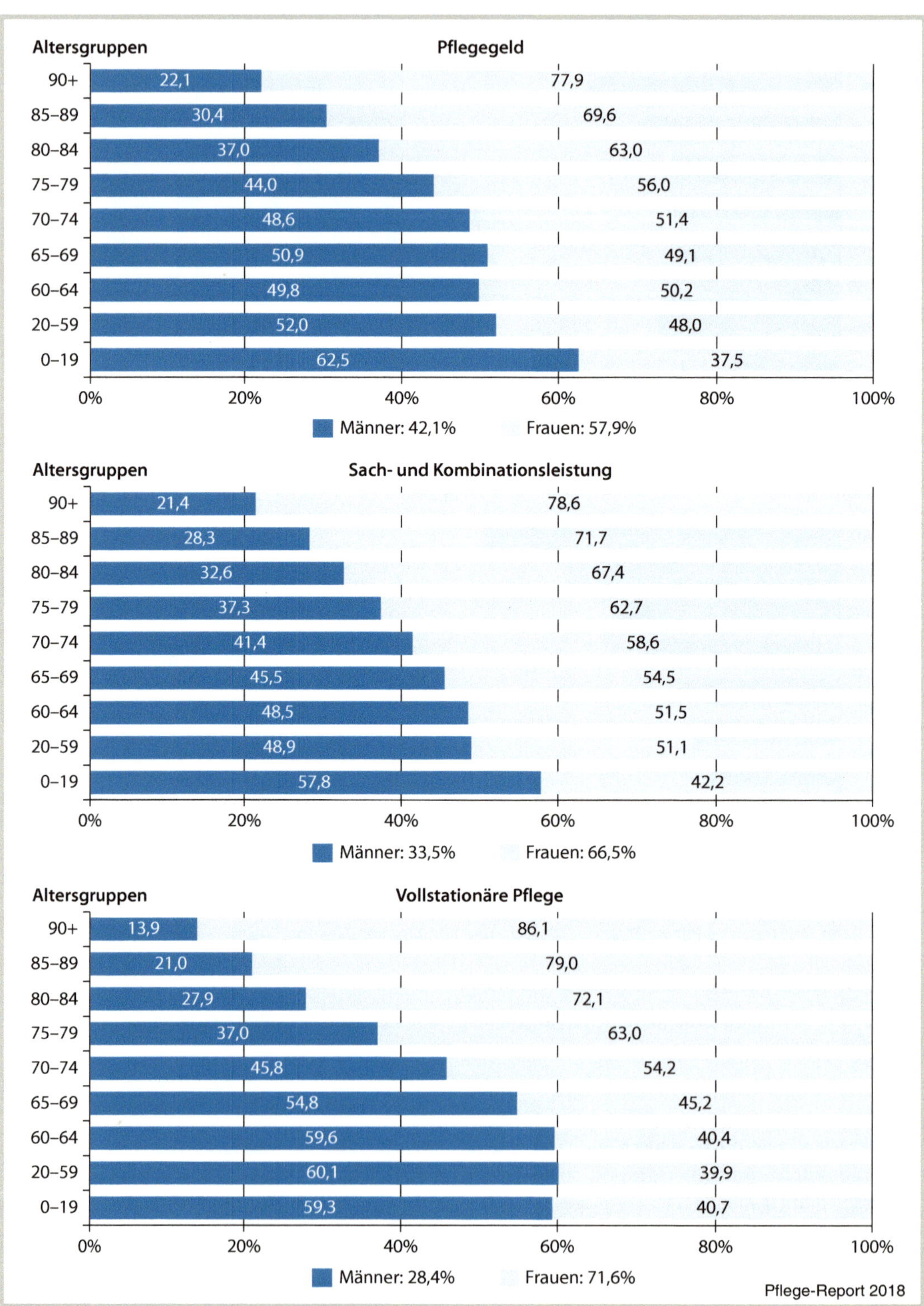

◘ Abb. 16.11 Anteil der Pflegebedürftigen nach Alter und Geschlecht innerhalb der Versorgungsformen (2015) (Quelle: Pflegestatistik 2015 [Statistisches Bundesamt 2017])

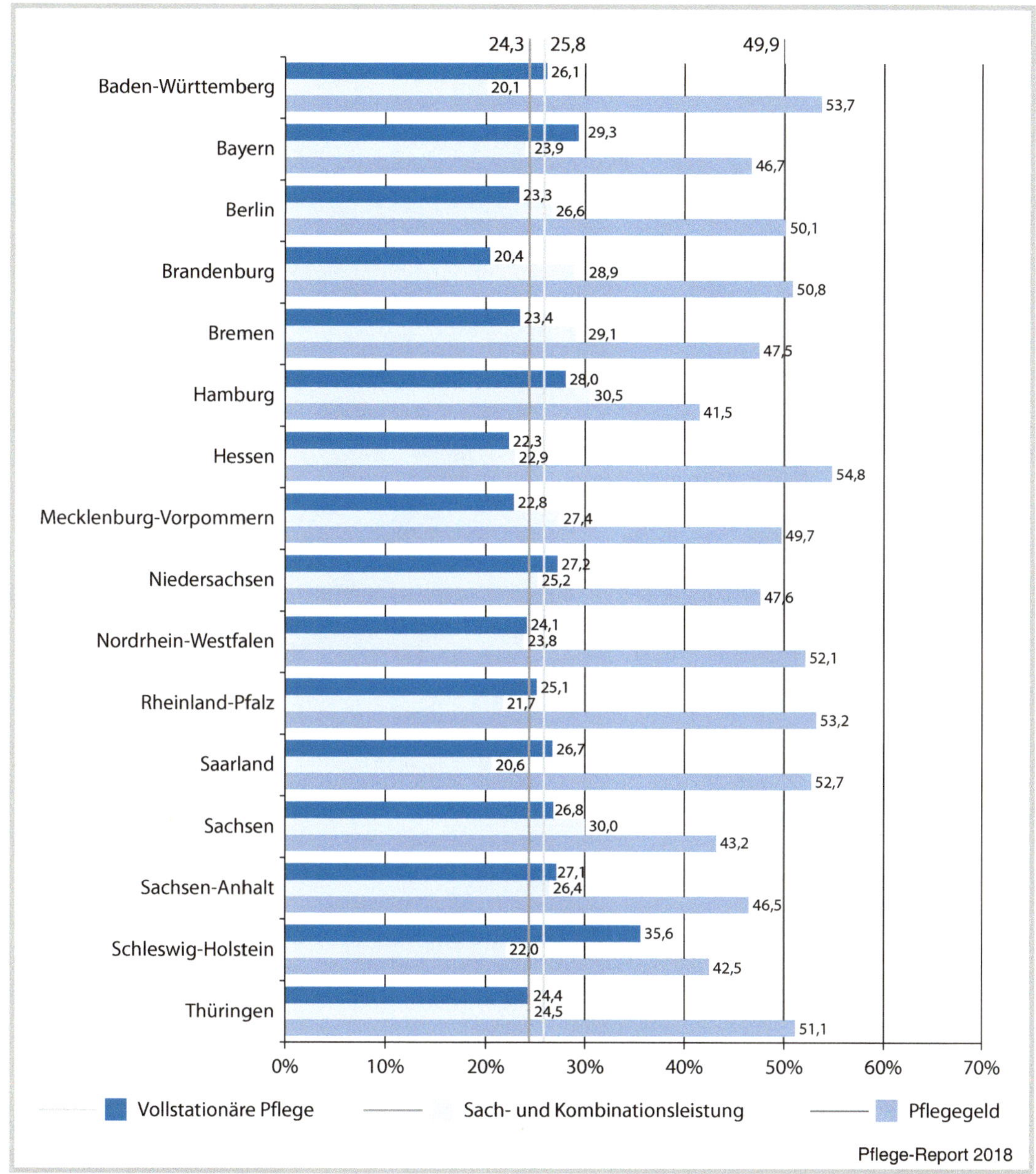

Abb. 16.12 Anteil der Pflegebedürftigen nach Versorgungsform und Bundesland (2015) (Quelle: Pflegestatistik 2015 [Statistisches Bundesamt 2017])

16.3.4 Versorgungsformen nach Region

Die Versorgungsformen variieren regional erheblich. **Abb. 16.12** zeigt die jeweiligen Anteile je Bundesland. Der Anteil der Personen, die ausschließlich Pflegegeld beziehen, schwankt laut Pflegestatistik zwischen 41,5 % in Hamburg und 54,8 % in Hessen. Personen, die häuslich betreut werden, aber entweder ausschließlich oder zusätzlich zum Pflegegeld einen ambulanten Pflegedienst in Anspruch nehmen (Sach- und Kombinationsleistungen), sind mit 20,1 % in Baden-Württemberg am seltensten und

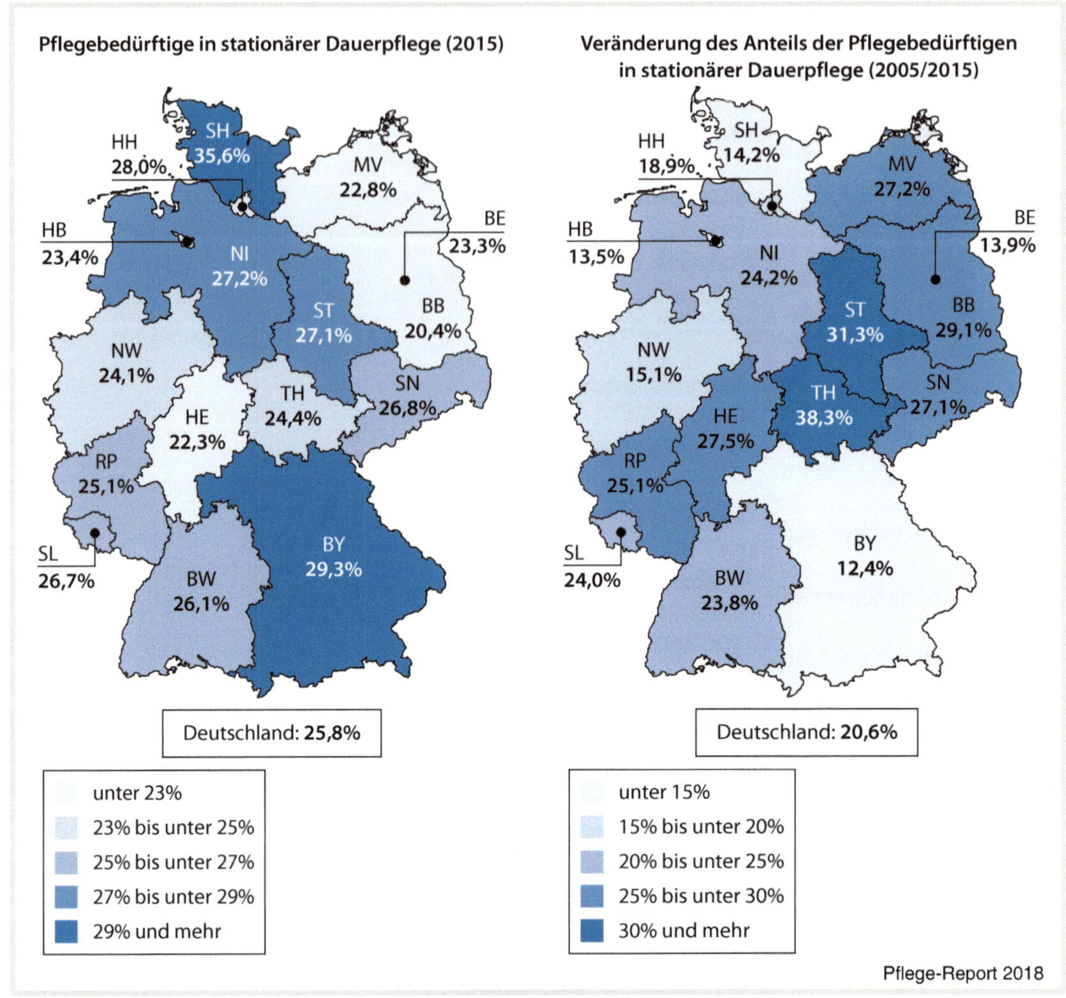

■ **Abb. 16.13** Anteil und Veränderung der Pflegebedürftigen in stationärer Dauerpflege nach Bundesländern (2015) (Quelle: Pflegestatistik 2005/2015 [Statistisches Bundesamt 2015/2017])

mit 30,5 bzw. 30,0 % in Hamburg und Sachsen am häufigsten. Der Anteil Pflegebedürftiger in vollstationärer Betreuung variiert von 20,4 % in Brandenburg bis hin zu 35,6 % in Schleswig Holstein. Im bundesweiten Durchschnitt beläuft sich dieser Wert auf 25,8 % (■ Abb. 16.13 links). Die kleinräumige Betrachtung nach Kreisen zeigt, dass die Quoten innerhalb der Bundesländer jedoch stark schwanken können (■ Abb. 16.14).

■ Abb. 16.13 (rechts) visualisiert die unterschiedlichen Pflegeheimquoten und diesbezüglichen Veränderungsraten innerhalb der letzten zehn Jahre noch einmal kartografisch. Die erheblichen Anstiege in Ostdeutschland werden sichtbar: Der höchste Anstieg ist in Thüringen mit 38,3 % zu beobachten, gefolgt von Sachsen-Anhalt mit 31,3 %.

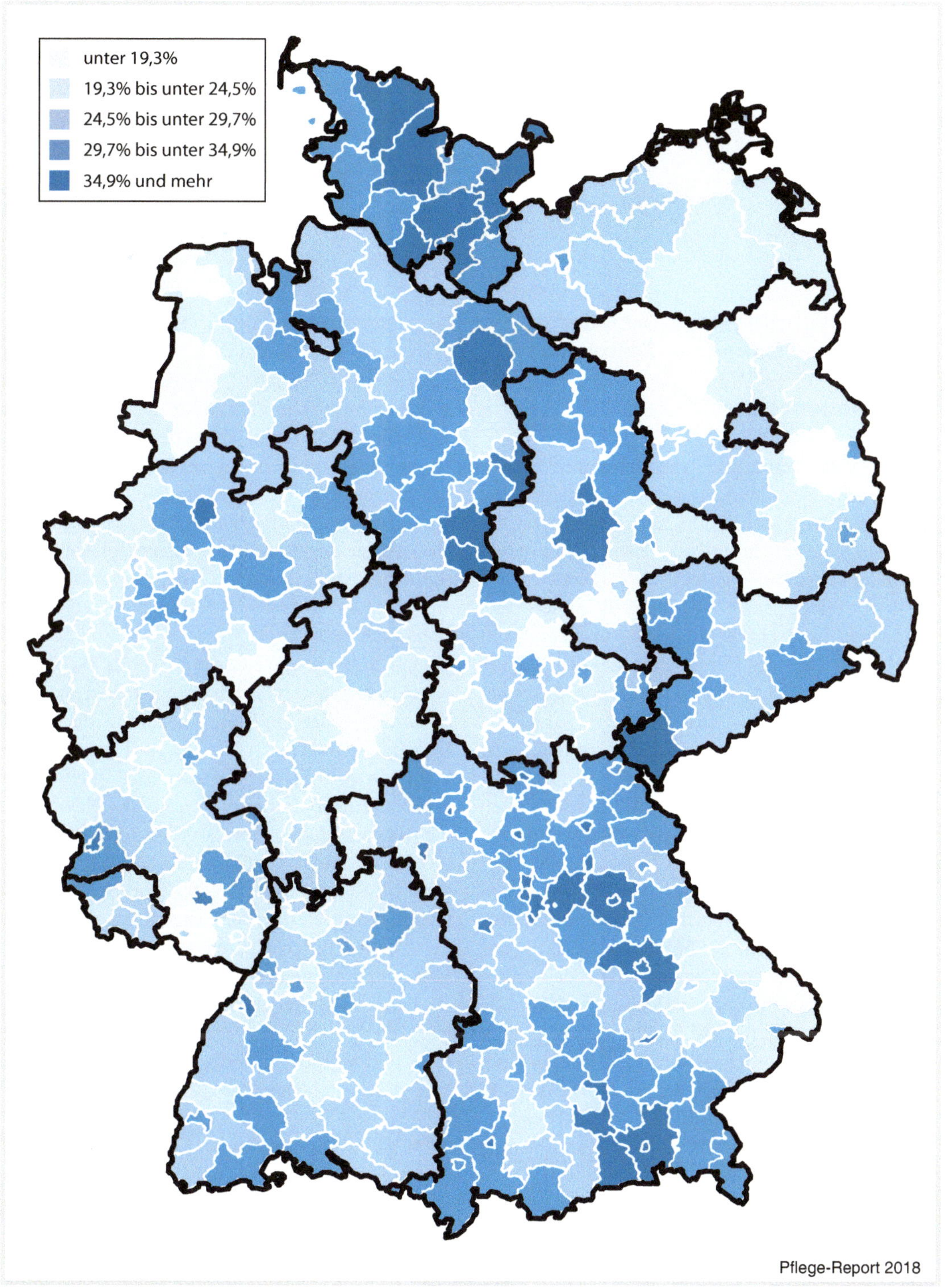

◻ Abb. 16.14 Anteil der Pflegebedürftigen in stationärer Dauerpflege nach Kreisen (2015); Personen mit ausschließlich eingeschränkter Alltagskompetenz (Pflegestufe 0) sind nicht berücksichtigt (Quelle: Pflegestatistik 2015 [Statistisches Bundesamt 2017])

◘ Tab. 16.1 Anzahl ambulanter Pflegedienste und Heime (2005/2015)

	2005	2015	Veränderung
Anzahl ambulanter Pflegedienste	10.997	12.791	16,5 %
Anzahl Pflegeheime	10.347	13.397	29,5 %
Gesamt	21.324	26.188	22,8 %

Quelle: Pflegestatistik 2005/2015 (Statistisches Bundesamt 2007/2017)

Pflege-Report 2018

16.4 Versorgungstrukturen der Langzeitpflege in Deutschland

16.4.1 Angebotsstrukturen

Rund 26.200 ambulante und stationäre Pflegedienste und -einrichtungen erfasste das Statistische Bundesamt zum Jahresende 2015 im Rahmen der Erhebung der Pflegestatistik. Zehn Jahre zuvor waren es knapp ein Fünftel (18,6 %) weniger. Die Zahl der Pflegedienste ist innerhalb dieses Zeitraums von rund 11.000 auf 13.000 und somit um 16,5 %, die Zahl der Pflegeheime deutlich stärker von 10.300 auf 13.400, d. h. um 29,5 % gestiegen (◘ Tab. 16.1).

Nur eine Minderheit der Pflegeinfrastruktur ist in öffentlicher Hand (1,4 % der ambulanten Dienste, 4,8 % der Heime). Die Mehrzahl der ambulanten Dienste (67,8 %) wird durch private Anbieter betrieben, 30,8 % durch freigemeinnützige. Der Marktanteil hat sich seit 2005 deutlich zugunsten der privaten Anbieter verschoben, aber auch 2005 war mit 57,6 % bereits die Mehrzahl der ambulanten Dienste in privater Trägerschaft. Bei den stationären Einrichtungen wird 2015 etwas mehr als die Hälfte (53,8 %) durch freigemeinnützige Träger betrieben, 41,4 % durch private. Auch hier hat sich der Marktanteil innerhalb der letzten zehn Jahre zugunsten der privaten Anbieter verändert, wenngleich wesentlich moderater als bei den ambulanten Diensten (◘ Abb. 16.15).

Die stationären Angebote lassen sich ferner danach differenzieren, ob die Einrichtung stationäre Dauerpflege, Tages- und Nachtpflege, Kurzzeitpflege oder eine Mischung dieser Angebote bereitstellt. ◘ Abb. 16.16 verdeutlicht, dass die Mehrzahl (8.617 Einrichtungen) der rund 13.400 stationären

Einrichtungen ausschließlich Dauerpflege anbietet. Die Tages- und Nachtpflege ist mit rund 2.300 Einrichtungen im Jahr 2015 die häufigste solitäre Angebotsform. Die Zahl dieser Einrichtungen hat sich in den letzten zehn Jahren mehr als verdreifacht (Faktor 3,4) und ist damit deutlich überproportional gestiegen. Anbieter, die allein Kurzzeitpflege bereitstellen, sind hingegen selten (146 Einrichtungen). In der Regel findet die Kurzzeitpflege in vollstationären Einrichtungen statt, die zusätzlich ein entsprechendes Angebot bereithalten (2.547 Einrichtungen) (◘ Abb. 16.16).

Die Pflegeheime sind im Mittel zu 89,7 % ausgelastet (◘ Abb. 16.17), d. h. zum Erhebungsstichtag Mitte Dezember sind neun von zehn der gemäß Versorgungsvertrag nach SGB XI verfügbaren Plätze belegt. Erfasst werden hier auch (freie) »eingestreute Betten«, die kurzfristig flexibel für die Kurzzeitpflege genutzt werden können.[1] Die so erfasste Auslastung reicht von 84,0 % in Rheinland-Pfalz bis 96,6 in Mecklenburg-Vorpommern. Die kleinräumige Betrachtung nach Kreisen zeigt, dass die Quoten innerhalb der Bundesländer jedoch schwanken können (◘ Abb. 16.18).

Die Zahl der verfügbaren Betten ist dabei innerhalb der letzten zehn Jahre um durchschnittlich rund 19,0 % gestiegen, jedoch wiederum je Bundesland stark unterschiedlich (◘ Abb. 16.19). Während in Schleswig-Holstein lediglich ein Wachstum von 8,9 % zu verzeichnen ist, war es in Thüringen mit 36,4 % mehr als viermal so hoch.

---

1 Siehe z. B. Statistisches Landesamt Baden-Württemberg: Erläuterungen zum Fragebogen Pflegestatistik Stationäre Pflegeeinrichtungen (Pflegeheime) am 15.12.2015 unter: https://www.statistik-bw.de/DatenMelden/Formularservice/54_Pflege_StatEinr_Erl.pdf

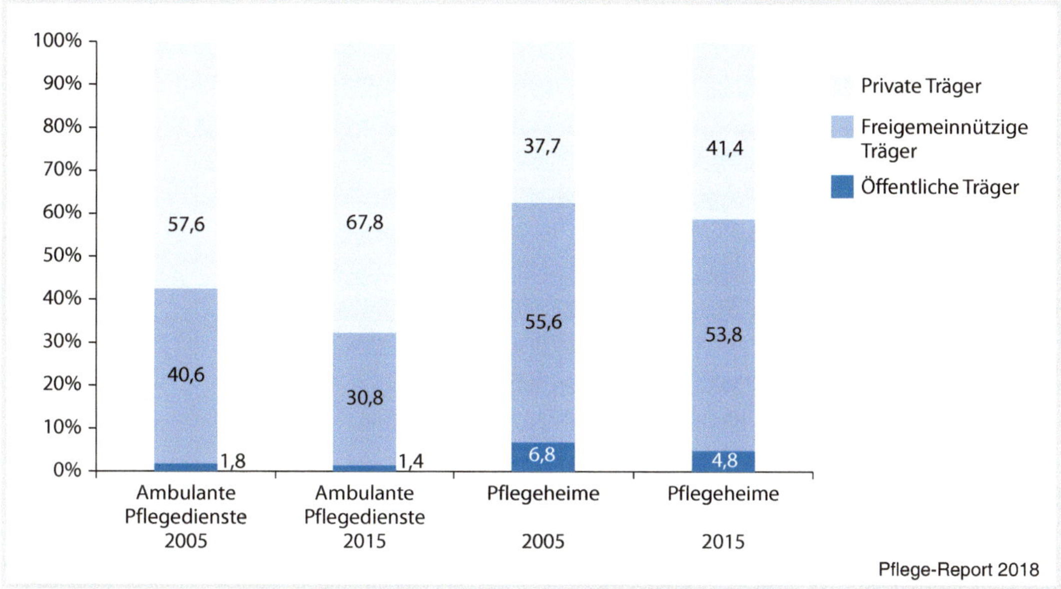

Abb. 16.15 Anzahl der ambulanten Pflegedienste und Heime nach Trägerschaft (2005/2015) (Quelle: Pflegestatistik 2005/2015 [Statistisches Bundesamt 2007/2017])

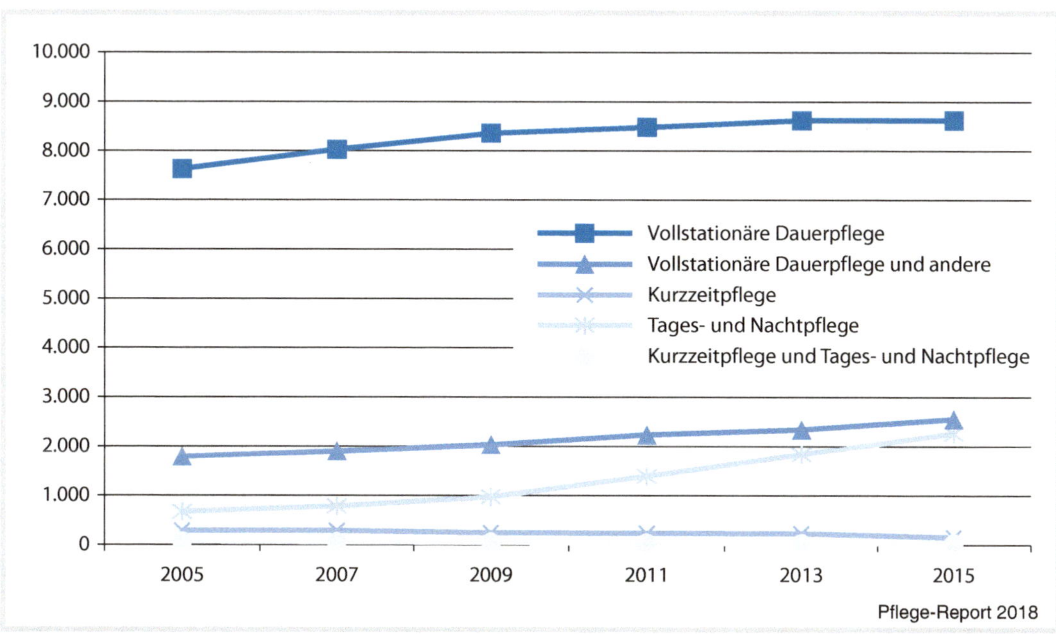

Abb. 16.16 Veränderung der Anzahl der voll- und teilstationären Angebotsstrukturen (2005–2015) (Quelle: Pflegestatistik 2005–2015 [Statistisches Bundesamt 2007–2017])

Mecklenburg-Vorpommern — 96,6%
Sachsen — 95,7%
Thüringen — 95,0%
Brandenburg — 94,7%
Sachsen-Anhalt — 92,5%
Nordrhein-Westfalen — 91,6%
Baden-Württemberg — 90,8%
Hamburg — 90,2%
Bremen — 89,8%
Saarland — 88,7%
Schleswig-Holstein — 88,2%
Niedersachsen — 88,2%
Berlin — 88,1%
Hessen — 87,9%
Bayern — 84,5%
Rheinland-Pfalz — 84,0%

Deutschland: 89,7%

Pflege-Report 2018

◻ Abb. 16.17 Auslastung der vollstationären Dauerpflege nach Bundesländern (2015) (Quelle: Pflegestatistik 2015 [Statistisches Bundesamt 2017])

Neben der reinen Anzahl der Pflegeeinrichtungen sind auch deren Kapazitätsgrößen von Interesse. ◻ Tab. 16.2 zeigt die Zahl der Pflegeplätze in Einrichtungen der Dauerpflege. Insgesamt boten im Jahr 2015 32,6 % der Einrichtungen maximal 50 Plätze an, 44,0 % hatten eine Größenordnung von 51 bis 100 Plätzen. Damit verfügt fast jedes vierte Pflegeheim (23,4 %) bundesweit über mehr als 100 Bewohner.

Die Heimgrößen haben sich innerhalb der letzten zehn Jahre verändert. Der Anteil der Heime bis 50 Plätze und der Einrichtungen mit mehr als 150 Plätzen ist gesunken.

Die Größenkapazitäten unterscheiden sich jedoch zwischen den Trägern. Während im Jahr 2015 bei den freigemeinnützigen und öffentlichen Trägern fast die Hälfte der Pflegeheime (47,3 %) zwischen 51 und 100 Pflegeplätze aufweist, sind dies bei den privaten lediglich 39,7 %. Die privaten Anbieter betreiben ferner viel häufiger kleine Pflegeeinrichtungen mit bis zu 50 Plätzen (39,1 %) als die freigemeinnützigen und öffentlichen Träger (27,5 %). Zwischen 2005 und 2015 ist deren Anteil bei den privaten Anbietern jedoch deutlich gesunken, stattdessen ist ein Trend hin zu Pflegeheimen mit der Größenkapazität 51 bis 100 Pflegeplätze zu beobachten. Der Anteil der Heime mit mehr als 150 Plätzen hat dagegen leicht abgenommen (◻ Abb. 16.20).

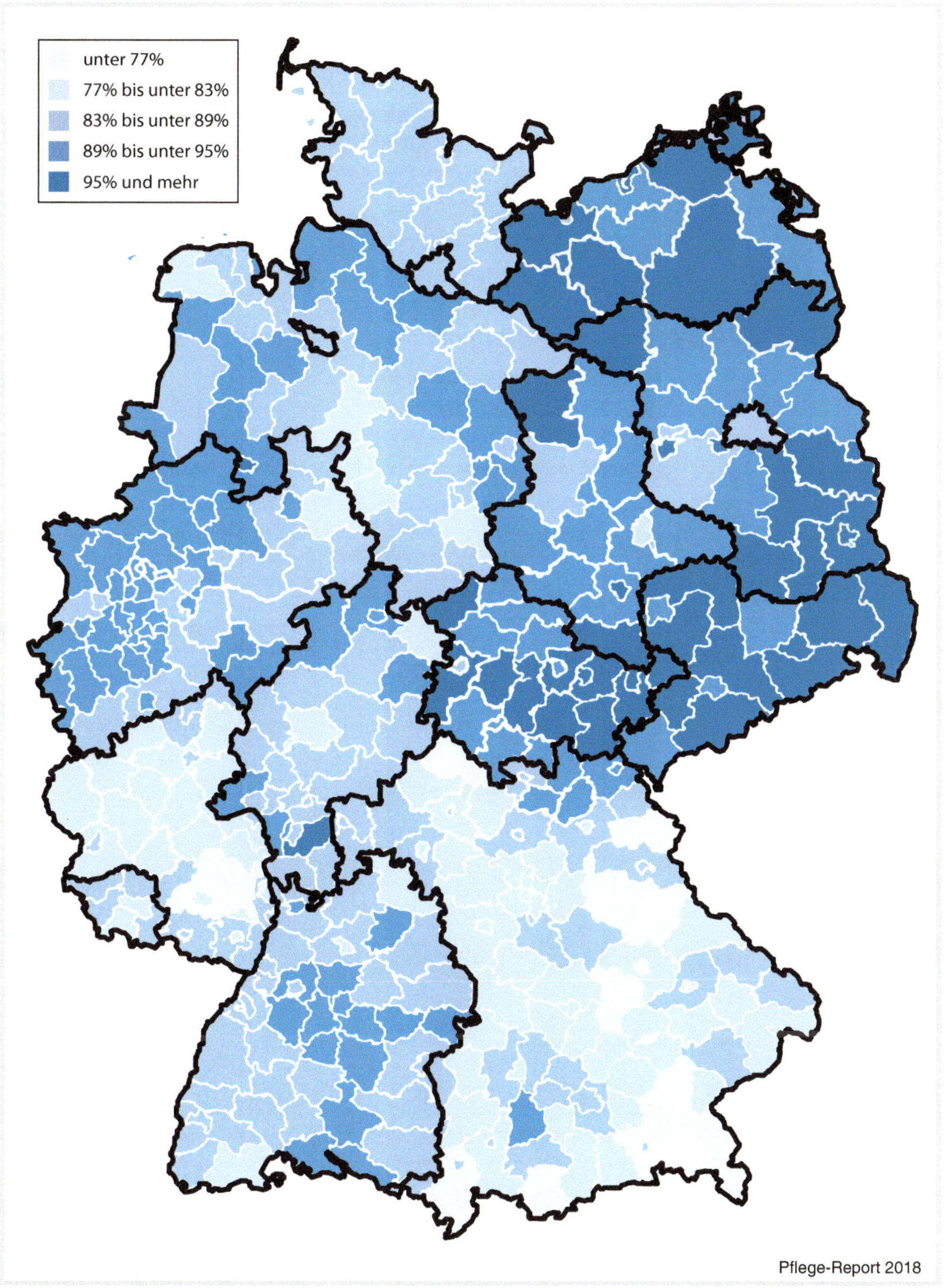

Abb. 16.18 Auslastung der vollstationären Dauerpflege nach Kreisen (2015) (Quelle: Pflegestatistik 2015 [Statistisches Bundesamt 2017])

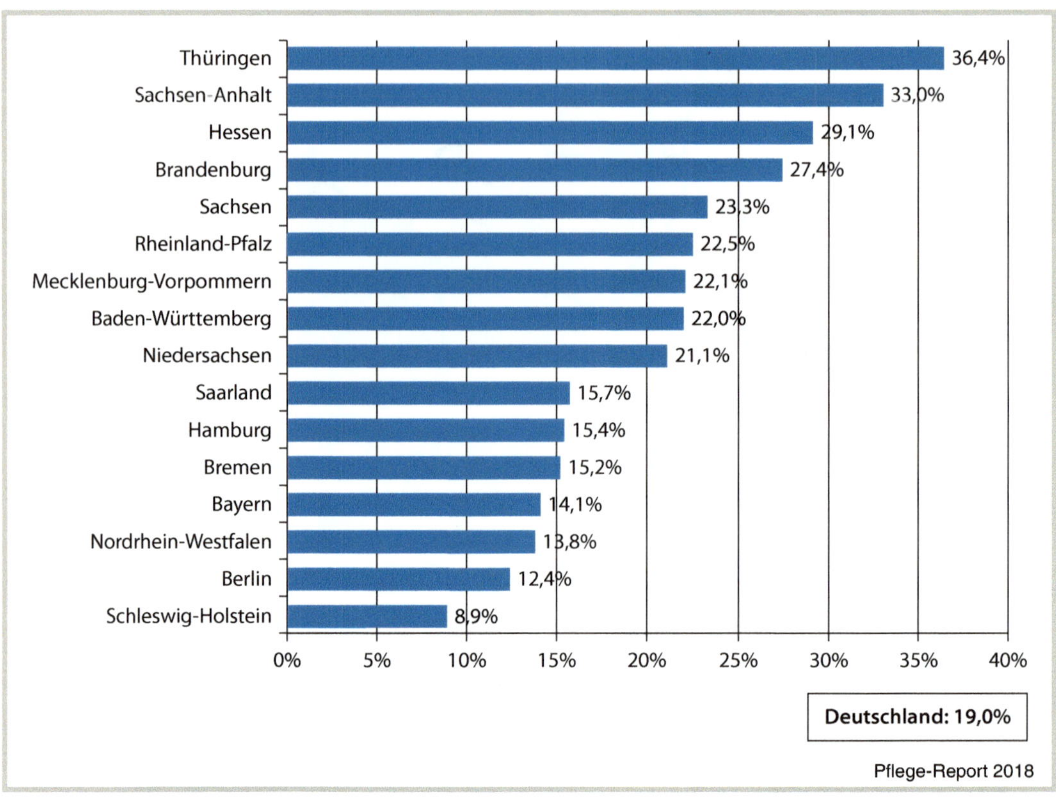

▫ Abb. 16.19 Veränderung der Anzahl verfügbarer Plätze in der Dauerpflege nach Bundesländern (2005/2015) (Quelle: Pflegestatistik 2005/2015 [Statistisches Bundesamt 2007/2017])

▫ Tab. 16.2 Größenkapazitäten der Angebote der stationären Dauerpflege insgesamt (2015); berücksichtigt wurden nur Einrichtungen mit ausschließlich vollstationärer Pflege

	2005		2015		Veränderungs-rate 2005/2015
	Plätze	Anteil	Plätze	Anteil	
Bis 50	2.686	35,2 %	2.806	32,6 %	4,5 %
51–100	3.050	40,0 %	3.793	44,0 %	24,4 %
101–150	1.361	17,8 %	1.534	17,8 %	12,7 %
Mehr als 150	532	7,0 %	484	5,6 %	−9,0 %

Quelle: Pflegestatistik 2005/2015 (Statistisches Bundesamt 2007/2017)

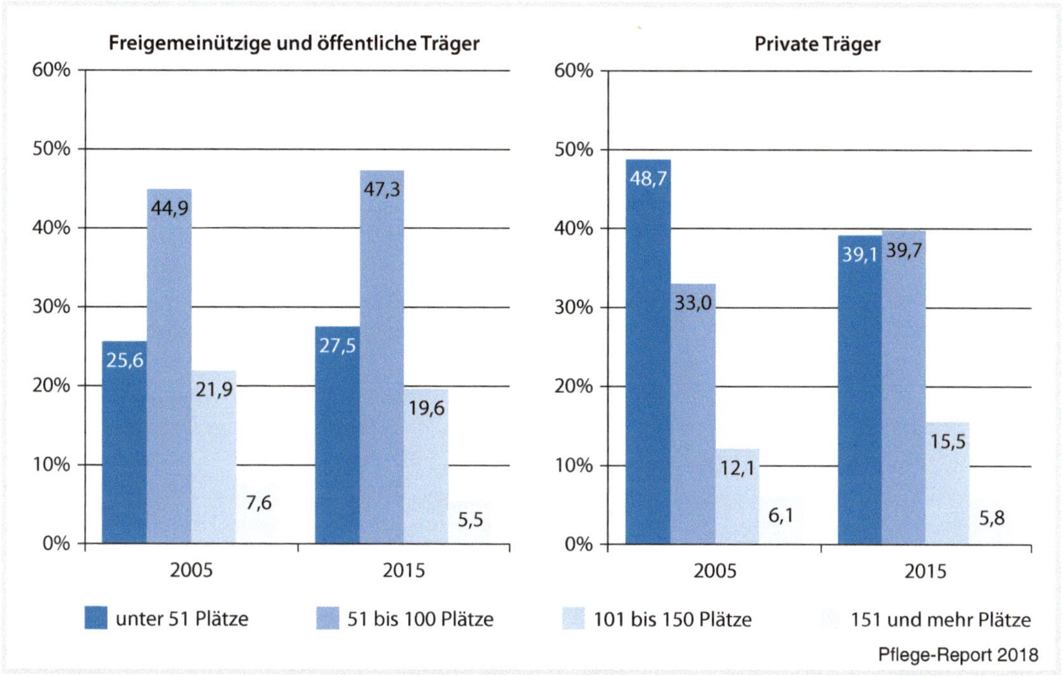

Abb. 16.20 Größenkapazitäten der Angebote der stationären Dauerpflege nach Trägern (2015); berücksichtigt wurden nur Einrichtungen mit ausschließlich vollstationärer Pflege (Quelle: Pflegestatistik 2005/2015 [Statistisches Bundesamt 2007/2017])

16.4.2 Zahl und Qualifikation des Personals

In den rund 26 000 Pflegeheimen und -diensten waren Ende des Jahres 2015 rund 1 Mio. Personen beschäftigt, 2005 waren es noch 760.000 gewesen. Die Zahl der im Pflegesektor Beschäftigten ist folglich um 42,7 % angestiegen. Etwas mehr als zwei Drittel (67,2 %) der Beschäftigten waren Ende 2015 im stationären Bereich tätig, dies entspricht rund 730.000 Arbeitnehmern. Die ambulanten Pflegedienste beschäftigten insgesamt rund 360.000 Personen. In den letzten zehn Jahren hat jedoch der ambulante Sektor einen weitaus höheren Personalanstieg zu verzeichnen – hier lag er bei 65,9 % – als der stationäre mit 33,6 %. Der Anteil der Männer am Personal betrug in den Jahren 2005 bis 2015 zwischen 14,2 und 14,7 % und blieb damit in dem betrachteten Zeitraum stabil (**Tab. 16.3**).

Im ambulanten Sektor hat etwas mehr als die Hälfte (51,8 %) der dort Beschäftigten eine Qualifikation als Altenpfleger/in, Gesundheits- und Krankenpfleger/in (bzw. Gesundheits- und Kinderkrankenpfleger/in) (im Folgenden auch als Pflegefachkräfte bezeichnet). Der Anteil der Personen ohne Berufsabschluss liegt bei unter 10 %. Im stationären Versorgungskontext überwiegt der Anteil der Personen, die entweder (noch) keine Berufsausbildung aufweisen, Personen mit anderen Berufsabschlüssen – hierunter auch heilerzieherische und Medizinalfachberufe wie Physiotherapie oder Ergotherapie – und Personen, die eine landesrechtlich anerkannte einjährige Ausbildung zur Pflegehilfskraft abgeschlossen haben. Lediglich 33,4 % des Ende 2015 beschäftigten Personals in Pflegeheimen hatten eine dreijährige Ausbildung als Pflegefachkraft. Der Anteil ist innerhalb der letzten zehn Jahre zudem rückläufig, 2005 betrug er noch 38,0 %. Aufzuzeigen ist ferner – dies gilt für den ambulanten wie auch den stationären Sektor –, dass nur ein Bruchteil der Personen, die als Hilfskräfte tätig sind, eine einjährige Ausbildung zur Hilfskraft absolviert hat. In den Pflegeheimen hat sich der Anteil dieser Personengruppe innerhalb der letzten zehn Jahre

● **Tab. 16.3** Anzahl Personal in ambulanten Pflegediensten und Pflegeheimen (2005–2015)

	2005	2007	2009	2011	2013	2015	Veränderung in % 2005/2015	Anteil 2005	Anteil 2015
Beschäftigte in Pflegediensten	214.307	236.162	268.891	290.714	320.077	355.613	65,9 %	28,2 %	32,8 %
Beschäftigte in Heimen	546.397	573.545	621.392	661.179	685.447	730.145	33,6 %	71,8 %	67,2 %
Anteil Männer	14,3 %	14,4 %	14,5 %	14,2 %	14,3 %	14,7 %			
Insgesamt	760.704	809.707	890.282	951.893	1.005.524	1.085.758	42,7 %	100,0 %	100,0 %

Quelle: Pflegestatistik 2005–2015 (Statistisches Bundesamt 2007–2017)

Pflege-Report 2018

zwar mehr als verdoppelt, Ende 2015 betrug er jedoch immer noch lediglich 6,4 % (● Abb. 16.21).

Bezogen auf Personen in der direkten Pflege und Betreuung lag der Anteil pflegefachlich qualifizierter Kräfte in den Pflegeheimen jedoch deutlich höher. Rund die Hälfte der hier Tätigen (49 %) besaß eine dreijährige Ausbildung (● Abb. 16.23). Insgesamt waren laut Pflegestatistik 2015 etwas mehr als zwei von drei Personen des Pflegeheimpersonals (64,2 %) in der direkten Pflege und Betreuung tätig, weitere 6,8 % in der sogenannten »zusätzlichen Betreuung«: Den Pflegeheimen war es seit Mitte 2008 möglich, für Personen mit einer eingeschränkten Alltagskompetenz zusätzliche Betreuungspersonen zu beschäftigen (§ 87b SGB XI vor PSG II)(● Abb. 16.22). Seit 2015 galt dies dann für alle stationär Pflegebedürftigen, unabhängig von ihrem kognitiven Status. Dies gilt auch nach Inkrafttreten des neuen Pflegebedürftigkeitsbegriffs. Die Pflegeheime erhalten für sozialversicherungspflichtig beschäftigtes Betreuungspersonal Vergütungszuschläge für eine Vollzeit-Betreuungskraft je 20 Bewohner (siehe § 84 Abs. 8 und 85 Abs. 8 SGB XI).

Die Tätigkeit als Betreuungskraft sollte explizit auch Quereinsteigern offen stehen. Die Betreuungskräfte müssen eine entsprechende Qualifizierungsmaßnahme in Form eines Praktikums, einer 160 Stunden umfassenden Fortbildung und regelmäßiger Fortbildungstage durchlaufen.[2] Gleichwohl haben 4,4 % der Betreuungskräfte eine dreijährige Qualifikation als Pflegefachkraft und weitere 1,5 % eine einjährige anerkannte Fortbildung zur Pflegehilfskraft (● Abb. 16.23). Unter der Bezeichnung »andere Berufsabschlüsse« verbergen sich weitere Qualifikationen: Auch Ergotherapeuten sind als Betreuungskräfte beschäftigt (2,0 %). Darüber hinaus wird die Qualifikation des Betreuungspersonals als »sonstiger pflegerischer Beruf« angegeben. Dies kann bedeuten, dass das Personal Haus- und Familienpflegehelfer, Familienbetreuer, Schwesternhelfer oder Altenpflegehelfer ohne staatlich anerkannten Abschluss ist. Aber auch die oben beschriebene

---

2 Siehe Betreuungskräfte-RL vom 19. August 2008 in der Fassung vom 23. November 2016 unter: https://www.gkv-spitzenverband.de/media/dokumente/pflegeversicherung/beratung_und_betreuung/betreuungskraefte/2016_11_23_Pflege_Betreuungskraefte-RL__53c_SGB_XI.pdf

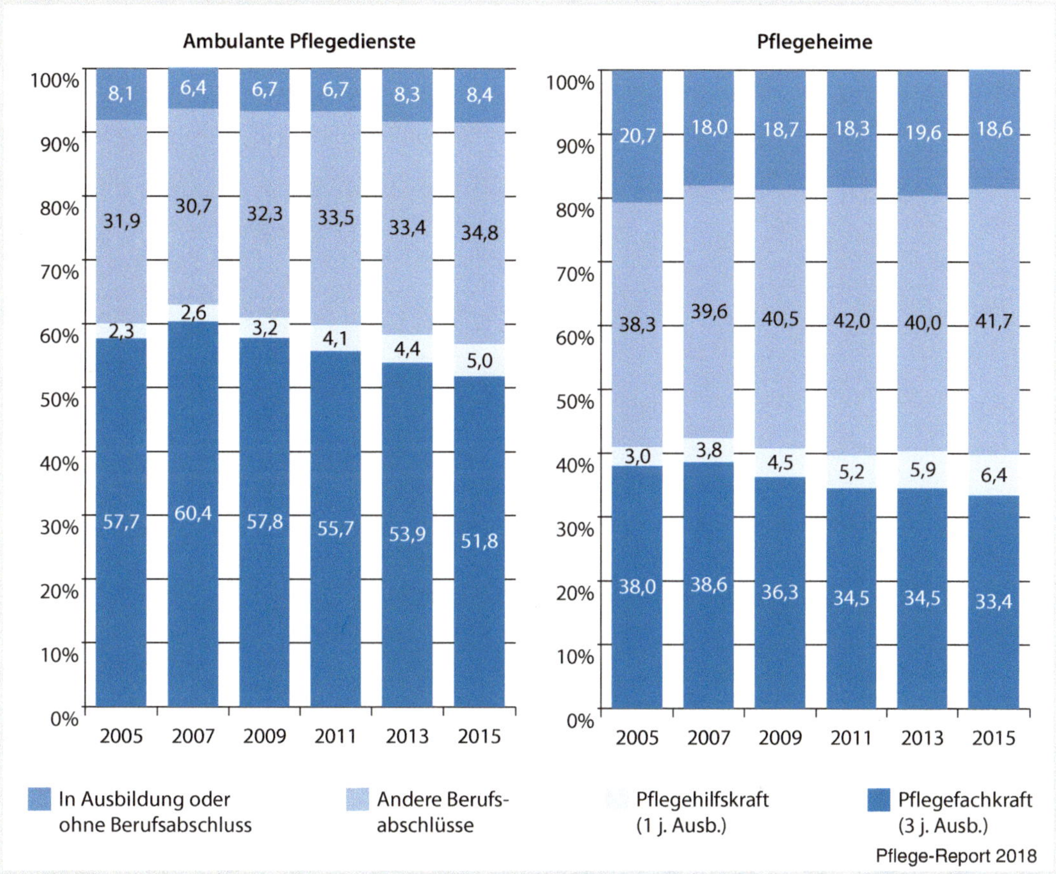

☐ Abb. 16.21 Personal nach Qualifikation in ambulanten Pflegediensten und Pflegeheimen (2005–2015) (Quelle: Pflege-statistik 2005–2015 [Statistisches Bundesamt 2007-2017])

Qualifikation zur zusätzlichen Betreuungskraft (Betreuungsassistent) wird in dieser Form erfasst.[3] ☐ Abb. 16.23 zeigt ferner auch die Veränderung des Qualifikationsmixes im Tätigkeitsbereich Pflege und Betreuung. Während vor zehn Jahren noch 53,1 % der dort tätigen eine dreijährige Pflegeaus-bildung besaßen, waren dies 2015 nur noch 48,6 %. Der Anteil an Hilfskräften mit einer einjährigen (landesrechtlich anerkannten) Qualifikation hinge-gen hat sich von rund 4,3 % auf 9,5 % mehr als ver-doppelt. Gleichzeitig ist der Anteil an Hilfspersonal ohne spezielle Qualifikation um rund 2 Prozent-punkte von 24,0 % auf 22,4 % gesunken.

Nur eine Minderheit des Personals – deut-lich weniger als jeder Dritte (28,2 %) – in ambu-lanten und stationären Pflegediensten und -ein-richtungen war Ende des Jahres 2015 in Vollzeit tätig. Zehn Jahre zuvor waren dies noch 34,8 %. Männer und Frauen unterscheiden sich deutlich hinsichtlich der Teilzeitquote: Während im Jahr 2015 nur rund jede vierte Frau (25,4 %) in Vollzeit tätig war, ist dies bei den Männern fast jeder Zweite (44,6 %). Auch der Rückgang des Anteils des Voll-zeitpersonals innerhalb der letzten zehn Jahre be-trug bei den Frauen 21,3 %, bei den Männern hinge-gen lediglich 10,4 % (☐ Abb. 16.24).

---

3 Siehe z. B. Statistisches Landesamt Baden-Württemberg: Er-läuterungen zum Fragebogen Pflegestatistik
Stationäre Pflegeeinrichtungen (Pflegeheime) am 15.12.2015 unter: https://www.statistik-bw.de/DatenMelden/Formular-service/54_Pflege_StatEinr_Erl.pdf

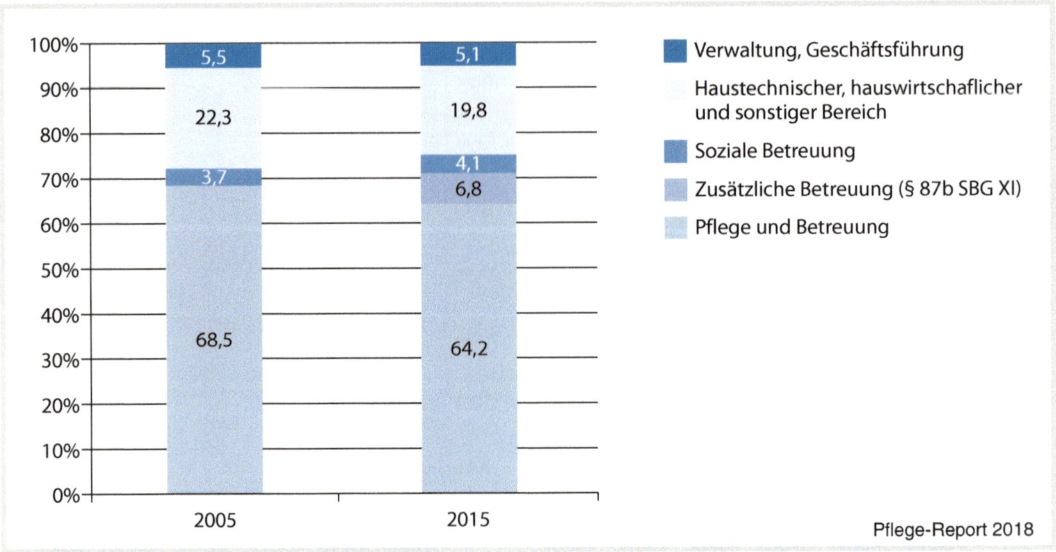

☐ **Abb. 16.22** Personal nach Tätigkeitsbereich in Pflegeheimen (2005 und 2015) (Quelle: Pflegestatistik 2005/2015 [Statistisches Bundesamt 2007/2017])

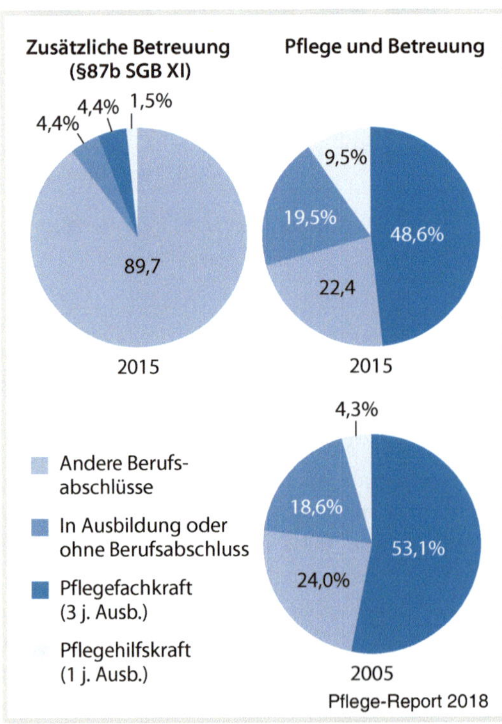

☐ **Abb. 16.23** Personal in Pflege und Betreuung und zusätzlicher Betreuung (§ 87b SGB XI) nach Qualifikation in Pflegeheimen (2005 und 2015) (Quelle: Pflegestatistik 2005/2015 [Statistisches Bundesamt 2007/2017])

16.4.3 Entwicklung der Heimentgelte und Eigenanteile in der stationären Pflege

Die Pflegestatistik erfasst ferner die Heimentgelte, die in vollstationären Einrichtungen der Dauerpflege entfallen. Die Gesamtkosten in der stationären Dauerpflege setzen sich zusammen aus den Pflegekosten in Abhängigkeit von der Pflegestufe bzw. des Pflegegrads, aus den Entgelten für Unterkunft und Verpflegung und aus den Investitionskosten, die den Pflegeheimbewohnern gesondert in Rechnung gestellt werden. Die Pflegestatistik erfasst die Investitionskosten jedoch nicht. Im Jahr 2015 lagen die durchschnittlichen monatlichen[4] Pflegekosten für Pflegestufe I bei 1.490 Euro, für Pflegestufe II bei 1.976 Euro und für Pflegestufe III bei 2.462 Euro (☐ Tab. 16.4). Die Entgelte für Unterkunft und Verpflegung betrugen im Bundesdurchschnitt 669 Euro. Die Sätze der Pflegeversicherung 2015 betrugen 1.064 Euro (Pflegestufe I), 1.330 Euro (Pflegestufe II) und 1.612 Euro (Pflegestufe III). Pflegebedürftige Heimbewohner der Pflegestufe I mussten somit im Jahr 2015 monatlich durch-

---

4 Berechnung anhand von 30,4 Tagessätzen.

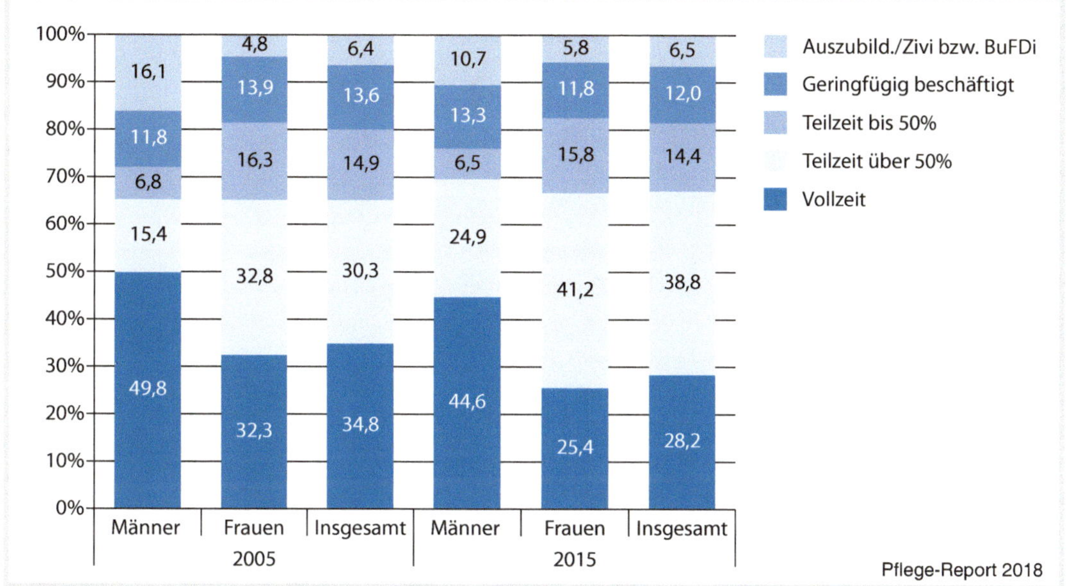

Abb. 16.24 Personal nach Beschäftigungsumfang in ambulanten Pflegediensten und Pflegeheimen (2005 und 2015) (Quelle: Pflegestatistik 2005/2015 [Statistisches Bundesamt 2007/2017])

schnittlich rund 1.094 Euro, die der Stufe II 1.315 Euro und die der Stufe III 1.519 Euro an das Pflegeheim entrichten (zzgl. Investitionskosten, die gesondert in Rechnung gestellt werden). Die Heimentgelte variieren zwischen den Trägern. Private Einrichtungen haben deutlich geringere Entgelte als öffentliche und freigemeinnützige Einrichtungen (**Tab. 16.4**). Die Pflegekosten haben sich ferner von 2005 zu 2015 im Mittel um rund 16,1 % erhöht, das gleiche gilt auch für die Entgelte für Unterkunft und Verpflegung (15,8 %). Bei den freigemeinnützigen bzw. öffentlichen Trägern sind Letztere sogar um 20,0 % bzw. 21,1 % angestiegen, wohingegen die privaten Träger mit rund 11,1 % die geringsten Veränderungen aufweisen.

Die dargestellten Preise für die vollstationäre Pflege und die daraus resultierenden Eigenanteile variieren zudem regional erheblich. **Tab. 16.5** zeigt je Bundesland die durchschnittlichen monatlichen Heimentgelte, die bundesweit einheitlichen Leistungen der Pflegeversicherung sowie die daraus durchschnittlich resultierenden Eigenanteile (ohne Investitionskosten) für die Jahre 2005 und 2015. Die regionalen Unterschiede in den Eigenanteilen reichen 2005 und in der Pflegestufe I von 436 Euro in

Sachsen bis hin zu 1.044 Euro in Baden-Württemberg und in Nordrhein-Westfalen. Bei der Pflegestufe II und III erreicht ebenfalls Nordrhein-Westfalen mit 1.275 bzw. 1.669 Euro das Maximum. Im Jahr 2015 sind die geringsten Eigenanteile je Pflegestufe in Sachsen und in Sachsen-Anhalt zu beobachten – rund 652 Euro in Pflegestufe I. Die höchsten Eigenanteile für pflegebedürftige Heimbewohner finden sich 2015 im Saarland – mit 1.448 Euro in der Pflegestufe I, mit 1.791 Euro in der Pflegestufe II und mit 2.133 Euro in der Pflegestufe III.

In **Abb. 16.25** sind die Veränderungsraten der durchschnittlichen monatlichen Eigenanteile von 2005 auf 2015 abgetragen. Abgesehen von Schleswig-Holstein in der Pflegestufe III ist bundesweit ein Anstieg der Eigenanteile zu beobachten, der regional unterschiedlich ausfiel. Betrachtet man die bundesdurchschnittliche Veränderungsrate in den Eigenanteilen der Pflegestufe I, dann zeigt sich eine Erhöhung um 21,4 %. Im Saarland wurde innerhalb von zehn Jahren eine Erhöhung um ca. 61,3 % verzeichnet. Die geringste Wachstumsrate der Eigenanteile ist hingegen in Bremen zu beobachten (6,3 %).

Tab. 16.4 Entwicklung der monatlichen Heimentgelte und Eigenanteile (ohne Investitionskosten) nach Trägern (2005 und 2015); berechnet anhand von 30,4 Tagessätzen

	2005				2015			
	Insgesamt	Freigemein-nützig	Öffentlich	Privat	Insgesamt	Freigemein-nützig	Öffentlich	Privat
Pflegekosten Pflegestufe I	1.277	1.307	1.398	1.216	1.490	1.550	1.642	1.368
Pflegekosten Pflegestufe II	1.702	1.733	1.824	1.611	1.976	2.037	2.128	1.824
Pflegekosten Pflegestufe III	2.128	2.189	2.250	2.006	2.462	2.584	2.614	2.250
Unterkunft und Verpflegung	578	608	578	547	669	730	699	608
Leistungen der Pflege-versicherung Pflegestufe I	1.023	1.023	1.023	1.023	1.064	1.064	1.064	1.064
Leistungen der Pflege-versicherung Pflegestufe II	1.279	1.279	1.279	1.279	1.330	1.330	1.330	1.330
Leistungen der Pflege-versicherung Pflegestufe III	1.432	1.432	1.432	1.432	1.612	1.612	1.612	1.612
Eigenanteil Pflegestufe I	831	892	953	740	1.094	1.216	1.277	912
Eigenanteil Pflegestufe II	1.001	1.062	1.123	879	1.315	1.436	1.497	1.102
Eigenanteil Pflegestufe III	1.274	1.365	1.395	1.122	1.519	1.702	1.702	1.246

Quelle: Pflegestatistik 2005/2015 (Statistisches Bundesamt 2007/2017)

Pflege-Report 2018

◘ Tab. 16.5 Entwicklung der monatlichen Heimentgelte und Eigenanteile (ohne Investitionskosten) nach Bundesländern (2005 und 2015); berechnet anhand von 30,4 Tagessätzen

Jahr	Bundesland	Pflegekosten Pflegestufe I	Pflegekosten Pflegestufe II	Pflegekosten Pflegestufe III	Unterkunft und Verpflegung	Leistungen der Pflegeversicherung Pflegestufe I	Leistungen der Pflegeversicherung Pflegestufe II	Leistungen der Pflegeversicherung Pflegestufe III	Eigenanteil Pflegestufe I	Eigenanteil Pflegestufe II	Eigenanteil Pflegestufe III
2005	Baden-Württemberg	1.459	1.854	2.371	608	1.023	1.279	1.432	1.044	1.183	1.547
	Bayern	1.520	1.885	2.158	517	1.023	1.279	1.432	1.014	1.123	1.243
	Berlin	1.368	1.885	2.250	486	1.023	1.279	1.432	831	1.092	1.304
	Brandenburg	1.094	1.398	1.885	486	1.023	1.279	1.432	558	606	939
	Bremen	1.125	1.763	2.189	638	1.023	1.279	1.432	740	1.123	1.395
	Hamburg	1.277	1.794	2.341	669	1.023	1.279	1.432	923	1.183	1.578
	Hessen	1.246	1.733	2.219	517	1.023	1.279	1.432	740	971	1.304
	Mecklenburg-Vorpommern	1.094	1.429	1.854	456	1.023	1.279	1.432	527	606	878
	Niedersachsen	1.216	1.581	1.976	486	1.023	1.279	1.432	679	788	1.030
	Nordrhein-Westfalen	1.277	1.763	2.310	790	1.023	1.279	1.432	1.044	1.275	1.669
	Rheinland-Pfalz	1.216	1.581	2.189	638	1.023	1.279	1.432	831	940	1.395
	Saarland	1.155	1.581	2.128	608	1.023	1.279	1.432	740	910	1.304
	Sachsen	1.003	1.307	1.794	456	1.023	1.279	1.432	436	484	818
	Sachsen-Anhalt	1.125	1.490	1.763	486	1.023	1.279	1.432	588	697	818
	Schleswig-Holstein	1.307	1.672	2.037	608	1.023	1.279	1.432	892	1.001	1.213
	Thüringen	973	1.338	1.763	547	1.023	1.279	1.432	497	606	878

Tab. 16.5 (Fortsetzung)

Jahr	Bundesland	Pflegekosten Pflegestufe I	Pflegekosten Pflegestufe II	Pflegekosten Pflegestufe III	Unterkunft und Verpflegung	Leistungen der Pflegeversicherung Pflegestufe I	Leistungen der Pflegeversicherung Pflegestufe II	Leistungen der Pflegeversicherung Pflegestufe III	Eigenanteil Pflegestufe I	Eigenanteil Pflegestufe II	Eigenanteil Pflegestufe III
2015	Baden-Württemberg	1.686	2.179	2.777	714	1.064	1.330	1.612	1.336	1.563	1.879
	Bayern	1.775	2.194	2.506	608	1.064	1.330	1.612	1.319	1.473	1.502
	Berlin	1.693	2.271	2.689	551	1.064	1.330	1.612	1.180	1.492	1.629
	Brandenburg	1.363	1.718	2.287	550	1.064	1.330	1.612	850	938	1.225
	Bremen	1.180	1.873	2.335	695	1.064	1.330	1.612	811	1.238	1.417
	Hamburg	1.388	2.023	2.660	738	1.064	1.330	1.612	1.062	1.432	1.786
	Hessen	1.455	1.999	2.538	603	1.064	1.330	1.612	994	1.273	1.530
	Mecklenburg-Vorpommern	1.288	1.691	2.171	519	1.064	1.330	1.612	744	880	1.079
	Niedersachsen	1.363	1.783	2.209	549	1.064	1.330	1.612	848	1.002	1.146
	Nordrhein-Westfalen	1.484	2.092	2.722	932	1.064	1.330	1.612	1.352	1.694	2.043
	Rheinland-Pfalz	1.491	1.923	2.646	756	1.064	1.330	1.612	1.183	1.350	1.790
	Saarland	1.731	2.339	2.964	781	1.064	1.330	1.612	1.448	1.791	2.133
	Sachsen	1.221	1.600	2.149	495	1.064	1.330	1.612	652	765	1.032
	Sachsen-Anhalt	1.231	1.621	1.965	513	1.064	1.330	1.612	680	804	867
	Schleswig-Holstein	1.400	1.754	2.136	670	1.064	1.330	1.612	1.006	1.095	1.195
	Thüringen	1.174	1.593	2.098	646	1.064	1.330	1.612	756	909	1.132

Quelle: Pflegestatistik 2005/2015 (Statistisches Bundesamt 2007/2017)

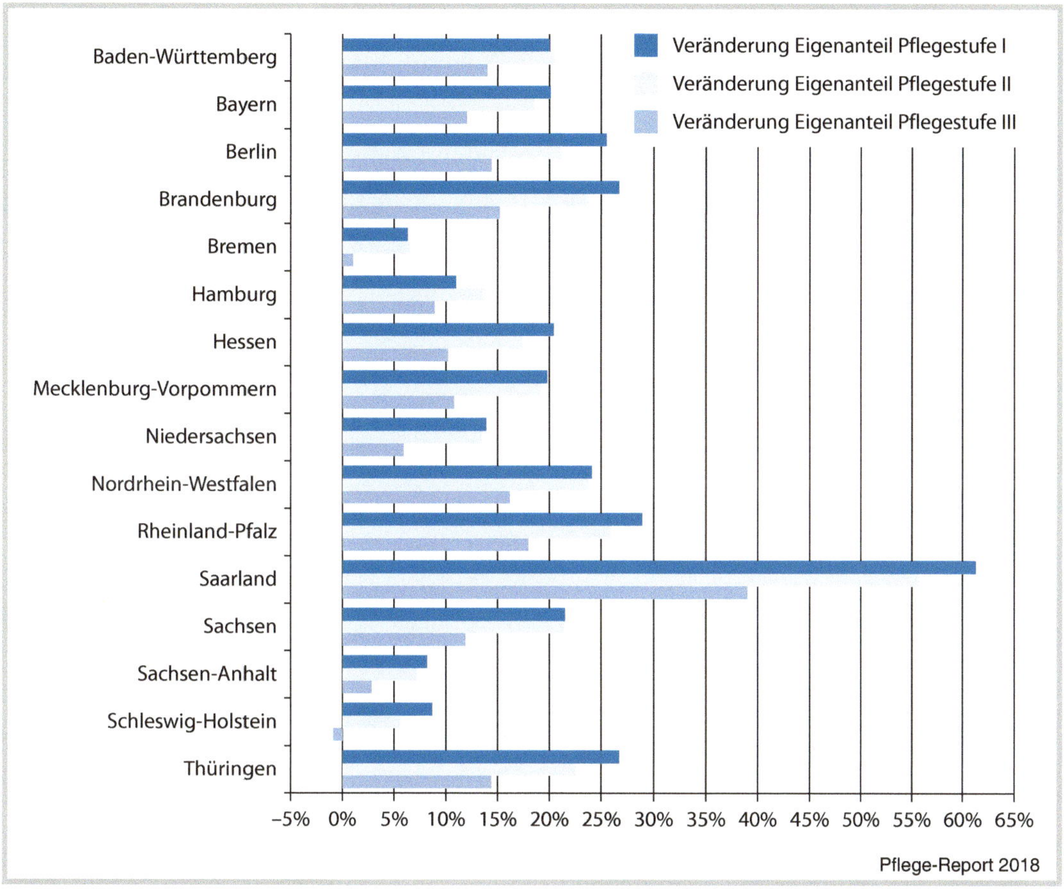

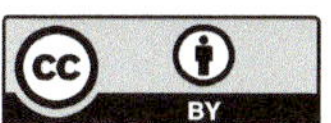

Abb. 16.25 Veränderung der monatlichen Eigenanteile für Pflegebedürftige in der vollstationären Dauerpflege (ohne Investitionskosten) nach Bundesländern in % (2005/2015), berechnet anhand von 30,4 Tagessätzen (Quelle: Pflegestatistik 2005/2015 [Statistisches Bundesamt 2007/2017])

Literatur

BMG (2017) Zahlen und Fakten zur Pflegeversicherung –
Stand. 20.10.2017. https://www.bundesgesundheitsminis-
terium.de/fileadmin/Dateien/3_Downloads/Statistiken/
Pflegeversicherung/Zahlen_und_Fakten/Zahlen_und_
Fakten.pdf. Zugegriffen: 25. Januar 2018

BMG (2017) PG2-Statistik: Leistungsempfänger der Sozialen
Pflegeversicherung nach Altersgruppen, Geschlecht und
Pflegestufen. https://www.bundesgesundheitsministeri-
um.de/themen/pflege/pflegeversicherung-zahlen-und-
fakten.html. Zugegriffen: 05.03.2018

Kimmel A, Reif K, Schiebelhut O, Kowalski I, Brucker U,
Breuninger K, Glasen M, Webers A, Bachmann S (2015)
Praktikabilitätsstudie zur Einführung des Neuen Begut-
achtungsassessments zur Feststellung der Pflegebedürf-
tigkeit nach dem SGB XI. Modellprojekt zur Weiterent-
wicklung der Pflegeversicherung nach § 8 Abs. 3 SGB XI.
Abschlussbericht. Medizinischer Dienst des Spitzen-
verbandes Bund der Krankenkassen e. V. (https://www.
mds-ev.de/fileadmin/dokumente/Publikationen/SPV/
Neuer_Pflegebeduerftigkeitsbegriff/NBA_
Praktikabilitaetsstudie_Abschlussbericht_15_04_13.pdf.
Zugegriffen: 23. Januar 2018

Rothgang H, Hasseler M, Fünfstück M, Neubert L, Czwikla J
(2015) Evaluation des NBA – Erfassung von Versorgungs-
aufwänden in stationären Einrichutungen (EVIS). Endbericht. Modellprogramm zur Weiterentwicklung der
Pflegeversicherung gemäß § 8 Abs. 3 SGB XI. ZeS Universität Bremen. https://www.gkv-spitzenverband.de/
media/dokumente/pflegeversicherung/pflegebeduerf-
tigkeitbegriff/Pflege_EViS-Endbericht_mit_
Anhang_05-2015.pdf. Zugegriffen 15. November 2016

Rothgang H, Kalwitzki T (2015) Pflegestärkungsgesetz II: Eine
erstaunlich großzügige Reform. Gesundheits- und Sozialpolitik 69:46–54. doi:10.5771/1611-5821-2015-5-46

Schwinger A, Jürchott K, Tsiasioti C (2017) Pflegebedürftigkeit
in Deutschland. In: Jacobs K, Kuhlmey A, Greß S, Klauber
J, Schwinger A (Hrsg) Pflege-Report 2017 – Schwerpunkt:
Die Versorgung der Pflegebedürftigen. Schattauer Verlag,
Stuttgart, S 187–247

Statistische Ämter des Bundes und der Länder (2017) Pflegestatistik – Ambulante und stationäre Pflegeeinrichtungen:
Grunddaten, Personalbestand, Pflegebedürftige, Empfänger und Empfängerinnen von Pflegegeldleistungen.
In: www.gbe-bund.de. Zugegriffen: 05.03.2018

Statistisches Bundesamt (2017). https://www.regionalstatistik.
de/genesis/online/. Zugegriffen: 05.03.2018

Anhang

© Der/die Autor(en) 2018
K. Jacobs et al. (Hrsg.), *Pflege-Report 2018*
https://doi.org/10.1007/978-3-662-56822-4

Die Autorinnen und Autoren

Nadja-Raphaela Baer

Institut für Medizinische Soziologie
und Rehabilitationswissenschaft
Charité – Universitätsmedizin Berlin
Charitéplatz 1
10117 Berlin

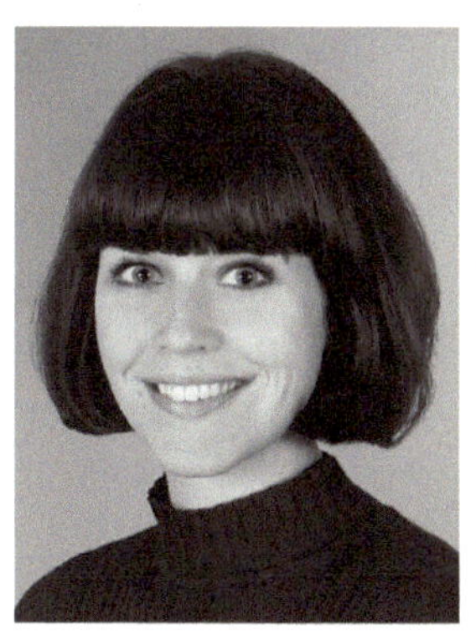

2014 Bachelor of Liberal Arts and Sciences an der Universität Maastricht, (Niederlande) mit den Schwerpunkten Soziologie und Psychologie. 2015 Master of Science in Medical Sociology and Anthropology an der Universität Amsterdam. Danach Tätigkeit am Institut für Sozialmedizin, Arbeitsmedizin und Public Health an der Universität Leipzig. Seit Oktober 2015 wissenschaftliche Mitarbeiterin und Doktorandin am Institut für Medizinische Soziologie und Rehabilitationswissenschaft der Charité – Universitätsmedizin Berlin im Bereich »Versorgungsforschung«. Forschungsschwerpunkte: Gesundheits- und Ernährungssoziologie.

Susann Behrendt

Wissenschaftliches Institut der AOK (WIdO)
Rosenthaler Straße 31
10178 Berlin

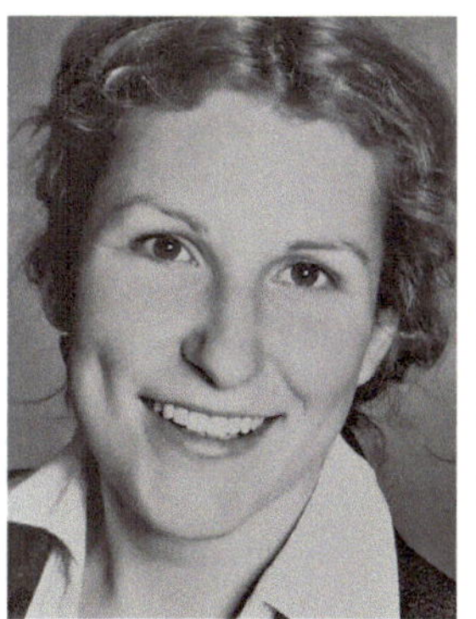

Studium der Kommunikationswissenschaft, Soziologie und Interkulturellen Wirtschaftskommunikation an der Friedrich-Schiller-Universität Jena, der Universidad de Salamanca und der University of Limerick. Wissenschaftliche Tätigkeiten am Europäischen Migrationszentrum, am Statistischen Bundesamt sowie am IGES Institut mit Schwerpunkt Versorgungsforschung, Qualitätsmessung und Sekundärdatenanalysen. Seit Dezember 2017 als wissenschaftliche Mitarbeiterin am WIdO befasst mit Themen rund um die Versorgungsqualität in der Langzeitpflege.

Petra Blumenberg

Hochschule Osnabrück
Deutsches Netzwerk für Qualitätsentwicklung
in der Pflege (DNQP)
Caprivistraße 30a
49076 Osnabrück

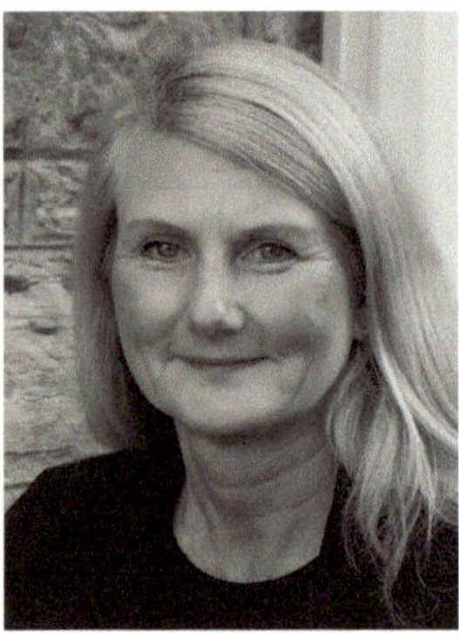

Dipl.-Pflegewirtin (FH) Petra Blumenberg, Krankenschwester mit mehrjähriger Berufserfahrung. Von 1996 bis 2000 Studium der Pflegewissenschaft an der Hochschule Osnabrück. Seit 2001 wissenschaftliche Mitarbeiterin im Deutschen Netzwerk für Qualitätsentwicklung in der Pflege (DNQP) mit dem Schwerpunkt der Entwicklung und Aktualisierung von Expertenstandards.

Thorben Breitkreuz

aQua – Institut für angewandte Qualitätsförderung
und Forschung im Gesundheitswesen GmbH
Maschmühlenweg 8–10
37073 Göttingen

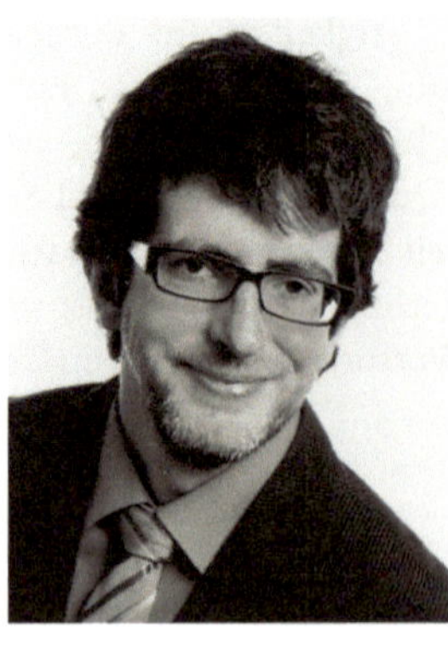

Studium der Biowissenschaftlichen Dokumentation zwischen 1996 und 2000 an der FH-Hannover. Von 2000 bis 2012 bei der CRO Trans-Net Life Science Services, Hannover, im Bereich Datenmanagement klinischer Studien und Arzneimittelsicherheit beschäftigt. Seit 2012 beim aQua-Institut, Göttingen, im Bereich Gesundheitsberichterstattung und Biometrie tätig. Auswertungen von Qualitätssicherungsdaten der externen stationären Qualitätssicherung im Auftrag des G-BA. Empirische Analysen mit Routinedaten der gesetzlichen Krankenversicherungen im Rahmen von diversen Projekten.

Björn Broge

aQua– Institut für angewandte Qualitätsförderung
und Forschung im Gesundheitswesen
Maschmühlenweg 8–10
37073 Göttingen

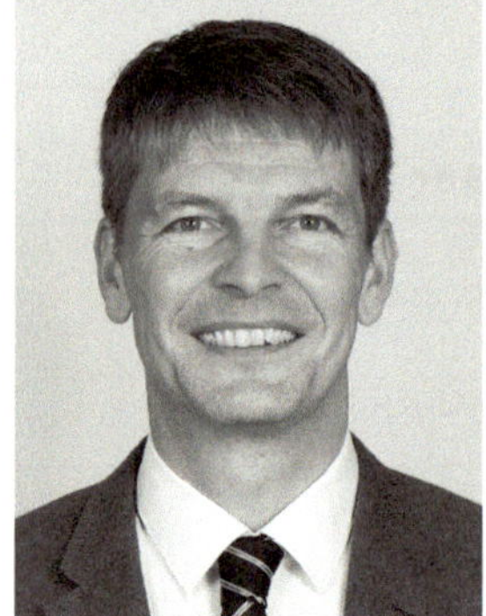

Diplom-Kaufmann, Geschäftsführer des aQua-Instituts. 1995 Einstieg beim aQua-Institut als wissenschaftlicher Mitarbeiter und seit 2004 Prokurist. In den Jahren 2009 bis 2015 leitete er den Bereich Verfahrensentwicklung und -umsetzung im Rahmen des vom G-BA erteilten Auftrags zur sektorenübergreifenden Qualitätssicherung nach § 137a SGB V.

Prof. Dr. Andreas Büscher

Hochschule Osnabrück
Deutsches Netzwerk für Qualitätsentwicklung
in der Pflege (DNQP)
Caprivistraße 30a
49076 Osnabrück

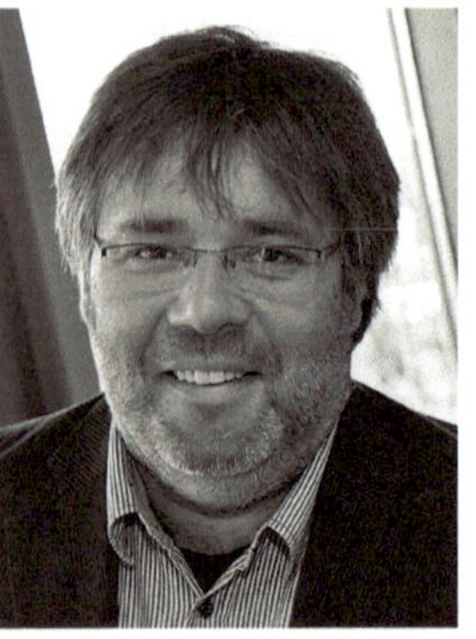

Prof. Dr. Andreas Büscher, Krankenpfleger und Pflegewissenschaftler. Promotion am Department of Nursing Science der University of Tampere/ Finnland. Tätigkeit als wissenschaftlicher Mitarbeiter am Institut für Pflegewissenschaft der Universität Witten/ Herdecke und am Institut für Pflegewissenschaft an der Universität Bielefeld. Seit 2011 Professor für Pflegewissenschaft an der Hochschule Osnabrück und seit 2012 wissenschaftlicher Leiter des Deutschen Netzwerks für Qualitätsentwicklung in der Pflege (DNQP).

Prof. Dr. Ingrid Darmann-Finck

Universität Bremen
Grazer Straße 4
28359 Bremen

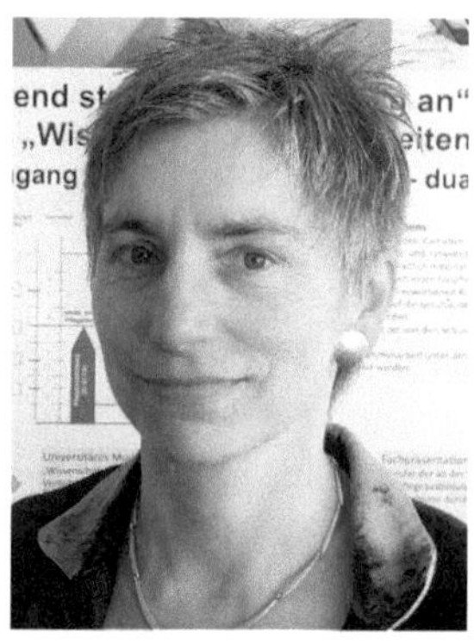

Gesundheits- und Krankenpflegerin, Studium für das Lehramt an berufsbildenden Schulen in den Fächern Gesundheit/Deutsch, Promotion zum Thema Pflegedidaktik an der Universität Hamburg. Seit 2003 Professorin für Pflegewissenschaft an der Universität Bremen. Arbeitsschwerpunkt: Qualifikations- und Curriculumforschung in der Pflegebildung.

Prof. Dr. Stefan Greß

Hochschule Fulda
Fachbereich Pflege und Gesundheit
Marquardstraße 35
36039 Fulda

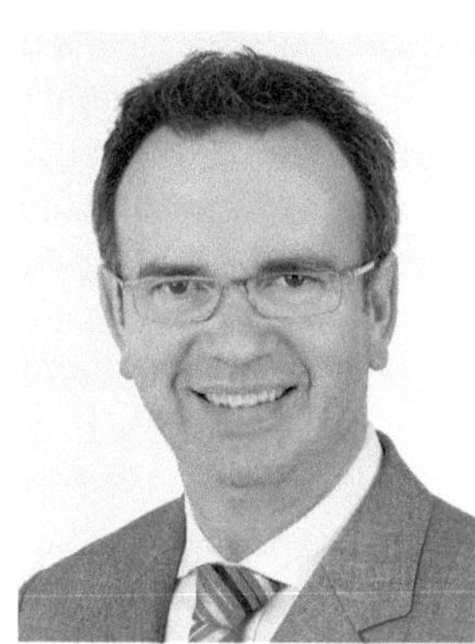

Professor für Versorgungsforschung und Gesundheitsökonomie und Dekan des Fachbereichs Pflege und Gesundheit der Hochschue Fulda. Forschungs- und Publikationsschwerpunkte: Krankenversicherungsökonomie, internationaler Gesundheitssystemvergleich, Gesundheitspolitik und Versorgungsforschung.

Dr. Thomas G. Grobe, MPH

aQua – Institut für angewandte Qualitätsförderung und Forschung im Gesundheitswesen
Maschmühlenweg 8–10
37073 Göttingen

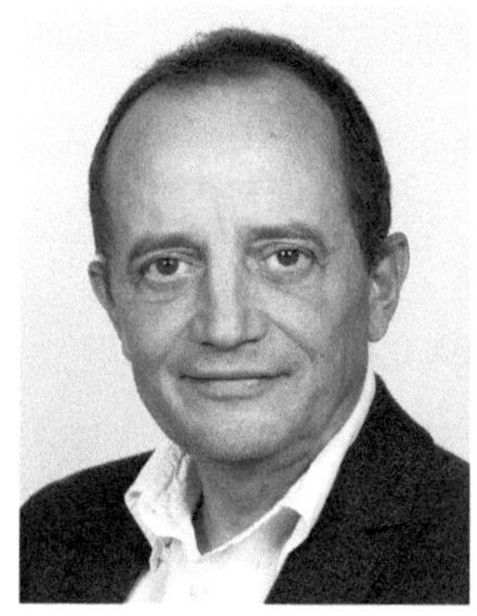

Nach Studium der Medizin sowie Master of Public Health 1994 bis 2013 wissenschaftlicher Mitarbeiter mit dem Arbeitsschwerpunkt Routinedaten bei Krankenkassen am Institut für Sozialmedizin, Epidemiologie und Gesundheitssystemforschung (ISEG) in Hannover. Seit 2013 am aQua-Institut, Göttingen, dort Leitung der Abteilung Gesundheitsberichterstattung und Biometrie. Autor zahlreicher Reporte und Buchbeiträge zu Routinedaten.

Prof. Dr. Martina Hasseler

Universitätsklinikum Heidelberg
Abteilung Allgemeinmedizin
und Versorgungsforschung
Im Neuenheimer Feld 130.3
69120 Heidelberg

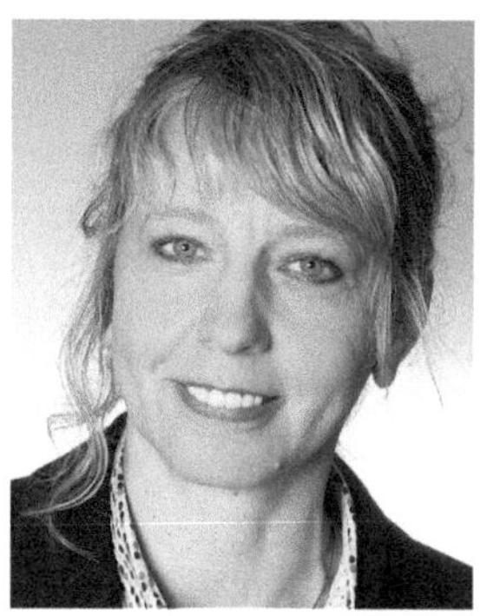

Prof. Dr. rer. medic. habil. Martina Hasseler ist seit Anfang 2018 Professorin für Pflege- und Therapiewissenschaften am Universitätsklinikum Heidelberg. Zuvor war sie an der Ostfalia Hochschule für angewandte Wissenschaften – Hochschule Braunschweig/Wolfenbüttel, Fakultät Gesundheitswesen tätig, mit den Schwerpunkten Gerontologie, Gesundheitswissenschaften und Rehabilitation. Studium und Promotion in Gesundheits- und Pflegewissenschaften an der Universität Osnabrück; Habilitation an der Universität Oldenburg im Institut für Sonder- und Rehabilitationspädagogik. Forschungsschwerpunkt: Qualitativ hochwertige gesundheitliche und pflegerische Versorgung durch systematische Erkenntnisse und Verbesserung der Rahmenbedingungen sowie der berufsgruppen- und settingübergreifenden Zusammenarbeit und Qualifikation von Gesundheits- und Pflegeprofessionen, Qualität in der pflegerischen Versorgung.

Prof. Dr. Peter Hensen, M.A., MBA

Alice Salomon Hochschule Berlin
Alice-Salomon-Platz 5
12627 Berlin

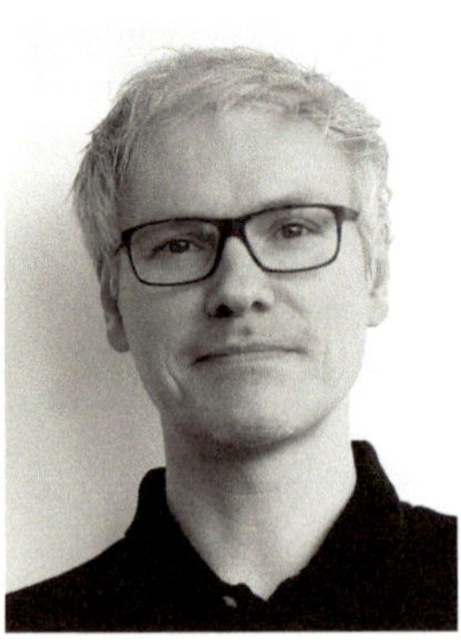

Studium der Medizin in Essen, Marburg und Münster; Arzt für Medizinische Informatik und Ärztliches Qualitätsmanagement; 2000 Promotion an der Philipps-Universität Marburg; 2006 Habilitation im Fach Medizinmanagement an der Westfälischen Wilhelms-Universität Münster. Seit 2010 Professor für Qualitätsentwicklung und -management im Gesundheits- und Sozialwesen an der Alice Salomon Hochschule Berlin. Arbeitsschwerpunkte: Management im Gesundheitswesen, insbesondere Theorie und Methoden des Qualitätsmanagements.

Prof. Dr. Gerhard Igl

Güntherstraße 51
22087 Hamburg

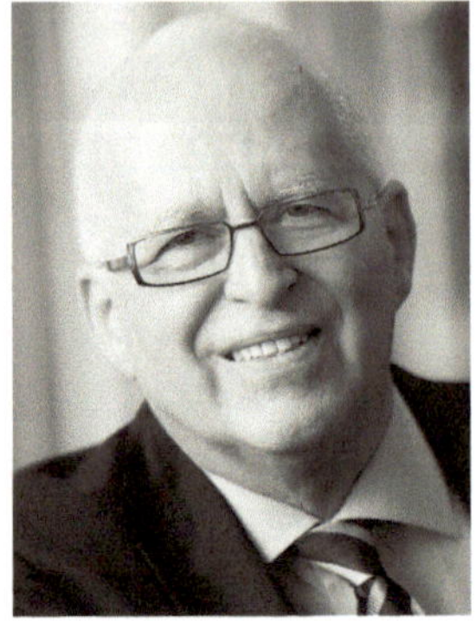

Prof. Dr. iur. Gerhard Igl war von 1976 bis 1985 wissenschaftlicher Referent am Max-Planck-Institut für ausländisches und internationales Sozialrecht. Von 1985 bis1996 war er Professor für Öffentliches Recht und Sozialrecht an der Universität Hamburg, von 1996 bis 2014 Professor für Öffentliches Recht und Sozialrecht an der Universität Kiel. Dort war er geschäftsführender Direktor des Instituts für Sozialrecht und Gesundheitsrecht. Zahlreiche Veröffentlichungen auf folgenden Gebieten: deutsches, französisches und europäisches Sozialrecht; Recht der behinderten Menschen; Recht der älteren Menschen; Gesundheitsrecht, insbesondere Gesundheitsberuferecht; Recht des bürgerlichen Engagements.

Prof. Dr. Klaus Jacobs

Wissenschaftliches Institut der AOK (WIdO)
Rosenthaler Straße 31
10178 Berlin

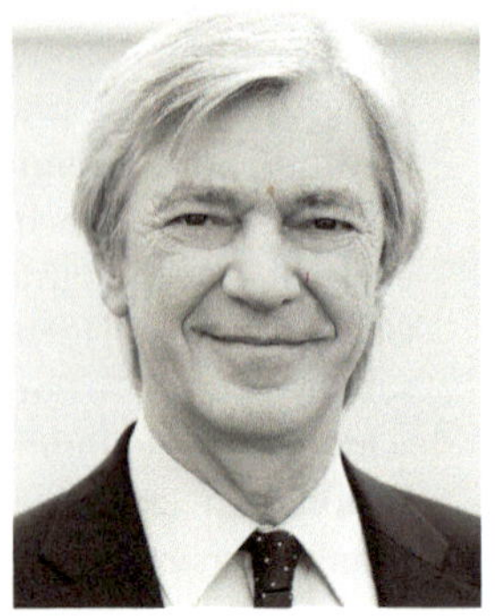

Studium der Volkswirtschaftslehre in Bielefeld. Promotion an der FU Berlin, Von 1981 bis 1987 wissenschaftlicher Mitarbeiter an der FU Berlin und am Wissenschaftszentrum Berlin für Sozialforschung (WZB). Von 1988 bis 2002 Gesundheitsökonom im Institut für Gesundheits- und Sozialforschung (IGES), Berlin. Seit 2002 Geschäftsführer des Wissenschaftlichen Instituts der AOK (WIdO).

Jürgen Klauber

Wissenschaftliches Institut der AOK (WIdO)
Rosenthaler Straße 31
10178 Berlin

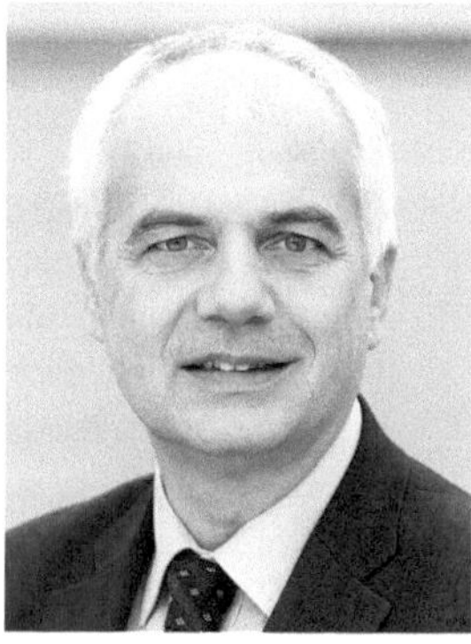

Studium der Mathematik, Sozialwissenschaften und Psychologie in Aachen und Bonn. Seit 1990 im Wissenschaftlichen Institut der AOK (WIdO) tätig. Von 1992 bis 1996 Leitung des Projekts GKV-Arzneimittelindex im WIdO, von 1997 bis 1998 Leitung des Referats Marktanalysen im AOK-Bundesverband. Ab 1998 stellvertretender Institutsleiter und ab 2000 Leiter des WIdO. Inhaltliche Tätigkeitsschwerpunkte: Themen des Arzneimittelmarktes und stationäre Versorgung.

Moritz Krebs

Hochschule Osnabrück
Deutsches Netzwerk für Qualitätsentwicklung in der Pflege (DNQP)
Caprivistraße 30a
49076 Osnabrück

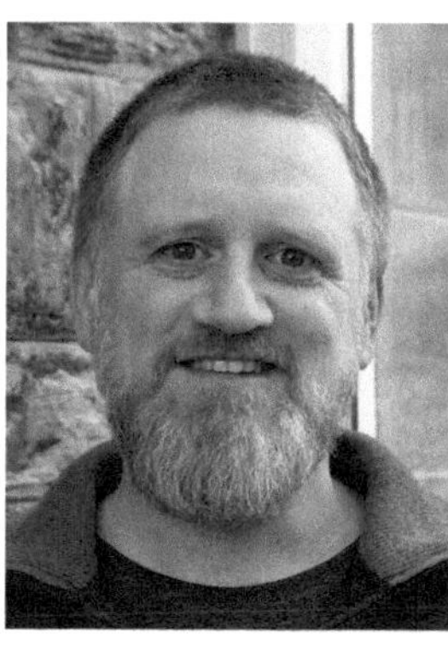

Dipl.-Pflegewirt Moritz Krebs, Krankenpfleger mit mehrjähriger Berufserfahrung im Krankenhaus und in der ambulanten Pflege. Von 2001 bis 2005 Studium der Pflegewissenschaft an der Hochschule Osnabrück. Tätigkeit als Pflegedienstleitung in der ambulanten Pflege, Beratungs- und Dozententätigkeit in unterschiedlichen pflegerischen Settings sowie Lehrauftrag an der Hochschule Osnabrück. Seit 2014 wissenschaftlicher Mitarbeiter im Deutschen Netzwerk für Qualitätsentwicklung in der Pflege (DNQP) mit dem Schwerpunkt der pflegerischen Praxisentwicklung.

Prof. Dr. Adelheid Kuhlmey

Charité – Universitätsmedizin Berlin
Prodekanat für Studium und Lehre
Charitéplatz 1
10117 Berlin

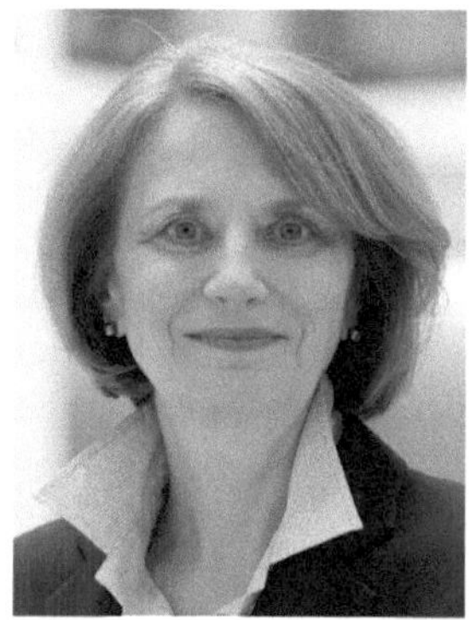

Seit 2012 Wissenschaftliche Direktorin des Centrums für Human- und Gesundheitswissenschaften der Charité – Universitätsmedizin Berlin. Seit 2002 Leiterin des Instituts für Medizinische Soziologie an diesem Charité-Centrum. Davor Professorin für Soziale Gerontologie und Medizinsoziologie an den Hochschulen Neubrandenburg und Braunschweig-Wolfenbüttel. Wissenschaftliche Arbeitsschwerpunkte: Alter und Altern, Gesundheitsentwicklung einer älter werdenden Bevölkerung und medizinische sowie pflegerische Versorgung. Seit Mai 2014 Prodekanin für Studium und Lehre der Charité – Universitätsmedizin Berlin.

Dr. Christiane Luderer

Martin-Luther-Universität Halle-Wittenberg
Medizinische Fakultät
Institut für Gesundheits- und Pflegewissenschaft
Magdeburger Straße 8
06112 Halle (Saale)

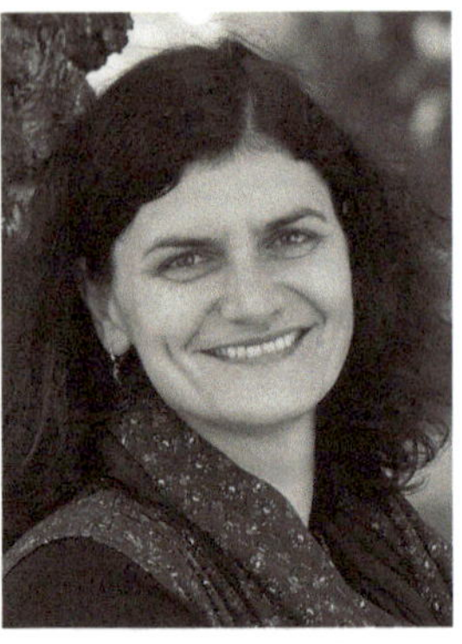

Christiane Luderer ist gelernte Pflegekraft und Gesundheits- und Pflegewissenschaftlerin (Schwerpunkt: Klinische Expertise). Als wissenschaftliche Mitarbeiterin am Institut für Gesundheits- und Pflegewissenschaft der Medizinischen Fakultät der Martin-Luther-Universität Halle-Wittenberg lehrt und forscht sie unter anderem im Bereich der interprofessionellen Ausbildung und Zusammenarbeit, der Didaktik und Kommunikation in den Gesundheitsberufen sowie der Palliativpflege.

Prof. Dr. Gabriele Meyer

Martin-Luther-Universität Halle-Wittenberg
Medizinische Fakultät
Institut für Gesundheits- und Pflegewissenschaft
Magdeburger Straße 8
06112 Halle (Saale)

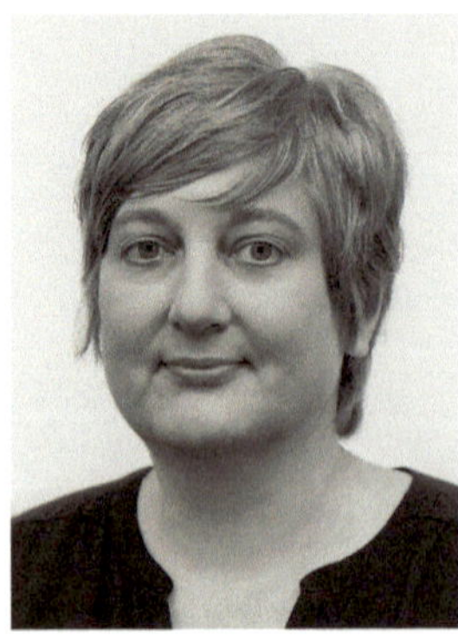

Gabriele Meyer leitet das Institut für Gesundheits- und Pflegewissenschaft an der Medizinischen Fakultät der Martin-Luther-Universität Halle-Wittenberg. Ihr vordringliches wissenschaftliches Interesse liegt in der Entwicklung und Evaluation von komplexen Pflegeinterventionen, die Pflegequalität steigern möchten und auf die Teilhabe, Lebensqualität und Funktionsfähigkeit von Pflegebedürftigen ausgerichtet sind.

Frank Neugebauer

Universitätsklinikum Münster
Zentrales Qualitäts- und Klinisches Risikomanagement
Domagkstr. 20
48149 Münster

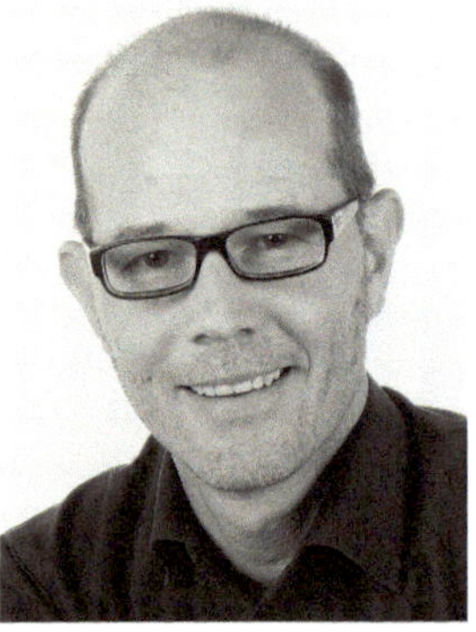

Pflegeausbildung. Langjährige pflegerische Tätigkeit in der Patientenversorgung und im Qualitätsmanagement. Studium der Angewandten Gesundheitswissenschaften an der Universität Bielefeld. Anschließende Tätigkeit im Case Management mit dem Aufgabenfeld Klinikanalyse und Etablierung von Case-Management-Strukturen. Derzeit Klinischer Risikomanager mit dem Schwerpunkt der Umsetzung und Weiterentwicklung von Instrumenten zur Risikoidentifikation in der Patientenversorgung. Betreuung des Critical Incident Reporting Systems.

Prof. Dr. Bernd Reuschenbach

Katholische Stiftungshochschule München
Preysingstraße 83
81667 München

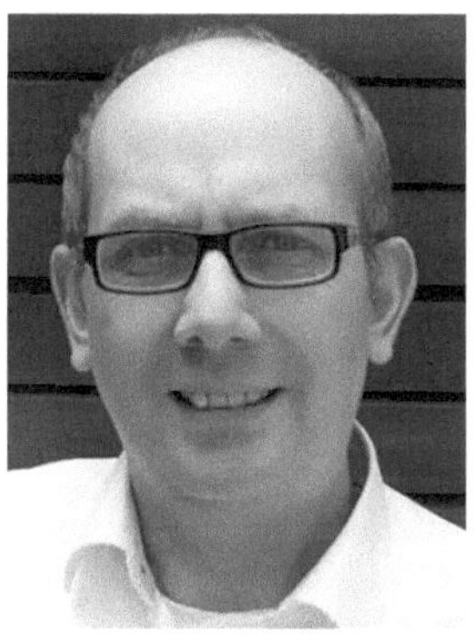

Gesundheits- und Krankenpfleger, Studium der Psychologie an der Universität Bonn, Promotion an der Universität Heidelberg. Seit 2009 Professor für gerontologische Pflegewissenschaft an der Katholischen Stiftungshochschule München, Leitung des Studiengangs »Angewandte Versorgungsforschung«. Arbeitsschwerpunkte: Diagnostik und innovative Versorgungskonzepte.

PD Dr. Liane Schenk

Charité – Universitätsmedizin Berlin
Institut für Medizinische Soziologie
und Rehabilitationswissenschaft
Charitéplatz 1
10117 Berlin

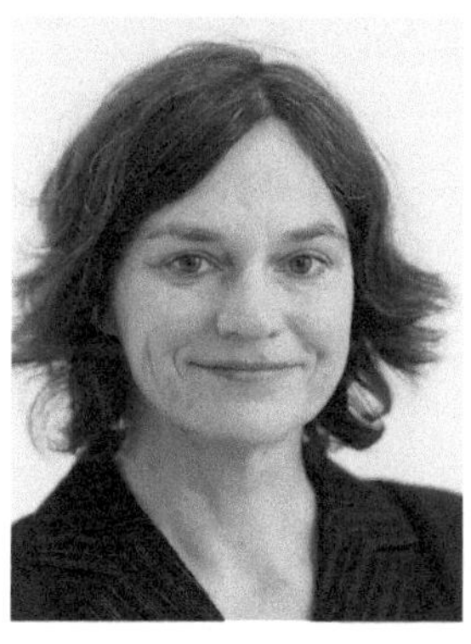

Soziologin, seit 2006 Leiterin des Bereichs »Medizinische und pflegerische Versorgungsforschung« am Institut für Medizinische Soziologie und Rehabilitationswissenschaft. Davor von 2001 bis 2006 Wissenschaftliche Mitarbeiterin des Robert Koch-Instituts, Abteilung Epidemiologie und Gesundheitsberichterstattung. Forschungsschwerpunkte: Versorgungsforschung, Migration und Gesundheit/Pflege.

Dr. Antje Schwinger

Wissenschaftliches Institut der AOK (WIdO)
Rosenthaler Straße 31
10178 Berlin

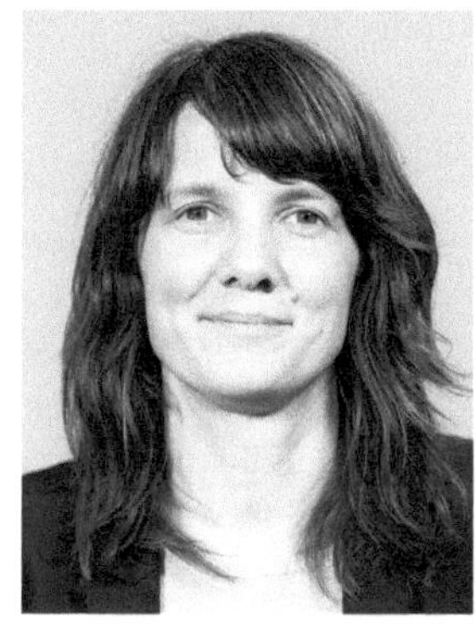

Pflegestudium an der Napier University Edinburgh und Studium der Gesundheitsökonomie an der Universität zu Köln. Nach Tätigkeiten im Wissenschaftlichen Institut der AOK (WIdO) und im AOK-Bundesverband mehrere Jahre am IGES Institut tätig mit den Themenschwerpunkte vertragsärztliche Vergütung und Pflegeforschung. Leitung des Forschungsbereichs Pflege im WIdO. 2017 Abschluss der Promotion an der Universität Bremen zum Thema Pflegekammern.

Prof. Dr. Michael Simon

Institut für Pflegewissenschaft
Fakultät für Medizin, Universität Basel
Bernoullistrasse 28
CH-4056 Basel

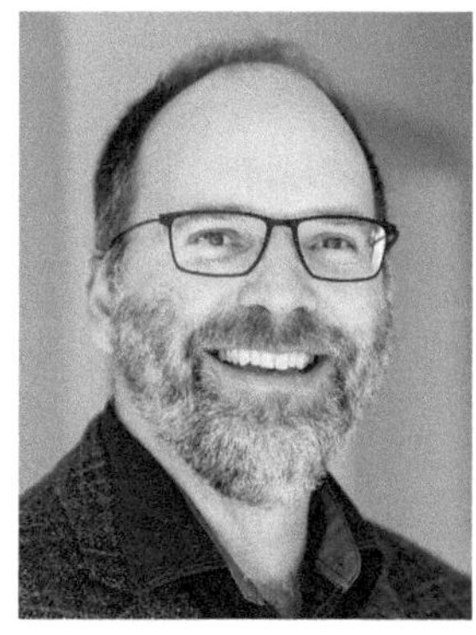

Prof. Dr. rer. sec. Michael Simon ist Gesundheits- und Krankenpfleger und studierte Pflegewissenschaft an der Universität Witten/Herdecke. Danach wurde er an der Universität Wuppertal im Rahmen der Nurses' Early Exit Study promoviert. Nach Stationen am IQWiG in Köln, der National Database of Nursing Quality Indicators in Kansas City, USA, und der Universität Southampton, UK, leitet er seit 2014 die Patient Safety and Quality of Care Research Group (PSQ) des Instituts für Pflegewissenschaft der Universität Basel sowie den Bereich Universitäre Forschung Pflege am Inselspital in Bern.

Susanne Sollmann

Wissenschaftliches Institut der AOK (WIdO)t
Rosenthaler Straße 31
10178 Berlin

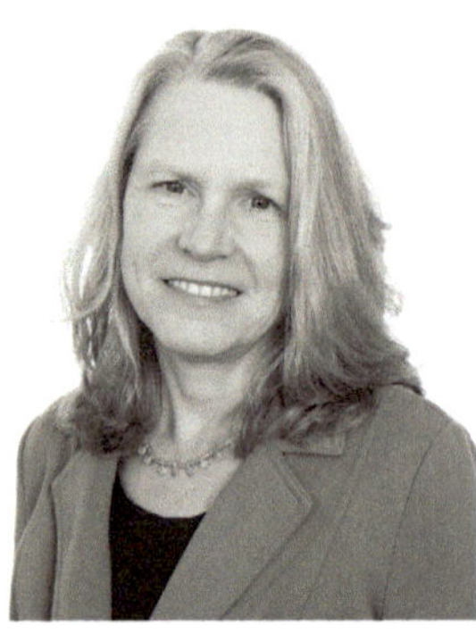

Susanne Sollmann studierte Anglistik und Kunsterziehung an der Rheinischen Friedrich-Wilhelms-Universität Bonn und am Goldsmiths College, University of London. Von 1986 bis 1988 war sie wissenschaftliche Hilfskraft am Institut für Informatik der Universität Bonn. Seit 1989 ist sie im Wissenschaftlichen Institut der AOK (WIdO) tätig, u. a im Projekt Krankenhausbetriebsvergleich und im Forschungsbereich Krankenhaus. Verantwortlich für das Lektorat des Pflege-Reports.

Pia-Theresa Sonntag

Charité – Universitätsmedizin Berlin
Institut für Medizinische Soziologie
und Rehabilitationswissenschaft
Virchowweg 22
10117 Berlin

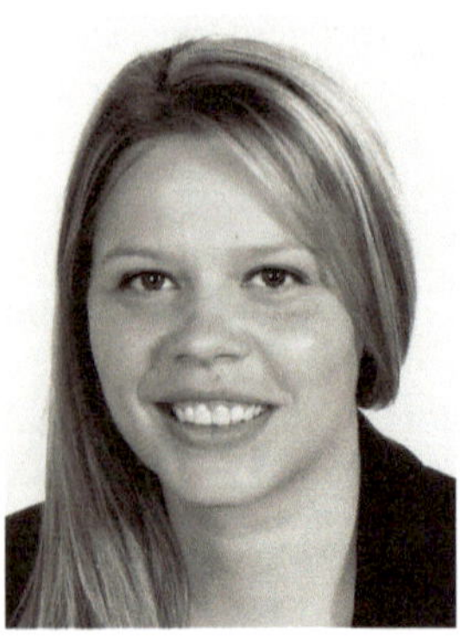

Diplom-Soziologin. Studium an der Ludwig-Maximilians-Universität in München. Seit 2014 wissenschaftliche Mitarbeiterin des Instituts für Medizinische Soziologie und Rehabilitationswissenschaft der Charité – Universitätsmedizin

Berlin. Arbeits- und Forschungsschwerpunkte: Versorgungsforschung, Migration und Pflege, Lebensqualität in der Langzeitversorgung, Pflegequalität in der Langzeitversorgung aus Nutzersicht.

Constance Stegbauer

aQua – Institut für angewandte Qualitätsförderung und Forschung im Gesundheitswesen GmbH
Maschmühlenweg 8–10
37073 Göttingen

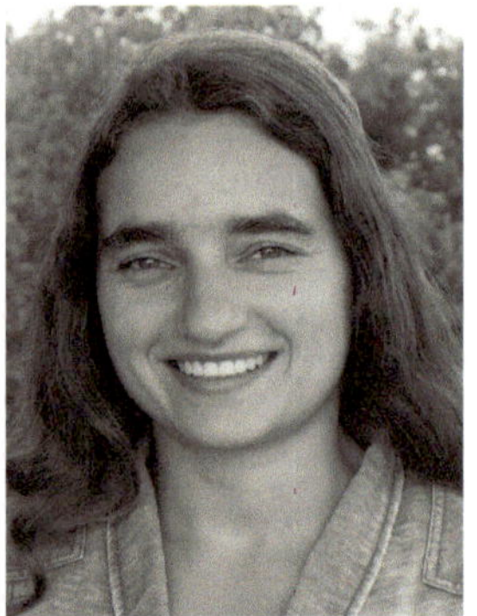

Abschluss Pflegemanagement 2010 (B. Sc.), Health Sciences 2013 (M. Sc.) an der Westsächsischen Hochschule Zwickau. Seit Mai 2012 wissenschaftliche Mitarbeiterin am aQua-Institut. Von 2014 bis 2016 Projektleitung »Entwicklung eines sektorenübergreifenden QS-Verfahrens zur Versorgung bei psychischen Erkrankungen«. Seit 2017 stellvertretende Leitung des Projekts »Entwicklung der Instrumente und Verfahren für Qualitätsprüfungen nach §§ 114 ff. SGB XI und die Qualitätsdarstellung nach § 115 Abs. 1a SGB XI in der stationären Pflege«.

Prof. Dr. Klaus Stegmüller

Hochschule Fulda
Fachbereich Pflege und Gesundheit
Leipziger Straße 123
36037 Fulda

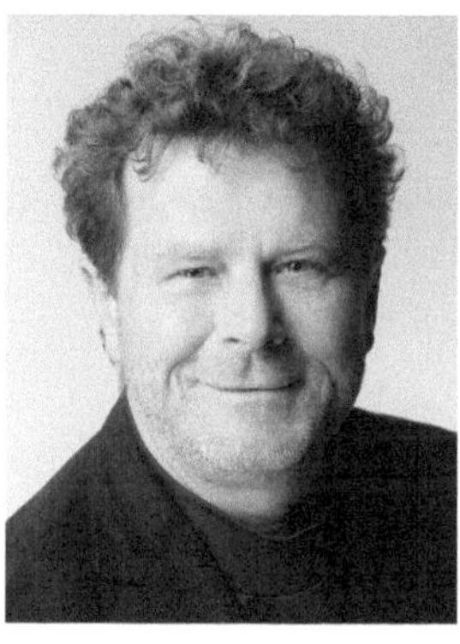

Diplompolitologe und Medizinsoziologe. Seit 1999 Hochschullehrer an der Hochschule Fulda, dort am Fachbereich Pflege und Gesundheit Leiter des Bereichs Organisatorische und institutionelle Bedingungen der Pflege. Arbeitsschwerpunkte: Gesundheits- und Pflegepolitik, Public-Health-Strategien, Gesundheitsförderung in Settings. Mitherausgeber und Redakteur des Jahrbuchs für Kritische Medizin und Gesundheitswissenschaften, Argument Verlag Hamburg.

Prof. Dr. Renate Stemmer

Fachbereich Gesundheit und Pflege
Katholische Hochschule Mainz
Saarstraße 3
55122 Mainz

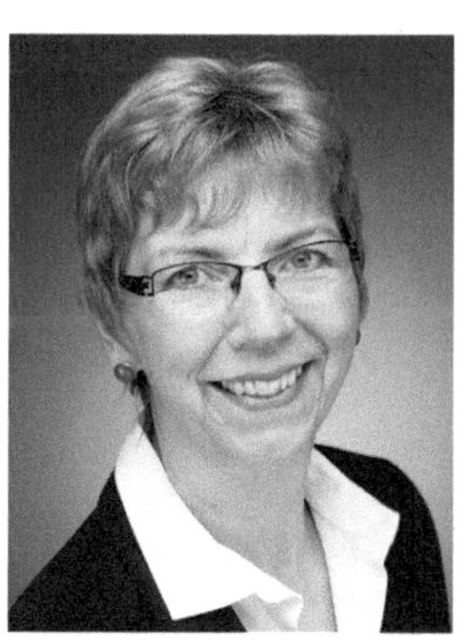

Prof. Dr. phil. Renate Stemmer ist Professorin an der Katholischen Hochschule Mainz, Fachbereich Gesundheit und Pflege mit den Schwerpunkten Pflegewissenschaft und Pflegemanagement. Studium und Promotion an der Bergischen Universität Wuppertal. Forschungsaktivitäten in den Bereichen Pflege und Versorgung von Menschen mit Demenz; Evaluation von Pflegequalität; pflegebezogene Organisationsentwicklung.

Kai Stieglitz

Wissenschaftliches Institut der AOK (WIdO)
Rosenthaler Straße 31
10178 Berlin

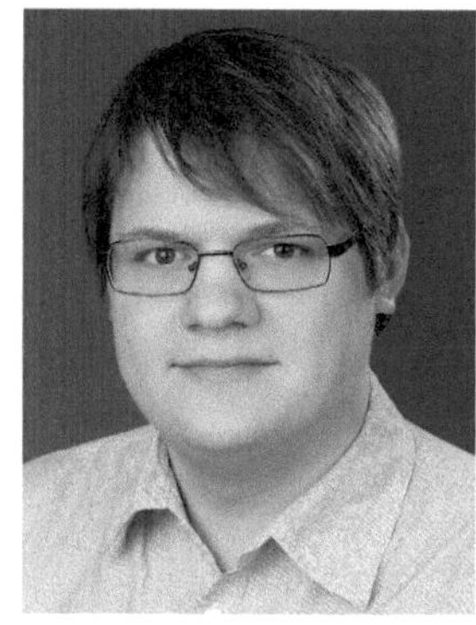

Kai Stieglitz studiert zurzeit Mathematik an der Beuth Hochschule für Technik Berlin und beginnt im nächsten Semester seine Bachelorarbeit. Seit September 2017 unterstützt er das WIdO als studentische Hilfskraft. Der Schwerpunkt seiner Aufgaben liegt dabei auf der Analyse von Routinedaten der gesetzlichen Kranken- und Pflegeversicherung und der amtlichen Pflegestatistik zu Fragen der gesundheitlichen und pflegerischen Versorgung in Deutschland.

Dr. Ralf Suhr

Zentrum für Qualität in der Pflege
Reinhardstraße 45
10117 Berlin

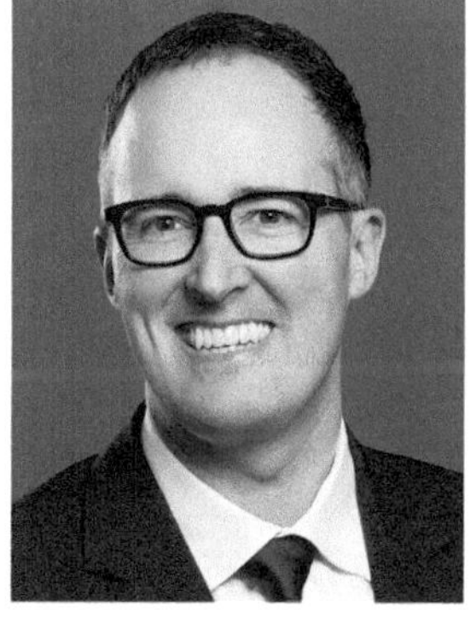

Seit 2009 Vorstandsvorsitzender der von der PKV errichteten gemeinnützigen Stiftung Zentrum für Qualität in der Pflege. Forschungsschwerpunkte u. a. Qualität in der ambulanten Versorgung pflegebedürftiger Menschen, Be- und Entlastungsfaktoren pflegender Angehöriger, Patientensicherheit sowie Entstehungsbedingungen von Pflegebedürftigkeit und deren Vermeidung. Zuvor als Arzt in der Klinik sowie in der Alzheimerforschung tätig. Zudem in einer internationalen Strategieberatung als Experte für Gesundheits- und Pflegethemen mit der Weiterentwicklung medizinisch-pflegerischer Prozesse sowie der Restrukturierung von Einrichtungen im Gesundheits- und Sozialwesen betraut.

Chysanthi Tsiasioti

Wissenschaftliches Institut der AOK (WIdO)
Rosenthaler Straße 31
10178 Berlin

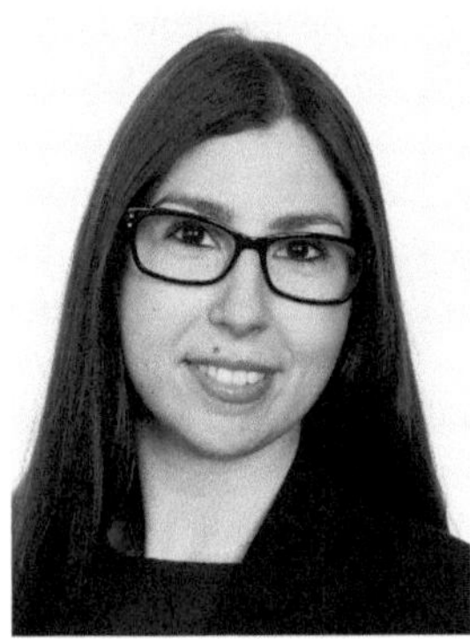

Diplomstudium der Volkswirtschaftslehre an der Freien Universität Berlin und Masterstudium Statistik an der Humboldt-Universität Berlin. Nach dem Studium als wissenschaftliche Mitarbeiterin am Deutschen Institut für Wirtschaftsforschung (DIW) tätig. Danach Mitarbeit bei der Sparkassen Rating und Risikosysteme GmbH. Seit 2015 wissenschaftliche Mitarbeiterin im Wissenschaftlichen Institut der AOK (WIdO).

Prof. Dr. Manuela Weidekamp-Maicher

Hochschule Düsseldorf
University of Applied Sciences
Fachbereich Sozial- und Kulturwissenschaften
Münsterstraße 156
40476 Düsseldorf

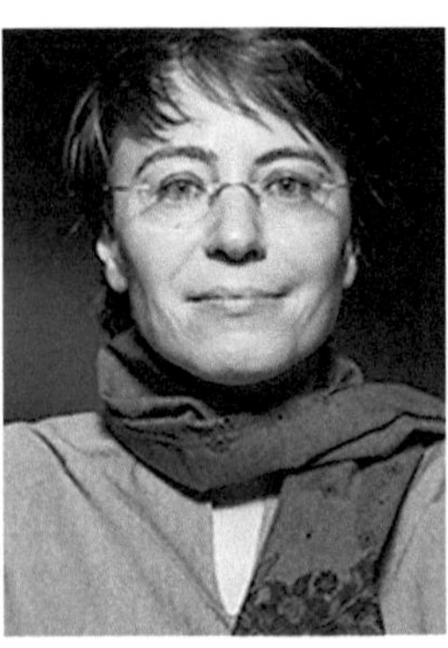

Manuela Weidekamp-Maicher ist Professorin für Soziologie der Lebensalter mit dem Schwerpunkt Alter und Altern an der Hochschule Düsseldorf. Sie befasst sich mit Aspekten der Lebensqualität seit ca. 15 Jahren, u. a. im Rahmen ihrer Promotion, in der sie sich der Erforschung des materiellen Wohlbefindens in der zweiten Lebenshälfte zuwandte. Ihre aktuellen Forschungsschwerpunkte liegen in der Untersuchung des Einflusses assistiver Technologien auf die Lebensqualität von Menschen mit Demenz und ihrer Angehörigen.

Dr. Gerald Willms

aQua – Institut für angewandte Qualitätsförderung und Forschung im Gesundheitswesen GmbH
Maschmühlenweg 8–10
37073 Göttingen

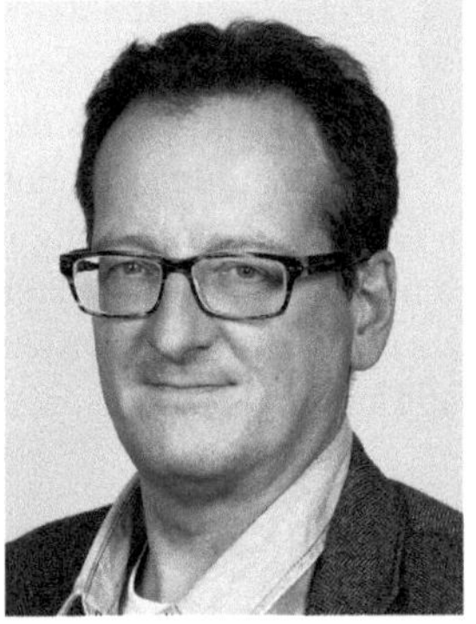

Sozialwissenschaftler, seit 2009 beim aQua-Institut. Leiter der Abteilung Gesundheitssystemanalyse und Gesundheitsökonomie. Tätigkeitsschwerpunkt: Methodische Betreuung von Projekten innerhalb und außerhalb der Neu- und Weiterentwicklung sektorenübergreifender QS-Verfahren. Derzeit u. a. verantwortlich für Entwicklungsmethoden im Projekt zur »Entwicklung der Instrumente und Verfahren für Qualitätsprüfungen nach §§ 114 ff. SGB XI und die Qualitätsdarstellung nach § 115 Abs. 1a SGB XI in der stationären Pflege«.

Dr. Klaus Wingenfeld

Universität Bielefeld
Institut für Pflegewissenschaften
Universitätsstraße 25
33615 Bielefeld

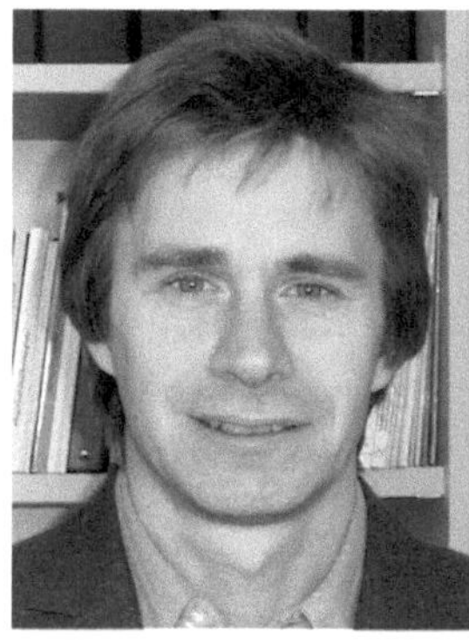

Studium der Soziologie an der Universität Münster, Promotion 2004 an der Bielefelder Fakultät für Gesundheitswissenschaften. Von 1987 bis 1995 wissenschaftlicher Mitarbeiter in verschiedenen Forschungsinstituten im Gesundheitswesen, seit 1995 am Institut für Pflegewissenschaft an der Universität Bielefeld (IPW), jetzt wissenschaftlicher Geschäftsführer des Instituts. Arbeitsschwerpunkte: Qualitätsentwicklung in der stationären Langzeitpflege, Entlassungsmanagement im Krankenhaus, pflegerische Einschätzungsinstrumente.

Rebekka Woitzik

aQua – Institut für angewandte Qualitätsförderung und Forschung im Gesundheitswesen GmbH
Maschmühlenweg 8–10
37073 Göttingen

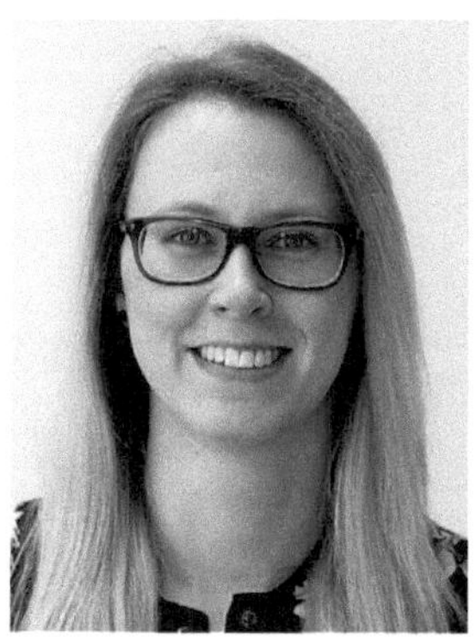

Gesundheits- und Krankenpflegerin, 2013 Abschluss Pflegemanagement (B. Sc.), bis 2017 in leitenden Funktionen in der Pflege und im Qualitätsmanagement tätig. Seit 2017 wissenschaftliche Mitarbeiterin im aQua-Institut in Göttingen. Beteiligt im Innovationsprojekt »Entwicklung von Methoden zur Nutzung von Routinedaten für ein sektorenüber-greifendes Entlassungsmanagement« (EMSE) und im Projekt zur »Entwicklung der Instrumente und Verfahren für Qualitätsprüfungen nach §§ 114 ff. SGB XI und die Qualitätsdarstellung nach § 115 Abs. 1a SGB XI in der stationären Pflege«.

Dr. Franziska Zúñiga

Institut für Pflegewissenschaft
Fakultät für Medizin
Universität Basel
Bernoullistrasse 28

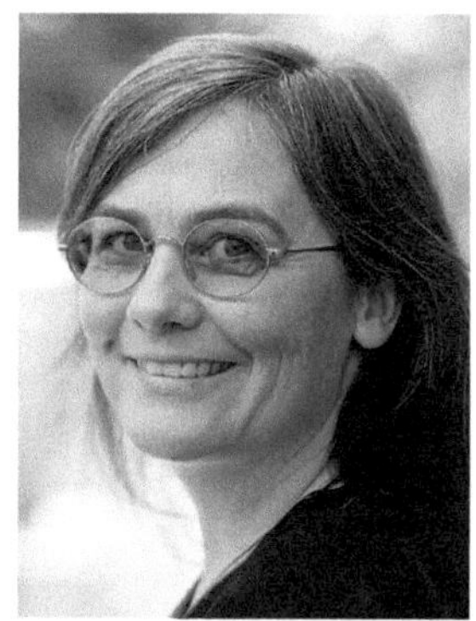

Dr. Franziska Zúñiga ist Pflegefachperson und studierte Pflegewissenschaft an der Universität Basel. Sie promovierte mit der nationalen Erhebung Swiss Nursing Home Human Resources Project (SHURP) zur Arbeitsumgebungsqualität und Pflegequalität in Schweizer Altenheimen. Sie ist seit 2018 Leiterin des Bereichs Lehre am Institut für Pflegewissenschaft der Universität Basel und arbeitet niederprozentig im Qualitätsmanagement in einem Pflegezentrum im Zürcher Unterland (KZU).

Stichwortverzeichnis

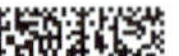